Sensomotorik und Schmerz

Wolfgang Laube

Sensomotorik und Schmerz

Wechselwirkungen von Bewegungsreizen und Schmerzempfinden

Mit Geleitworten von Lothar Beyer und Gregor Pfaff

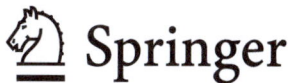

Wolfgang Laube
Altach, Österreich

ISBN 978-3-662-60511-0   ISBN 978-3-662-60512-7 (eBook)
https://doi.org/10.1007/978-3-662-60512-7

Die Deutsche Nationalbibliothek verzeichnet diese Publikation in der Deutschen Nationalbibliografie; detaillierte bibliografische Daten sind im Internet über ▶ http://dnb.d-nb.de abrufbar.

© Springer-Verlag GmbH Deutschland, ein Teil von Springer Nature 2020
Das Werk einschließlich aller seiner Teile ist urheberrechtlich geschützt. Jede Verwertung, die nicht ausdrücklich vom Urheberrechtsgesetz zugelassen ist, bedarf der vorherigen Zustimmung des Verlags. Das gilt insbesondere für Vervielfältigungen, Bearbeitungen, Übersetzungen, Mikroverfilmungen und die Einspeicherung und Verarbeitung in elektronischen Systemen.
Die Wiedergabe von allgemein beschreibenden Bezeichnungen, Marken, Unternehmensnamen etc. in diesem Werk bedeutet nicht, dass diese frei durch jedermann benutzt werden dürfen. Die Berechtigung zur Benutzung unterliegt, auch ohne gesonderten Hinweis hierzu, den Regeln des Markenrechts. Die Rechte des jeweiligen Zeicheninhabers sind zu beachten.
Der Verlag, die Autoren und die Herausgeber gehen davon aus, dass die Angaben und Informationen in diesem Werk zum Zeitpunkt der Veröffentlichung vollständig und korrekt sind. Weder der Verlag, noch die Autoren oder die Herausgeber übernehmen, ausdrücklich oder implizit, Gewähr für den Inhalt des Werkes, etwaige Fehler oder Äußerungen. Der Verlag bleibt im Hinblick auf geografische Zuordnungen und Gebietsbezeichnungen in veröffentlichten Karten und Institutionsadressen neutral.

Fotonachweis Umschlag: © etemwanich/stock.adobe.com

Planung: Renate Eichhorn
Springer ist ein Imprint der eingetragenen Gesellschaft Springer-Verlag GmbH, DE und ist ein Teil von Springer Nature.
Die Anschrift der Gesellschaft ist: Heidelberger Platz 3, 14197 Berlin, Germany

Geleitwort von Lothar Beyer

Die Wahl des Titels *Sensomotorik und Schmerz* ist Programm. Bei der Potenz heutiger Forschungsaktivitäten und Erkenntnisse zur Entstehung von Schmerz und seiner Bekämpfung hätte der Titel auch „Schmerz und Sensomotorik" lauten können.

Mit der Voranstellung der Sensomotorik vor den Schmerz ist das Buch jedoch eine Kampfansage an die zunehmende Inaktivität im menschlichen Bewegungsverhalten und bietet eine fachlich fundierte Unterstützung aller Aktivitäten in der Medizin und in den anderen Lebens- und Sozialwissenschaften, die sich mit dem biologischen und dem gesellschaftlichen Sachverhalt des bestehenden geänderten Bewegungsverhaltens auseinandersetzen und sich den Folgen entgegenstellen.

Die Bewegungsfähigkeiten des Menschen sind außerordentlich vielfältig, wie in den verschiedenen sportlichen Disziplinen leicht zu erkennen ist. Tiere benötigen das Bewegungssystem, um neben dem Auffinden des günstigsten Partners die erforderliche Energie für die Fortpflanzung und für die Erhaltung der Art im Verlauf der Evolution zu sichern. So ist auch die Vielfalt der menschlichen Bewegungsleistung, die durch die individuelle arbeitsteilige Spezialisierung noch gesteigert wird, als evolutionärer Vorteil zu sehen.

Andererseits besteht weltweit der Sachverhalt, dass die im täglichen Leben bestehende Notwendigkeit, „sich zu bewegen", parallel zu den verschiedenen technischen Entwicklungen und Fortschritten zurückgeht. Dies beginnt im Kindesalter und setzt sich während der Adoleszenz und im Berufsleben durch alle Gesellschaftsschichten hindurch fort, mit allen sich daraus ergebenden negativen Konsequenzen, die rückwirkend im „Circulus vitiosus" diesen Prozess bestärken. Damit fallen die Reize für die über Jahrtausende und Jahrmillionen hinweg entwickelten Anpassungsmechanismen der Energieumwandlung und Energiebereitstellung weg oder werden stark eingeschränkt, was sich dann äußerlich als Übergewicht und funktionell in einer Häufung von Stoffwechselerkrankungen bis hin zu Krebs äußert. Gleichzeitig nehmen Schmerzen und Einschränkungen des Bewegungssystems mit relevanter Bedeutung für die Gesundheits- und Sozialsysteme zu. Vielfältige Schmerzsyndrome, ob als Gelenk- und Muskelschmerz, Rückenschmerz oder als Schulter-Nacken-Schmerz, haben eine hohe Lebenszeitprävalenz. Die Zahl der Operationen an Wirbelsäule und Gelenken, die Tage mit Arbeitsunfähigkeit und alle damit verbunden Kosten für die Gesellschaft steigen.

Die Gesellschaft reagiert mit verstärkter Aufklärung zu einer gesunden Lebensweise, die sich insbesondere auf Hinweise und Regeln für die Ernährung und Anleitungen zu präventivem Bewegungsverhalten konzentriert.

Bewegungsmangel als pathogener Faktor und Bewegung als eine Grundvoraussetzung für die lebenslange körperliche und geistige Gesundheit wurden nicht nur in Medizin und Wissenschaft, sondern auch vom Markt erkannt.

Die neurophysiologischen Mechanismen der Schmerzentstehung werden intensiv und detailliert beforscht. Dadurch verfügen die Ärzte über eine breite Palette an schmerztherapeutischen Möglichkeiten.

Vergleicht man die Publikationstätigkeit in der Schmerzforschung mit der Häufigkeit von Publikationen zu Funktionsstörungen am Bewegungssystem, also zur Pathologie der Sensomotorik, so fällt ein stark ungleiches Verhältnis auf. Es sind vorwiegend Arbeiten aus der Sportmedizin, der Arbeitsmedizin und in letzter Zeit auch aus der manuellen Medizin, die sich mit den Aspekten von Sensomotorik und Schmerz befassen, seitens der Grundlagen- und angewandten Wissenschaften sind es die Biomechanik, die Sportmethodik und eingeschränkt auch die Physiologie und die Biochemie. Es gibt aber noch viel zu wenig Möglichkeiten, um die brennenden theoretischen und praktischen Fragen der funktionellen Störungen und Funktionserkrankungen des Bewegungssystems zu diskutieren oder in gemeinsamen geförderten Projekten zu bearbeiten.

Sensomotorik und Schmerz erscheint zum richtigen Zeitpunkt.

Für das Gesamtkonzept des vorliegenden Werkes war es von großem Vorteil, dass der Autor sowohl über umfangreiche und breite theoretische Kenntnisse als auch über ebensolche praktischen Erfahrungen verfügt. Privatdozent Dr. Laube arbeitet und publiziert seit 40 Jahren zu angewandter Muskel-, Neuro- und Leistungsphysiologie. Anfänglich waren es seine eigenen subjektiven Erfahrungen aus dem leistungssportlichen Training in der Sportart Geräteturnen, die ihn an die Problematik Kondition, Koordination und Trainingsreize heranführten. Später als Facharzt für Sportmedizin und Facharzt für Physiologie lehrte er biologische Grundlagen an der Deutschen Hochschule für Körperkultur und Sport und beriet und führte Sportler und Trainer in der Vorbereitung auf Wettkämpfe. Im Thema seiner Habilitationsschrift *Zur Rückführung des vegetativ-chronotropen Tonus, der Erholung im neuromuskulären System und den Wechselbeziehungen zwischen beiden Funktionssystemen nach Auslösung einer identischen anaeroben Stoffwechselsituation durch verschiedene Belastungsarten* klingt nicht nur die Richtung des wissenschaftlichen Interesses von Dr. Laube an, sondern sie deutet schon auf wichtige Teilaspekte der Sensomotorik hin, die vertieft durch seine weitere Tätigkeit und Forschung z. B. auf dem Gebiet der neuromuskulären und neurovegetativen Funktionsdiagnostik später und im vorliegenden Buch detailliert herausgearbeitet werden. Die hierbei gewonnenen Erkenntnisse vertiefte und erweiterte er in der Rehabilitation orthopädisch-traumatologischer Patienten an verschiedenen orthopädischen und Rehabilitationskliniken, bis vor kurzem viele Jahre lang an einem akademischen Lehrkrankenhaus der Universität Innsbruck. Dr. Wolfgang Laube hat sich von Beginn seines über 40-jährigen Berufslebens an systematisch mit dem Thema Belastbarkeit des Stütz- und Bewegungsapparates, mit der Funktion des sensomotorischen Systems und dem Training und dessen Wirkungen beschäftigt, zunächst bei Sportlern und sehr schnell auch bei orthopädischen, traumatologischen und internistischen Patienten aller Altersgruppen. Die logische Konsequenz war, dass er sich ebenso intensiv mit der Entstehung und aktiven Prävention und Therapie von chronisch-degenerativen Erkrankungen („diseasome of physical inactivity") und dem Alterungsprozess auseinandergesetzt hat. Seine Erkenntnisse und Erfahrungen führten 2009 zu seinem Buch *Sensomotorisches System*. Seit dem Eintritt in den aktiven

Ruhestand widmet er sich weiterhin diesen wissenschaftlichen Themen, systematisiert wissenschaftliche Ergebnisse vorwiegend aus Sport- und Arbeitsmedizin sowie aus der Physikalischen und Rehabilitationsmedizin und verknüpft diese mit den aktuellen translationalen Erkenntnissen der Neuro- und Muskelphysiologie, der Schmerzforschung, Endokrinologie und medizinischen Biochemie. Vor uns liegt das Ergebnis der Zusammenführung der kritischen Betrachtung und Hinterfragung der Zusammenhänge von Sensomotorik und Schmerz, wobei Dr. Laube in seinem als Lebenswerk zu verstehenden „Kompendium" konsequent das Ziel des Erhalts von Gesundheit und guter Leistungsfähigkeit parallel zum normalen Alterungsprozess verfolgt.

Eine Darstellung und Analyse der Epidemiologie nicht-onkologischer Schmerzsyndrome und chronisch degenerativer Erkrankungen ist den insgesamt 16 Kapiteln vorangestellt, um die Relevanz und Aktualität der Untrennbarkeit von Sensomotorik und Schmerz zu verdeutlichen. Das geschlossene System von Efferenz, Effektor, Handlungsergebnis, Afferenz, Wahrnehmung, Entscheidung und Bewegungsprogrammierung führt zur sensomotorisch koordinativen Leistung, indem Muskeln zum korrekten Zeitpunkt aktiv werden und über den erforderlichen Zeitraum die angepasste Kraft für das angestrebte Bewegungsresultat entwickeln. Die Fähigkeiten Ausdauer und Kraft entscheiden dann, wie lange die Leistung aufrechterhalten werden kann bzw. welche Widerstände überwunden werden können. Die Vielzahl und Vielfalt der an diesen Prozessen beteiligten Sensoren werden, bezogen auf Gelenke, Muskeln und Faszien, regional unter funktionellen Aspekten vorgestellt. Es folgen die funktionellen Verbindungen und die Regulation von Muskelschlingen und myofaszialen Ketten, welche aufsteigend und absteigend Körperhaltung und Bewegung absichern.

Seine gesamten und besonderen physiologischen und pathophysiologischen Kenntnisse und Erfahrungen lässt Dr. Laube in die Analyse und Synthese der Anpassung an die täglichen, aber auch speziellen menschlichen Bewegungsleistungen einfließen. Alle Adaptationen basieren auf globalen und lokalen chemischen Signalsubstanzen. In den einzelnen Kapiteln wird detailliert auf die hormonellen und biochemischen Mechanismen des eutroph-hypertrophen, antiinvolutiven, antientzündlichen und antinozizeptiven Körpers eingegangen.

Aus der Sicht von Nozizeption und Schmerz werden die Mikrozirkulation, die zentrale Schmerzhemmung, Schmerzschwellen und Schmerztoleranz vorgestellt; Aussage: Nur die aktive Muskulatur ist ein endokrines, para- und autokrines Organ und der Hauptregulator systemischer antientzündlicher Prozesse, eine Mindestbeanspruchung der Muskulatur ist hierfür nötig.

Die Schmerzwahrnehmung, -modulation und -toleranz als Gehirnleistung über die einzelnen neurophysiologischen und neuroendokrinen Vorgänge in den einzelnen beteiligten Hirnstrukturen werden analysierend beschrieben.

Aus den in die Tiefe gehenden Beschreibungen physiologischer und pathophysiologischer Funktionen werden unterschiedliche Übungs-, Belastungs- und Trainingsinhalte für den Einsatz in Rehabilitation, Kuration und Rehabilitation abgeleitet und empfohlen.

Die zusammengefassten Ausführungen belegen: Bewegungsmangel verursacht Schmerzen – Bewegungsaktivität behandelt Schmerzen, aber auch, dass entsprechend den individuellen Gegebenheiten praktisch alle funktionellen Störungen in den verschiedenen Stadien ihrer Entwicklung reversibel sind, wenn die entsprechenden Reize für eine Kompensation, Readaptation und Harmonisierung der betreffenden Systeme gegeben werden. Auch hier kann sich Dr. Laube auf seine Erfahrungen aus der Orthopädie und Rehabilitation stützen; durch seine Fortbildung auch in Manueller Medizin können die Empfehlungen sinnvoll interdisziplinär betrachtet werden. Vorhandene Präventionsprogramme werden analysiert und unter funktionellem Aspekt und Bezug zu den konditionellen Merkmalen Kraft und Ausdauer sowie Koordination empfohlen.

Auf dem Feld der Prävention von Krankheiten, Schmerz und Altern haben sich unter kommerziellem Aspekt auch vielfältige Geschäftsideen innerhalb und außerhalb der Medizin entwickelt, die nicht immer auf dem ureigenen medizinischen Modell beruhen. Die im vorliegenden Werk zu studierenden medizinischen und naturwissenschaftlichen Grundlagen des menschlichen Bewegungssystems können dieser Entwicklung entgegentreten und sollen und können in Prävention, Kuration und Rehabilitation eine solide Basis bilden.

Lothar Beyer

Geleitwort von Dr. Gregor Pfaff

Das vorliegende Buch ist nicht nur ein weiteres Buch über Erkrankungen und Schmerzen des Bewegungsapparates, sondern es beschreibt die Schmerzgenese als systemische Integrität des neuromyofaszialen und des gesamten sensomotorischen Systems. Das Verdienst des Autors ist es, die vorklinischen Grundlagenwissenschaften in ihrer praktischen und klinischen Bedeutung sinnvoll zu vernetzen. Dieses Abbild unserer Natur setzt die Details der Neurophysiologie zu einem gut erkennbaren Mosaik der Mikro- zur Makro-Bewegungswissenschaft von Kopf bis Fuß neu zusammen. Die Leistungen des Gehirns für das Bewegen und zugleich die Strukturierung des Gehirns durch ausreichende Bewegung zur Verhinderung oder auch Behandlung von Schmerzen gehören zusammen und werden nicht mehr getrennt, sondern integrativ behandelt und dargestellt.

Therapieversagen und Schmerzrezidiv nach symptomatischer Behandlung werden anschaulich und logisch auf die ursächlich wirkenden neurophysiologischen Zusammenhänge zurückgeführt. 80 % der Schmerzen des Bewegungssystems beginnen funktionell im Muskel- und Skelettsystem. Die subjektive Lebensqualität von Schmerzpatienten und ihre Teilhabe am Leben kann durch eine neurophysiologisch ausgerichtete Schmerztherapie langfristig verbessert werden.

Körperhaltung ist kein Zufall! Denn die neurophysiologische Qualität (Afferenzinformation) wirkt unmittelbar auf die Funktion und damit auf die Formation und den zur artgerechten Haltung (Aufrichtung) und Bewegung notwendigen aktiven Muskeltonus sowie auf den Status der Muskulatur. Durch neurophysiologisch orientiertes vielseitiges Training und die eventuell notwendige Einbeziehung muskelentspannender Hilfsmittel werden dem Patienten Hilfen zur Selbsthilfe (Autoregulation) auf dem Weg zu einer schmerzfreien Lokomotion gegeben.

Die mit der Aufrichtung des Menschen einhergehende Frage des Gleichgewichts wird im Sinne einer Haltungsfindung mit einem differenzierten Muskeltonus von Fuß bis Kopf beantwortet. Dabei kommt es zu einem reflexartigen Zusammenspiel aller Teilsysteme der Kopf- und Fußregulation: **Haltung geht immer aufs Ganze!**

Diese ganzheitliche systemische Bewegungs- und Haltungsantwort nennt man Muster, und dieses Muster ist immer individuell. Es drückt nicht nur den Schmerz, sondern auch die Befindlichkeit im Sinne einer emotionalen Verarbeitung und Geisteshaltung des Patienten erkennbar aus. Der Leidensweg eines Patienten ist in den seltensten Fällen mit den evidenzbasierten Studienkohorten vergleichbar. Auch Leitlinienempfehlungen helfen nicht, wenn wir die neurophysiologischen Regeln der normotonen Bewegungssteuerung nicht zu untersuchen wissen und somit die Schmerzursache im neurologischen Regelsystem nicht erkennen. Nach zunächst symptomatischer und anschließend systemischer „aktiver" Schmerzbehandlung wird Trainierbarkeit und Rehabilitation erst sinnvoll und nachhaltig möglich.

Mit seinem Buch prägt Wolfgang Laube fachübergreifend ein neues Schmerzverständnis in Diagnose und Therapie und legt damit das neurophysiologische Fundament der neuen Bewegungsmedizin! Für die Prävention, für die manuelle Medizin und Rehabilitation sowie für die gesamte Orthopädie entstehen mit diesem Buch neue, funktionell wirksame Behandlungsoptionen. Für jeden Studenten und Schmerztherapeuten ist dieses Buch ein Wissenschafts- und Lernabenteuer. Anatomie, Biochemie, Physiologie und Neurologie werden zur Grundlage eines neuen Schmerzverständnisses der angewandten Neurophysiologie. Damit ist dieses Buch ein Meilenstein für das Studium und die Praxis!

Dr. med. Gregor Pfaff
FA Orthopädie, München
Präsident der Gesellschaft für Haltungs- und Bewegungsforschung e. V. (GHBF)

Inhaltsverzeichnis

I Grundlagen: Epidemiologie, das sensomotorische System, Regulation von Körperhaltung und Bewegung, Sensomotorik und abhängige Körperstrukturen

1 Epidemiologie chronisch degenerativer Erkrankungen (diseasome of physical inactivity) und nicht onkologischer Schmerzsyndrome ... 3
1.1 Schmerzsyndrome ... 4
1.1.1 Chronic widespread pain – Fibromyalgie ... 5
1.1.2 Rücken- und Nackenschmerzen ... 5
1.1.3 Arthrosen als muskuloskelettale Schmerzsyndrome ... 6
1.2 Metabolisches Syndrom und Übergewicht/Adipositas ... 7
1.3 Arterielle Hypertonie ... 8
1.4 Dyslipidämie ... 8
1.5 Insulinresistenz ... 9
1.6 Diabetes mellitus Typ II ... 9
1.7 Depression, Angststörung und Schmerzen ... 10
Literatur ... 10

2 Das sensomotorische System als Träger der Sensomotorik ... 13
2.1 Bewegung als Basis von körperlicher und kognitiver Entwicklung und Gesundheit ... 16
2.2 Bewegung als Heilkraft – seit Hippokrates bekannt ... 17
2.3 Welche Körperstrukturen verantworten alle Bewegungen und profitieren primär durch Adaptationen? ... 17
2.4 Sensoren der Oberflächen- und Tiefensensibilität ... 20
2.5 Sensoren der großen Gelenke, der Wirbelsäule und des Fußes ... 24
2.5.1 Sensorik der Gelenkkapseln ... 25
2.5.2 Sensorik im Bindegewebe der Gelenke der oberen Extremität ... 25
2.5.3 Sensorik der Faszien ... 27
2.5.4 Sensorik der Wirbelsäule ... 32
2.5.5 Sensorik im Bindegewebe der Gelenke der unteren Extremität ... 35
2.5.6 Nozisensorik von Haut, Muskulatur, Gelenkkapseln, Periost und Knochen ... 41
2.5.7 Degeneration, Alter und Sensorbesatz ... 41
2.6 Optisches System ... 42
2.7 Vestibuläres System ... 43
2.8 Afferenzmuster: Basis von Bewegungsregulation und sensomotorischem Lernen ... 45
2.9 Somatosensorische afferente Leitungsbahnen ... 46
2.9.1 Leitungsbahnen zum Kleinhirn ... 46
2.9.2 Leitungsbahnen zur Großhirnrinde ... 46
2.10 Zentrale Verarbeitung zum motorischen Handlungs- und Bewegungsprogramm ... 48

2.11	Motorischer Output: Das Efferenzmuster als Ergebnis der Informationsverarbeitung...	51
2.12	Spinale α-Motoneurone und motorische Einheiten..............................	53
2.13	Transformation des Efferenzmusters in die Muskelfunktion: Rekrutierungsordnung, Entladungsraten, Task Groups, Kontraktionsgeschwindigkeit, Rekrutierung und Schmerz	54
2.13.1	Rekrutierung	54
2.13.2	Entladungsraten...	55
2.13.3	Task Groups	55
2.13.4	Rekrutierung und Geschwindigkeit des Kraftanstiegs	56
2.13.5	Rekrutierung bei myofaszialem Schmerz	56
2.14	Funktion des sensomotorischen Systems – ein unteilbar Ganzes?	57
2.14.1	Afferenzen als Basis für die kognitiven Leistungen der Sinne	57
2.14.2	Kognitive Sinne als Basis der Organisation des motorischen Outputs	58
2.14.3	Aktive Muskulatur mit dualer Funktion.....................................	58
2.14.4	Bewegungsauswirkungen werden zum Reafferenzmuster......................	59
2.14.5	Vorgänge auf der bewussten und unbewussten Ebene der Bewegungsregulation	59
2.15	Veränderungen des SMS durch den Alterungsprozess..........................	60
2.15.1	Sensoren	60
2.15.2	Afferente Leitungsbahnen und Verarbeitungsstationen........................	60
2.15.3	Unbewusste und bewusste Bereiche des Gehirns	61
2.15.4	Efferente Leitungsbahnen und Verarbeitungsstationen	61
2.15.5	Muskulatur...	61
2.15.6	Kapazität zur Schmerzmodulation	61
2.15.7	Fazit: Funktion des sensomotorischen Systems – Basis gesunder oder kranker Strukturen..	62
	Literatur	63
3	**Pedokraniale und kraniopedale myofasziale Ketten – Regulation von Körperhaltung und Bewegung**	71
3.1	Pedokraniale und kraniopedale myofasziale Ketten	73
3.1.1	Funktionelle Betrachtung des aktiven Bewegungsapparates: Muskelschlingen...	73
3.1.2	Faszien: Bindeglieder der Muskelschlingen und zentrale Körpermatrix............	73
3.1.3	Hauptaufgaben der Faszien als verbindende und integrierende Körpermatrix......	74
3.1.4	Myofasziale Muskelketten	77
3.1.5	Funktionell-myofasziale Verbindung zwischen Kau- und Bewegungsapparat.......	79
3.1.6	Funktionell-myofasziale Verbindungen im Bewegungsapparat..................	80
3.1.7	Globales Fasziensystem und Sensomotorik..................................	81
3.2	Regulation von Körperhaltung und Bewegung................................	82
3.2.1	Sensorik: Schnittstelle Mensch – Umwelt sowie Basis von kognitiver Erfassung und Bewegungsregulation	82
3.2.2	Afferenzgesteuerte reflektorische Regulationen – posturale Regulationen	82
3.2.3	Afferenzen zur Generierung und Regulation des Gehens.......................	85
3.3	Sensorfunktionen abhängig vom Gewebestatus: Muskelspindelafferenzen als kinästhetische Afferenzen...	86
	Literatur	88

4	**Sensomotorik: abhängige Funktionen und Körperstrukturen**	91
4.1	Muskelfunktion – Beanspruchung abhängiger Strukturen	92
4.1.1	Logistiksysteme	93
4.1.2	Bindegewebe	93
4.1.3	Systeme der globalen und lokalen Signalsubstanzen	94
4.2	Beanspruchung der Schmerzhemmmechanismen und der anabol hormonellen Systeme	95
4.2.1	Beanspruchung der Schmerzhemmmechanismen	96
4.2.2	Beanspruchung schmerzrelevanter Hormonsysteme	96
4.3	Das Gehirn als Bewegungsgenerator und adaptierendes Organ	100
4.3.1	Gehirn und sensomotorisches Lerntraining	101
4.3.2	Gehirn und Ausdauertraining	104
4.3.3	Gehirn und Krafttraining	105
4.4	Beanspruchung der Logistiksysteme	106
4.5	Die Muskulatur als Teil des SMS	108
4.6	Beanspruchung der Faszien	111
4.7	Beanspruchung von Knorpel und Knochengewebe	111
	Literatur	114

II Sensomotorik und Prägung aller Körperfunktionen und -strukturen

5	**Muskelaktivität – Muskelinaktivität: anti-nozizeptive oder pro-nozizeptive Körperstrukur**	121
5.1	Muskelaktivität und gesunde Körperstruktur	123
5.2	Systematische sensomotorische Aktivität Basis einer gesunden, adaptiven eutroph-hypertrophen und antinozizeptiven Körperstruktur	124
5.3	Systematische sensomotorische Aktivität: Somatische antientzündliche antinozizeptive Strukturierung des Gehirns	126
5.4	Die Genetik des Menschen basiert auf körperlicher Anstrengung	127
5.5	Der Skelettmuskel: ein endo-, para- und autokrines Organ	129
5.5.1	Myokin IL-6	129
5.5.2	Myokin IL-15	131
5.5.3	Myokin IL-8	131
5.5.4	Myokin „brain-derived neurotrophic factor"	132
5.5.5	Belastungsbedingte reaktive oxidative Substanzen (ROS)	132
5.5.6	Belastungsbedingte ROS als Faktor für die Adaptation der Muskelfasern und Gefäße	133
5.6	Systematische sensomotorische Inaktivität: „diseasome of physical inactivity" – atrophisch-degenerativ-involutiv-nozizeptive Strukturierung des Gehirns und der Körpergewebe	134
	Literatur	139

6	**Dekonditionierung – degenerativ-nozizeptive Körperstruktur – Entwicklungsstufen der „diseasome of physical inactivity"**	145
6.1	Inaktiver Lebensstil: Start, Unterhaltung und Fortentwicklung der Dekonditionierung	146
6.2	Dekonditionierung: Struktur und Funktion des Gehirns	149
6.3	Dekonditionierung: Struktur und Funktion der Muskulatur	151
6.4	Adoleszenz – Prägung der chronisch degenerativen Erkrankungen	154
6.5	Diabetes mellitus: „Endstadium" der fortschreitenden Dekonditionierung mit pathomorphologischen und pathophysiologischen Folgen	156
6.5.1	Entwicklung des Diabetes mellitus Typ II	156
6.5.2	SMS und Diabetes mellitus Typ II	157
	Literatur	160
7	**Schmerz als Leistung des Gehirns – Komponenten des Schmerzes**	165
7.1	Schmerzen – Schutzfunktion oder eigenständige Erkrankung?	167
7.2	Multidimensionale Komponenten von Schmerz	168
7.3	Neuromatrix und Neurosignatur	170
7.4	Schmerz und kognitive Leistungen	170
7.5	Die „pain matrix"	171
7.6	Periaquäduktales Grau (PAG)	172
7.7	Das Gehirn bei chronischen Schmerzen	173
7.7.1	Chronischer Schmerz als eigenständige Erkrankung des Gehirns	173
7.7.2	Chronisch degenerative Erkrankungen des myoskelettalen Systems	174
7.7.3	Gehirn – Schmerz: Temporomandibuläre Störungen (TMD)	175
7.7.4	Gehirn – Schmerz: Fibromyalgiesyndrom	175
7.7.5	Gehirn – Schmerz: Chronisches regionales Schmerzsyndrom	176
7.7.6	Gehirn – Schmerz: Viszerale Erkrankungen	177
7.7.7	Gehirn – Kopfschmerzen	177
7.7.8	Gehirn – Schmerz: Schädel-Hirn-Traumen	178
7.7.9	Gehirn – Schmerz: Phantomschmerz	179
7.7.10	Gehirn – Schmerz: Neurodegeneration	180
7.7.11	Gehirn – Schmerz: Metabolisches Syndrom	180
7.7.12	Gehirn, peripheres Nervensystem und Schmerz: Diabetes mellitus Typ II	181
7.8	Gehirn und Alter	186
7.8.1	Gehen	186
7.8.2	Gehirn und Alter: Kardiovaskuläre und metabolische Erkrankungen	188
7.8.3	Gehirn und Alter: Schmerzempfindung	189
	Literatur	190
8	**Sensomotorik und antinoziceptive Systeme und deren Kapazität**	197
8.1	Schmerzen: Komplexer integraler peripherer und zentraler Mechanismus	198
8.1.1	Peripheres und zentrales noziceptives System und Sensomotorik	199
8.1.2	Nozizeption	200
8.1.3	Default Mode Network, Resilience (Belastbarkeit) und Schmerz	203
8.1.4	Endogene Schmerzmodulation	203
8.1.5	Endogene Schmerzhemmsysteme	204
8.1.6	Opioide: Placebo und Nebenwirkung exogener Gabe	211

8.2	Schmerzhemmung durch konkurrierende Schmerzreize – „counterirritation" bzw. „conditioned pain modulation"	212
8.3	„conditioned pain modulation" und „exercise-induced hypoalgesia"	212
8.3.1	CPM	213
8.3.2	EIH	214
8.3.3	CPM und EIH im Vergleich	216
8.4	Sensomotorische Aktivität, chronischer Schmerz und Schmerzhemmung	216
8.4.1	EIH und Alter	216
8.4.2	EIH bei intermittierenden Schmerzen	217
8.4.3	EIH und CPM bei chronischen Schmerzpatienten	217
8.4.4	Antinozizeptive Effekte: neuronal – antiinflammatorisch	219
	Literatur	219
9	**Sensomotorik, Biomechanik und Schmerz**	225
9.1	Angelegte und erworbene mechanische Belastbarkeit und sensomotorische Funktion – Faktoren des Arthroseprozesses	226
9.2	Sensomotorische Funktion und akutes Verletzungsrisiko	228
9.3	Sensomotorische Funktion und primär entzündliche Gelenkerkrankungen	232
9.4	Sensomotorische Funktion und primär chronische Gelenkerkrankungen	233
9.5	Sensomotorik und ADL	234
9.5.1	Sensomotorik des Aufstehens – durch Übergewicht geprägt	234
9.5.2	Sensomotorik des Gehens bei Gonarthrose und TEP	234
9.5.3	Sensomotorik bei Coxarthrose und nach Hüft-TEP	236
	Literatur	237

III   Leistungen des sensomotorischen Systems und Schmerz

10	**Leistungen des sensomotorischen Systems und Schmerz**	243
10.1	Training – primäre Prävention und ursächliche Therapie	244
10.2	Sensomotorisches Lernen – integraler Bestandteil aller Therapieprogramme	248
10.3	Belastbarkeit und Training bei chronisch degenerativen Erkrankungen	249
10.4	Entwicklung von Schmerztoleranz und Belastungsintensität	250
10.5	Therapiezeit und Inhalte für Funktions- und Leistungsaufbau und Schmerzabbau	250
10.6	Therapeutische Wirksamkeit der Beanspruchungsformen	252
	Literatur	253
11	**Schmerz und sensomotorische Koordination**	255
11.1	Sensomotorische Koordination und spezifische Kondition – Basis biomechanischer Gelenkbelastungen	256
11.2	Schmerzen als Quelle und Folge sensomotorischer Funktionsstörungen	258
11.3	Belastbarkeit und koordinativ akzentuiertes Training	259
11.4	Sensomotorische Koordination und Lernen bei CLBP	260
11.5	Sensomotorische Koordination und Lernen bei Enthesopathien	264
11.6	Sensomotorische Koordination und Lernen bei degenerativen Erkrankungen	265
11.7	Sensomotorische Koordination und Lernen bei CRPS	267
	Literatur	268

12	**Schmerz und Kraft**.	271
12.1	Schmerz, Kraft, Trainingsintensität und Anstrengungsempfinden	272
12.2	Schmerz, Kraft und Muskelverletzungen	272
12.3	Schmerz, Kraft und Knorpelschaden als Start der Osteoarthrose	273
12.4	Schmerz, Kraft und Osteoarthrose	275
12.5	Schmerz, Kraft und Enthesopathie	279
12.6	Schmerz, Kraft und muskuloskelettale Störungen	281
12.7	Schmerz, Kraft und neurologische Störungen	283
	Literatur	283
13	**Schmerz und Ausdauer**	287
13.1	Endogene Schmerzhemmung und Ausdauer	288
13.2	Schmerz und Ausdauer bei Fibromyalgie	292
13.3	Schmerzen und Ausdauer bei muskuloskelettalen Schmerzsyndromen	295
13.4	Schmerzen und Ausdauer bei Osteoarthrosen	298
	Literatur	298
14	**Schmerz und multidisziplinäre Therapieansätze**	303
14.1	Das Gehirn – ein biologisch und gesellschaftlich geprägtes Organ	304
14.2	Physische plus psychologische Programme: Dosierung offen	306
14.3	Schmerz, Kraft und Interventionen am Arbeitsplatz	307
14.4	Funktion und Wirksamkeit von physischen, psychologischen und rehabilitativen Interventionen	310
14.5	Schmerz, Kraft, Koordination und Ausdauer	313
	Literatur	315
15	**Schmerz, Zyklus Belastung – Adaptation und Gesundheitstraining**	319
15.1	Der Zyklus Belastung – Adaptation/Deadaptation bestimmt das Leben	320
15.1.1	Ein „positiver" Zyklus – in allen Lebensabschnitten notwendig	320
15.1.2	Belastungsarmer Lebensstil: Disposition für Erkrankungen	321
15.2	Der „positive" Zyklus Belastung – Adaptation	322
15.2.1	Belastung: Aktivitätsvorgabe und Charakter der Umweltbedingungen	323
15.2.2	Beanspruchung: Biologische Funktion zur Bewältigung der Belastung	323
15.2.3	Ermüden: Biologisches Ergebnis der Beanspruchung	325
15.2.4	Erholung: Phase der Restitution, Reparation und Adaptation	325
15.3	Belastung ist essenziell für die Gesundheit	328
15.4	Präventives Gesundheitstraining	328
15.4.1	Unterschied 1 zum Leistungssport	330
15.4.2	Unterschied 2 zum Leistungssport	331
15.4.3	Gesundheitstraining: Zusammenfassung	332
15.5	Therapeutisches Gesundheitstraining	333
	Literatur	335
16	**Schlusswort**	339

Serviceteil

Stichwortverzeichnis... 345

Über den Autor

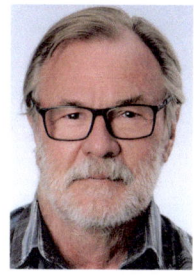

PD Dr. med. sc. (habil.) Wolfgang Laube
Der Autor hat sich bereits als Jugendlicher sehr intensiv mit naturwissenschaftlichen Themen beschäftigt. Daraus entwickelte sich ein großes Interesse an Fragen wie: Wie funktioniert der Mensch? Wie lernt er Bewegungen? Wie entstehen sportliche Leistungen? Was ist wie und warum dafür zu tun? Und was ist und wie entstehen körperliche und geistige Belastbarkeit und Gesundheit? Letztere Themen ergaben sich auch fast automatisch aus seiner leistungssportlichen Aktivität bis zum 19. Lebensjahr. Während des Studiums an der Humboldt-Universität zu Berlin (Charité) wurden so auch die Fachgebiete Physiologie und Biochemie seine bevorzugten Wissensgebiete. Mit ihnen hat er sich aber nie ausschließlich aus rein theoretischer Sicht und rein theoretischem Interesse beschäftigt, sondern immer in enger Verbindung mit den praktischen medizinischen Fachgebieten. Er begann nach dem 2. Studienjahr die Untersuchungen zur neurovegetativen kardialen Regulation bei untrainierten und trainierten Kindern und Jugendlichen im Belastungs-Erholungs-Zyklus für die Diplomarbeit und die Dissertation. Nach dem Studium realisierte er die Weiterbildung zum Facharzt für Sportmedizin. Hier konnte er nun auch das geweckte wissenschaftliche Interesse für die bisher bearbeiteten Themen und nahtlos auch die resultierenden leistungsphysiologischen Themen voll einbringen, verwirklichen und ständig ausweiten. Nach der Facharztweiterbildung wechselte er in die sportmedizinisch-leistungsphysiologisch-sportwissenschaftliche Wissenschaft. Seit 1983 beschäftigt er sich mit dem sensomotorischen System, der neuromuskulären und neurovegetativen Diagnostik sowie mit der Objektivierung von Trainings- und Therapiewirkungen. Damit rückten nun auch orthopädische und traumatologische Patienten in den fachlichen und wissenschaftlichen Fokus. Eine Promotion B (Habilitation) für Physiologie (Charité) entstand zum Belastungs-Erholungs-Verhalten der Herz-Kreislauf- und Atemregulation in Korrelation zur muskulären Ermüdung und Erholung. Die Komplexität dieser Arbeit erlaubte es, den Facharzt für Physiologie zu erlangen. Der Autor blieb bewusst immer bevorzugt tätiger Arzt und nutzte im Weiteren die bisherigen wissenschaftlichen und praktischen Arbeitsergebnisse nahezu folgerichtig für Patienten in der Rehabilitation. Daraus resultierten der Facharzt für Physikalische und Rehabilitative Medizin wie auch die Qualifikationen für Medizinische Informatik und Manuelle Medizin. Die stets sehr enge und für ihn fast logische Verknüpfung von Praxis und Wissenschaft ließ ihn auch zum mehrfachen Buchautor werden. In seinem Buch *Sensomotorisches System* (erschienen bei Thieme) hat er sehr umfangreich und bewusst das gezielte Training als Konzept der Prävention, Therapie und Rehabilitation entwickelt. Das Konzept von Sensomotorik und Schmerz war somit eine folgerichtige Weiterentwicklung und wird im vorliegenden Buch vorgestellt.

Grundlagen: Epidemiologie, das sensomotorische System, Regulation von Körperhaltung und Bewegung, Sensomotorik und abhängige Körperstrukturen

Inhaltsverzeichnis

Kapitel 1 Epidemiologie chronisch degenerativer Erkrankungen (diseasome of physical inactivity) und nicht onkologischer Schmerzsyndrome – 3

Kapitel 2 Das sensomotorische System als Träger der Sensomotorik – 13

Kapitel 3	Pedokraniale und kraniopedale myofasziale Ketten – Regulation von Körperhaltung und Bewegung – 71
Kapitel 4	Sensomotorik: abhängige Funktionen und Körperstrukturen – 91

Epidemiologie chronisch degenerativer Erkrankungen (diseasome of physical inactivity) und nicht onkologischer Schmerzsyndrome

1.1 Schmerzsyndrome – 4
1.1.1 Chronic widespread pain – Fibromyalgie – 5
1.1.2 Rücken- und Nackenschmerzen – 5
1.1.3 Arthrosen als muskuloskelettale Schmerzsyndrome – 6

1.2 Metabolisches Syndrom und Übergewicht/Adipositas – 7

1.3 Arterielle Hypertonie – 8

1.4 Dyslipidämie – 8

1.5 Insulinresistenz – 9

1.6 Diabetes mellitus Typ II – 9

1.7 Depression, Angststörung und Schmerzen – 10

Literatur – 10

© Springer-Verlag GmbH Deutschland, ein Teil von Springer Nature 2020
W. Laube, *Sensomotorik und Schmerz*, https://doi.org/10.1007/978-3-662-60512-7_1

Die Prävalenz **chronischer Schmerzen** beträgt in Deutschland 32,9 %. Prevalence ratios belegen: Intensive physische Aktivitäten von 30–60 min./Wo. stehen einem Schmerzsyndrom entgegen. Die Prävalenz der **Fibromyalgie** liegt bei 2,3 %. Internistische Patienten sind zu 15,2 % und Diabetiker zu 14,8 % davon betroffen.

Low Back Pain **(LBP)** hat keine standardisierte Definition. Die Prävalenz von 37 % schließt 8 % mit schweren und 11 % mit behindernden Schmerzen ein. Für **Nackenschmerzen** beträgt die Prävalenz 10,4–21,3 %. **Arthrosen** betreffen 13,9 % Männer und 21,8 % Frauen. Die Prävalenz steigt mit dem Alter gravierend.

Das **metabolische Syndrom** hat bei Erwerbstätigen sehr geringe Werte von 1–7 %, die stark von der Prävalenz des Übergewichts (54 %) und der Hypertonie (Frauen 44 %, Männer 51 %) abweichen. Der **Diabetes Typ II** hat eine Prävalenz von 7,4 % (Frauen) bzw. 7,0 % (Männer).

Die **Depression** ist überhäufig mit chronischen Schmerzen kombiniert. Sie erhöht die Schmerzintensität und die resultierenden Beeinträchtigungen.

1.1 Schmerzsyndrome

Die **Prävalenz des chronischen Schmerzes**, definiert auf der Basis der Internationalen Assoziation für das Studium von Schmerzen (IASP; Merskey und Bogduk 1994), wird zwischen 11,5 % und 55,2 % (Mittel gewichtet: 35,5 %) angegeben (Ospina und Harstall 2002).

In einer repräsentativen Stichprobe der allgemeinen deutschen Bevölkerung (Häuser et al. 2013) klagten 32,9 % über **chronische muskuloskelettale Schmerzen** (Kriterium: Dauer 3 Monate) in mindestens einer Körperregion (RPS). Multilokale Schmerzen waren die Regel (bei 24 %), und die absolut bevorzugten Lokalisationen waren der untere Rücken, gefolgt von der HWS-Nackenregion und der BWS. Eine Verknüpfung mit körperlichen und sozialen Beeinträchtigungen lag bei 5,4 % und mit körperlichen, seelischen und sozialen Beeinträchtigungen, laut Definition eine Schmerzkrankheit, bei 2,3 % der Personen vor. Auf der Basis der Anzahl der über 15-Jährigen im Jahr 2011 stehen diese Prozentangaben für 23,9 Mio. Schmerzpatienten bzw. für 3,8 Mio. bzw. 1,6 Mio. Menschen. Die absoluten Zahlen spiegeln die sehr hohe Relevanz chronischer, insbesondere muskuloskelettaler Schmerzen wider.

In einer Population von 46.533 Menschen ab dem 20. Lebensjahr (Landmark et al. 2011; Nord-Trøndelag Health Study; HUNT 3) wurden die Schmerzsituation (eingeschätzt nach Ware und Sherbourne 1992; Von Korff et al. 2000; Jensen et al. 2004) und die Häufigkeiten, Dauern und Intensitäten von physischen Freizeitaktivitäten erfragt. Eine Korrelation der resultierenden Aktivitätsklassifikation mit der VO_2max ist belegt (Kurtze et al. 2008). Die Prävalenz chronischer Schmerzen, gegeben anhand einer Dauer von mindestens sechs Monaten und einer mindestens moderaten Intensität im letzten Monat des Zeitraumes, betrug 29 %. Dieses Ergebnis liegt sehr nahe an dem von Breivik et al. 2006, die über eine Prävalenz von moderaten bis zu intensiven Schmerzen von 19 % in der erwachsenen europäischen Bevölkerung berichteten. Aus den **Prevalence ratios** (Tab. 1.1) bei den 20- bis 64-Jährigen wird sehr deutlich, dass eine physische Aktivitätsdauer von mindestens 30–60 min/Wo. und länger mit insbesondere intensiver Intensität einem Schmerzsyndrom entgegensteht. Dies gilt bei den über 65-Jährigen für eine Belastungshäufigkeit von mindestens zwei- bis dreimal pro Woche, einer Belastungsdauer von erneut mindestens 30–60 min/Wo. mit jeweils moderater bis zu intensiver Intensität. In der Literatur kann aber bisher nicht einheitlich über einen positiven Zusammenhang zwischen körperlicher Aktivität und der Entwicklung eines Schmerzsyndroms berichtet werden.

1.1 · Schmerzsyndrome

Tab. 1.1 Die Prevalence ratios des chronischen Schmerzes in Abhängigkeit von Häufigkeit, Dauer und Intensität sportlicher Freizeitaktivitäten (Landmark et al. 2011). Die Ratio ohne Aktivitäten ist jeweils 1,0

Alter (Jahre):	20–64		> 65	
	Frauen	Männer	Frauen	Männer
Häufigkeit				
1×/Wo.	0,92	0,90	0,76	0,90
2–3×/Wo.	0,90	0,88	0,73	0,73
≥ 4×/Wo.	1,00	1,03	0,66	0,79
Dauer				
15–20 min.	1,00	0,98	0,79	0,95
30–60 min.	0,92	0,90	0,70	0,75
≥ 60 min.	0,87	0,91	0,62	0,72
Intensität				
Leicht	0,97	0,99	0,73	0,85
Moderat	0,90	0,89	0,66	0,69
Intensiv	0,68	0,77	0,54	0,89

1.1.1 Chronic widespread pain – Fibromyalgie

Das Syndrom der chronischen allgemeinen, weil weit verbreiteten muskuloskelettalen Schmerzen („chronic widespread pain") ist bei der Untergruppe der Fibromyalgie mit Hyperalgesie oder auch Allodynie und abnormer Ermüdbarkeit gekoppelt. Für die Fibromyalgie, deren Ätiologie bisher weitestgehend unaufgeklärt bleibt, wurde eine Prävalenz in der europäischen Bevölkerung von 2,3 % ermittelt (Cabo-Meseguer et al. 2017). Bei einem Schätzwert der EU-Bevölkerung von 511,5 Mio. zum 01.01.2017 entspricht dieser Anteil ca. 11,8 Mio. Menschen.

Eine Metaanalyse zur Fibromyalgieprävalenz (Heidari et al. 2017) fand in 65 Studien sehr deutlich variierende Ergebnisse für die Gesamtbevölkerung, Frauen und Männer und internistische Patientengruppen. Die Prävalenz in der Gesamtpopulation beträgt 1,78 % und entspricht weitestgehend der obigen Angabe, wobei Frauen mit 3,98 % gegenüber den Männern mit 0,01 % absolut vorrangig betroffen sind. Die Prävalenz bei internistischen Patienten inklusive jenen mit Erkrankungen des rheumatischen Formenkreises ist mit 15,2 % und diejenige bei Patienten mit Diabetes mellitus Typ II mit 14,8 % stark herausragend.

1.1.2 Rücken- und Nackenschmerzen

Eine Multiphasen-Querschnittsuntersuchung in Großbritannien (Webb et al. 2003) ermittelte die 1-Monatsprävalenz von Wirbelsäulenschmerzen mit 29 % (95 % Konfidenz 27–31 %.), wovon jeweils 50 % als intensiv bzw. chronisch einzustufen waren. Bei 40 % der Menschen waren sie behindernd und bei 20 % intensiv, behindernd und chronisch. 89 % der Personen mit Nacken- und 75 % derjenigen mit LBP klagten über weitere Schmerzlokalisationen. Das Übergewicht war ein wesentlicher unabhängiger Prädiktor für den low back pain (LBP) und dessen Intensität.

Die epidemiologischen Studien zum **LBP** (Hoy et al. 2010a) limitieren erheblich

Tab. 1.2 Prävalenzen von Rückenschmerzen in den Altersgruppen in Abhängigkeit vom Sozialstatus niedrig und hoch (Gesundheitsberichterstattung Bund 2015)

Alter (Jahre)	18–29	30–44	45–64	> 65
Frauen				
Niedrig	18,6	22,6	39,2	40,4
Hoch	10,8	12,6	17,8	22,8
Männer				
Niedrig	9,4	20,4	31,2	26,9
Hoch	6,1	7,6	12,4	15,9

Vergleiche und Zusammenfassungen durch die ausgeprägte Heterogenität u. a. der Definition des Auftretens, der Dauer und von Remissionen. So variieren Angaben zur 1-Jahresinzidenz der ersten Episode zwischen 6,3 % und 15,4 % und der Einjahresinzidenz wiederholter Episoden zwischen 1,5 % und 36 %. Die höchste Inzidenz liegt in der 3. Lebensdekade, und die Prävalenz steigt mit dem Alter. Therapieeinrichtungen berichten über Remissionen innerhalb eines Jahres bei 54–90 % der Fälle. 24–80 % der Patienten erleiden aber ein Rezidiv innerhalb eines Jahres. Die Einordnung der Ergebnisse ist zusätzlich sehr schwierig, da die Beschreibungen des klinischen Bildes in der betrachteten Follow-up-Periode unzureichend sind, weil nicht vergleichbar sind. Die Punktprävalenz wird fast normalverteilt zwischen 1,0 % und 58,1 % (Median: 15 %) und die Einjahresprävalenz zwischen 0,8 % und 82,5 % (Median: 37,4 %) angegeben.

In Deutschland liegt die Punktprävalenz der Rückenschmerzen bei 37 % und die 1-Jahres- bzw. Lebenszeitprävalenz bei 76 % bzw. 85 %, wobei 8 % der Personen schwere und 11 % behindernde Schmerzen angeben (Schmidt et al. 2007). In jeder Altersklasse der Frauen und Männer sinkt die Prävalenz mit steigendem Sozialstatus (Bildung, soziale Stellung, Einkommen) deutlich ab (◘ Tab. 1.2; Gesundheitsberichterstattung Bund 2015).

Die Heterogenität der epidemiologischen Studien zu **Nackenschmerzen** ist denen zu LBP vergleichbar (Hoy et al. 2010b). Die Einjahresinzidenz variiert zwischen 10,4 % und 21,3 %. Bevorzugt sind Personen mit PC-Arbeitsplätzen betroffen. Die meisten Verläufe sind episodisch über die gesamte Lebenszeit. Die allgemeine Prävalenz in der Gesamtpopulation rangiert zwischen 0,4 % und 86,8 % (Mittel: 23,1 %), die Punktprävalenz zwischen 0,4 % und 41,5 % (Mittel: 14,4 %) und die Einjahresprävalenz zwischen 4,8 % und 79,5 % (Mittel: 25,8 %). Die Prävalenz liegt in hochindustrialisierten Staaten und in Städten höher und betrifft Frauen mehr als die Männer.

In Deutschland haben Nackenschmerzen eine Punktprävalenz von etwa 10–15 %. In Hausarztpraxen machen sie ca. 4 % aller Beratungsanlässe aus (Scherer und Chenot 2016).

1.1.3 Arthrosen als muskuloskelettale Schmerzsyndrome

Muskuloskelettale Erkrankungen und hierunter die **Arthrosen** sind eine führende Ursache chronischer Schmerzsyndrome, aber haben auf die Sterblichkeit keinen wesentlichen Einfluss. Der lange Entwicklungsweg vom Knorpelschaden bis zur gravierenden Einbeziehung der Knochen, Gelenkkapseln und Muskeln bedeutet, dass die Konsequenz „Schmerzsyndrom" erst im zweiten und insbesondere im dritten Lebensabschnitt klinisch sehr relevant wird. Der lange Zeitfaktor bedeutet aber auch, dass primäre Arthrosen keine Erkrankungen des Alters sind, sondern vorrangig erst in diesem Lebensabschnitt das chronische und hoch schmerzrelevante Stadium erreichen. Multiple Gelenkbeteiligungen sind gegenüber einzeln betroffenen Gelenken die Regel (Keenan et al. 2006). Die Schätzwerte für muskuloskelettale Schmerzen liegen in den USA bei 15 % der Gesamtbevölkerung, wobei zwei Drittel der Personen über 50 Jahre

1.2 · Metabolisches Syndrom und Übergewicht/Adipositas

Tab. 1.3 12-Monatsprävalenz der Arthrose in den Altersgruppen in Abhängigkeit vom Sozialstatus niedrig und hoch laut GEDA 2014/2015-EHIS (Fuchs et al. 2017)

Alter (Jahre)	18–29	30–44	45–64	> 65	Gesamt
Frauen					21,8
Niedrig	0,9	3,8	29,1	47,9	
Hoch	0,9	2,6	18,0	48,9	
Männer					13,9
Niedrig	0,2	4,4	19,2	31,7	
Hoch	0,7	3,7	12,0	28,6	

alt sind. Es gilt aber auch festzuhalten, dass diese Personen gehäuft gleichzeitig einen insgesamt geminderten Gesundheitsstatus haben, häufiger depressiv und ängstlich sind und mit den resultierenden Behinderungen auch im Beruf eine geminderte Produktivität aufweisen.

In Deutschland steigt die Prävalenz bei der männlichen Bevölkerung von 1,8 % bei den 18- bis 29-Jährigen auf 33,3 % bei den 70- bis 79-Jährigen bzw. bei den Frauen von 1,6 % auf 49,9 % (Fuchs et al. 2013; Gesundheitsberichterstattung Bund 2015). Vorrangig betroffen sind die Knie- und Hüftgelenke sowie die Wirbelsäule. Die 12-Monatsprävalenzen von Arthrosen für Personen im unteren und oberen Bildungsbereich ist für die Altersabschnitte (22753 Personen ab 18. Lebensjahr) in ◘ Tab. 1.3 benannt (Fuchs et al. 2017).

1.2 Metabolisches Syndrom und Übergewicht/Adipositas

Ein **metabolisches Syndrom** (Adipositas: BMI bzw. Waist-to-hip-Ratio, Hypertonie, Insulinresistenz, Dyslipidämie: Triglyzeride erhöht/HDL-Cholesterin vermindert) wird selbst von den großen relevanten Organisationen sehr unterschiedlich definiert. Für die International Diabetes Foundation (IDF) ist die abdominelle Adipositas und für die WHO die Insulinresistenz prägend, wobei ergänzend jeweils bis zu zwei weitere Faktoren einbezogen werden. Die American Heart Association (AHA)/National Heart, Lung and Blood Institute (NHLBI) legt drei Kriterien, den Taillenumfang, die Triglyzerid- und die HDL-Cholesterinwerte, zugrunde, und drei von fünf Kriterien (abdominelle Adipositas, Triglyzeride, HDL-Cholesterin, Blutdruck und Nüchternglukose ≥ 110 mg/dl) werden laut National Cholesterol Education Program (NCEP-ATP-III) für diese Diagnose gefordert. Dadurch werden genaue und vergleichbare Angaben zur Prävalenz stark erschwert. Entsprechend liegen auch keine repräsentativen Studien zur Prävalenz des metabolischen Syndroms (MetS) bei Erwerbstätigen in Deutschland vor. Die Befragungsdaten von Ladebeck et al. (2015) zeigen deutliche Variationen der Prävalenz in Abhängigkeit von drei zugrunde gelegten Definitionen und insgesamt geringe Werte innerhalb der erwerbstätigen Kohorte (Jahrgänge 1959, 1965, lidA – „leben in der Arbeit", 2011 und 2014). Laut WHO-Definition betrug die Prävalenz 2011 und 2014 je 0,9 % und 1,2 %, laut AHA/NHLBI 2,9 % und 3,0 % und laut IDF 7,3 % und 7,0 %.

Diese Angaben weichen stark von der Prävalenz des sehr wichtigen und prägenden Faktors Übergewicht bzw. Adipositas in Deutschland ab. Laut GEDA 2014/2015-EHIS sind 54 % der Deutschen übergewichtig und adipös. Die Adipositasprävalenz (BMI > 30 kg/m^2) liegt bei 18,1 % (Schienkiewitz et al. 2017).

Tab. 1.4 Prävalenzen der arteriellen Hypertonie in den Altersgruppen laut Gesundheitssurvey 1998 (Janhsen et al. 2008)

Alter (Jahre)	20–29	30–39	40–49	50–59	60–69	70–79
Frauen (%)	7,9	16,6	35,2	59,3	81,0	85,7
Männer (%)	23,7	35,6	47,9	68,5	78,9	88,4

Tab. 1.5 Prävalenz der Dyslipidämie (Basis: DEGS1, Scheidt-Nave et al. 2013, Gesundheitsberichterstattung Bund 2015): gemessene Gesamtcholesterinwerte (bekannt) und berichtete ärztlich diagnostizierte Dyslipidämie ohne Messwerte (unbekannt)

Alter (Jahre)	18–29	30–44	45–64	65–79	Gesamt
Frauen (%)					
Bekannt	5,2	12,7	32,1	54,7	27,1
Unbekannt	29,1	33,8	48,4	35,3	38,6
Summe	**34,3**	**46,5**	**80,5**	**90,0**	**65,7**
Männer (%)					
Bekannt	4,2	18,3	36,6	49,9	28,1
Unbekannt	23,1	46,3	39,0	31,4	36,4
Summe	**27,3**	**64,6**	**75,6**	**81,3**	**64,5**

1.3 Arterielle Hypertonie

Der **arterielle Bluthochdruck**, eine Herz-Kreislauf-Erkrankung und ein wesentlicher Hauptrisikofaktor für die Arteriosklerose und für die Komplikationen Myokardinfarkt und zerebraler Insult, hat in der Bevölkerung eine sehr hohe Prävalenz (Tab. 1.4, Danaei et al. 2011a, b).

Beim Bundes-Gesundheitssurvey 1998 (Janhsen et al. 2008) wurden bei den 18- bis 79-Jährigen neben der Befragung auch Blutdruckmessungen vorgenommen. Die Prävalenz der Hypertonie (RR ≥ 140/90 mmHg, pharmakologisch bedingte Werte < 140/90 mmHg) über alle Altersgruppen hinweg betrug bei den Frauen 44 % und bei den Männern 51 %.

Anhand von sieben bevölkerungsbasierten epidemiologischen Studien (1994–2012) konnten Neuhauser et al. (2016) den Nachweis für tendenziell sinkende Blutdruckwerte (RR_s 3–7 mmHg) feststellen. Die stärkste Abnahme konnte für die Altersgruppe 55–74 Jahre gefunden werden. Dies wird der hochgradig gestiegenen Häufigkeit der Behandlungen zugeschrieben. Die deutschlandweiten Daten der Gesundheitssurveys (BGS98 und DEGS1) zeigen jedoch nur eine leichte Veränderung der Hypertonieprävalenz (diese schließt auch die gut eingestellte Hypertonie ein).

1.4 Dyslipidämie

Die deutschlandweiten DEGS1-Daten von 2008 bis 2011 belegen, dass der Cholesterinspiegel bei über 50 % der 18- bis 79-Jährigen höher ist, als es die europäischen Empfehlungen angeben (Scheidt-Nave et al. 2013; Gesundheitsberichterstattung Bund 2015). Für die diagnostizierten **Dyslipidämien** sind die Prävalenzen bereits sehr hoch. Sie steigen weiter erheblich an, wenn die Angaben einer ärztlich diagnostizierten Dyslipidämie ohne Messwerte hinzugerechnet werden (Tab. 1.5).

Tab. 1.6 Lebenszeitprävalenz Diabetes mellitus (Typ II) In der Population 18- bis 79-Jähriger in Deutschland laut DEGS1 2008–2011 (RKI DEGS1 2013)

Alter (Jahre)	18–39	40–49	50–59	60–69	70–79	gesamt
Frauen (%)	3,5	4,5	4,0	10,5	21,7	**7,4**
Männer (%)	0,8	2,0	7,5	17,0	22,0	**7,0**

1.5 Insulinresistenz

Die hauptsächlichen Faktoren für die Entwicklung einer **Insulinresistenz** sind die chronische physische Inaktivität (Brandt und Pedersen 2010; Pedersen und Saltin 2015) und das Übergewicht, hier insbesondere die abdominelle Adipositas. Beide Faktoren verschieben die Bilanz zugunsten der Adipokine, des Tumornekrosefaktors-α, der in allen Körpergeweben eine „low grade inflammation" hervorruft (Pedersen 2011). Diese Entzündung hat u. a. die Insulinresistenz zur Folge. Somit darf unabhängig vom Körpergewicht bei allen physisch inaktiven Personen (Olsen et al. 2008; Fischer et al. 2007), jenen mit Übergewicht bzw. einer Adipositas und einem metabolischen Syndrom sicher eine Insulinresistenz angenommen werden. Die Glukosetoleranzstörung und die Insulinresistenz sind die ersten Schritte auf dem Weg zum Diabetes mellitus Typ II (Laube et al. 2018, 2019). Der Diabetes hat einen sehr langen Entwicklungsweg im prädiabetischen Stadium und bei immer mehr Menschen wird die Erkrankung voll ausgebildet.

1.6 Diabetes mellitus Typ II

Lt. Diabetes-Atlas (Internationale Diabetes Federation) 2017 steht Deutschland mit 7,5 Mio. Diabetikern in Europa an zweiter und international an neunter Stelle. Die Dunkelziffer wird mit 2 Mio. beziffert. Nach bevölkerungsbezogenen Surveys und Krankenkassendaten sind 7–8 % der erwachsenen Bevölkerung Typ II-Diabetiker, wobei ein deutlicher altersbezogener Anstieg zu verzeichnen ist. Bei den 75-Jährigen beträgt der Anteil 25 % und Daten von 2015 belegen, dass 34 % der Männer und 32 % der Frauen ab dem 80. Lebensjahr Diabetiker sind. 2010 (Daten DIMDI: 65 Mio. gesetzlcih Versicherte) betrug die Gesamtprävalenz des Diabetes 9,9 % (Typ II: 7,1 %). Gleiche Prävalenzen ergaben die vertragsärztlichen Daten von 69 Mio. gesetzlich Versicherten mit einer Gesamtprävalenz von 10,2 % (Typ II: 7,2 %). Daraus ergibt sich, dass bei jährlich ca. 500 000 gesetzlich Versicherten die Diagnose Diabetes neu gestellt werden muss.

Zur Prävalenz des **Diabetes mellitus** liegen deutschlandweite Daten (RKI DEGS1 2013; Heidemann et al. 2013; Tamayo et al. 2016) der Studie zur Gesundheit Erwachsener in Deutschland (DEGS1, 2008–2011) und Befragungsergebnisse des RKI (GEDA) vor. Laut DEGS1 beträgt die Prävalenz in der Gesamtpopulation der 18- bis 79-jährigen 7,2 %. Die Frauen sind mit 7,4 % etwas häufiger als die Männer mit 7,0 % betroffen. Die Manifestation der Erkrankung ist klar altersabhängig (Tab. 1.6). Die GEDA-Daten (RKI 2014) weisen eine etwas höhere Prävalenz der Männer mit 7,9 % und der Frauen mit 7,5 % auf. Die Prävalenz spiegelt auch klar den sozialen Status wider. Bei den Versicherten der AOK liegt der Wert bei 9 % und bei denen der Ersatzkassen bei 7 %. Absolut handelt es sich um ca. 4,6 Mio. Menschen. Vergleicht man die DEGS-Daten mit dem BGS98, hat sich die Prävalenz von 5,2 auf 7,2 % erhöht. Nach den DEGS1-Daten hat der Diabetes Typ I nur einen Anteil von 0,1 %. Insgesamt sind demnach absolut vorrangig gut beeinflussbare Faktoren des Lebensstils (physische Aktivität, Ernährung) die herausragenden Ursachen. Zusätzlich ist die Dunkelziffer der Diabetiker sehr hoch. Die Anzahl der noch nicht diagnostizierten Diabetiker könnte sogar derjenigen mit der gestellten Diagnose entsprechen. So wurde im KORA (Cooperative Health Research in der Region Augsburg) Survey 2000 anhand der Glukosetoleranz und des Nüchternblutzuckers mittels logistischer Modelle herausgefunden, dass in der Altersgruppe der 55- bis 74-jährigen bei 50 % der Personen mit einem Diabetes diese Erkrankung noch nicht ärztlich diagnostiziert worden war (Rathmann et al. 2003). Noch viel höher dürfte die Anzahl der Prädiabetiker sein, also von Menschen mit gestörter Glukosetoleranz und Insulinresistenz infolge physischer Inaktivität und Übergewicht. Diese Personen befinden sich durchgängig auf dem Weg zum Diabetes mellitus Typ II, wobei zurzeit der größte Anteil das Endstadium der Entwicklung nicht erreicht. Hier wird eine erschreckende Anzahl von bis zu 15 Mio. Personen mit einem Prädiabetes angegeben.

1.7 Depression, Angststörung und Schmerzen

Somatische Beschwerden kombiniert mit sozialen Faktoren müssen als ein Risikofaktor für die **Depression** angesehen werden. Somit sind chronische Schmerzen überhäufig mit einer sekundären Depression vergesellschaftet. Diese hat wiederum verschiedene Formen der Angststörung als Komorbidität, die vor der Depression klinisch relevant wird. Insbesondere Personen mit neuropathischen Schmerzen leiden bis zu 75 % auch an einer Depression. Auch chronische Rückenschmerzen sind charakteristisch damit verbunden.

Die 12-Monatsprävalenz der selbstberichteten ärztlich diagnostizierten Depression (GEDA 2014/2015-EHIS, Thom et al. 2017) beträgt in Deutschland 8,1 % (18 Jahre bis > 65 Jahre). Die Frauen leiden mit 9,7 % gegenüber den Männern mit 6,3 % häufiger daran, und die höchsten Prävalenzen werden in der Lebensspanne zwischen 45 und 64 Jahren gefunden.

Ein Review (Bair et al. 2003) belegt, dass die Prävalenz von Schmerzen in Kohorten depressiv Erkrankter bzw. die der Depression in Schmerzkohorten jeweils erhöht ist. Insbesondere intensive Schmerzen beeinträchtigen das Erkennen und Behandeln der Depression. Die Depression erhöht sogar die Schmerzintensität und die resultierenden Beeinträchtigungen. Diese negativen Interaktionen begründen sich auf der Beteiligung gleicher Transmittersysteme und zerebraler Strukturen. Es wird geschätzt, dass bei 13 % der älteren Bevölkerung Schmerzen und Depressionen kombiniert sind und dass neuroinflammatorische Prozesse in die Pathogenese beider Erkrankungsentitäten eingebunden sind (Zis et al. 2017).

Literatur

Bair MJ, Robinson RL, Katon W, Kroenke K (2003) Depression and pain comorbidity: a literature review. Arch Intern Med 163(20):2433–45

Brandt C, Pedersen BK (2010) The role of exercise-induced myokines in muscle homeostasis and the defense against chronic diseases. J Biomed Biotechnol. 2010:520258. ▸ https://doi.org/10.1155/2010/520258 (Epub 9 Mar 2010)

Breivik H, Collett B, Ventafridda V, Cohen R, Gallacher D (2006) Survey of chronic pain in Europe: prevalence, impact on daily life, and treatment. Eur J Pain 10:287–333

Cabo-Meseguer A, Cerdá-Olmedo G, Trillo-Mata JL (2017) Fibromyalgia: prevalence, epidemiologic profiles and economic costs. Med Clin (Barc). 149(10):441–448. ▸ https://doi.org/10.1016/j.medcli.2017.06.008 (Epub 19 Jul 2017)

Danaei G, Finucane MM, Lin JK, Singh GM, Paciorek CJ, Cowan MJ, Farzadfar F, Stevens GA, Lim SS, Riley LM, Ezzati M (2011a) Global burden of metabolic risk factors of chronic diseases collaborating group (blood pressure): national, regional, and global trends in systolic blood pressure since 1980: systematic analysis of health examination surveys and epidemiological studies with 786 country-years and 5.4 million participants. Lancet 377(9765):568–577. ▸ https://doi.org/10.1016/s0140-6736(10)62036-3 (Epub 3 Feb 2011)

Danaei G, Finucane MM, Lu Y, Singh GM, Cowan MJ, Paciorek CJ, Lin JK, Farzadfar F, Khang YH, Stevens

Literatur

GA, Rao M, Ali MK, Riley LM, Robinson CA, Ezzati M (2011b) Global burden of metabolic risk factors of chronic diseases collaborating group (Blood Glucose): national, regional, and global trends in fasting plasma glucose and diabetes prevalence since 1980: systematic analysis of health examination surveys and epidemiological studies with 370 country-years and 2.7 million participants. Lancet 378(9785):31–40. ► https://doi.org/10.1016/s0140-6736(11)60679-x (Epub 24 Jun 2011)

Fischer CP, Berntsen A, Perstrup LB, Eskildsen P, Pedersen BK (2007) Plasma levels of interleukin-6 and C-reactive protein are associated with physical inactivity independent of obesity. Scand J Med Sci Sports 17:580–587

Fuchs J, Rabenberg M, Scheidt-Nave C (2013) Prävalenz ausgewählter muskuloskelettaler Erkrankungen. Ergebnisse der Studie zur Gesundheit Erwachsener in Deutschland (DEGS1). Bundesgesundheitsbl – Gesundheitsforsch – Gesundheitsschutz 56(5–6):678–686

Fuchs J, Kuhnert R, Scheidt-Nave C (2017) 12-Monats-Prävalenz von Arthrose in Deutschland. Robert Koch-Institut, Berlin, J Health Monit 2(3). ► https://doi.org/10.17886/rki-gbe-2017-054

Gesundheitsberichterstattung des Bundes (RKI und Destatis) (2015) Gesundheit in Deutschland. Robert Koch Institut, Berlin

Häuser W, Schmutzer G, Hinz A, Hilbert A, Brähler E (2013) Prävalenz chronischer Schmerzen in Deutschland. Befragung einer repräsentativen Bevölkerungsstichprobe. Schmerz 27:46–55. ► https://doi.org/10.1007/s00482-012-1280-z

Heidari F, Afshari M, Moosazadeh M (2017) Prevalence of fibromyalgia in general population and patients, a systematic review and meta-analysis. Rheumatol Int 37(9):1527–1539. ► https://doi.org/10.1007/s00296-017-3725-2 (Epub 26 Apr 2017)

Heidemann C, Du Y, Schubert I, Rathmann W, Scheidt-Nave C (2013) Prävalenz und zeitliche Entwicklung des bekannten Diabetes mellitus – Ergebnisse der Studie zur Gesundheit Erwachsener in Deutschland (DEGS1). Bundesgesundheitsblatt 56(5/6):668–677. ► https://doi.org/10.1007/s00103-012-1662-5

Hoy D, Brooks P, Blyth F, Buchbinder R (2010a) The epidemiology of low back pain. Best Pract Res Clin Rheumatol 24(6):769–781. ► https://doi.org/10.1016/j.berh.2010.10.002

Hoy DG, Protani M, De R, Buchbinder R (2010b) The epidemiology of neck pain. Best Pract Res Clin Rheumatol 24(6):783–792. ► https://doi.org/10.1016/j.berh.2011.01.019

Janhsen K, Strube H, Starker A (2008) Hypertonie. Gesundheitsberichterstattung des Bundes. Robert Koch-Institut, Berlin

Jensen MK, Sjøgren P, Ekholm O, Rasmussen NK, Eriksen J (2004) Identifying a longterm/chronic, non-cancer pain population using a one-dimensional verbal pain rating scale: an epidemiological study. Eur J Pain 8:145–152

Keenan AM, Tennant A, Fear J, Emery P, Conaghan PG (2006) Impact of multiple joint problems on daily living tasks in people in the community over age fifty-five. Arthritis Rheum 55(5):757–64

Kurtze N, Rangul V, Hustvedt BE, Flanders WD (2008) Reliability and validity of self-reported physical activity in the Nord-Trondelag Health Study: HUNT 1. Scand J Public Health 36:52–61

Ladebeck N, Stallmann C, March S, Swart E (2015) Prävalenz des metabolischen Syndroms bei Erwerbstätigen. Kritische Betrachtung verschiedener Definitionsmöglichkeiten. Zentralblatt für Arbeitsmedizin, Arbeitsschutz und Ergonomie 65(3):127–132

Landmark T, Romundstad P, Borchgrevink PC, Kaasa S, Dale O (2011) Associations between recreational exercise and chronic pain in the general population: evidence from the HUNT 3 study. Pain 152(10):2241–2247. ► https://doi.org/10.1016/j.pain.2011.04.029 (Epub 23 May 2011)

Laube W, Kaune M, Pfaff G (2018) Das Sensomotorische System und Diabetes mellitus Typ II (Teil 1). Orthopädieschuhtechnik – Zeitschrift für Prävention und Rehabilitation 2018(12):38–41

Laube W, Kaune M, Pfaff G (2019) Die Sensomotorik des Gehens bei Diabetes mellitus Typ II (Teil 2). Orthopädieschuhtechnik – Zeitschrift für Prävention und Rehabilitation 2019(1):25–29

Merskey H, Bogduk N (1994) Classification of chronic pain: descriptions of chronic pain syndromes and definitions of pain terms. IASP Press, Seattle

Neuhauser H, Diederichs C, Boeing H, Felix SB, Jünger C, Lorbeer R, Meisinger Ch, Peters A, Völzke H, Weikert C, Wild Ph, Dörr M (2016) Bluthochdruck in Deutschland. Daten aus sieben bevölkerungsbasierten epidemiologischen Studien (1994–2012). Dtsch Arztebl Int 113:809–815. ► https://doi.org/10.3238/arztebl.2016.0809

Olsen RH, Thomsen C, Booth FW, Pedersen BK (2008) Metabolic responses to reduced daily steps in healthy nonexercising men. JAMA 299:1261–1263

Ospina M, Harstall C (2002) Prevalence of chronic pain: an overview. Alberta Heritage Foundation for Medical Research, Health Technology Assessment, 28th Report. Edmonton, Canada: Alberta Heritage Foundation

Pedersen BK (2011) Exercise-induced myokines and their role in chronic diseases. Brain Behav Immun 25(5):811–816. ► https://doi.org/10.1016/j.bbi.2011.02.010 (Epub 25 Feb 2011)

Pedersen BK, Saltin B (2015) Exercise as medicine – evidence for prescribing exercise as therapy in 26 different chronic diseases. Scand J Med Sci Sports 25(Suppl 3):1–72. ▸ https://doi.org/10.1111/sms.12581

Rathmann W, Haastert B, Icks A, Löwel H, Meisinger C, Holle R, Giani G (2003) High prevalence of undiagnosed diabetes mellitus in Southern Germany: target populations for efficient screening. The KORA survey 2000. Diabetologia 46(2):182–189 (Epub 18 Feb 2003)

Robert Koch-Instituts (Hrgs) (2013) Ergebnisse der ersten Erhebungswelle der Studie zur Gesundheit Erwachsener in Deutschland (DEGS1). Bundesgesundheitsblatt – Gesundheitsforschung – Gesundheitsschutz, Springer, Berlin, S 56

Robert Koch-Institut (Hrsg) (2014) Daten und Fakten: Ergebnisse der Studie »Gesundheit in Deutschland aktuell 2012«. Beiträge zur Gesundheitsberichterstattung des Bundes. RKI, Berlin

Scherer M, Chenot JF (2016) DEGAM S1 Handlungsempfehlung. Nackenschmerzen. AWMF-Register-Nr. 053–007. DEGAM-Leitlinie Nr. 13. Autorisiert durch das DEGAM-Präsidium. Stand 06/2016 - Gültig bis 06/2021

Scheidt-Nave C, Du Y, Knopf H, Schienkiewitz A, Ziese T, Nowossadeck E, Gößwald A, Busch MA (2013) Verbreitung von Fettstoffwechselstörungen bei Erwachsenen in Deutschland. Ergebnisse der Studie zur Gesundheit Erwachsener in Deutschland (DEGS1). Bundesgesundheitsbl - Gesundheitsforsch - Gesundheitsschutz 56(5/6):661–667. ▸ https://doi.org/10.1007/s00103-013-1670-0

Schienkiewitz A, Mensink GBM, Kuhnert R, Lange C (2017) Übergewicht und Adipositas bei Erwachsenen in Deutschland. Robert Koch-Institut, Berlin, J Health Monit. ▸ https://doi.org/10.17886/rki-gbe-2017-025

Schmidt CO, Raspe H, Pfingsten M, Hasenbring M, Basler HD, Eich W, Kohlmann T (2007) Back pain in the German adult population: prevalence, severity, and sociodemographic correlates in a multiregional survey. Spine (Phila Pa 1976) 32(18):2005–11

Tamayo T, Brinks R, Hoyer A, Kuß O, Rathmann W (2016) The prevalence and incidence of diabetes in Germany – an analysis of statutory health insurance data on 65 million individuals from the years 2009 and 2010. Dtsch Arztebl Int 113:177–182. ▸ https://doi.org/10.3238/arztebl.2016.0177

Thom J, Kuhnert R, Born S, Hapke U (2017) 12-Monats-Prävalenz der selbstberichteten ärztlich diagnostizierten Depression in Deutschland. Robert Koch-Institut, Berlin, Journal of Health Monitoring, 2(3):72–80. ▸ https://doi.org/10.17886/RKI-GBE-2017-057

Von Korff M, Jensen MP, Karoly P (2000) Assessing global pain severity by self-report in clinical and health services research. Spine (Phila PA 1976) 25:3140–3151

Von Ware JE, Sherbourne CD, Karoly P (1992) The MOS 36-Item Short-Form Health Survey (SF36): I. Conceptual framework and item selection. Med Care 30:473–483

Webb R, Brammah T, Lunt M, Urwin M, Allison T, Symmons D (2003) Prevalence and predictors of intense, chronic, and disabling neck and back pain in the UK general population. Spine (Phila Pa 1976) 28(11):1195–202

Zis P, Daskalaki A, Bountouni I, Sykioti P, Varrassi G, Paladini A (2017) Depression and chronic pain in the elderly: links and management challenges. Clin Interv Aging. 12:709–720. ▸ https://doi.org/10.2147/cia.s113576 (eCollection 2017)

Das sensomotorische System als Träger der Sensomotorik

2.1 Bewegung als Basis von körperlicher und kognitiver Entwicklung und Gesundheit – 16

2.2 Bewegung als Heilkraft – seit Hippokrates bekannt – 17

2.3 Welche Körperstrukturen verantworten alle Bewegungen und profitieren primär durch Adaptationen? – 17

2.4 Sensoren der Oberflächen- und Tiefensensibilität – 20

2.5 Sensoren der großen Gelenke, der Wirbelsäule und des Fußes – 24
2.5.1 Sensorik der Gelenkkapseln – 25
2.5.2 Sensorik im Bindegewebe der Gelenke der oberen Extremität – 25
2.5.3 Sensorik der Faszien – 27
2.5.4 Sensorik der Wirbelsäule – 32
2.5.5 Sensorik im Bindegewebe der Gelenke der unteren Extremität – 35
2.5.6 Nozisensorik von Haut, Muskulatur, Gelenkkapseln, Periost und Knochen – 41
2.5.7 Degeneration, Alter und Sensorbesatz – 41

2.6 Optisches System – 42

2.7 Vestibuläres System – 43

2.8 Afferenzmuster: Basis von Bewegungsregulation und sensomotorischem Lernen – 45

2.9 Somatosensorische afferente Leitungsbahnen – 46

© Springer-Verlag GmbH Deutschland, ein Teil von Springer Nature 2020
W. Laube, *Sensomotorik und Schmerz*, https://doi.org/10.1007/978-3-662-60512-7_2

2.9.1	Leitungsbahnen zum Kleinhirn – 46	
2.9.2	Leitungsbahnen zur Großhirnrinde – 46	

2.10	Zentrale Verarbeitung zum motorischen Handlungs- und Bewegungsprogramm – 48	

2.11	Motorischer Output: Das Efferenzmuster als Ergebnis der Informationsverarbeitung – 51	

2.12	Spinale α-Motoneurone und motorische Einheiten – 53	

2.13	Transformation des Efferenzmusters in die Muskelfunktion: Rekrutierungsordnung, Entladungsraten, Task Groups, Kontraktionsgeschwindigkeit, Rekrutierung und Schmerz – 54	
2.13.1	Rekrutierung – 54	
2.13.2	Entladungsraten – 55	
2.13.3	Task Groups – 55	
2.13.4	Rekrutierung und Geschwindigkeit des Kraftanstiegs – 56	
2.13.5	Rekrutierung bei myofaszialem Schmerz – 56	

2.14	Funktion des sensomotorischen Systems – ein unteilbar Ganzes? – 57	
2.14.1	Afferenzen als Basis für die kognitiven Leistungen der Sinne – 57	
2.14.2	Kognitive Sinne als Basis der Organisation des motorischen Outputs – 58	
2.14.3	Aktive Muskulatur mit dualer Funktion – 58	
2.14.4	Bewegungsauswirkungen werden zum Reafferenzmuster – 59	
2.14.5	Vorgänge auf der bewussten und unbewussten Ebene der Bewegungsregulation – 59	

2.15		Veränderungen des SMS durch den Alterungsprozess – 60
2.15.1		Sensoren – 60
2.15.2		Afferente Leitungsbahnen und Verarbeitungsstationen – 60
2.15.3		Unbewusste und bewusste Bereiche des Gehirns – 61
2.15.4		Efferente Leitungsbahnen und Verarbeitungsstationen – 61
2.15.5		Muskulatur – 61
2.15.6		Kapazität zur Schmerzmodulation – 61
2.15.7		Fazit: Funktion des sensomotorischen Systems – Basis gesunder oder kranker Strukturen – 62

Literatur – 63

Das sensomotorische System (SMS) wird durch die kreisförmige Verknüpfung von Sensoren, aufsteigenden Leitungsbahnen, zentralen neuronalen Netzwerken, absteigenden Leitungsbahnen und der Muskulatur gebildet. Die myofaszialen und die bindegewebigen Strukturen sind der anatomische Standort der Sensoren. Mit ihren Afferenzen generiert das Gehirn als kognitive Leistung vielfältige Sinne, ohne die das ZNS handlungsunfähig wäre. Die Bewegung ist stets die unmittelbare Quelle externer und interner Informationen, wodurch der Funktionskreis des SMS geschlossen und die Bewegungsregulation ermöglicht wird. Die gleichen Strukturen realisieren alle SMS-Leistungen. Jede Bewegung ist primär eine sensomotorisch koordinative Leistung, indem Muskeln zum korrekten Zeitpunkt aktiv werden und über den erforderlichen Zeitraum die angepasste Kraft entwickeln. Die Fähigkeiten Ausdauer und Kraft entscheiden dann, wie lange die Leistung aufrechterhalten werden kann bzw. welche Widerstände überwunden werden können.

2.1 Bewegung als Basis von körperlicher und kognitiver Entwicklung und Gesundheit

Das prägende Merkmal des Lebens ist die Bewegung. Die Bewegung ist aber nicht nur schlechthin ein wesentliches Merkmal des Lebens. Systematische Bewegung kennt keine „Rentengrenze" und bedeutet Strukturerhaltung und Vitalität, also Lebensqualität.

> Bewegungen, also ausreichend häufig ausgeführte, andauernde und/oder intensive sensomotorische Funktionen, gehören zu den wesentlichsten biologischen Grundvoraussetzungen und Erfordernissen für die körperliche und kognitive Entwicklung, die Erhaltung aller Körperstrukturen und ihrer Funktionen. In der Kindheit und Jugend interagieren Reifung und Wachstum nicht nur intensiv mit umfänglichem sensomotorischem Lernen, sondern sind für die volle genetisch basierte Ausprägung der Sensomotorik und Kognition auch darauf angewiesen. Bewegungen stehen für das altersgerechte gesunde Aufrechterhalten der Mobilität bis ins hohe Alter hinein. Die sensomotorische Funktions- und Leistungsfähigkeit als Folge dieser Aktivität ist zugleich ursächlich antinozizeptiv.

Systematische körperliche Aktivität oder **Inaktivität** entscheiden im gravierenden Ausmaß über die Gesundheit und die Entwicklung chronisch degenerativer Krankheiten, die überhäufig mit Schmerzsyndromen gekoppelt sind oder aus denen sich diese als selbständige Krankheitsentitäten entwickeln. Es gibt keine chronisch degenerative Erkrankung, bei der unter wichtiger Beachtung des Krankheitsstadiums und der Krankheitsintensität eine angepasste physische Aktivität kontraindiziert wäre.

> Absolut gilt die Aussage: Die Struktur verantwortet die Funktion, und die Funktion schafft und prägt die Struktur. Mit anderen Worten: Eine gesunde Struktur kann nur durch ausreichende strukturspezifische Funktion bzw. Beanspruchung entwickelt und aufrechterhalten werden.

„Strukturspezifische Beanspruchung" bedeutet:
- Gehirn: Bewegungslernen und Bewegungen erhalten;
- Logistiksysteme (Atmung, Herz-Kreislauf-System (HKS), Energiestoffwechsel): Ausdauer und/oder Hoch intensives Intervalltraining (HIIT);
- Muskulatur: Kraft;
- Bindegewebe (Faszien, Knochen): Bewegungslernen, Ausdauer und Kraft;
- anabole Signal-/Hormonsysteme: akzentuiert Ausdauer und Kraft.

2.2 Bewegung als Heilkraft – seit Hippokrates bekannt

Bewegung als Heilkraft – diese Erkenntnis ist absolut nicht neu. Bereits der griechische Arzt Hippokrates von Kos (460–377 vor unserer Zeitrechnung), der auch als Begründer der Medizin als Wissenschaft angesehen werden muss (Pohlenz 1938; Golder 2007), vertrat „heutige", inzwischen wissenschaftlich gut belegte Auffassungen. Er verstand den Menschen als Organismus, die Gesundheit als Gleichgewicht und die Krankheit als gestörten physischen und psychischen Gesamtzustand. Diese Auffassung ist sehr nahe der WHO-Definition der Gesundheit als „Zustand des vollständigen körperlichen, geistigen und sozialen Wohlergehens und nicht nur des Fehlens von Krankheit oder Gebrechen" („health is a state of complete physical, mental and social well-being and not merely the absence of disease or infirmity"; Verfassung WHO). Obwohl diese Definition sehr absolut formuliert ist, spiegelt sie das Wesentliche oder, vielleicht besser, das Optimale bzw. das Anzustrebende wider. Hippokrates war davon überzeugt, dass die Natur eine Heilkraft besitzt, so dass von ihm der Ausspruch stammt: „Die wirksamste Medizin ist die natürliche Heilkraft, die im Inneren eines jeden von uns liegt." Hier fehlt nur die Benennung des Aktivators der natürlichen Heilkraft, nämlich der strukturaufbauenden und -erhaltenden Bewegung. Zeitlich wenig später haben Hippokrates und dann auch Galenos von Pergamon (161–204 unserer Zeitrechnung) den Aktivator der Heilkraft benannt, indem sie die Wirkungen von Leibesübungen für die Gesundheit erkannt und hervorgehoben haben. Von Hippokrates sollen auch die Aussagen stammen: „Alle Teile des Körpers, die eine Funktion haben, werden und bleiben gesund, wohlentwickelt und altern langsamer, sofern sie mit Maß gebraucht und in Arbeit geübt sind" und „Wenn man sie aber nicht gebraucht und sie träge sind, neigen sie zur Krankheit, nehmen nicht zu und altern vorzeitig."

Damit ist einer der wesentlichen Risikofaktoren der aktuellen Zeit für die Entwicklung chronischer degenerativer Erkrankungen, der Bewegungsmangel, bereits vor ca. 2500 Jahren „klar" definiert worden. Man kann es auch so ausdrücken: Die Gesundheit der Körperstrukturen und Funktionen ist auf das „Gebrauchtwerden", also auf ausreichend Bewegungsaktivität, beschreibbar mit den sportwissenschaftlichen Merkmalen der Trainingsbelastung (Bewegungsaktivitäten) Umfang (Dauer einer Belastung) und Intensität (Anstrengungsgrad einer Belastung), zwingend angewiesen. Diese Aussage kann auch mit der Analyse großer Bevölkerungspopulationen über die Lebensspanne vom Beginn des 3. bis zum 8. Lebensjahrzehnt eindrucksvoll belegt werden (Landmark et al. 2011; Bertheussen et al. 2011). Die Prävalenz chronischer Schmerzen steigt im Analysezeitraum von 15 % auf 43 % bei den Frauen und von 11 % auf 30 % bei den Männern. Bei beiden Geschlechtern stimmt dieser Prozentanteil mit steigendem Alter aber besonders auffällig bei den Männern mit dem physisch Inaktiver sehr gut überein, und bei den Frauen gehört mindestens die Hälfte zu den physisch sehr Inaktiven (Aktivität maximal 1×/Wo. bzw. weniger als 15 min/Wo.). Da chronisch degenerative Erkrankungen einen sehr langen Entwicklungsweg haben, wird der positive Einfluss der SMS-Aktivität bei älteren Menschen besonders markant.

> Die physische Aktivität ist ein markant positiver und damit essenzieller Faktor für die physische und mentale Gesundheit.

2.3 Welche Körperstrukturen verantworten alle Bewegungen und profitieren primär durch Adaptationen?

Nun stellt sich die Frage, welche Körperstrukturen alle erdenklichen Bewegungen verantworten und somit zunächst primär selbst von häufig wiederholten (Erwerb und Erhaltung von Bewegungskönnen), andauernden (Ausdauer) oder intensiven (Kraft-) Bewegungen (Beanspruchungen, vgl. Laube 2009a, b) profitieren.

Es sind die Strukturen des sensomotorischen Systems (SMS; Laube 2009a, b ◘ Abb. 2.1 und 2.3). „Senso" kommt von Sensoren, also von Informationsaufnahme. Die Sensoren wandeln die in „körperfremder Sprache" vorliegenden physikalischen Bedingungen und deren Änderungen wie Muskellängen, Spannungen, Kräfte, Einwirkungsgeschwindigkeiten bzw. -beschleunigungen von Reizen und die biochemischen physiologischen (Ionenkonzentrationen, pO_2, pCO_2, …) oder pathophysiologischen (ischämie-, entzündlich oder degenerativ bedingt) Gewebeverhältnisse in die „körpereigene Sprache", in Aktionspotenzialsequenzen um. Die sensomotorisch relevanten Sensoren haben ihre anatomischen Standorte in den myofaszialen Strukturen, den Bindegewebestrukturen der Gelenke und in der Haut. Es sind freie Nervenendigungen und korpuskuläre, mechanosensible Sensorkörperchen für die Nozi- und Propriorezeption und die Oberflächensensibilität.

> Hervorzuheben ist: Die Sensoren „messen" nur die mechanischen bzw. physikalischen Bedingungen oder die biochemischen Verhältnisse und deren Änderungen an ihrem anatomischen Standort. Sie „messen" keine Gelenkwinkel und Körperpositionen.

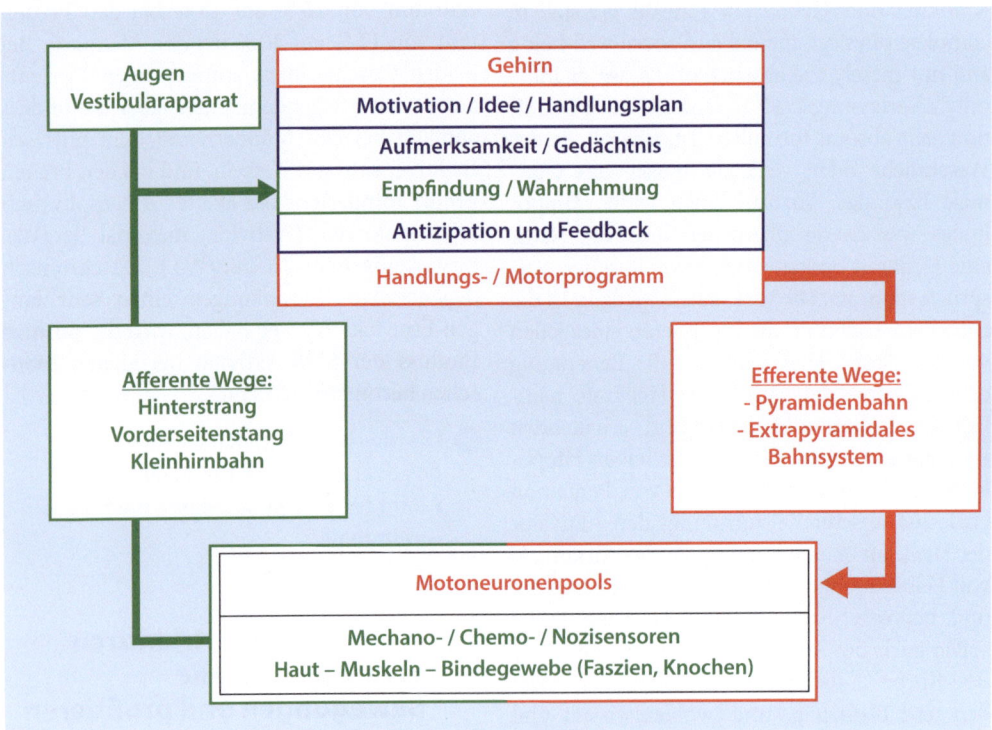

◘ **Abb. 2.1** Grundschema des sensomotorischen Systems. Informationsaufnahme mittels Mechano-, Chemo- und Nozizeptoren in den myofaszialen Strukturen, den Knochen und der Haut (Proprio- und Oberflächensensibilität), den optischen und vestibulären Sensoren. Die Informationsverarbeitung beginnt bereits in den Verarbeitungsstationen der afferenten Informationswege zum Gehirn als Instanz der Motivation, Handlungsplanung, Aufmerksamkeit und Handlungsorganisation. Empfindungen und Wahrnehmungen sind kognitive Leistungen. Das Motorprogramm wird über die efferenten Wege zu den Motoneuronenpools gebracht. Leistungsabgabe: Muskelaktivität ist der Ausdruck aller vorherigen Informationsleistungen und Verarbeitungen mit definiertem Ziel

Die Gelenkwinkel, die Position der Körperkompartimente zueinander und deren Veränderungen werden als kognitive Leistung des Gehirns als Positions-, Stellungs- und Raumsinn aus den in die Aktionspotenzialsequenzen transformierten mechanischen Bedingungen generiert. Des Weiteren sind die Informationen der beiden optischen Sensoren und der Vestibularapparate dafür von essenzieller Bedeutung. Alle Informationen prägen essenziell das Erkennen von Körperhaltung und -stellung und die Sensomotorik der Stabilität (siehe posturale Regulationen bzw. Stützsensomotorik, ▶ Abschn. 3.2.2) der Bewegungen. Ebenso sind die Nozisensoren sensomotorisch hoch relevant. Unter physiologischen Bedingungen verantworten ihre Informationen die vom Gehirn generierten Schmerzwahrnehmungen, die die Gefahr oder den Vollzug von Verletzungen anzeigen. Liegen pathomorphologische und pathophysiologische Bedingungen vor, entstehen als Ergebnis eines peripheren und zentralen Sensibilisierungsprozesses chronische Schmerzen. Eine inadäquate oder gestörte Mikrozirkulation als Ergebnis einer insuffizienten Ausdauerkapazität steht als Ursache wohl an erster Stelle. Der chronische Schmerz hat dann keine Warnfunktion mehr, löst sich von der primären Krankheit und wird zu einer eigenständigen zusätzlichen Krankheitsentität.

„Motor" kommt von Muskel, also von Leistungsabgabe. Die Muskulatur generiert Spannung und/oder Verkürzung, die über die Fasziensysteme in den myofaszialen Muskelketten wirken und zugleich über die Faszien und Sehnen auf das Skelett übertragen werden. So entstehen Körperhaltung, Körperstabilisierung und Bewegung. Es gilt bereits hier zwingend hervorzuheben: Die Muskulatur ist nicht „nur" der Spannungsgenerator für die Körperhaltung und der Kraftgenerator aller Bewegungen.

> **Die aktive Muskulatur und nur die aktive Muskulatur als sichtbare und wirksame Teilkomponente der Funktion des aktiven sensomotorischen Systems produziert Myokine (Muskelzytokine), auto- und parakrine Signalsubstanzen und endokrine Muskelhormone. Diese prägen den Gesundheitsstatus des gesamten Organismus. Sie haben eine essenzielle Funktion für die Strukturentwicklung, -erhaltung, -regeneration und -anpassung und für die Prävention und somit auch für die Therapie chronisch degenerativer Erkrankungen („diseasome of physical inactivity", Pedersen 2009).**

Die Phylogenese hat „leider" nur den aktiven, also den ausreichend lange zyklisch und/oder intensiv kontrahierenden Muskel zum Hormonproduzenten entwickelt.

> **Die Phylogenese hat die Muskelaktivität zum wichtigsten „Gesundheitsfaktor" gemacht.**

Zwischen den Sensoren und den Muskeln ist das **sensomotorisch relevante Nervensystem**. Es ist mit den obersten Instanzen verantwortlich für alle Entscheidungen, für den Bewegungswillen, die Motivation, die zielgerichtete Aufmerksamkeit, die Bewegungsideen, das Bewegungsziel und die Handlungsorganisation und ist als Ganzes der anatomische Ort der komplexen zielgerichteten unbewussten, aber auch bewussten Verarbeitung der Sensorinformationen für die Steuerung ballistischer (z. B. Würfe) oder die Regulation zyklischer (z. B. Gehen) Bewegungen. Die Informationsaufnahme, die motivierte und wiederholte zielgerichtete Informationsverarbeitung, die Informationsspeicherung und das Abrufen stehen für die biologischen Grundprozesse des Lernens. Lernen ist somit auf der Basis der neuronalen Plastizität die tätigkeits- bzw. aktivitätsabhängige Selbstorganisation (Adaptation) des Nervensystems für das Lernziel (zu sensomotorischem Lernen vgl. Meinel und Schnabel 2004; Laube 2008). Lernen schafft aber mit den vielen Wiederholungen zugleich die spezifischen konditionellen Voraussetzungen und

Erfordernisse für die gelernten Bewegungen. Es werden somit beim Lernen zwar akzentuiert das „Bewegungsmanagement" des Gehirns, aber auch spezifisch die Ausdauer und die Kraft für die spezifische Bewegungsfertigkeit trainiert.

Die drei Grundelemente Sensoren (als Anteile des Nervensystems), relevantes peripheres und zentrales Nervensystem und Muskulatur (◘ Abb. 2.1 und 2.3) sind während jeder Bewegung funktionell kreisförmig und immer untrennbar miteinander verknüpft. Sie sind somit bei jeder Bewegung immer als ganzes sensomotorisches System in Funktion. Daraus resultiert eine wichtige praktische Aussage.

> Ist ein Sektor bzw. sind Strukturen des Funktionskreises „sensomotorisches System" durch eine ungenügende Entwicklung, infolge chronischer physischer Inaktivität, durch Verletzung, Erkrankung, Degeneration oder auch durch den Alterungsprozess strukturell und damit funktionell verändert, dann ist auch die Funktion des Gesamtsystems verändert. Ist die Veränderung, wie bei diesen Faktoren sehr häufig üblich, irreversibel, ist auch die Funktionsänderung, in der Regel die Funktionseinbuße, bei natürlich weiterhin erhaltener Trainierbarkeit irreversibel.

2.4 Sensoren der Oberflächen- und Tiefensensibilität

Die **Oberflächensensibilität** als Teil der Exterozeption bedeutet: Auf die Haut einwirkende mechanische, thermische und nozizeptive Reize werden mittels dafür jeweils spezialisierter Sensoren in Aktionspotenzialsequenzen transformiert. Mit den Afferenzen der Mechanosensoren generiert das Gehirn die Druck-, Berührungs- und Vibrationsempfindungen. Die mechanische Oberflächensensibilität, der Tastsinn, unterteilt sich einerseits in das „passive" Wahrnehmen von einwirkenden mechanischen Reizen. Diese passive Berührungswahrnehmung ist die taktile. Im Gegensatz dazu steht andererseits die haptische Wahrnehmung, die für das aktive Ermitteln von Konturen, Größen, Texturen, aber auch der Temperatur zusätzlich Informationen der Tiefensensibilität nutzt.

Die **Tiefensensibilität** gehört zur Interozeption. Die Sensoren sind in den myofaszialen Strukturen, dem Gelenkbindegewebe und den Knochen zu finden. Ihre Informationen verarbeitet das Gehirn zum **Lage- oder Positionssinn** (Lage im Raum, Stellung der Körperteile zueinander), zum **Kraftsinn** (Spannungszustand der myofaszialen Strukturen) und zum **Bewegungssinn** bzw. zur Kinästhesie (Empfindung der Bewegung, der Lage- und Stellungsänderung einschließlich der Änderungsrichtung). An der Kinästhesie sind aber auch Informationen aus der Haut beteiligt, sodass die Sensoren der Oberflächensensibilität auch an der Propriozeption teilhaben.

Bei der Betrachtung der Sensoren der Tiefensensibilität entspricht aus der Sicht der Architektur des Bindegewebes, der Muskulatur und der Anordnung dieser Strukturen in Serie die Unterscheidung zwischen Gelenk- und Muskelsensoren nicht mehr korrekt der Funktion ihrer Informationen (van de Wal 2009). Des Weiteren sind eben auch die Mechanosensoren der bewegungsbedingt deformierten Haut an der Detektion (Empfindung) der Bewegungsrichtung (Aimonetti et al. 2007) beteiligt. So sind die in der phylogenetischen Entwicklung herausgebildete Architektur der myofaszialen Strukturen und die darin vorhandenen anatomischen Positionierungen der Sensoren optimal auf die effektive Ermittlung der statischen und dynamischen Kraftverhältnisse im Stütz- und Bewegungssystem ausgerichtet. Sie müssen als die biologisch optimalen Informationsstandorte für die Regulation von Haltung und Bewegung angesehen werden.

> Lernen ist ein durch die Motivation ausgelöster, angeregter und unterhaltener aktivitätsbedingter selbstorganisatorischer Prozess im

2.4 · Sensoren der Oberflächen- und Tiefensensibilität

Nervensystem auf der Grundlage einer ziel- und zweckgerichteten Informationsaufnahme, -verarbeitung, -speicherung und einer daran ausgerichteten motorischen Informationsausgabe. (Beachte: auch Sprache, das zweite Signalsystem des Menschen, ist Sensomotorik.) Lernen ist die Anpassung der Gehirnstruktur an die häufig geforderte Bewegungsleistung.

Hier stellt sich die Frage: Wie ist das Mengenverhältnis zwischen den sensorischen afferenten Nervenfasern aus der Haut, den myofaszialen und den Bindegewebestrukturen und den motorischen efferenten Informationswegen, also letztendlich der Anzahl der motorischen Einheiten als letzte „neuronale Endstrecke"? Gesslbauer et al. (2017) analysierten bei neun Organspendern die Wurzeln C5–Th1, den Truncus superior, medius und inferior und die Nerven des Plexus brachialis (N. axillaris, N. ulnaris, medianus, radialis, N. musculocutaneus). Sie fanden in den Wurzeln des Plexus insgesamt 327.726 ± 41.107 sensorische, aber nur 22.150 ± 2557 motorische Nervenfasern. Das entspricht einem sensorischen Anteil von 93,24 %. In den Trunci und den Nerven zeigten sich Verhältnisse in vergleichbaren Größenordnungen, bzw. der sensorische Anteil war sogar noch größer. So verzeichnen der N. medianus und der N. ulnaris im Bereich des Handgelenkes jeweils einen sensorischen Nervenfaseranteil von 98,5 % und 95,2 %. Das bedeutet, für die über diese beiden Nerven innervierten Pronatoren und Beuger des Unterarms und der Hand stehen nur ca. 1700 motorische Einheiten zu Verfügung.

> Die Funktion des SMS ist höchstgradig und absolut, man könnte auch sagen „übermächtig", auf die Informationen über die jeweils aktuellen mechanischen, biochemischen und nozizeptiven Verhältnisse an den Sensorstandorten angewiesen. Verluste von Mechanosensoren infolge von Verletzung, Degeneration oder Alter und/oder Sensibilisierungen von Nozizeptoren durch z. B. chronisch ischämische Gewebeverhältnisse werden deshalb die Funktion des SMS gravierend beeinflussen.

Im Lernprozess gilt es, die für die Aufgabe wichtigen und relevanten Informationen der Intero- und Exterosensoren auszuwählen. Dies ist die essenzielle Voraussetzung, um die informationsbasierte kognitive Gehirnleistung zum Empfinden und Wahrnehmen der Körperhaltung, von Bewegungen, der räumlichen Körperlage und der Dynamik der Positionierung der einzelnen Körperteile zueinander für den Lernfortschritt systematisch zu qualifizieren (vgl. Lernen: Meinel und Schnabel 1998, 2004). Im Gegensatz dazu können die durch jahrelanges Training in Kombination mit sehr guten biologischen Anlagen und Voraussetzungen (Begabung, Talent) erreichbaren sensomotorischen Leistungen (Sportler, Musiker, …) mit in der Relation doch sehr wenigen motorischen Einheiten erreicht werden. Dies wiederum spiegelt aber den Umfang und besonders die Komplexität der gerichteten zerebralen Informationsverarbeitung für die Sensomotorik nur höchstens im Ansatz wider.

Mit spezifischen Endorganstrukturen eingekapselte Nervenendigungen (Merkel-, Ruffini-, Meissner-, Vater-Pacini-, Krause-Körperchen) und freie Nervenendigungen (jeweils die Dendriten der pseudounipolaren sensorischen Neuronen) reagieren in Abhängigkeit von ihrer Mikroarchitektur und der anatomischen Positionierung in der Faszienmatrix auf mechanische Deformierung und fungieren als **Mechanosensoren**. Die Mikroarchitektur entscheidet, welche mechanischen Deformierungen den Sensor zur Entladung bringen. Die Sensoren sind in der Haut, als sogenannte „Muskelsensoren" im Muskel (Muskelspindeln, Golgi-Apparate) und im Bindegewebe der Muskeln sowie als „Gelenkrezeptoren" in den Gelenkkapseln, in den dort integrierten Verstärkungsbändern und im Kniegelenk auch in den Kreuzbändern (Boyd 1954; Freeman und Wyke 1967a, b) zu finden. Nozizeptoren finden sich in der Haut, dem myofaszialen Gewebe, dem Bindegewebe der Gelenke und u. a. in den Zwischenwirbelscheiben.

Freeman und Wyke (1967b) klassifizierten die Sensoren wie folgt
- Typ I: geringschwellige, langsam adaptierende Ruffini- und Meisner-Korpuskel
- Typ II: geringschwellige, schnell adaptierende Pacini-Korpuskel
- Typ III: geringschwellige, langsam adaptierende Golgi-Mazzoni-Korpuskel
- Typ IV: hochschwellige nozizeptive freie Nervenendigungen

Eine neuere Klassifikation lautet
- **Slowly-adapting-Sensoren Typ I (SAI):**
  Proportionalsensoren mit geringer und höchstens mäßig schneller Adaptation – reagieren, solange die mechanischen Reize anliegen, haben kleine und scharf begrenzte rezeptive Felder, sind besonders sensitiv für Oberflächenstrukturen wie Rauigkeiten und Kanten.
  Empfindung: Formen-, Konturen-, Texturempfindung (haptisch)
  Vertreter: Merkel-Korpuskel-Endorgane (Merkel-Tastscheiben, Merkel-Zellen, Merkel-Zell-Axonkomplexe). Sie bilden eine Kombination aus dem afferenten Axonende und einer umgewandelten Epithel(Merkel)zelle. Es sind sehr langsam adaptierende Druck- bzw. Berührungssensoren mit Proportional- und Differenzialverhalten in der Basalschicht der Epidermis der unbehaarten und behaarten Haut (hier Tastscheiben). Die Sensordichte ist sehr hoch, so dass eine entsprechend hohe räumliche Auflösung ermöglicht wird.
- **Slowly-adapting-Sensoren Typ II (SAII):**
  Proportionalsensoren mit geringer Adaptation – reagieren, solange die mechanischen Reize anliegen, haben große und unscharf begrenzte rezeptive Felder, Basis einer geringen räumlichen Auflösung, sind besonders sensitiv für Dehnungen (der Haut).
  Empfindung: beteiligt an zerebralen Leistungen wie Gelenkposition und Kinästhetik.
  Vertreter: Ruffini-Korpuskel-Endorgan (Typ I nach Freeman und Wyke 1967b). Sie sind wie ein abgeflachter und offener Zylinder geformt. Kollagene Faserbündel treten in diesen ein und aus, und zwischen ihnen liegen spiralförmig die Endigungen der Axone der Neuronen des Ganglions spinale, die bis dahin myelinisiert sind. Es sind sehr langsam adaptierende Sensoren mit sehr geringer Schwelle im Stratum reticulare der Dermis. Der adäquate Reiz ist Druck und horizontale Dehnung. Sensoren mit einer ähnlichen Mikrostruktur finden sich in den peripheren Schichten der Gelenkkapseln. Hier sind sie kolbenförmig und von Perineuralzellen umgeben. Ihre Afferenzen ermöglichen es dem Gehirn, die Gelenkposition (Lage, Stellung) zu berechnen, und sie informieren über die bewegungsbedingte Beanspruchung (Kinästhetik: Auslenkgeschwindigkeit) der Gelenkkapseln (Behrends 2010).
- **Fast (oder rapid)-adapting-Sensoren Typ I (RA oder FAI)**
  Differenzialsensoren mit mittelschneller Adaptation – reagieren intensitätsabhängig auf Reizänderungen (Geschwindigkeitssensoren), haben mittelgroße und scharf begrenzte rezeptive Felder, sind besonders sensitiv für schnelle Druckeinwirkungen mit Gewebedeformierungen von ca. 2 µm und Vibrationen.
  Empfindung: Formen, „slip detection", beteiligt an zerebralen Leistungen wie Detektion der Bewegungsrichtung.
  Vertreter: Meissner-Korpuskel. Es sind Lamellenkörperchen aus Schwannzellen und einer perineuralen Kapsel in der unbehaarten Haut. Die sensorischen Endverzweigungen befinden sich zwischen den Schichten der Schwannzellen. Mit kollagenen Fasern sind sie mit den basalen Epithelzellen verknüpft. Als Differenzialsensoren bilden ihre Afferenzen die

Geschwindigkeit einer Druckeinwirkung auf die Haut ab.
- **Fast (oder rapid)-adapting-Sensoren Typ II (FAII)**
Differenzialsensoren mit sehr schneller Adaptation – reagieren auf Änderungen der Geschwindigkeit bzw. Änderung der Anstiegssteilheit der Reizeinwirkungen (Beschleunigungssensoren), haben große und unscharf begrenzte rezeptive Felder (bis hin über den ganzen Finger oder auch die ganze Hand), sind besonders sensitiv für sehr schnelle Druckeinwirkungen und hochfrequente Vibrationen, die mechanische Schwelle liegt bei einer Gewebedeformierung von ca. 0,01 μm bei 200 Hz. Empfindung: Vibrationen und darüber das Erkennen von sehr schnellen mechanischen Änderungen beim Gebrauch und der Manipulation von Gegenständen. Vertreter: Pacini-Korpuskel oder Vater-Pacini-Korpuskel (Corpusculum lamellosum, paciniforme Korpuskel; Typ I nach Freeman und Wyke 1967a, b). Im Zentrum des Korpuskels liegt die marklose Nervenendigung des Axons eines Neurons im Ganglion spinale, welches bis dorthin markreich war. Die marklose Nervenendigung wird zwiebelschalenartig von extrem abgeflachten Perineuralzellen umgeben. Es können 40–60 Lamellen sein, die bis 2 mm erreichen. Die Lamellen werden nach außen durch eine Kapsel aus Bindegewebe umschlossen. Der adäquate Reiz ist eine mechanische Verformung der Lamellen. Dies sorgt für eine Depolarisierung der zentralen freien Nervenendigung (mechanisch aktivierbare Ionenkanäle; Transduktion), die als elektrotonisches Potenzial auf den erregbaren Abschnitt des Axons wirkt und dort ein Aktionspotenzial (Transformation) auslöst. Die Reizschwelle für positive wie negative Beschleunigungen (Beschleunigungs- bzw. Vibrationssensor) ist sehr gering und liegt bei 300 Hz am tiefsten, denn die erforderliche mechanische Verformung liegt im geringen Mikrometerbereich. Diese Sensoren sind in der Subcutis bevorzugt der volaren und der plantaren Haut und in den proximalen Bereichen der Finger und Zehen lokalisiert. Des Weiteren sind sie im Periost und in Aponeurosen zu finden.

In einer kleineren Ausführung und in Kugelform sind diese Sensoren auch als Krause-Körperchen oder -Endkolben (Dogielsche Körperchen, kleine Vater-Pacini-Körperchen) zu finden. Diese haben die gleichen funktionellen Eigenschaften und reagieren ebenso auf Geschwindigkeitsänderungen. Sie liegen im subkutanen Bindegewebe, der Submucosa einiger Hohlorgane, in straffem Bindegewebe von Bändern und in Gelenkkapseln.

Die **Muskelspindeln** sind die Sensoren des Muskellängen-Kontrollsystems. Sie liegen parallel zu den extrafusalen Muskelfasern (Arbeitsmuskelfasern). Die sensorischen Nervenendigungen (Aα- und Aβ-Fasern) sind eingekapselt. In der Kapsel befinden sich spezialisierte intrafusale Muskelfasern vom Kern-Ketten- („nuclear chain fibres": statisches γ-MN) und Kern-Sack-Typ („static nuclear bag": statisches γ-MN, „dynamic nuclear bag": dynamisches γ-MN, Boyd et al. 1977) mit jeweils eigener Innervation (γ-Motoneurone). Die dynamischen Motoneurone regeln die Geschwindigkeits- bzw. Dehnungsempfindlichkeit und die statischen Motoneurone die statischen Entladungsraten. Die intrafusalen Muskelfasern sind mit dem Perimysium der parallel angeordneten extrafusalen Muskelfaserbündel verknüpft, so dass eine Längenänderung dieser Muskelfasern zwangsläufig zu einer Längenänderung der Spindel und damit zur Reizung der Nervenendungen führt. Beide sensorischen Nervenfasern reagieren auf Längsdehnung mit spezifischen Afferenzmustern. Die sogenannte primäre Muskelspindelafferenz oder Ia-Afferenz, generiert durch die Aα-Fasern, spiegelt das Ausmaß, aber vor allem die Geschwindigkeit der Längenänderung wider. Es ist also ein Proportional-Differenzial-Sensor.

Er reagiert auch auf Vibrationsreize wie z. B. der Stimmgabel. Die sogenannte sekundäre Muskelspindelafferenz, generiert durch die Aβ-Fasern, sind Proportionalsensoren und liefern somit Informationen zur aktuellen statischen Muskellänge.

Die **Golgi-Sehnen-Organe** sind die Sensoren des muskulären Spannungs-Kontroll-Systems. Es handelt sich um sprayartig umhüllte Nervenendigungen (Typ III) mit hoher Schwelle und sehr langsamer Adaptation. Sie liegen im Übergangsbereich zwischen Muskel und Sehne und sind somit in Serie zu den extrafusalen Muskelfasern der verschiedenen motorischen Einheiten angeordnet. Die sensorische Nervenfaser ist vom Typ Ib. Der Sensor reagiert auf die Muskelspannung. Hierbei detektieren die Golgi-Apparate auch sehr geringfügige Spannungsänderungen. So konnten Houk und Henneman (1967) im Tierexperiment (M. soleus, Katze) eine Reaktion der Entladungsrate von Sehnenspindeln schon auf die Muskelzuckung einer einzelnen motorischen Einheit finden. Die Afferenzen der Sehnenorgane können somit auch die Rekrutierung widerspiegeln (Reinking et al. 1975). Die Ib-Afferenzen spiegeln bei einem sehr langsamen Kraftanstieg oder -abfall systematisch die Rekrutierung wider. Aber bei schnellen Kraftvariationen wird dies undeutlich und stark verwischt. In der Summe signalisiert das Entladungsverhalten der Spannungssensoren dynamisch und nichtlinear die Muskelkraft über einen breiten Bereich (Appenteng und Prochazka 1984). Bei passiven Gelenkbewegungen sind die Sehnenorgane kaum aktiv (Wei et al. 1986).

Die **Golgi-Mazzoni-Körperchen**, die den Vater-Pacini-Körperchen ähneln und nicht mit den Golgi-Sehnenorganen verwechselt werden dürfen, sind Mechanosensoren des Subkutangewebes der Finger, des Genitalbereichs, der Gelenkkapseln und z. B. des Labrum acetabulare. Es sind schnell adaptierende Vibrationssensoren.

Freie Nervenendigungen (Typ IV) sind Endigungen von Gruppe-III- und -IV- Fasern. Es sind markarme oder marklose „frei" im Gewebe endende Dendriten der pseudounipolaren Neuronen der Spinalganglien oder der drei sensiblen Trigeminuskerne. Die freien Nervenendigungen sind in fibrösen Gelenkkapseln (Stratum fibrosum), im Epi- und Perimysium, im Peritendineum, in Ligamenten, subsynovialem Gewebe, dem Periost, der Epidermis, Cutis und Subcutis (Wände der kleinen Arterien und Arteriolen, Lamina propria der Eingeweide) zu finden und mit ihren Informationen an der Empfindung des Tastens und der Temperatur beteiligt. Die Nervenendigungen, welche die Neuropeptide der sensiblen Neuronen wie Substanz P- und CGRP enthalten, fungieren als Nozizeptoren.

> Im myofaszialen Gewebe, den Bindegewebestrukturen und der Haut befindet sich eine sehr große Anzahl von Sensoren mit einer umfangreichen funktionellen Palette. Mit dessen Afferenzen bildet das Gehirn fortlaufend kognitiv den Körper unter statischen wie dynamischen Bedingungen ab und kann deshalb Bewegungen aus variablen Körperpositionen starten, sie steuern oder regeln. Für die Leistungen des Gehirns haben die Informationen eine essenzielle Wertigkeit und Wichtigkeit. Das Gehirn „benötigt" die Afferenzen für die strukturelle und funktionelle Qualifizierung und Erhaltung des Bewegungsmanagements inklusive der bewegungsspezifischen Kognition. Inaktivität bedeutet zu wenig Informationen und deshalb „Unterfunktion" des Gehirns. Ebenso haben Sensorverluste durch Verletzungen, chronisch degenerative Erkrankungen und den Alterungsprozess diese Auswirkungen.

2.5 Sensoren der großen Gelenke, der Wirbelsäule und des Fußes

Da die Informationen der Sensoren eine so außerordentlich große Bedeutung haben, wird im Folgenden die Sensorik einiger großer

Gelenke, der Wirbelsäule und des Fußes dargestellt. Diese Darstellung darf nicht als vollständig angesehen werden. Hinzukommend muss beachtet werden, dass die Ergebnisse beim Menschen vorrangig bei einer relativ geringen Anzahl älterer Verstorbener erhoben worden sind, bei denen in der Regel chronisch degenerative Erkrankungen des Stütz- und Bewegungsapparates vorgelegen hatten.

2.5.1 Sensorik der Gelenkkapseln

Die Sensorik der Gelenkkapseln ist umfänglich. Schon frühzeitig konnten in Abhängigkeit vom Gelenkwinkel (Knie) gut reproduzierbare Afferenzen langsam adaptierender Sensoren gemessen werden. Freeman und Wyke (1967a, b) unterteilten die Sensoren in die Typen I–IV (vgl. oben) nach den Charakteristika Dimension (µm), Lokalisation in den Schichten der Kapseln, den Ligamenten, dem periartikulären Periost und dem Sehnengewebe. Auch Sensoren wie Ruffini-, Vater-Pacini- und Golgi-Apparate wurden in Gelenkkapseln beschrieben (Hogervorst und Brand 1998).

2.5.2 Sensorik im Bindegewebe der Gelenke der oberen Extremität

2.5.2.1 Schultergelenk

Dieses Gelenk ist absolut vorrangig muskulär stabilisiert und geführt. Es befinden sich Mechanosensoren im Ligamentum coracoacromiale, den Endbereichen der Sehnen der Rotatorenmanschette, den muskulotendinösen Verbindungen der Rotatorenmanschette mit der Gelenkkapsel, dem insbesondere hinteren Bereich der Gelenkkapsel und dem oberen Labrum glenoidale. Ihre Afferenzen sind reflektorisch sowohl mit sehr kurzen, aber auch langen Latenzzeiten mit der Schultermuskulatur verknüpft. Mit diesen Verknüpfungen sind sie an der Organisation der muskulären Gelenkstabilisierung, der Dynamik der Bewegungsregulation sowie dessen Wahrnehmung beteiligt.

In der Gelenkkapsel, der Rotatorenmanschette und dem Lig. coracoacromiale (Gohlke et al. 1998) lassen sich drei Typen korpuskulärer Sensoren (Pacini, Ruffini, Golgi-ähnlich) und freie Nervenendigungen mit z. T. deutlich unterschiedlicher Morphologie und differenten Verteilungsmustern nachweisen. Die Morphologie der Pacini- und der Ruffini-Korpuskel variiert in Abhängigkeit vom umgebenden Bindegewebe. Sie sind mit variierender Größe einzeln wie auch in Gruppen zu finden. Die Verteilungsmuster der Sensortypen sind zwischen den differenten bindegewebigen Strukturbereichen sehr unterschiedlich. Korpuskuläre Sensoren und freie Nervenendigungen liegen in der Bursa subacromialis und im medialen und lateralen Lig. coracoacromiale jeweils im interfaszikulären Bindegewebe und den Grenzschichten zur Bursa und dem Band. Ruffiniforme Korpuskel sind mit der größten relativen Dichte im Lig. coracoacromialis und der Rotatorenmanschette. Sehr wenige paciniforme Sensoren (Golgi-Mazzoni) sind gleichfalls einzeln oder gruppiert im lateral-inferioren Band. Unmyelinisierte Nervenfaserplexus sind im medialen Bandbereich und der Bursaschicht vorhanden. In der Gelenkkapsel liegen korpuskuläre Sensoren anterior-inferior in den Bindegewebespalten der tiefen und oberflächlichen Schicht. Hier sind relativ häufig paciniforme Sensoren in den ligamentären Verstärkungen. Die freien Nervenendigungen sind zu einem großen Teil als nozizeptiv einzustufen.

Bei Japanmakaken fanden Tarumoto et al. (1998) in der hinteren Kapsel sehr reichlich dicke zu propriozeptiven Sensoren und dünne zu nozizeptiven SP- und CGRP-positiven Sensoren gehörende Nervenfasern, des Weiteren ein Netz autonomer Fasern für die Gefäße. Ruffini-ähnliche Korpuskel waren vorrangig im unteren Kapselanteil lokalisiert, nozizeptive Fasern wenig dicht im Bereich des Kapselrandes und dem Parenchym des Labrums. Die Autoren schreiben dem vorrangigen Besatz des unteren Kapselanteils mit Ruffini eine wichtige

Rolle für die Kapselstabilisation während der Bewegungen zu. Die reichliche nozizeptive Versorgung der hinteren Kapsel wird für die Schmerzempfindung des gesamten Schultergelenkes verantwortlich gemacht. Maass et al. (2001) analysierten die Schultern einer besonderen Rattenart, weil ihre Größe eine serielle Untersuchung zuließ und der ROM des Schultergelenkes dem Menschen sehr ähnlich ist. Korpuskuläre Sensoren befanden sich durchweg sehr nahe der Insertion an der Scapula und in der Kapselverdickung in der Nähe des Labrum glenoidale. Eine geringe Menge von Ruffini-Korpuskeln war im Bindegewebe der Regio axillaris und sehr wenige Vater-Pacini-Korpuskeln waren im weichen periartikulären Bindegewebe zu finden.

> Die Sensorkonstellation in Anzahl und Lokalisation, insbesondere nahe des Labrum glenoidale, wird als bedeutsam für die Bewegungskontrolle angesehen. Die Informationen liefern die Grundlage für protektive Reflexe zur Positionierung des Humeruskopfes in der flachen Gelenkfläche während Bewegungen im Endbereich des ROM. Sie sind wahrscheinlich an der Verhinderung von Luxationen beteiligt.

Boesmueller et al. (2017) analysierten in Gewebeproben des oberen Labrum glenoidale inklusive des langen Kopfes der Bizepssehne, reseziert während SLAP-OPs, eine sehr inhomogene Verteilung der Dichte von Neurofilamenten. Die höchste Dichte fand sich ventral der Insertion des langen Bizepskopfes. Im „passiven Stabilisator" des Schultergelenkes, dem vorderen Anteil des inferioren Lig. glenohumerale (Steinbeck et al. 2003; 11 frische Schultern, 11.000 Gewebesektionen) befinden sind schmale myelinisierte und unmyelinisierte Nervenfasern und ungewöhnlich viele neurovaskuläre Strukturen. Ebenso sind sie in der benachbarten Synovialschicht zu finden, und im Bereich der humeralen Insertion des Bandes liegen Ruffini-Körperchen.

> Das Vorhandensein von langsam adaptierenden Sensoren spricht für eine Unterhaltung von Muskelreflexen, die der Zugspannung entgegenwirken.

2.5.2.2 Handgelenk

Der trianguläre fibrokartiläre Komplex ist der Hauptstabilisator des distalen Radioulnargelenkes. Der Sensorbesatz der Region (11 menschliche Leichen, Rein et al. 2015) zeigt eine sehr homogene Verteilung reichlich vorhandener propriosensorischer Strukturen in allen Anteilen. Dies muss als Voraussetzung für eine sehr gut funktionierende dynamische Gelenkstabilisierung angesehen werden. Dabei ist der Anteil freier Nervenendigungen in allen Teilstrukturen besonders hoch. Eine Ausnahme bilden der Diskus und das Ligamentum ulnolunatum, die nur rar innerviert sind und somit offensichtlich vorrangig mechanische Funktionen ausfüllen.

> Die sehr vielen freien Nervenendigungen weisen darauf hin, dass die Nozizeption eine primäre propriosensorische Rolle für die sensomotorische Stabilität des distalen Radioulnargelenkes zu spielen scheint.

Das Lig. radiocarpale dorsale ist sehr reichlich innerviert. Es enthält bevorzugt Ruffini- und freie Nervenendigungen und auch Golgi-ähnliche Sehnenorgane. Diese Rezeptoren waren hauptsächlich in den oberflächlichen zwei Dritteln des Bandes (> 80 %) und nahe den knöchernen Insertionen (> 70 %) zu finden (Lin et al. 2006). Die Innervation der Metacarpophalangeal- und Interphalangealgelenke ist dadurch charakterisiert, dass die Dichte der freien Nervenendigungen und die Anzahl der korpuskulären Sensoren im palmaren Kapselbereich durchgängig deutlich größer sind als im dorsalen oder auch im lateralen Bereich. Die Pacini-Korpuskeln stellen den Hauptanteil der Mechanosensoren (Chen et al. 2000).

> Das Sensormuster ist die Grundlage für die taktile und haptische Funktion der Finger bzw. der Hand. Die nozizeptive Ausstattung ist hoch.

2.5.3 Sensorik der Faszien

Die Faszien fungieren u. a. (vgl. ▶ Kap. 3) als Verschiebeschichten, und diese sind zugleich der Standort sehr vieler Mechano- und Nozisensoren. Die Mechanosensoren reagieren auf Dehnung, Druck und Scherkräfte und die in der Regel multimodalen Nozizeptoren sowohl auf mechanische Reize wie auf biochemische Veränderungen im Interstitium. Es gilt zu beachten, dass das Fasziensystem ein Gewebekontinuum und damit eine zentrale Körpermatrix bildet. Es hebt also aus funktioneller Sicht die anatomische Zergliederung auf und lässt die pedokranialen bzw. kraniopedalen myofaszialen Ketten entstehen.

> Aus der Bildung serieller myofaszialer Ketten, die jede für sich auch räumliche Gebilde sind, und deren „räumlichen" Interaktionen während aller Körperhaltungen und Bewegungen resultiert ein serielles und zugleich räumliches Muster der mechanischen Sensorinformationen. Es wird durch die physiologische oder pathophysiologische (z. B. Minderung der Verschieblichkeit) Funktion bzw. gewebliche Situation (Ischämie, Entzündungen, …) der Faszien beeinflusst und prägt die Bewegungsregulation. Die Nozizeption aus dieser Quelle ist ein wesentlicher Faktor der Bewegungsregulation.

Die Entladungsmuster jedes einzelnen Sensors, gemeinsam das serielle Afferenzmuster und das Entladungsmuster durch die räumliche Anordnung der Sensoren (räumliches Afferenzmuster) haben mehrere Aspekte:
1. Die Bindegewebe- und Muskelstrukturen sind nicht parallel, sondern in Serie angeordnet, wenn man weniger die Topographie als vielmehr deren Architektur betrachtet. Diese serielle Struktur ist für die anatomische Positionierung der Sensoren richtungsweisend. Sie bestimmt, welche Körperpositionen oder Bewegungen zu adäquaten Reizen werden. Daraus resultiert, dass die in den Bändern und in den Regionen der Gelenkkapseln bzw. in den direkt benachbarten periartikulären (bes. im HWS-Bereich; Richmond und Abrahams 1979; Richmond und Bakker 1982) Bindegewebsstrukturen vorhandenen Sensoren nur in bestimmten konkreten Körperpositionen Informationen liefern. Ergebnisse hierfür sind bekannt. Untersuchungen z. B. von Afferenzen von Kniegelenksensoren der Katze von Burgess und Clark (1969) haben gezeigt, dass von 278 Sensornervenfasern 220 (79 %) zu den langsam adaptierenden Sensoren gehörten. 140 (64 %) waren nur bei ausgeprägter Flexion oder Extension oder in extremen Gelenkpositionen aktiv. 47 (21 %) reagierten nur während Flexion, 12 (5 %) während Extension und nur 4 Sensoren waren bei der intermediären Gelenkposition in Funktion. 44 schnell adaptierende Sensoren waren während Gelenkbewegungen unabhängig vom initialen Gelenkwinkel vorübergehend aktiv und zeigten bei starker Reizsetzung nach der phasischen Reaktion eine weitere geringe Entladungsrate. Später wurde mehrfach bestätigt (Tracy 1978, 1980; Rossi und Rossi 1985; Ferell et al. 1987), dass Gelenksensoren erst unter erheblicher Dehnbelastung bzw. vorrangig am Limit des ROM entladen. Macefield (2005) konnte dazu ergänzend belegen, dass der zentrale Eingang selbst von einem einzelnen Sensor empfunden werden kann.
2. Aus der Muskel- und Bindegewebearchitektur resultiert ein räumliches System. Sowohl die physiologische Gewebeintegrität, wesentlich gegeben durch den trainings- oder inaktivitätsbedingten Zustand der Faszienstrukturen, als auch das gewebliche Faszienkontinuum durch den gesamten Körper machen das Signalisieren der physikalischen Gewebebedingungen und der haltungs- und bewegungsbedingten Gewebebeanspruchungen durch die Sensoren

zu einem komplexen, seriell-räumlichen Prozess. Die Sensoren des Fasziensystems liefern somit nicht nur Informationen aus der „unmittelbaren" Nähe einer Muskelaktion, sondern über die mechanische Verknüpfung durch das Faszienkontinuum auch von seriell und räumlich weiter entfernteren Orten der muskulären „Hauptaktivität".

Bewegungsarmut führt zu Verklebungen und Verfilzungen mit der Folge von Mikrotraumatisierungen und Entzündungsprozessen.

> **Mikrotraumatisierungen und folglich Entzündungsprozesse werden übrigens auch durch (wiederholte) passiv-mechanische Interventionen provoziert und unterhalten. Sie prägen das Bild nach der mechanisch ausgelösten reaktiven Hyperämie mit den zunächst positiven klinischen Wirkungen für die Beweglichkeit und den Schmerz. Die Entzündungsprozesse müssen als Förderer erneuter Faszienverklebungen angesehen werden.**

Die im Fasziensystem positionierten Sensoren werden in diese pathologischen und letztendlich auch degenerativen Veränderungen einbezogen. Sie existieren in strukturell und funktionell veränderten Faszien mit zusätzlich defizitärer Mikrozirkulation. Weiterhin ist der Alterungsprozess für fibrotische fasziale Veränderungen bekannt. Diese Faktoren sind gemeinsam eine Ursache für u. a. den Anstieg der Ansprechbarkeit von nozizeptiven Neuronen des Hinterhorns auf die pathophysiologischen Bedingungen (Taguchi et al. 2008).

> **Die Einschränkungen der Faszienverschieblichkeit verändern somit inadäquat die seriell-räumliche Struktur der mechanischen Beanspruchungen und damit direkt verbunden auch die der Sensoraktivierungen. Das qualitative und quantitative Afferenzmuster wird verändert. Hierbei charakterisiert das qualitative Muster, welche Sensoren aus welchen Körperbereichen mit welchen Erregungssequenzen aktiviert worden sind, und das quantitative Afferenzmuster kennzeichnet die Häufigkeit vergleichbarer, ähnlicher Muster. Letzteres ist die Voraussetzung für die sensomotorischen Lernprozesse. Faszienverklebungen mit den benannten Folgen für das zeitlich-seriell-räumliche Afferenzmuster beeinflussen somit negativ einen sensomotorischen Lernprozess. Das Gleiche gilt auch für Funktionsstörungen der Bewegungssegmente der Wirbelsäule.**

Dies stimmt mit den neurophysiologischen Prozessen der Regulation von Haltung und Bewegung überein. Das Gehirn organisiert ein aufgabenabhängiges („task-dependent") sensomotorisches Verhalten. Es aktiviert nicht die motorischen Einheiten einzelner Muskeln. Es werden die bewegungsspezifisch relevanten motorischen Einheiten verschiedener anatomisch benannter Muskeln, die „task groups" (Loeb 1982, 1985), zu einem neuen Motoneuronenpool zusammengeführt und dann nach dem Henneman-Prinzip rekrutiert. Nur somit können auch differente und modifizierte Bewegungsrichtungen und verschieden kombinierte Gelenkbewegungen generiert werden.

> **Das Gehirn denkt und funktioniert in zielgerichteten bzw. zielorientierten Bewegungen und organsiert ein situatives, wesentlich durch die Ergebnisvorwegnahme oder Antizipation geprägtes sensomotorisches Verhalten. Es erfolgt nicht einfach eine Aktivierung einzelner konkreter anatomisch beschriebener Muskeln.**

Für die physiologische Funktion der faszialen Sensoren gibt es zwei wichtige Voraussetzungen. **Erstens** generieren bzw. vermitteln die haltungs-, stellungs- und kontraktionsbedingten Verschiebungen die adäquaten mechanischen Reize für die Sensoren. Somit ist ihr qualitatives und quantitatives Afferenzmuster von den physiologischen

Gewebebeschaffenheiten und somit auch von der faszialen Verschieblichkeit abhängig. **Zweitens** benötigen diese Strukturen eine gut ausgebildete Mikrozirkulation zur Ver- und Entsorgung ihrer zellulären Strukturen. Der strukturelle und funktionelle Zustand der Mikrozirkulation entscheidet auch über die nozizeptive Aktivität.

> Für die Funktion anatomischer Standort zu sein sind zwei Aspekte zu beachten: Erstens die Faszienmechanik und damit die Verschieblichkeit und zweitens der strukturelle und funktionelle Zustand der Mikrozirkulation. Die Mikrozirkulation ist direkt mit der Ausdauerfähigkeit verknüpft. Das bedeutet, für diese Faszienfunktion ist Ausdauertraining, aber auch mit weniger stabilen Effekten hochintensives Intervalltraining (HIIT) für alle Körperregionen das Mittel der ersten Wahl. Im Alter hat aufgrund des physiologischen strukturellen Muskelumbaus (Verlust des FTF-Anteils – Umstrukturierung zum ST-Muskel) auch Krafttraining eine ausdauerorientierte Wirkung auf die Mikrozirkulation. Diese Trainingsform sollte mit dem vielseitigen sensomotorischen Koordinationstraining kombiniert werden, da das bewegungsmonotone Ausdauertraining die Faszienverschieblichkeit im trainierten Körperbereich (Laufen, Fahrrad, Rudern, Crosstrainer, Handkurbel, Schwimmen) nur sehr spezifisch fordert.

2.5.3.1 Sensorik der Fascia thoracolumbalis

Die Fascia thoracolumbalis, eine Kombination aus Aponeurose und Faszienlayern (Willard et al. 2012), formt ein Retinaculum um die paraspinalen Muskeln des unteren Rückens und die Sakralregion. Damit ist die Faszie u. a. auch am Belastungstransfer untere Extremität – Körperstamm beteiligt und ein Strukturelement für die Körperhaltung. Sie setzt sich kontinuierlich nach thorakal und weiter nach zervikal bis zum Schädel fort, und viele Muskeln sind über ihre Insertion in die Faszie an dessen Spannung und Steifigkeit beteiligt (Schuenke et al. 2012). Über die Faszie werden Extensions- und Flexionsmomente auf die Wirbelsäule vermittelt, wobei auch die Bauchmuskeln an der Extension beteiligt sind (Gatton et al. 2010).

Die Fascia thoracolumbalis wird entweder mit einem 2-Schicht- oder einem ähnlichen 3-Schicht-Modell beschrieben (vgl. Willard et al. 2012). Sie ist eine Komposition aus festen aponeurotischen und lockeren Bindegewebeschichten (Layern).

> Aufgrund der komplexen anatomischen Struktur der Fascia thoracolumbalis und ihrer Fortsetzung bis zum Schädel ist sie ein wesentlicher anatomischer Faktor des mechanischen Beanspruchungstransfers. Die Insertion vieler Muskeln macht die lockeren Faszienschichten zum prädisponierten propriorezeptiven, aber auch nozizeptiven Sensorstandort.

Zum Sensorbesatz der Faszie ist das Wissen gering. Es liegen über sehr viele Jahre nur wenige Arbeiten vor. Stilwell (1957) fand reichlich freie Nervenendigungen und Pacini- und Pacini-ähnliche Sensorstrukturen. Ohne die Bestimmungsmethodik anzugeben, werden u. a. Golgi-Mazzoni-Korpuskeln beschrieben, die eigentlich nur in den Fingerspitzen vorkommen. Dagegen fanden Hirsch et al. (1963) nur freie Nervenendigungen. Yahia et al. (1992) analysierten mit Hilfe von Antiserum gegen Neurofilamentproteine in der menschlichen Thorakolumbalfaszie von 7 Patienten freie Nervenendigungen, Vater-Pacini- und Ruffini-Körperchen. Zu beachten ist aber, dass insbesondere in diesen frühen Arbeiten die Diagnostiktechniken wie z. B. die Dicke der Gewebeschnitte nicht ausreichend geeignet waren, die sensorischen Nervenendigungen sicher als Terminals im Bindegewebe zu identifizieren.

Bednar et al. (1995) untersuchten Gewebeproben der thorakalen Faszie von 24 Rückenschmerzproblempatienten mit schmerzhaften

Diskopathien und Facettenblockaden unter dem Licht- und Elektronenmikroskop. Die Autoren konnten durchgängig keine Nervenendigungen finden. Es zeigten sich aber gewebliche Veränderungen, die für Ischämie und Entzündung sprechen. Hier stellt sich die Frage, ob der Krankheitsprozess bei diesen Problempatienten bereits die nervalen Strukturen in der Faszie eliminiert hatte. Corey et al. (2011) analysierten im Gewebe von Ratten beidseits der Wirbelsäule in der Höhe L1–L6 (Gewebeblock: Haut bis zu den tiefen paraspinalen Muskeln) den Besatz mit sensorischen Nerventerminals. Sie belegen erstmals beweiskräftig mit Hilfe einer 3D-Rekonstruktion breiter Gewebeabschnitte sensorische Nervenendigungen in der Kollagenmatrix des Bindegewebes. Sie nehmen an, dass es sich um Aδ- und C-Fasern handelt. Mit 60–88 % war ein sehr großer Anteil von ihnen CGRP-positiv. Dieses Neuropeptid ist an der Entstehung neurogener Entzündungen beteiligt (Mense 2001) und die CGRP-positiven freien Nervenendigungen fungieren als Nozizeptoren.

Diese Nervenfasern finden sich aber auch im Bindegewebe anderer Körperstrukturen. Mit 77 % ist der CGRP-positive Anteil von Nervenfasern vergleichbar häufig in den Bindegewebestrukturen des Kniegelenks (Ganglion spinale, L4; Fernihough et al. 2005). Im Tierexperiment (Ratte; Tsukagoshi et al. 2006) wurden diese nozizeptiven Nervenendigungen auch in der Haut der Versorgungsbereiche der Ganglia spinalia C2–Th1 zu 34,9 % und im Bindegewebe des M. longissimus und M. trapezius zu 21,6 % bzw. 32,6 % gefunden. Von den Fasern zur Haut und der Muskulatur hatten auch stets über 50 % den als Schmerzrezeptor fungierenden Ionenkanal TRPV1 („transient receptor potential cation channel subfamily V member 1"). Die Analyse der SP- (Neurotransmitter der Nozizeptoren, Entzündungsmodulator), CGRP- und der VIP-(„vasoactive intestinal polypeptide")-immunreaktiven Nervenendigungen des gesunden und des entzündeten M. triceps surae (Ratte; Reinert et al. 1998) zeigte, dass eine Entzündung die Dichte der nozizeptiven SP-Nervenendigungen signifikant und die der CGRP- und VIP-Nervenendigungen im Trend erhöht. Des Weiteren stiegen signifikant die Marker für das Axonsprouting und die synaptische Regeneration und Reorganisation (NGF, „growth-associated protein 43").

> Faszien und das Muskelbindegewebe sind ein wichtiger Standort von Nozizeptoren. Ihre Dichte steigt durch Entzündungen.

Die 3D-Rekonstruktion der oberflächlichen Schicht der thorakolumbalen Faszie, bestehend wiederum aus drei dünnen Teilschichten, zeigte, dass nur die oberflächlichste Schicht reich innerviert ist (Benetazzo et al. 2011). Tesarz et al. (2011) fanden im Tierexperiment (Ratte) eine dreischichtige thorakolumbale Faszie mit transversal orientiertem Kollagen in der äußeren, mit massiven Kollegenbündeln in der mittleren und lockerem Bindegewebe in der inneren Schicht. Die Innervation ist dicht, wobei erhebliche Unterschiede zwischen den drei Faszienlayern bestehen. Exklusiv das subkutane Gewebe und die äußere Schicht der thorakolumbalen Faszie waren dicht mit SP-positiven freien Nervenendigungen besetzt.

Hoheisel et al. (2015) untersuchten bei Ratten histologisch die Auswirkungen einer Entzündung in den drei Schichten der thorakolumbalen Faszie auf die Innervation. Wie in sehr vielen anderen Untersuchungen auch konnten die Autoren keine korpuskulären Sensoren wie Pacini- oder Ruffini-Korpuskeln finden. Die Innervationsdichte zeigte hier generell keine gravierenden Differenzen zwischen den Faszienschichten. Die Entzündung verminderte die Innervationsdichte in der äußeren und erhöhte sie in der inneren Schicht. Die Dichte der SP-positiven Sensoren, der Nozizeptoren, stieg signifikant an. So konnte nachgewiesen werden, dass eine Entzündung einen höheren Besatz an Nozizeptoren hervorruft. Das Fehlen von korpuskulären Sensoren schließt nach den Autoren aber eine propriorezeptive Funktion der Faszie nicht aus, da auch freie Nervenendigungen diese Funktion haben können.

Eine Entzündung der Faszie erhöht aber die Dichte der nozizeptiv relevanten Nervenendigungen (CGRP- und SP-positiv) in der äußeren und inneren Schicht signifikant, ohne dass die dicke mittlere Schicht eine Veränderung erfährt (Mense und Hoheisel 2016). Auch über die Provokation einer neurogenen Entzündung konnte das Vorhandensein faszialer Nozizeptoren nachgewiesen werden.

> Die thorakolumbale Faszie kann mit ihrer nozizeptorischen Innervation, die sich unter pathophysiologischen Bedingungen weiter intensiviert, mit ihren nozizeptiven Afferenzen Entzündungen widerspiegeln und muss auch beim sogenannten „nicht spezifischen Low Back Pain" an der Schmerzsituation beteiligt sein. Damit ist der Begriff „unspezifisch" zu verwerfen. Es liegt eine Entzündung vor.

Die Nervenendigungen müssen weiter differenziert und in zwei große Unterkategorien unterteilt werden. Es gibt solche, in denen CGRP und SP vorhanden ist, und solche, die nur CGRP enthalten. Die Innervationsdichte der CGRP-positiven Nozizeptoren ist in der thorakolumbalen Faszie dreimal höher als in den von ihr ein- und umschlossen Rückenmuskeln (Barry et al. 2015). Hoheisel und Mense (2015) verfolgten das Ziel, die Reaktion der Hinterhornneuronen (Ratte, Segment L3) auf eine chronische Entzündung und damit auf intensive nozizeptive Afferenzen aus der Faszie aufzuzeigen. Die Neuronen des Segments L3 erhalten unter physiologischen Bedingungen keine Afferenzen von der Faszie. Aber infolge der Entzündung wurden es 11 %. Für viele Neuronen zeigten sich auch neue rezeptive Felder in tiefen Geweben der unteren Extremität. Letzteres wird als eine Ursache für die Ausweitung des Schmerzbildes bei Patienten mit „nichtspezifischem LBP" angesehen.

> Das Wissen über die Innervation der Fascia thoracolumbalis ist bis heute lückenhaft. Die aktuellen Ergebnisse belegen in den verschiedenen Schichten eine Innervation mit einem variablen, aber in der Regel dichten Netz freier Nervenendigungen. Ein großer Anteil davon fungiert als Nozizeptoren. Das nozizeptorische Netzwerk verändert infolge von Fehl- und Überbelastungen verbunden mit chronischen Mikrotraumatisierungen und resultierenden Entzündungsprozessen die Dichte und Sensibilität. Wird in vivo die Faszie gereizt, so dass Rückenschmerzen resultieren, sind an diesem Prozess auch die Neuronen im Hinterhorn beteiligt. Sie steigern ihre Erregbarkeit. Diese lang andauernde Sensibilisierung auf den nozizeptiven Eingang von den Fasziensensoren stellt eine Maladaptation des nozizeptiven Systems dar. Diese kann zusätzlich das Entstehen neuer rezeptiver Felder integrieren. Die thorakolumbale Faszie hat damit sicher eine Funktion im Rahmen der Nozizeption, worüber dann auch die Sensomotorik verändert wird. Diese Beeinflussungen dürften sich mit den strukturellen und daraus resultierenden funktionellen Veränderungen der Faszie sehr langsam entwickeln.

Ein „akuter" hoch schmerzhafter Bandscheibenvorfall ist somit eigentlich kein akutes gesundheitliches Problem. Es ist das Endergebnis bzw. die Komplikation eines degenerativen Prozesses im Bewegungssegment und im Fasziensystem, der bereits lange schwelt. Es darf angenommen werden, dass die Sensomotorik bereits vor dem Entwicklungsstadium mit Schmerzempfindung Schritt für Schritt interaktiv verändert wird und die veränderte sensomotorische Koordination dadurch selbst zum pathophysiologischen Faktor wird. Das setzt voraus, dass die freien Nervenendigungen zu einem Teil Mechanosensoren sind. Die mikrotraumatisch und degenerativ verantworteten strukturellen und die verknüpften entzündlichen Prozesse verändern vor dem Schmerzstadium zunächst das nicht nozizeptive Afferenzmuster. Veränderungen der sensomotorischen Koordination ergeben sich als eine logische Konsequenz. Zu dem Ursachengefüge gehören auch die strukturellen und funktionellen Folgen der Dekonditionierung, die als Vorstufen des am Ende schmerzhaften Prozesses angesehen werden müssen.

Nun stellt sich die Frage nach der propriorezeptiven Funktion der Faszie. Ein Teil der freien Nervenendigungen müssen Mechanosensoren sein. Man kann wahrscheinlich davon ausgehen, dass es langsam adaptierende und damit Proportionalsensoren sind. Wahrscheinlicher haben sie aber ein Proportional-Differenzial-Verhalten. Mit dem Proportionalanteil könnte somit die Spannung der Faszie und mit dem Differenzialanteil die Veränderung kodiert werden. Ein Afferenzmuster sollte stetig vorliegen, da die Faszie und zumindest große Anteile davon „immer" einer variabel intensiven mechanischen Belastung und damit Spannung unterliegen. Das bedeutet, die Afferenzen könnten also vorrangig Informationen zur Berechnung der aktuellen Rumpfposition und von langsamen Veränderungen der Rumpfposition liefern. Dabei fungieren die Faszienafferenzen synergistisch im Verbund mit den Afferenzen der Muskelspindeln der kleinen tiefen autochthonen Muskeln. Die Afferenzen aus der thorakolumbalen Faszie beeinflussen während passiver kleiner Bewegungen der Bewegungssegmente die propriorezeptive Signalgebung der Muskelspindeln der paraspinalen Muskeln nicht (Cao und Pickar 2009). Die Mm. rotatores breves haben einen um 4,6- bis 7,3-mal höheren prozentualen Volumenanteil an Muskelspindeln als der M. multifidus und der M. semispinalis, und diese Muskeln haben wiederum jeweils einen höheren Anteil als die mehr lateral liegenden und über sehr viele Segmente ziehenden paraspinalen Muskeln (Nitz und Peck 1986).

> Die kurzen autochthonen Muskeln haben weniger eine kontraktile, sondern mit ihrem Rezeptorbesatz vielmehr eine regulatorische Funktion. Die Afferenzen aus der autochthonen Muskulatur und jene der Fascia thoracolumbalis könnten sich mit ihrem Informationsgehalt für die Regulation der Körperhaltung und der Bewegungen ergänzen.

2.5.4 Sensorik der Wirbelsäule

2.5.4.1 Bandscheiben

Die Bandscheiben sind nur im äußeren Bereich des Anulus durchblutet, und die Ernährung verläuft wahrscheinlich bevorzugt weniger von perianulär, sondern über die oberen und unteren knorpligen Endplattenbereiche. Die Permeabilität nimmt mit dem Alter ab (Accadbled et al. 2008). Die Innervation erfolgt über den N. sinuvertebralis und die Rami communicantes und ventrales. Fagan et al. (2003) legten die erste tierexperimentelle (Schaf) Analyse der Innervation der Bandscheiben im lumbalen Bereich vor. Die Innervation war insgesamt gering, und die vorhandene Innervation ist im perianulären Bindegewebe und im zentralen Bereich der Endplatten konzentriert. Die Rezeptorschwellen mehr als die Innervationsdichte sprechen für eine bevorzugt nozizeptorische Funktion der Nervenendigungen. So sind auch die meisten die Bandscheibe innervierenden DRG-Neurone CGRP-immunoreaktiv (Aoki et al. 2004) und so für die Detektion von Schmerzreizen verantwortlich. Bei gesunden Verhältnissen bleibt die sensorische Innervation auf das äußere und geringer auf das mittlere Drittel des Anulus fibrosus beschränkt (Freemont et al. 1997; Othori et al. 2015). Der innere Anulus fibrosus und der N. pulposus bleiben ohne Innervation. Entsprechend der Gefäßversorgung sind des

Weiteren sympathisch-vasomotorische Nervenfasern und afferente Nervenfasern, welche über die Rami communicantes verlaufen, vorhanden.

> Unter gesunden, physiologischen Bedingungen sind der innere Bereich des Anulus fibrosus und der N. pulposus nicht innerviert und damit schmerzunempfindlich.

Die Versorgung der menschlichen Bandscheiben mit Mechanosensoren ist spärlich untersucht. Roberts et al. (1995) suchten in Bandscheiben und im Lig. longitudinale anterius von Patienten mit LBP und Skoliose nach Mechanosensoren. Solche Sensoren waren in den beiden äußeren Lamellen der Bandscheiben und im Längsband zu finden. Am häufigsten waren es Golgi-Sehnen-Organe. Auch Pacini- und Ruffini-Korpuskeln wurden differenziert. Ein solcher Sensorbesatz konnte in 50 % der Bandscheiben mit LBP, aber nur in 15 % mit einer Skoliose gefunden werden. Dimitrioulias et al. (2010) fanden in 92 % der Bandscheiben L4/5 und L5/S1 von 15 akut verstorbenen Personen Sensoren. Im vorderen Anteil von L5/S1 wurden häufiger korpuskuläre Sensoren gefunden. Die Autoren schreiben die Häufung von Sensoren an diesem anatomischen Ort den dort verstärkt auftretenden Scherkräften zu. 88 % aller Sensoren konnte dem Ruffini-Typ (SA-II) und weitere dem Golgi-Typ zugeschrieben werden. Freie Nervenendigungen waren sehr zahlreich. Alle nervalen Strukturen fanden sich in der oberflächlichen Schicht des Anulus fibrosus, den Längsligamenten, aber auch dazwischen.

> Die korpuskulären Sensoren in den äußeren Schichten der Bandscheiben und im vorderen Längsband liefern erstens sensorische Beiträge für die reflektorische Einstellung des aktiven Muskeltonus zur Stabilisation der Bewegungssegmente und der gesamten Wirbelsäule (vgl. Solomonow et al. 1998) auf der unbewussten Ebene, zweitens tragen sie dazu bei, dass das Gehirn die Körperhaltung berechnen und die Dynamik von Bewegungen erkennen und regeln kann, und drittens erlauben sie die bewusste Wahrnehmung von Haltung und Bewegung.

Charakteristika degenerativer Bandscheiben sind Zonen von vaskularisiertem Granulationsgewebe und die Ausweitung der Innervation bis in den Nucleus pulposus hinein. Diese Veränderungen haben offensichtlich ihre Ursache in rezidivierenden Mikroverletzungen und den wiederholt resultierenden geweblichen Reparaturvorgängen, die letztendlich die Gewebedegeneration begründen. In diese Strukturveränderungen ist auch die sensorische Infrastruktur eingebunden. Bei bandscheibenbedingten Schmerzen findet sich ein Sprouting des Nervengeflechts auch in die innere Anulus-fibrosus-Schicht und den N. pulposus. Des Weiteren liegen Entzündungsreaktionen und ein instabiles Bewegungssegment vor. Die Entzündungen fördern die Aussprossung der Axone von Neuronen des Ganglion spinale. Hierbei spielen der TNF-α und der NGF (Freemont et al. 1997; Aoki et al. 2004a; Othori et al. 2015) eine Rolle. Der NGF und auch Substanz P stammen aus dem N. pulposus (Yamauchi et al. 2009). So können auch tief in einer entzündeten Bandscheibe Substanz-P-positive Nervenfasern gefunden werden (Freemont et al. 1997). Da sich ein degenerativer Prozess auch durch ständige Reparaturprozesse auszeichnet, kommt es auch zur Neurovaskularisation der Bandscheibe in Bereiche hinein, die unter physiologischen Verhältnissen nicht einbezogen sind. Diese pathophysiologischen Vorgänge lassen sich auch in den Endplatten aufzeigen. Im Ergebnis weitet sich der schmerzempfindliche Bereich im Bewegungssegment aus. Das Einwachsen von Nerven und Gefäßen kann im Tierexperiment als ein sehr schneller Prozess innerhalb von sieben Tagen beobachtet werden (Olmarker 2005). In der Analyse schwer degenerativ veränderter Bandscheiben nach deren operativer Entfernung fanden die Untersucher

(Coppes et al. 1997) in 80 % eine Erweiterung des Innervationsnetzes auch in den inneren Bereich der Bandscheibe hinein, und der Anteil Substanz-P-immunoreaktiver Nervenfasern war erhöht.

> Es gibt offensichtlich zwei Informationswege für den diskogenen Schmerz: Der eine läuft über den segmentalen Weg des Ganglion spinale und der andere nichtsegmental über die paravertebrale sympathische Kette und dann über die thorakolumbalen Rami communicantes. Daraus wird auch eine „viszerale Schmerzhypothese" abgeleitet, die ansonsten im muskuloskelettalen System nicht vorkommt (Edgar 2007).

Gesunde zervikale Bandscheiben sind gleichfalls mit Propriosensoren versorgt. Es ist gut bekannt, dass eine degenerative Erkrankung der HWS die posturalen Regulationen und so die Balance beeinträchtigen. In den zervikalen Bandscheiben von Patienten mit Spondylose ohne und mit Vertigo und Kontrollpersonen wurden am häufigsten Ruffini-Korpuskeln, aber bei allen Gruppen keine Pacini-Korpuskeln gefunden. Die Ruffini-Korpuskeln waren bei den Personen mit Spondylose und Vertigo in der Anzahl erhöht und bei ihnen zusätzlich auch in der inneren Schicht des Anulus fibrosus vorhanden. Es zeigte sich des Weiteren eine positive Verknüpfung mit dem veränderten Sensorbesatz und der Inzidenz des Vertigo (Yang et al. 2017).

2.5.4.2 Facettengelenke

Zur Innervation der Gelenkkapseln der Facettengelenke sind nur sehr marginal Ergebnisse vorhanden. Die Gelenke sind neuroanatomisch autonom, nozizeptiv und mechanosensitiv innerviert. Neurophysiologisch handelt es sich vorrangig um geringschwellige Mechanosensoren, mechanisch sensitive Nozizeptoren und zunächst schlafende Nozizeptoren. Entzündungen verursachen abfallende Reizschwellen und eine erhöhte Basisaktivität.

> Die Freisetzung entzündungs- und verletzungsbedingter Substanzen gilt als Ursache für Sensorsensibilisierungen in den Facettengelenken, aber auch im umliegenden Muskelgewebe.

Die vorliegenden Untersuchungen belegen eine offensichtlich dichte Innervation mit SP- und CGRP-positiven, also nozizeptiven Fasern in den Gelenken der HWS (Inami et al. 2001; Kallakuri et al. 2004) und durchgängig freie Nervenendigungen thorakal und lumbal. Im Gegensatz zur HWS, wo konsistent eine kleine Population von korpuskulären Sensoren vorhanden sein soll, wurde dies für den thorakalen und lumbalen Bereich nicht gleichartig belegt (McLain und Pickar 1998). In menschlichen lumbalen Facettengelenken (Vandenabeele et al. 1997) konnte nur eine kleine Anzahl korpuskulärer Sensoren in der dichten Kapselschicht dargestellt werden. Diese Sensoren waren entweder schmal und zylindrisch oder groß und fusiform. Sie sind als Ruffini-Endigungen klassifiziert worden und sind hauptsächlich von dünnen myelinisierten Nervenfasern der Gruppe III (Aδ) oder unmyelinisierten Fasern der Gruppe IV (C-Fasern) versorgt. Die Sensorenden haben eine sehr enge Beziehung zu Kollagenbündeln (Vandenabeele et al. 1997). Demgegenüber etwas abweichend sahen Cavanaugh et al. (1996) in den lumbalen Facettengelenken umfänglich freie, einschließlich SP-positive Nervenfasern und korpuskuläre Sensoren.

> Der Sensorbesatz variiert in den Wirbelsäulenabschnitten. Es finden sich korpuskuläre und nozizeptive Sensoren. Der größte Anteil der lumbal positionierten mechanosensitiven Sensoren wird offensichtlich durch langsam adaptierende Sensoren, möglicherweise vom Ruffini-Sensortyp, vertreten. Sie sind abgestuft sensibel für

Kompression und Distraktion der Kapsel (Katze; Pickar und McLain 1995).

Aus pathophysiologischer Sicht enthalten Faserknorpelproben von Patienten mit lumbaler Spondylolyse mehr Mechanosensoren, als sie in der gesunden, normalen LWS angetroffen werden. Es gibt sehr reichlich Ruffini-Korpuskeln, aber auch Pacini-Korpuskeln und Golgi-Sehnen-Organ-ähnliche Sensoren und freie Nervenendigungen. Atypische Sensorstrukturen sind vor allem im Bereich der lytischen Regionen anzutreffen.

> Bei einer Spondylolyse handelt es sich offensichtlich nicht einfach um Narbengewebe zur Defektfüllung, sondern die mechanosensitiv detektierte Instabilität wird zur Schmerzinformation (Hasegawa et al. 1999).

2.5.4.3 Wirbelkörper

Die zentralen Bereiche der Endplatten der Wirbelkörper sind reich innerviert und können u. a. Schmerzafferenzen auf Druckbelastung generieren. Die Nervenfasern treten mit den versorgenden Gefäßen in die Wirbelkörper ein und konzentrieren sich im Zentrum. Neben den Nervenfasern für die Gefäßregulation (Vasomotoren) können auch CGRP-positive Nervenfasern dargestellt werden. Letztere können für die Schmerzempfindung z. B. bei Osteoporose und osteoporotischen Frakturen verantwortlich sein (Ohtori et al. 2007). Es gibt auch Ergebnisse, dass chronisch geschädigte menschliche Wirbelkörper (Gewebeentnahme vor Kyphoplastie) wenig innerviert sind. Nur in 35 % der männlichen und 29 % der weiblichen Gewebeproben konnten Nervenfasern angetroffen werden, die dann wiederum zu 95 % um die Gefäße herum lokalisiert waren (Buonocore et al. 2010). Im oberen Sakralwirbel (S1) verläuft die gemischte Population aus autonomen (Vasomotoren) und nozizeptiven Nervenfasern mit den Gefäßen, ist im anatomischen Zentrum konzentriert und gleich in der oberen und unteren Endplatte verteilt. Das dichte Innervations- und vaskuläre Muster entspricht dem der lumbalen Wirbelkörper (Degmetich et al. 2016).

> Das Periost, der mineralisierte Knochen und das Knochenmark sind reich mit Aδ-, CGRP- und SP-positiven C- und autonomen Fasern innerviert. So können sowohl eine intraossäre Druckerhöhung als auch Entzündungen oder andere Pathologien Knochenschmerzen auslösen.

Im Tierexperiment belegten Ishida et al. (2016) die Druckerhöhung im Femur als schmerzauslösenden Faktor. Sie erhöhten über einen Ballonkatheder den intraossären Druck und provozierten damit ein spontanes Schmerzverhalten und eine mechanische Hyperalgesie und Allodynie in der lumbosakralen Region („referred pain"). Im Hinterhorn antworteten 62 % der Wide-dynamic-range-Neurone, 86 % der hochschwelligen Neurone, aber keine niederschwelligen Neurone auf die Druckerhöhung im Knochen.

2.5.5 Sensorik im Bindegewebe der Gelenke der unteren Extremität

> So wie wir mit den Händen, dem „oberen sensomotorischen Werkzeug", taktil Informationen aufnehmen und mit Hilfe der haptischen Wahrnehmung „tastend" Gegenstände erkennen, beurteilen und manipulieren können, um dann gerichtet mit ihnen umzugehen, so tasten wir mit den Füßen, dem „unteren sensomotorischen Werkzeug", um immer im bipedalen Gleichgewicht sein und bleiben zu können.

Der Fuß wurde deshalb auch als Sensororgan bezeichnet (Cavanagh 1999). Aber es muss hervorgehoben werden, dass die Informationen der Sensoren der plantaren Haut keine ausreichende Grundlage für stets präzise posturale Regulationen bei allen bipedalen Aktivitäten sind. Hierfür fungiert die gesamte untere Extremität mit ihrer Oberflächen- und Tiefensensibilität als Sensorkette. Die Haut- und Propriosensoren liefern ständig Informationen zur Berechnung der Körperposition in Relation zur Unterstützungsfläche Fußsohle. Es sind essenzielle Afferenzen für die ständige Anpassung der Programme der bipedal ausgeführten Ziel- und Stützsensomotorik durch die Integration der veränderten Bedingungen des Bodens.

2.5.5.1 Iliosakralgelenk

Untersuchungen zum Sensorbesatz der Kapsel wie der ventralen und dorsalen Bänder sind nicht sehr umfänglich und nicht immer konsistent. Die bisherigen Ergebnisse belegen myelinisierte Nervenfasern und paciniforme wie auch nichtpaciniforme Mechanosensoren. Ebenso sind nichtmyelinisierte Nervenfasern vorhanden. Somit ist das Iliosakralgelenk eine Quelle von Mechano- wie auch von nozizeptiven Afferenzen. CGRP- und SP-positive Nervenfasern liefern sowohl aus den ventralen, interossären als auch aus den dorsalen Gelenkkapsel-Ligamenten nozizeptive Afferenzen (Vilensky et al. 2002; Szadek et al. 2008). Sie befinden sich häufiger in der Nähe des dorsalen kranialen Teils des ISG. Des Weiteren gibt es einen signifikanten Unterschied in der Anzahl der CGRP-positiven Nervenfasern in der ventralen und dorsalen Nervenversorgung (Ratten, Murata et al. 2007). Eine solche nozizeptive Innervation liegt auch in der oberen Schicht des sakralen und iliakalen Knorpels, in den umgebenden Bändern und wenig im subchondralen Knochen vor (Szadek et al. 2010). Hinsichtlich der Nozizeption sind auch sehr enge anatomische Beziehungen zu den dem Gelenk benachbarten neuralen Strukturen zu beachten.

> Die Bindegewebestrukturen des ISG sind regional spezifisch reichlich mit Mechano- und Nozizeptoren innerviert.

Das Lig. iliolumbale (frisch Verstorbene) und hiervon wiederum am intensivsten der Bandabschnitt der Insertion des iliakalen Flügels ist sehr reich mit nozizeptiven und Mechanosensoren innerviert. Unter den Mechanosensoren überwiegt mit 67 % der Pacini-Typ, gefolgt von 20 % vom Ruffini-Typ. Golgi-Sehnen-Organe (Typ III) und freie Nervenendigungen (Typ IV) sind dort mit 10,8 % und 2,8 % deutlich weniger enthalten.

> Mit diesem Sensorbesatz muss das Lig. iliolumbale als eine wesentliche Informationsquelle für die sensomotorische Koordination in dieser Körperregion angesehen werden (Kiter et al. 2010).

2.5.5.2 Hüftgelenk

Erstmals wurde von Kapetanakis et al. (2017a) das Labrum acetabulare bei sechs gesunden Personen ($52 \pm 2,5$ Jahre) histologisch untersucht. Die Hüftgelenke mussten wegen einer akuten Verletzung operiert werden und waren klinisch und paraklinisch ohne degenerative Veränderungen. Alle Labrumbereiche zeigten ein ähnliches Verteilungsmuster der Nervenendigungen und der korpuskulären Sensoren. Freie Nervenendigungen waren im ventralen Bereich und der chondralen Innenseite jeweils deutlich reichlicher als im mittleren, frontodorsalen und im äußeren Kapselbereich. Die korpuskulären Sensoren waren durch Pacini-, Golgi-Mazzini-, Ruffini- und Krause-Korpuskel vertreten, und ihre Verteilung war derjenigen der Nervenendigungen sehr gut vergleichbar. Mit der bevorzugten Positionierung von Nervenendigungen und korpuskulären Sensoren im ventralen Teil des Labrums besteht grundsätzlich Übereinstimmung zwischen Kapetanakis et al. und den weiteren Literaturquellen. Man kann allgemein davon ausgehen, dass der ventrale Teil des Labrums (entspricht der Zone 1 und 2 nach Ilizaliturri et al. 2008) am reichsten sowohl mit nozizeptiven als auch mit propriorezeptiven Informationsquellen ausgestattet ist. Es haben aber auch alle anderen Bereiche eine solche Ausstattung. Simons et al. (2015) ermittelten in ihrem Review die höchste Dichte von Nervenendigungen und Mechanosensoren in der vorderen oberen Kapsel und fanden, dass das Labrum besonders intensiv zwischen 10 und 2 Uhr, also anterior und posterior superior innerviert ist.

> Die Bindegewebestrukturen besonders des ventralen Hüftgelenks sind reich mit korpuskulären Mechano- und mit Nozizeptoren versorgt.

Bei sieben Menschen mit schwerer Coxarthrose haben Kapetanakis et al. (2017b) eine deutliche Veränderung der Positionierung des Sensorbesatzes gegenüber der eigenen Untersuchung an klinisch Gesunden dargestellt. Es gibt nach wie vor viele freie Nervenendigungen und von den korpuskulären Mechanosensoren die Pacini-, Ruffini- und Golgi-Mazzoni-Korpuskeln. Die Autoren kennzeichnen die hier nun anzutreffende starke Häufung freier Nervenendigungen im mittleren Abschnitt des Labrums als das trennende Merkmal gegenüber den nicht arthrotischen Personen. Die Mechanosensoren besetzten nun mehr die peripheren und weniger die mittleren Anteile.

Die Innervation des Labrum acetabulare von 20 Patienten (60,5 Jahre) mit operationsbedürftiger Coxarthrose (Alzaharani et al. 2014) war durch einen sehr reichlichen Besatz an freien Nervenendigungen charakterisiert. Sie befanden sich vorzugsweise in den oberflächlichen Bereichen der anterosuperioren und posterosuperioren Zone und an der chondralen Seite des Labrums von der Kapsel- bis zur Gelenkzone. Hier sind auch vorzugsweise die korpuskulären Sensoren (Pacini-, Golgi-Mazzoni-, Ruffini-Korpuskeln) lokalisiert, die in den übrigen Zonen nur in 20–40 % der Präparate vorkamen. Im straffen Lig. transversum acetabuli (35 Patienten, 66,4 Jahre, Totalendoprothese), einem Teil des Labrums, welches anatomisch den Eintritt von Gefäßen ermöglicht und selbst vaskularisiert ist, sind keine Mechanosensoren aber reichlich Nozizeptoren vorhanden. Das Fehlen der Mechanosensoren wird hier dem degenerativen Prozess zugeschrieben. So erweist sich das Lig. transversum acetabuli wie auch das Labrum als eine nozizeptive Quelle (Kılıçarslan et al. 2015). Die Analyse der Gelenkkapsel, des Labrums und des Lig. capitis femoris bei Personen ohne (35,5 Jahre) und mit (56,5 Jahre) Coxarthrose (Moraes et al. 2011) belegt eine signifikante Reduzierung der Dichte der Mechanosensoren über alle Strukturen durch den Arthroseprozess. Die Personen ohne Arthrose haben einen höheren Anteil Pacini gegenüber Ruffini, und die arthrosebedingte Minderung der Pacini-Korpuskeln ist ausgeprägter als die der Ruffini.

> Der Arthroseprozess mindert die korpuskulären Mechanosensoren, ändert deren Besatz und die Lokalisationen und intensiviert das Netz freier, nozizeptiver Nervenendigungen. Die Arthrose minimiert demnach nicht nur „einfach" den Sensorbesatz, sondern der Entzündungsprozess stärkt zugleich maladaptiv die nozizeptive Innervation.

2.5.5.3 Kniegelenk

> Das vordere Kreuzband enthält Pacini-, Ruffini-, Golgi-Sehnen-Organ-ähnliche Korpuskeln und freie Nervenendigungen (Freeman und Wyke 1967a, b; Hogervorst und Brand 1998). Dieser Sensorbesatz macht das Band zur Quelle nozizeptiver Afferenzen und solcher, mit denen das Gehirn die Gelenkposition und bewegungsabhängige Veränderungen berechnen kann. Die propriozeptiven Sensoren werden bevorzugt für die antizipatorische Regulation der muskulären Gelenkstabilisation herangezogen (Johansson et al. 1989, 1990).

Die Mechanoafferenzen haben nur geringe direkte Effekte auf die α-Motoneurone. Sie sind aber sehr wirkungsvoll mit den γ-Motoneuronen verknüpft (Servomechanismus zur Rekrutierung des ganz schnellen FTF-Anteils, ◘ Abb. 2.2). Dies führt dazu, dass bereits moderate Beanspruchungen des Bandes ausgeprägte Reaktionen des γ-Systems in den Dehnungssensoren der Muskeln des Kniegelenkes auslösen. So leisten die

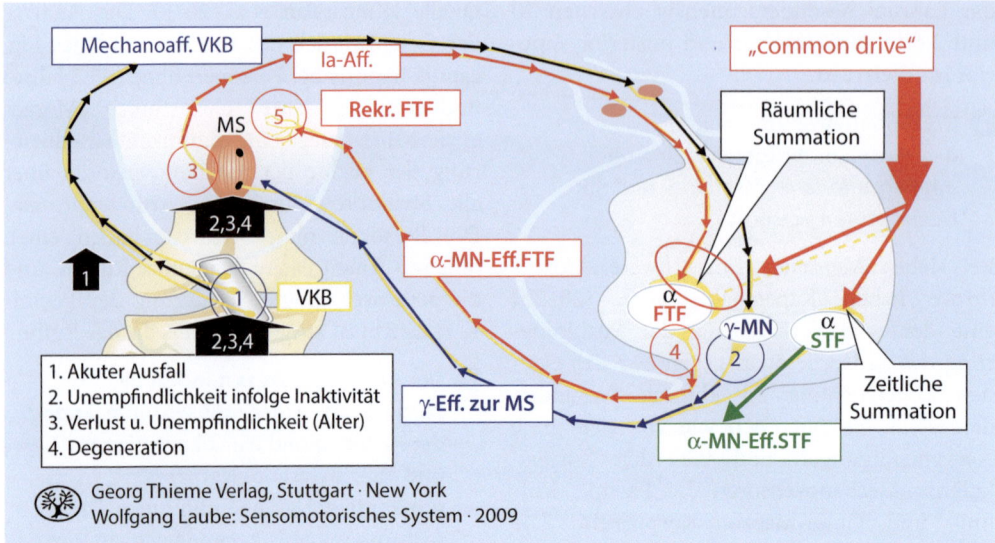

Abb. 2.2 Der Servomechanismus der FTF-Aktivierung des M. quadriceps femoris (Abb. 10.5, Laube 2009): Der „common drive" zu den MN der STF und FTF (dicker Pfeil) rekrutiert nur die STF und die langsame Population der FTF. Die Mechanoafferenzen des VKB aktivieren die γ-MN und diese die intrafusalen Muskelfasern, wodurch die Spindeln hochgradig sensibilisiert werden. Die aktuelle Muskellänge wird zum Dehnungsreiz. Die Muskelspindeln entladen mit Ia-Afferenzen, und diese sind mit den FTF-MN verschaltet. Die räumliche Summation von „common drive" und Ia-Afferenzen führt nun auch zur Rekrutierung des übrigen, ganz schnellen FTF-Anteils. Bei VBK-Ruptur fällt der Servomechanismus aus, und es entsteht unmittelbar eine funktionelle Teilparese. Die pathophysiologischen Konsequenzen einer Ruptur (1), der inaktivitätsbedingten Unempfindlichkeit der Kreuzbandsensoren wie der Muskelspindeln (2), der altersbedingten Veränderungen von Sensorbesatz und Empfindlichkeit (3) und des arthrotischen Degenerationsprozesses (4) sind bei einem gravierend differenten Zeitfaktor funktionell vergleichbar

Afferenzen aus dem vorderen Kreuzband über das γ-System einen hoch signifikanten Beitrag zur Regulation der Muskelsteifigkeit der Kniegelenkmuskulatur und somit für die funktionelle Stabilisation. Der akute Sensorverlust durch eine Bandruptur führt zur funktionellen Teilparese, die mit einer funktionellen Narbe ausheilt, und der chronisch degenerativ und alterungsbedingte Verlust mindert die Stabilisationsfähigkeit und die Dynamik der Muskelfunktionen (Laube 2009a, b, c, d, e).

Mit Hilfe der Klassifikation von Freeman und Wyke (1967a, b) charakterisierten Çabuk et al. (2016) die Mechanosensoren in den Strukturen des Kniegelenks (ACL, PCL, MCL, LCL, 4 Sehnen: semitendinosus, gracilis, popliteus, patellar: Insertionsbereich und Sehne, 8 frische Leichen). Die Sensoren waren in der Regel im Bereich der knöchernen Insertionen lokalisiert. Die absolut häufigsten Sensoren waren freie Nervenendigungen, gefolgt von Ruffini-Körperchen. Freie Nervenendigungen und Golgi-ähnliche Sensoren fanden sich sehr häufig im PCL und Ruffini-Endigungen in der Sehne des M. popliteus. Die Kreuzbänder weisen deutlich mehr Sensoren als die bindegewebigen medialen Gelenkstrukturen oder auch die Patellarsehne auf. Pacini-Körperchen wurden in dem umfangreichen Sensorbesatz von diesen Autoren nicht gefunden. Die Differenzen in der Verteilung der Mechanosensoren zwischen den Ligamenten und den Sehnenansatzbereichen werden im Zusammenhang mit den Funktionen ihrer Afferenzen für die Regulation der Kniegelenkdynamik gesehen.

Auch die Menisci beteiligen sich als Sensorstandort an der Nozi- und Propriorezeption.

Im peripheren und mittleren Drittel können freie Nervenendigungen nachgewiesen werden. Mechanosensoren (Ruffini-, Pacini-, Golgi-ähnlich) sind im Vorder- und Hinterhorn vorhanden (Assimakopoulos et al. 1992). Auch Mine et al. (2000; n = 16, Mensch) fanden Nervenfasern und Mechanosensoren (Pacini, Ruffini) im äußeren Drittel des Meniskuskörpers, wobei die innervierte Fläche im Vorder- und Hinterhorn breiter war. Eine noziozeptorische Innervation mit SP-positiven Fasern war weniger zahlreich vertreten.

2.5.5.4 Sprunggelenk

Rein et al. (2012) untersuchten die Sensorstrukturen in den Ligamenten des Sprunggelenks (140 Ligamente, 10 Leichenfüße). Die Klassifikation der Mechanosensoren erfolgte gleichfalls nach Freeman und Wyke (1967a, b). Die freien Nervenendigungen waren die dominanten Sensoren insbesondere in den lateralen und medialen Bandkomplexen. In der Anzahl folgten Ruffini-Endigungen, nicht klassifizierbare Endigungen, Pacini-Korpuskeln und Golgi-ähnliche Endigungen. Die Ruffini-Endigungen fanden sich signifikant häufiger ventral im Ligamentum tibiofibulare als medial und häufiger als Pacini-Korpuskeln und Golgi-ähnliche Endigungen im lateralen, medialen und Sinus-tarsi-Komplex. Das Alter reduzierte die Anzahl der Ruffini-Korpuskeln ($r = -0,33$, $p = 0,0001$) und der nicht klassifizierbaren Endigungen ($r = -0,44$, $p = 0,0001$) signifikant.

In der synovialen Membran des Sinus tarsi (Mensch) sind reichlich freie Nervenendigungen und Mechanosensoren (Pacini, Golgi, Ruffini) gefunden worden (Akiyama et al. 1999).

> Der talokalkaneale Gelenkraum ist ein Sensorstandort für nozizeptive und propriorezeptive Informationen. Die propriorezeptiven Afferenzen können als Teil der mechanischen Informationskette für die posturalen Regulationen des Stehens, Gehens und Springens angesehen werden.

Im Sensorbesatz der oberflächlichen und tiefen Teile der Fettpolster am Retinaculum extensorum sowie der subtalaren Gelenkkapsel innerhalb des Sinus tarsi (Rein et al. 2014; Verstorbene, n = 13) sind die freien Nervenendigungen vorherrschend, wobei dies mit der Gefäßausstattung korreliert. Ruffini- und Golgi-ähnliche Mechanosensoren sind sehr wenig und Pacini nicht vorhanden. Die subtalare Gelenkkapsel ist bevorzugt reich mit freien Nervenendigungen und Gefäßen ausgestattet.

> Das Fettpolster hat offensichtlich eine wichtige propriorezeptive, aber auch nozizeptive Funktion, denn hier liegen Sensorfasern zwischen den Fettzellen.

2.5.5.5 Plantare Haut

Kennedy und Inglis (2002) diagnostizierten elektrophysiologisch 104 kutane plantare Mechanosensoren, wovon 15 SAI- (14 %), 16 SAII- (15 %), 59 FAI- (57 %) und 14 FAII- (14 %) Sensoren waren. Die FAII-Sensoren wiesen mit 4 mN die geringsten Schwellen (Monofilament-Test) auf. Für die FAI wurde die Schwelle bei 12 mN und die SAII bei 26 mN gefunden. Im Gegensatz zu diesen Werten waren die SAI mit 115 mN sehr hochschwellig. Innerhalb jedes Sensortyps fiel aber eine sehr große Streubreite auf. In der Haut der Zehen lag sie zwischen 0,5 bis 150 mN, im lateralen Fußbereich zwischen 0,5–750 mN und an der Ferse zwischen 0,7–3000 mN. Auch die nicht systematisch verteilten rezeptiven Felder wiesen eine sehr große Streuung auf. Extrem groß waren die Felder der FAII-Sensoren mit einem Medianwert von 285 mm^2 bei einer Streuung zwischen 42–895 mm^2. Für die FAI wurden Felder von 38 mm^2 (6–334 mm^2), für die SAI von 71 mm^2 (12–278 mm^2) und für die SAII von 127 mm^2 (44–296 mm^2) ausgemessen. Alle Sensoren waren ohne Spontanaktivität und wurden durch Dehnung der Haut aktiv. Die empfindliche Dehnungsrichtung z. B. der Fersensensoren war bevorzugt nach lateral und bei wenigen nach ventral gerichtet.

Schneider et al. (2004) untersuchten nur zwei Füße. Meissner-Korpuskeln (FAI) fanden sie mit einer ansteigenden Sensordichte in Richtung Vorfuß mit dem Maximum an den Zehen. Im Mittel- und Vorfuß war die Dichte lateral höher als medial. Die Pacini-Korpuskeln (FAII) erhöhten die Dichte gleichfalls von der Ferse zum Vorfuß mit der höchsten Dichte im Bereich des Ballens. Es wurde eine Sensorhäufung im Bereich des Ansatzes der Plantarfaszie wie auch des M. tibialis anterior und des M. flexor hallucis longus gefunden.

> In der plantaren Haut haben die schnell adaptierenden Sensoren einen Anteil von ca. 70 %. Sie sind über die gesamte Fläche verteilt. Die Verteilung in den verschiedenen Regionen konnte sowohl ohne als auch mit Häufungen gefunden werden. Der Sensorbesatz, aber auch die Positionierung entsprechen der Funktion, die Dynamik der Druckverhältnisse während des Abrollvorganges möglichst in „Echtzeit" (beachte die Leitungs- und Verarbeitungsgeschwindigkeiten) abzubilden.

2.5.5.6 Vergleich der Haut plantar – palmar

Im Vergleich mit der Hand sind die mechanischen Reizschwellen der plantaren Sensoren wesentlich höher und die rezeptiven Felder dreimal größer. Der Sensorbesatz und dessen Funktion sind als Ergebnis der phylogenetischen Entwicklung an eine ständig höhere mechanische Belastung durch das Körpergewicht und an den bipedalen Stand und diese Fortbewegung angepasst.

> Die Hautsensorik hat plantar die Aufgabe, die statischen und dynamischen Druckwerte in allen Bereichen gleichartig und gleichwertig zu übersetzen bzw. zu ertasten. Dagegen hat sich die Hautsensorik der Hand und hier absolut bevorzugt die der Fingerspritzen für das Ermitteln von Informationen zum möglichst hoch präzisen Erkennen, Bewerten und Handhaben von Gegenständen entwickelt. Dies benötigt physiologisch eine Differenzierung des Sensorbesatzes zugunsten der Fingerspitzen und eine wesentlich geringere physiologische (Auslösungsschwelle von Aktionspotenzialen) und psychophysische (Verarbeitung der Aktionspotenziale und Empfindung) Erkennungsschwelle.

In der palmaren Handfläche (Johansson und Vallbo 1979a) steigt die Gesamtdichte der Sensoren von proximal nach distal, wobei sie sich vom Mittelbereich der Finger zu den Fingerkuppen noch einmal um das 2,6-fache erhöht. Dieser systematische und letztendlich extrem steile Anstieg wird durch die Meissner- (RA bzw. FAI) und die Merkel-Korpuskeln (SAI), die jeweils kleine und gut abgrenzbare rezeptive Felder haben, vertreten. Die geschätzte Dichte der SAI in der Fingerkuppe liegt bei 241 Units/cm^2, wogegen sie palmar nur 58 Units/cm^2 beträgt. Merkel und Meissner vertreten etwa 68 % aller Sensoren, wobei die Meissner-Sensoren am reichlichsten sind (Vallbo und Johansson 1984). Aus den Untersuchungsergebnissen der verschiedenen Autoren ergibt sich, dass die Meissner-Sensoren etwa einen Anteil von 43 % und die Merkel-Sensoren von 25 % haben. Die Pacini- und die SAII-Sensoren sind in allen Bereichen etwa gleichmäßig zu finden, und ihr Anteil liegt unter 20 %.

Die psychophysiologischen Erkennungsschwellen variieren in den Regionen der Handfläche. Auf der volaren Seite der Finger und in den peripheren Bereichen der Handfläche sind die Schwellen gering (Median: 11,2 µm). Sensoren mit mehr als doppelt so hohen Schwellen (Median: 26,0 µm) finden sich in der zentralen Handfläche, in den seitlichen Fingerbereichen und denen der Falten. Aus neurophysiologischer Sicht (Auslösungsschwelle von Aktionspotenzialen) liegen die Schwellen der Pacini bei 9,2 µm, der FAI bei 13,8 µm, der SAII bei 33,1 µm und der SAI bei 56,5 µm. Hervorzuheben ist, dass in den

Bereichen geringer psychophysischer Schwellen dies auch für die neurophysiologischen Schwellen zutrifft. In den psychophysisch hochschwelligen Bereichen waren die Schwellen auch höher als die physiologischen Schwellen der sensitivsten Sensoren (Johansson und Vallbo 1979b).

> Die Sensorik der Hand muss immer unter zwei Aspekten betrachtet werden: erstens als das sensibelste Tastorgan und zweitens als Informationsbasis für schon beim Ungeübten sehr hohe sensomotorische Bewegungsleistungen, die aber durch Training (z. B. Musikinstrumente) noch extrem ausgebaut werden können. Hierfür müssen feinste mechanische Deformierungen der Haut durch Vibration, Druck und Dehnung sensorisch erkannt werden.

2.5.6 Nozisensorik von Haut, Muskulatur, Gelenkkapseln, Periost und Knochen

In der **Haut** ist die Dichte der C-Nozizeptoren deutlich höher als die der Aσ-Nozizeptoren (Treede et al. 1994). In der **Muskulatur** sprechen diese Rezeptoren bevorzugt auf ATP (wird bei jeder Muskelverletzung freigesetzt) und H^+-Ionen (Entzündungen; Mikrozirkulationsstörungen mit relativer Ischämie und Hypoxie) an, wofür die Nervenendigungen spezielle Rezeptormoleküle besitzen. Die H^+-Ionen sind wesentliche Aktivatoren, denn z. B. in aktiven Triggerpunkten liegt eine Hypoxie und damit auch eine pH-Absenkung vor. Eine Azidose findet sich auch in jedem Entzündungsgebiet. Die Muskelnozizeptoren reagieren aber auch auf den „nerve growth factor" (NGF; Eigenproduktion der Myozyten) mit Afferenzen, dessen Produktion während Entzündungen erhöht ist (Reinert et al. 1998). In den **Gelenkkapseln** befinden sich die Nozizeptoren plexusartig verzweigt in der Capsula fibrosa, und in den Kapseln der kleinen Wirbelgelenke ist diese nozizeptive Versorgung besonders dicht. Im **Periost** existiert ein dichtes netzartiges Maschenwerk von Mechanorezeptoren, welches auf die Detektion von mechanischen Beanspruchungen optimiert ist (Martin et al. 2007). Des Weiteren findet sich ein dichtes Netzwerk von C-Nozizeptoren und sympathischen Nervenfasern (Sample et al. 2010; Martin et al. 2007). Das **Knochen**gewebe und das Knochenmark sind direkt mit nozizeptiven C-Faser-Neuronen verknüpft (Imai et al. 1994, 1997; Sample et al. 2010).

2.5.7 Degeneration, Alter und Sensorbesatz

Es ist grundsätzlich bekannt, dass chronische physische Inaktivität und in der Folge die chronisch degenerativen Erkrankungen („diseasome of physical inactivity", vgl. ▶ Kap. 6 und 7) wie u. a. Arthrosen, aber auch der Alterungsprozess zu vergleichbaren bzw. sehr ähnlichen Ergebnissen hinsichtlich der strukturellen und damit funktionellen Gewebeveränderungen führen. Wie mit einigen Ergebnissen bereits dargestellt, führen der Arthrose- und der Alterungsprozess zu einer Veränderung und Reduzierung der Sensordichte. Bevorzugt wird die Dichte der schnell adaptierenden (Pacini) gegenüber den langsam adaptierenden (Ruffini) Sensoren gemindert (Moraes et al. 2011), und es treten Sensoren mit atypischer Morphologie und nicht klassifizierbare Nervenendigungen auf (Morisawa 1998).

Es besteht im Bereich des oberen und unteren Sprunggelenkes eine negative Korrelation zwischen der Anzahl an Ruffini- und nicht klassifizierbaren Korpuskeln und dem Alter (Rein et al. 2013). Das ist ein wichtiger Hinweis, dass der physiologische Alterungsprozess den Besatz an Sensoren reduziert und so die Informationsbasis für die Bewegungsregulation mindert.

Bei der Osteoarthritis stammen die nozizeptiven Informationen von den Aδ-Mechanosensoren, polymodalen und CGRP- und SP-positiven Nervenfasern in der Synovia und den umgebenden Bindegewebestrukturen.

› Die die Arthrose begleitenden Entzündungsprozesse sind zugleich Ursache einer peripheren Sensibilisierung der nozizeptiven primären Neurone mit nachfolgender zentraler Sensibilisierung. Daraus resultieren der Ruheschmerz und die Hyperalgesie. Auch der übertragende Schmerz sowie der sympathisch unterhaltende Schmerz sind beteiligt.

Die Gonarthrose reduziert die Golgi-, die Ruffini-, die freien und die total vorhandenen Nervenendigungen und die kleinen Gefäße im hinteren Kreuzband. Damit verbunden ist auch bevorzugt im hinteren Kreuzband in Relation zur ventralen Kapsel das Gefäßnetz gelichtet (Cabuk et al. 2017). Die Sensoren belegen in diesem Band gegenüber denen von nicht arthrotischen Kniegelenken eine um 50 % reduzierte Fläche (Franchi et al. 1995). Bei vorderen Kreuzbändern von gelenkgesunden Kontrollpersonen und solchen mit fortgeschrittener Arthrose (Autopsie) war das Nervengewebe ausschließlich und gleichmäßig im periligamentösen Gewebe lokalisiert. Hierbei nahm aus pathophysiologischen Gründen bei der Arthrosegruppe das Nervengewebe eine signifikant größere Fläche um das Band ein als bei der Kontrollgruppe (Amir et al. 1995).

› Die mit dem Fortschritt der Degeneration und dem Alterungsprozess offensichtlich stattfindenden Reduzierungen der Sensordichte, die offensichtlich bevorzugte Minderung der Anzahl der schnell adaptierenden Sensoren, das Auftreten strukturell veränderter korpuskulärer Sensoren und der teilweise Ausbau des Netzes freier Nervenendigungen und Sensibilisierungsprozesse verändern das Afferenzmuster qualitativ und quantitativ. Das Gehirn wird weniger und anders über die sich schnell ändernden physikalischen Einwirkungen und biochemischen Gewebebedingungen informiert. Daraus resultieren schleichend fortschreitend insuffiziente, zeitlich und intensitätsmäßig nicht mehr ausreichend angepasste motorische Reaktionen. Am Ende dieses langfristig schleichenden Prozesses stehen die klinischen und subjektiv wahrnehmbaren sensomotorischen Einbußen der Bewegungsfertigkeiten, die die Sturzgefährdung einschließen.

2.6 Optisches System

Das optische System liefert grundsätzlich zwei sehr komplexe Leistungen:
1. das Wahrnehmen von Hell und Dunkel sowie
2. das Erkennen von Formen, Farben, Gegenständen und Personen in einem statischen und dynamischen Bild der Umwelt.

Die Netzhaut (Retina) als anatomischer Standort der lichtsensiblen Sensoren ist ein vorgeschobener Teil des Zwischenhirns. Die Retina, ca. 200 µm dick, besteht aus Sensorzellen, verarbeitenden Neuronen (ca. 1 Mio.) und Gliazellen. Die adäquaten Reize der Sensoren sind elektromagnetische Wellen mit einer Frequenz zwischen 400 und 700 (750) nm. Die Sensorzellen liegen auf der dem Licht abgewandten Seite. Ihre Aktionspotenziale werden über bipolare Nervenzellen auf Ganglienzellen übertragen, deren Axone den N. opticus bilden.

Es können zwei Sensortypen differenziert werden: die Stäbchen (ca. 100–110 Mio.) und die Zapfen (ca. 6 Mio.). Die Stäbchen (Sehfarbstoff: Rhodopsin) verantworten das Nachtsehen und die Zapfen (Sehfarbstoff: Iodopsine) das Tagsehen. Bei den Zapfen besteht die Besonderheit, dass jeder Zapfen nur einen Farbstofftyp enthält und somit nur auf einen Anteil des elektromagnetischen Spektrums reagieren kann. Daraus resultiert, dass es blau-, grün- und rot/gelb-empfindliche Zapfen gibt. Die Retina hat rezeptive Felder, woraus sich Signalkonvergenz und somit automatisch auch -verarbeitung ergeben. Bereits in der Retina finden komplexe

Signalverarbeitungen statt, in die u. a. die laterale Hemmung als Mechanismus der Kontrastverstärkung eingebunden ist.

Das Wahrnehmen der Farben steht zunächst bereits auf der Grundlage der spezifisch mit Sehfarbstoff und damit mit einer spezifischen spektralen Empfindlichkeit ausgerüsteten Zapfen. Sie reagieren dadurch spezifisch auf den Farbton und dessen Helligkeit. In der Folge hat die Verteilung der Zapfen einen Einfluss auf das Farbsehen (trichromatische Theorie) und auch auf die Anordnung der rezeptiven Felder mit einem resultierenden Rot/Grün- und Blau/Gelb-Antagonismus (Gegenfarbentheorie). Die letzteren neurophysiologischen Prozesse prägen die Signalverarbeitung bis zur primären Sehrinde. Bei Intaktheit des Systems ist aber die Wahrnehmung von Farben dennoch eine kognitive Leistung, indem es zur „farblichen" Interpretation der Signale kommt.

Für das Tiefensehen sind beide Augen erforderlich. Beide Augen bilden den Raum jeweils etwas different ab. Aus der Verschiedenheit der zweidimensionalen Bildlage auf der Retina (Querdisparation) zwischen beiden Augen kann das optische System das räumliche, stereoskopische Sehen generieren.

Die Sehbahn startet mit den ersten drei Neuronen (Zapfen und Stäbchen, bipolare Neurone der inneren Körnerschicht, multipolare Neurone im Stratum ganglionare) in der Retina. Die Axone der multipolaren Neurone bilden den N. opticus. Im Chiasma opticus kreuzen die Fasern mit den Afferenzen der medialen Seite zur Gegenseite, und die der lateralen Seite verbleiben auf ihrer Seite. Das Ergebnis ist der Tractus opticus, der zum Corpus geniculatum laterale, den Ort des vierten Neurons, zieht. Von hier erfolgt mittels der Sehstrahlung (Radiatio optica) die Projektion zur primären Sehrinde im Okzipitallappen. Hier entsteht das bewusstwerdende Bild, welches dann in der sekundären Sehrinde weiter bewertet und interpretiert wird.

Das optische System hat über die Hell-Dunkel-Empfindung eine wichtige Funktion für den zirkadianen Rhythmus des Menschen und durch das Sehen einen Einfluss auf die Sensomotorik. Es ist auch selbst an der Organisation der Augenmotorik für das Sehen über die optischen Reflexe beteiligt.

> Optische, vestibuläre und propriozeptive Afferenzen werden für die Organisation der Sensomotorik variabel integriert und liefern so einen wichtigen Beitrag zur Bewegungsregulation. Optische Informationen sind insbesondere in der ersten Lernphase, der Phase der Grobkoordination (Meinel und Schnabel 1998, 2004), von hoher Wichtigkeit, bis mit dem Lernfortschritt die propriozeptiven Informationen immer mehr die Bewegungsregulation und die Wahrnehmung der Bewegungsausführung prägen.

2.7 Vestibuläres System

Der Vestibularapparat liefert Afferenzen für essenzielle Leistungen der Sensomotorik. Mittels ihrer Verrechnung kann das Gehirn präzise die Körperposition im Raum und die Lage des Kopfes im Raum und gegenüber dem Oberkörper wahrnehmen. Die vestibulären Afferenzen prägen die posturalen Regulationen zur Kompensation der Gravitation sowie zur Sicherung und Wiederherstellung der Körperposition im Raum und zueinander (Gleichgewicht und Balance als Hauptmerkmale des Bewegungskönnens und der Bewegungsqualität) sowie die Steuerung der Blickmotorik.

> Für diese Leistungen werden in Abhängigkeit vom Stand des sensomotorischen Lernens und des Alterungsprozesses die vestibulären Afferenzen immer mit den optischen und proriozeptiven Informationen integrativ verarbeitet. Dabei haben die Informationen der verschiedenen Quellen situativ eine variable Wertigkeit.

> Für eine hohe Qualität der benannten Leistungen ist also zwingend ständig

ein „lernendes" und „erhaltendes" Trainingsprogramm erforderlich. Die Ergebnisse sind absolut fertigkeitsspezifisch. Bewegungskönnen zeichnet sich nicht nur durch die Bewegungsschwierigkeit aus, sondern eben auch bevorzugt durch die Qualität und die hohe Reproduzierbarkeit der Bewegungsausführung. Die sensomotorische Qualität steht zugleich für die Verletzungsgefährdung und die Disposition für Fehlbelastungen. Eine lernbedingt adäquate und fertigkeitsspezifische Verarbeitung der optischen, vestibulären und propriozeptiven Informationen ist die absolute Voraussetzung.

Das Gleichgewichtsorgan (mit dem Hörorgan) befindet sich im Felsenbein. Der Sensor vereinigt zwei wichtige Funktionen. Er detektiert
1. mittels der Makulaorgane (Sacculus, Utriculus) Linearbeschleunigungen (Gravitation) und
2. mittels der Bogengänge Winkelbeschleunigungen (Rotationen).

Die mechanoelektrische Transduktion, das Rezeptorpotenzial, entsteht einheitlich durch das mechanische Abscheren der Sinneshärchen.

Sacculus und Utriculus sind nahezu senkrecht zueinander angeordnet. Der Sacculus steht aufrecht und reagiert somit auf vertikale und der Utriculus auf horizontale Beschleunigungen. In beiden Strukturen ragen die Härchen der Sinneszellen in eine gallertige Membran hinein, in der sich Kalziumkristalle (Otolithen) befinden. Sie sorgen für das Trägheitsmoment, welches für die Detektion der translatorischen Beschleunigung erforderlich ist.

Die Bogengänge mit der Ampulle, in der sich die auch in Ruhe mäßig aktiven Sinneshaarzellen befinden, sind jeweils nahezu senkrecht zueinander in den drei Raumebenen angeordnet. Die Achse des hinteren Bogenganges entspricht der Achse des Felsenbeines, und die senkrechte Achse der drei Bogengänge ist ca. 30° nach okzipital gekippt. Die Bogengänge sind mit Endolymphe gefüllt. Die Härchen der Sinneszellen ragen gleichfalls in eine Gallertmasse ohne Otolithen (Cupulla), die den Ring mit Endolymphe unterbricht. Bei Rotation des Kopfes werden die Haarzellen durch die trägheitsbedingt stehende Endolymphsäule (wie das Wasser in einem rotierten Glas) gegen die Rotationsrichtung abgelenkt, und es entsteht das Rezeptorpotenzial. Dieses Potenzial setzt Neurotransmitter frei (Glutamat), und nachfolgend entstehen auf der afferenten Faser des im Ganglion vestibulare stationierten ersten Neurons die Aktionspotenziale. Dessen Sequenz wird von der Auslenkungsrichtung der Sinneshärchen bestimmt. Diese laufen dann über den N. vestibulocochlearis (VIII. Hirnnerv) zu den zweiten Neuronen in den ipsilateralen vier Vestibulariskernen der Medulla oblongata, aber auch in das Kleinhirn. Die Afferenzen jedes Bogenganges sind mit dem Ncl. oculomotorius, trochlearis und abducens verknüpft.

> Die Vestibulariskerne erhalten auch Afferenzen des optischen und des propriorezeptiven Systems, die sie situativ und in Abhängigkeit vom Grad der Bewegungsfertigkeit integrierend verarbeiten.

Für die integrative Leistung kommunizieren die vier Vestibulariskerne beider Seiten über Kommissurenfasern. Die Efferenzen der Vestibulariskerne laufen zu den Kernen der Augenmuskeln. Diese extrem schnelle reflektorische Verknüpfung ermöglicht mit der gleichen Bewegungsgeschwindigkeit des Kopfes auch entgegengesetzte Augenbewegungen (vestibuookulärer Reflex). Dadurch wird die Fixation des Bildes auf der Netzhaut als Grundlage einer stabilen optischen Wahrnehmung (Bildstabilisation) gewährleistet. Dieser Reflex ist auch für den Nystagmus verantwortlich, der gleichfalls der Bildstabilisation entweder bei sich bewegender Umwelt oder bei sich bewegendem Körper dient. Dieser Reflex dient übergeordnet der Wahrnehmung der

Lage und der Bewegung, der Blickstabilisation sowie der Kopf- und Haltungsregulation. So ist der vestibulookuläre Reflex engstens mit den vestibulospinalen Reflexen vernetzt.

Des Weiteren sind die Vestibulariskerne mit dem Rückenmark verbunden. Über den Tractus vestibulospinalis werden die Extensoren gebahnt und gleichzeitig die Flexoren gehemmt. Das bedeutet, der Tr. vestibulospinalis ist ein reflektorischer Baustein für die Stabilisation der Körperhaltung u. a. beim Stehen und Gehen. Ebenso nimmt er über die Aktivierung der Halsmuskulatur Einfluss auf die Kopfstellung. So kann bei Rotation des Rumpfes eine reflektorische Bewegung des Kopfes in die Gegenrichtung unterstützt werden, was u. a. auch wieder der optischen Bildstabilisation dient. Zur Sicherung und Wiederherstellung der Normalposition des Kopfes in Relation zum Thorax arbeiten die vestibulären Afferenzen mit denen der kurzen tiefen HWS-Muskulatur zusammen.

Das Gehirn besitzt ein markantes vestibuläres Netzwerk (Primaten), dessen Neurone multisensorische Eingänge vom vestibulären wie auch vom visuellen System erhalten (Gu 2018). Engste efferente Verbindungen zu kortikalen „vestibulären" Arealen wie z. B. dem posterioren parietalen Cortex dienen kognitiven Funktionen wie u. a. der Raumorientierung und der Bewegungswahrnehmung. So adaptiert das Gehirn auf ein Balancetraining über zwölf Wochen mit zwei Einheiten pro Woche. Neben der Verbesserung der Balancefähigkeit zeigt das MRT in Relation zur Kontrollgruppe eine erhöhte kortikale Dicke des superioren temporalen Cortex, in den mit der visuellen Funktion assoziierten Cortexbereichen, im posterioren Cortex cinguli, im Bereich des superioren frontalen Sulcus und in den präzentralen Windungen.

> Gleichgewichtstraining führt zu neuroplastischen Veränderungen in den genannten Hirnregionen, die eine Rolle bei der visuellen und vestibulären Bewegungswahrnehmung spielen und die mit der räumlichen Orientierung

und dem Gedächtnis verknüpft sind (Rogge et al. 2018). Balancetraining hat möglicherweise über direkte Verbindungen des vestibulären Systems neuroplastische Konsequenzen in den verknüpften Strukturen Hippocampus und im parietalen Cortex. Entsprechend ist Balancetraining eine Schulung für die räumliche Wahrnehmung und für das Gedächtnis (Rogge et al. 2017).

2.8 Afferenzmuster: Basis von Bewegungsregulation und sensomotorischem Lernen

Die Aktionspotenzialsequenzen aller aktiven Mechano-, Chemo- und Nozisensoren, der Vestibularapparate und der optischen Sensoren liefern das Afferenzmuster (vgl. ◘ Abb. 2.3). Das propriozeptive Muster hat eine qualitative und eine quantitative Komponente. Die qualitative beschreibt, welche Sensoren mit welchen Sequenzen und von welchen anatomischen Standorten aktiv sind. Dies spiegelt die räumlich-zeitliche Struktur des Musters wider. So werden das Sitzen und das Stehen mit einem gravierend differenten Muster einhergehen. Die quantitative Komponente beschreibt, wie häufig vergleichbare bzw. sehr ähnliche Muster infolge häufig wiederholter gleicher oder sehr ähnlicher Bewegungen vorkommen. Das quantitative Afferenzmuster ist die Grundlage für das Bewegungslernen und die Erhaltung des Bewegungskönnens. Es fordert vom Gehirn die wiederholte Verarbeitung für eine gleiche Zielstellung, und das Gehirn wird die wiederholten Verarbeitungsprozesse mit funktionellen und nachfolgend strukturellen Anpassungen beantworten.

> Die Anpassungen repräsentieren das Bewegungskönnen. Sie sind im Cortex mit der Bewegungskomplexität und der Bewegungsschwierigkeit gekoppelt und zugleich Ausdruck des Bewegungsgedächtnisses (Perez et al.

2004). Die optischen Informationen sind führend in der Lernphase der sensomotorischen Grobkoordination. Mit dem Lernfortschritt zur Phase der Feinkoordination und letztendlich der freien Verfügbarkeit erhalten die propriozeptiven, mit den vestibulären gekoppelten Informationen immer mehr den absoluten Vorrang.

2.9 Somatosensorische afferente Leitungsbahnen

2.9.1 Leitungsbahnen zum Kleinhirn

Das **Kleinhirnseitenstrangsystem** (vgl. ◘ Abb. 2.3) mit einem vorderen und hinteren Strang verläuft jeweils ungekreuzt und projiziert aus dem Rückenmark zum Cortex cerebelli. Das sensible erste Neuron befindet sich einheitlich im Ganglion spinale bzw. trigeminale.

Tr. spinocerebellaris posterior: Die epikritischen und propriozeptiven Afferenzen aus der Muskulatur und der Haut der Beine und des unteren Rumpfes gelangen zum zweiten Neuron im Ncl. dorsalis (Th1–L2). Die Axone dieser Neurone verlaufen als Tr. spinocerebellaris posterior über den Kleinhirnstiel zum Kleinhirncortex. Afferenzen aus Segmenten unterhalb von L2 laufen bis zu dieser Höhe zunächst im Funiculus gracilis und diejenigen oberhalb Th1 über den Funiculus cuneatus zum Ncl. cuneatus (entspricht dem Ncl. dorsalis) und dann weiter als Tr. cuneocerebellaris neben dem Tr. spinocerebellaris posterior zur Kleinhirnrinde.

Tr. spinocerebellaris anterior: Dieser Trakt transportiert nahezu selektiv Afferenzen der Golgi-Sehnen-Organe. Das zweite Neuron ist in der Lamina VII des Hinterhorns. Dessen Axone kreuzen zunächst, ziehen als Tr. spinocerebellaris anterior nach oben und erreichen nach der Rückkreuzung das Kleinhirn. Das vordere System vermittelt dem Kleinhirn bereits bearbeitete, komplexe Informationen, die es für Feinabstimmungen der sensomotorischen Aktivitäten nutzen kann. Die Afferenzen aus dem Einzugsgebiet des N. trigeminus gelangen über den Tr. nucleocerebellaris zur Kleinhirnrinde.

2.9.2 Leitungsbahnen zur Großhirnrinde

Die somatischen Afferenzen der verschiedenen Sensoren werden über spezifische Leitungsbahnen zum Gehirn geleitet und in den Zwischenstationen auch bereits verarbeitet. Für die Wahrnehmung der Temperatur- und Schmerzempfindung, der Berührung (taktil, haptisch) sowie der Körperlage und Bewegung (Propriozeption) werden Afferenzen benötigt und zentral zusammengeführt. Zu beachten ist, dass sensible Afferenzen zwei grundsätzliche Funktionen haben:
1. Empfindungen und Wahrnehmungen auszulösen bzw. daran beteiligt zu sein und
2. im unbewussten Bereich an der Regulation der Bewegungen mitzuwirken.

Es stehen zwei große Bahnsysteme zur Verfügung (◘ Abb. 2.3):
1. das **Vorderseitenstrangsystem** (oder anterolaterales System; Tractus spinothalamicus bzw. trigeminothalamicus, Tractus spinoreticularis, Tractus tectalis) und
2. das **Hinterstrangsystem** (oder lemniskales System; Lemniscus medialis bzw. trigeminalis).

2.9.2.1 Vorderseitenstrangsystem

> Das Vorderseitenstrangsystem transportiert die Afferenzen der protopathischen Sensibilität. Diese beinhaltet die Afferenzen für die Nozizeption, für die Temperaturempfindung und für die grobe Druck- und Berührungsempfindung.

Tractus spinothalamicus: Das pseudounipolare erste Neuron liegt im Ganglion spinale

2.9 · Somatosensorische afferente Leitungsbahnen

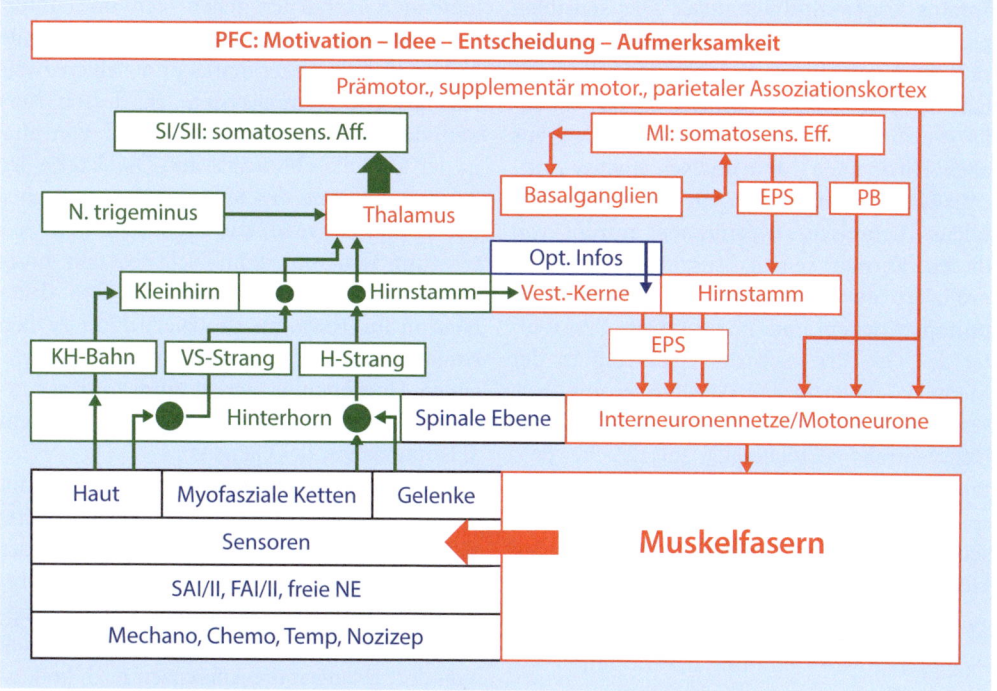

Abb. 2.3 Das sensomotorische System. Die Afferenzmuster der propriozeptiven, optischen und vestibulären Sensoren sind die Basis der Haltungs- und Bewegungsregulation. Dargestellt sind die afferenten Bahnen der protopathischen und epikritischen Sensibilität, die wichtigen afferenten Stationen zum SI, die efferenten Ausgangspunkte (nicht vollständig) und die Verarbeitungs- und Zwischenstationen bis zu den MN

und das zweite im Hinterhorn (Lamina I, III, IV V; Ncl. proprius). Wenige Axone wechseln nicht, aber der größte Teil segmental oder wenig höher zur Gegenseite, und sie steigen im Vorderseitenstrang (Tr. spinothalamicus anterior: Druck, Berührung, Tr. spinothalamicus lateralis und Tr. spinoreticulothalamicus: Schmerz, Temperatur) zum Thalamus (Ncl. ventralis posterolateralis) auf.

> Die Schmerzafferenzen werden über Aδ-Fasern und langsame C-Fasern geleitet. Die Fasern bilden getrennte Bahnen und haben differente Projektionsorte im Thalamus (vgl. unten).

Das dritte Neuron leitet die Information letztendlich zu den somatotopisch organisierten Bereichen des sensiblen Homunculus des primären (SI) und sekundären (SII) somatosensorischen Cortex, dem „Hauptpostamt des Gehirns".

> Die somatosensorischen Areale des SI generieren die sensorisch-diskriminative Komponente des Schmerzes. Dies bedeutet, der Schmerzort, die Schmerzqualität, die zeitliche Dauer und die Schmerzintensität können beschrieben werden. Über die Verknüpfung zum Hypothalamus werden die neurovegetativen (z. B. Anstieg von Blutdruck und Herzschlagfrequenz, Schwitzen) und die humoralen (Cortisol, Nebenniere) Reaktionen ausgelöst. Die Verbindungen zum limbischen System verantworten die emotionalen und affektiven Reaktionen (vgl. ▶ Abschn. 7.2).

Tractus trigeminothalamicus: Die sensiblen pseudounipolaren ersten Neuronen befindet sich im Ganglion trigeminale und die zweiten im Ncl. tractus spinales (pars caudalis spezifisch für die Schmerzafferenzen aus allen Hirnnerven) und im Ncl. tractus principialis n. trigemini. Der Tr. trigeminothalamicus (Lemniscus trigeminalis) nimmt von diesen Kernen seinen Ausgangspunkt und projiziert die Afferenzen der epikritischen, protopathischen und nozizeptiven Sensibilität des Gesichts nach der Kreuzung in der Medulla oblongata zur Gegenseite zum Ncl. ventralis postomedialis im Thalamus (beachte: Ncl. ventralis postolateralis: epikritische, protopathische nozizeptive Sensibilität des Tr. spinothalamicus lateralis und des Lemniscus medialis mit Kollateralen zum zentralen Höhlengrau, der Formatio reticularis).

> Über Kollateralen erreichen die nozizeptiven Afferenzen die Formatio retikularis, das zentrale Höhlengrau (Substantia grisea periaqueductalis), von wo die Schmerzhemmung ihren Ausgangspunkt nimmt.

Vom Thalamus erfolgt die Projektion zur Gesichtsregion des sensiblen Homunculus des SI (Area 1–3; sensorische Diskrimination) und zum SII, zur höchsten kortikalen Instanz dem präfrontalen Cortex, dem Inselkortex (Schmerzbewertung) und dem limbischen System (vorderer Gyrus cinguli: Emotionen, Angst, Lernen, Gedächtnisfunktionen, Verknüpfung Umwelt und Gefühlslage; der Amygdala: Gefahrenanalyse, Bewertungen, Wiedererkennen, Affekte).

2.9.2.2 Hinterstrangsystem

> Die Leitungsbahnen des Hinterstrangsystems transportieren die Afferenzen der epikritischen Sensibilität. Das Verarbeitungsergebnis dieser Afferenzen ist der präzise Berührungs-, Positions- und Lagesinn (Propriozeption).

Lemniscus medialis: Das erste Neuron liegt im Ganglion spinale. Dessen nach zentral laufenden Dendriten teilen sich im Hinterhorn und versorgen erstens das neuronale Netzwerk des Rückenmarks und steigen zweitens als Hinterstrangsystem zu dessen Kernen, dem Ncl. gracilis und dem Ncl. cuneatus in der Medulla oblongata, auf. Die Axone der zweiten Neurone des Systems verlaufen über den Lemniscus med. zur Gegenseite und weiter zum Thalamus, zum Ncl. ventralis posterolateralis und zum Kleinhirn. Das dritte Neuron im Thalamus projiziert dann zu den somatotopisch zugehörigen Arealen des sensiblen Homunculus des SI und zum sekundären somatosensorischen Cortex, dem „Hauptpostamt des Gehirns".

Lemniscus trigeminalis: Das erste Neuron ist im Ganglion trigeminale. Dessen Fortsätze gelangen zum sensiblen Zentralkern des Trigeminus in der Brücke, dem Ncl. sensibilis principalis (entspricht den Hinterstrangkernen), wo sich das zweite Neuron befindet. Von dort gelangen die Afferenzen nach kontralateral, wo der Lemniscus trigemini gemeinsam mit dem Lemniscus medialis zum Thalamus, dem Ncl. ventralis posteromedialis verläuft. Das dritte Neuron projiziert dann zu den somatotopisch entsprechenden Arealen des SI und SII.

> Die Muskel-, Haut- und Gelenkafferenzen der oberen Extremität nehmen den Weg über die Hinterstränge. Der Weg der Ia-Muskelspindelafferenzen der unteren Extremität läuft getrennt von den Afferenzen aus der Haut und den Gelenken. Im lumbalen Bereich in Höhe L3 werden die meisten Fasern Teil des dorsalen Fasciculus und verlaufen im dorsalen spinozerebellären Trakt zum Kleinhirn.

2.10 Zentrale Verarbeitung zum motorischen Handlungs- und Bewegungsprogramm

Die Afferenzen der protopathischen und epikritischen Bahnen gelangen zum SI, dem Gyrus postcentralis als Teil des

Parietallappens (◨ Abb. 2.3). Dort besteht wie bereits in den Bahnsystemen Somatotopie. Das bedeutet, für die Afferenzen aus konkreten Körperbereichen gibt es konkrete Ankunfts- und Verarbeitungsnetzwerke. Das Ergebnis ist der somatosensible Homunculus. Der angrenzende obere Bereich des Parietallappens leistet das Erkennen im Raum. Er ermöglicht eine räumliche Aufmerksamkeit, was auch zum Aufmerksamkeitswechsel zwischen anliegenden Reizen führen kann. Des Weiteren wirkt er an der visuellen Regulation der Bewegungen mit. Der untere posteriore Bereich vertritt das räumliche Denken und zeitlich-räumliche Prozesse wie das Rechnen und Lesen. Der untere posteriore Bereich integriert propriorezeptive, auditive und vestibuläre Informationen. Gemeinsam mit der Integration der visuellen Informationen aus der sogenannten dorsalen „Wo-Bahn" und der ventralen „Was-Bahn" ergeben sich die Abbildungen von Körper und Umwelt. Im Bereich des Sulcus intraparietalis, der den Lobus parietalis superior und inferior trennt, befindet sich die Schnittstelle zwischen den Sinnessystemen und dem motorischen System. Dort erfolgen die Berechnung und die Organisation der Kontrolle von Hand- und Augenbewegungen. Alle diese kognitiven Leistungen basieren direkt auf der primären Versorgung des SI mit protopathischen und epikritischen Informationen und weiterer parietaler Netzwerke mit den Informationen des optischen und vestibulären Systems.

> Der SI ist auch der funktionelle Ort der **sensorisch-diskriminativen Schmerzkomponente.** Daraus resultiert einerseits, dass Schmerzen die benannten Leistungen beeinflussen bzw. beeinträchtigen können, und andererseits, dass Bewegungsaktivitäten mit ihren Afferenz- und Reafferenzmustern Einfluss auf die Schmerzen nehmen können.

Die weiteren verschiedenen Cortices vertreten die folgenden Leistungen:
Der **Frontallappen** ist der sogenannte „Vorstandsvorsitzende" des Gehirns und damit des menschlichen Verhaltens. Er ist für die höchsten und komplexesten Hirnleistungen verantwortlich. Er vertritt gemeinsam mit dem Okzipitallappen die optischen Wahrnehmungen, mit dem Parietallappen die des Raum- und Lageempfindens und mit dem Temporallappen das Hören.

Der **Parietallappen** steht für die Repräsentation des Körpers. Er generiert mit seinen sekundären Zentren die Fähigkeit, die Bedeutung von somatischen, visuellen und auditiven Informationen zu erfassen.

Der **Okzipitallappen** steht für die Verarbeitung der visuellen Informationen (primäre Sehrinde; Brodmann 17), wofür jeweils ein abgrenzbares kleines Gebiet der Sehrinde für jeweils einen Punkt der Netzhaut verantwortlich ist. Diese retinotopische Organisation entspricht der Somatotopie des SI. Die **sekundäre Sehrinde** (Brodmann 18 und 19) fungiert als Assoziationszentrum. Hier entsteht das Erkennen der in der primären Rinde anliegenden Muster mit deren Interpretation. Durch die Verknüpfung der sekundären Sehrinde mit dem Gyrus angularis des Parietallappens werden die erkannten Bilder mit der Sprache verbunden. Die Verbindungen mit dem Frontallappen führen zur Koordination der Augenbewegungen.

Im **Temporallappen** befindet sich der primäre auditorische Cortex (Brodmann 41) mit Neuronennetzen für bestimmte Frequenzen. Diese tonotopische Gliederung entspricht der retinotopischen Gliederung der primären Sehrinde und der somatotopischen Gliederung des SI.

In der **dominanten Hemisphäre** befindet sich das sensorische Sprachzentrum (Wernicke). Es verantwortet mit weiteren Arealen das Sprachverständnis.

Der **Hippocampus** am inneren Rand des Temporallappens bildet gemeinsam mit dem entorhinalen, perirhinalen und dem parahippocampalen Cortex das Koordinationszentrum für das deklarative (explizite) Gedächtnis und das Lernen. Mittel- und langfristige Gedächtnisinhalte werden hier verankert. Im **unteren temporalen Bereich** ist das visuelle Arbeitsgedächtnis („working Memory") lokalisiert. Es speichert für Sekunden bis Minuten, um Vergleiche mit weiteren Wahrnehmungen möglich zu machen.

Der Hippocampus ist zugleich eine Schaltstelle des limbischen Systems, welches gemeinsam mit allen weiteren Netzwerken des Großhirns sehr komplexe und umfängliche Aufgaben erfüllt.

> Das **limbische System** vertritt die **Emotionen** und damit auch die **emotionale Komponente des Schmerzes** (Gyrus cinguli). Über Verknüpfungen mit dem neurovegetativen, neuroendokrinen (Hypothalamus) und motorischen System werden die entsprechenden schmerzbegleitenden Reaktionen vermittelt. Des Weiteren steht das limbische System für die Motivationen, für Aufmerksamkeit, Affekte, Angst und im Zusammenhang mit dem Lernen und dem Gedächtnis auch für das Erkennen. Mit der Funktion des entorhinalen Cortex erfolgt die Orientierung im Raum, und die Umwelt kann erkannt und eingeteilt werden.

Der **supplementär-motorische Cortex** realisiert die Bewegungsplanung. Gemeinsam mit dem prämotorischen Cortex und dem SI werden Bewegungsplanung und Bewegungsausführung miteinander verknüpft.

Der **primäre** motorische **Cortex (MI)** ist wie auch der SI somatotopisch organisiert (Homunculus). Zum Motorcortex gehören neben dem MI der hintere Anteil des Gyrus frontalis superior, medius und inferior sowie auch die vorderen Abschnitte des Lobus paracentralis. Das im Gyrus frontalis inf. lokalisierte Broca-Zentrum generiert die Sprachmotorik. Es verantwortet aber auch die Lautanalyse. Das Broca-Zentrum ist direkt mit dem Wernicke-Zentrum vernetzt, welches für die auditive Sensorik und die Sprachverarbeitung steht.

Gemeinsam mit den Basalganglien und dem Kleinhirn organisieren verschiedene Cortexareale die Feinkoordination und -kontrolle aller Bewegungen. Die **Basalganglien** arbeiten über **vier Funktionsschleifen** eng mit den Cortices zusammen. Dies sind die **skelettmotorische**, die **okulomotorische** und die **komplexe kognitiv-assoziative** und **limbische Schleife**.

Die **skelettmotorische Schleife** hat ihre Ausgangspunkte in der prämotorischen, motorischen und somatosensorischen Rinde. Die Informationsverarbeitung verläuft über das Putamen, das Pallidum, den Pars reticulata der Substantia nigra, den Thamalus und zurück zum prämotorischen und supplementär-motorischen Cortex. Diese Informationsschleife liefert die **Parameterkontrolle der Bewegungen** (Bewegungsamplitude, -richtung, Kraft) und **kontrolliert die Mund- und Gesichtsmotorik**. Die **okulomotorische Schleife** nimmt ihren Ausgangspunkt im frontalen Augenfeld und dem parietalen Assoziationscortex (Area 7). Die Schleife wird gebildet durch den Ncl. caudatus, das Pallidum, den Pars reticulata der Substantia nigra und den Thalamus und zurück zum frontalen Augenfeld. Sie **kontrolliert die Augenbewegungen**.

Die **kognitiv-assoziative bzw. die limbische Schleife** beginnt im präfrontalen und orbitofrontalen Cortex bzw. im limbischen Cortex. Der Weg führt über die Basalganglien und den Thalamus zurück zu diesen Cortices. Die Schleife mit Ausgangsort frontaler Cortex ist an den **kognitiven Leistungen** wie Motivation, Intention, Bewegungsantrieb und Handlungsplanung und mit dem Ausgangsort limbisches System für die **Integration von Emotion und Motorik** beteiligt.

> Die Funktionsschleifen setzen den Bewegungsplan der assoziativen Cortices in ein konkretes zeitliches und räumliches Impulsmuster für die Bewegungen um. Sie kontrollieren bei laufender Bewegung über die den Thalamus als Schalt- und Verarbeitungsstation erreichenden Rückkopplungen die Erregbarkeit der kortikalen Areale.

2.11 Motorischer Output: Das Efferenzmuster als Ergebnis der Informationsverarbeitung

Auf der Basis der Motivation und einer Idee zur Bewegung ist das Ergebnis der Verarbeitung aller als wichtig eingestuften Afferenzen ein motorisches Efferenzmuster zur Aktivierung der Motoneuronenpools der Muskeln oder von „task groups". Letztere sind offensichtlich nicht in allen Muskeln vorhanden. Die Muskeln der Ketten werden zum „richtigen" Zeitpunkt, über die „richtige" Dauer und mit der „richtigen" Intensität in Funktion versetzt. Es stehen zwei Bahnsysteme zur Verfügung, die **Pyramidenbahn** und das **extrapyramidale System**.

Die **Pyramidenbahn** nimmt ihren Ausgangspunkt von den Motoneuronen im MI, vom prämotorischen, supplementär motorischen, SI und parietalen Assoziationscortex. Sie unterteilt sich in zwei Teile, den Tractus corticospinalis und den Tractus corticonuclearis. Letzterer enthält zusätzlich Axone von Neuronen des vorderen Augenfeldes für die Willkürbewegungen der Augen. Beide Tractus verlaufen zunächst gemeinsam, indem sich die Axone aller Ursprungsgebiete weiterhin in somatotopischer Anordnung oberhalb des Thalamus zusammenfinden und durch die Capsula interna verlaufen. Der Tractus corticonuclearis trennt sich vor der Pyramidenkreuzung und zieht zu den sensorischen und motorischen Hirnnervenkernen. Darüber werden die an der Sprache und der Nahrungsaufnahme beteiligten Muskeln versorgt. Von den übrigen Fasern kreuzen ca. 75–90 % in der Pyramidenkreuzung am Übergang von Medulla oblongata und Rückenmark zur Gegenseite. Diese verlaufen dann als Tractus corticospinalis lateralis zum propriospinalen Interneuronennetz in den entsprechenden Rückenmarksegmenten und hier u. a. auch zu den Ia- und Ib-Interneuronen. Darüber wird die Reflexempfindlichkeit bevorzugt der Beugemuskulatur geregelt. Nur wenige Fasern bilden direkt Synapsen mit α- oder γ-Motoneuronen. Diese direkten Verknüpfungen betreffen vor allem die Motoneurone der Hand- und Fingermuskulatur, wodurch die ausgeprägt präzise Feinmotorik ermöglicht wird. Die nicht kreuzenden Fasern ziehen als Tractus corticospinalis anterior und wechseln erst im Zielsegment zur Gegenseite in das Interneuronennetz.

> **Die Pyramidenbahn vermittelt bevorzugt die präzise Zielsensomotorik, aber auch Leistungen der Stützsensomotorik. Weil sie auch Ursprünge in den Assoziationsgebieten hat, die Leistungen kognitiv relevanter Funktionssysteme integrieren, kann das motorische Programm durch höhere Funktionsebenen modifiziert werden. Einige Fasern laufen auch zum Ncl. gracilis und cuneatus. Deshalb hat die Pyramidenbahn, das motorische Programm, einen direkten Einfluss auf den Zustrom der epikritischen Sensibilität. Kollateralen in den Rückenmarksegmenten zu Neuronen im Hinterhorn modifizieren den sensiblen Eingang im Sinne „wichtiger oder unwichtiger" Afferenzen. Es besteht eine enge Wechselbeziehung zwischen Afferenzen und Efferenzen (Abb. 2.4).**

Das **extrapyramidale System** hat seinen Ursprung in weit verbreiteten Cortexgebieten. Intensiv integriert sind die Basalganglien mit ihren Funktionsschleifen und efferent der Hirnstamm, der zum Ausgangspunkt wichtiger Bahnverbindungen wird. Dies sind der Tractus rubro-, vestibulo-, reticulo- und tectospinalis.

- Der Ncl. ruber, auch eng mit dem Kleinhirn vernetzt, ist eine dominante Struktur für die Halte- und Stellreflexe, also hoch komplexer dynamischer sensomotorischer Bausteine der posturalen Regulationen.
- Mit der gleichen Zielrichtung werden in den vestibulären Kernen die vestibulären mit den optischen und propriorezeptiven Afferenzen für Haltung, Körperstellung,

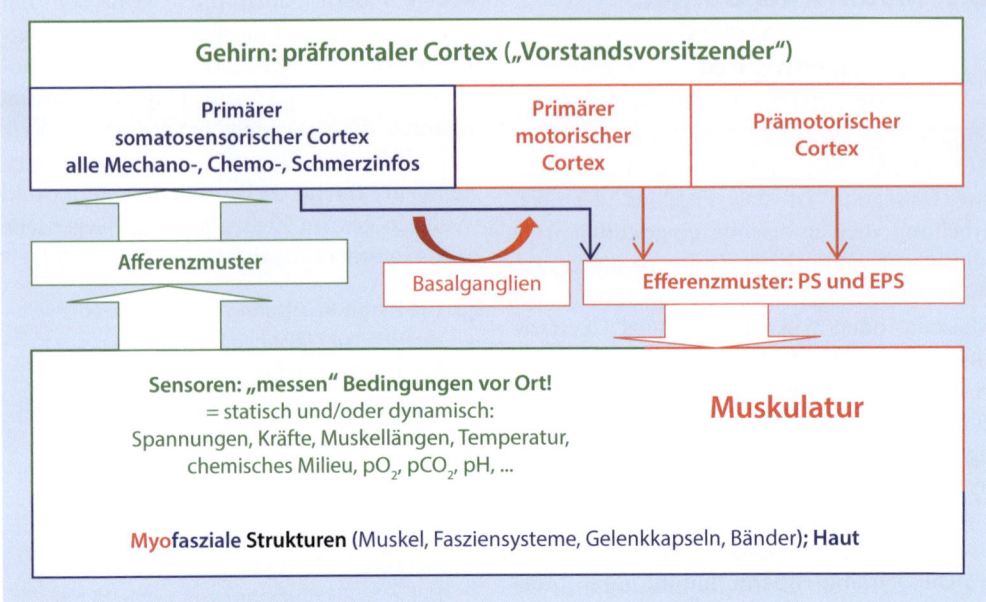

Abb. 2.4 Nach der komplexen Verarbeitung aller ausgewählten, bewegungs- und umgebungsgewichteten Afferenzen werden die Motoneuronenpools über die Pyramidenbahn und das extrapyramidale System aktiviert

Pupillen- und optische Reflexe integriert. Auch der vestibuläre Ausgang vermittelt Leistungen des Kleinhirns.
— Die Formatio reticularis ist eine hoch komplexe Integrationszentrale. Sie beherbergt das aufsteigende retikuläre Aktivierungssystem (ARAS), das Kreislauf- und Atemzentrum, ist über das periaquäduktale Grau (PAG) und die Raphe-Kerne an der Modulation der Schmerzempfindung beteiligt und über die Basalganglien mit dem Belohnungssystem verbunden. Die Formatio reticularis ist eine multiple Schaltstation des extrapyramidalen Systems und eine Reihe von Leitungsbahnen (Tr. rubospinalis, Tr. vestibulospinalis, Tr. reticulospinalis, Tr. tectospinalis, Tr. olivospinalis) haben hier ihren Ausgangspunkt und projizieren indirekt zu den Alpha- und Gammamotoneuronen, aber auch zu sensiblen Neuronen im Hinterhorn. Damit erfolgt mit der motorischen Aktion zugleich eine Regulation insbesondere auch des afferenten nozizeptiven Informationseingangs. Hier wird unter physiologischen Bedingungen Bewegung zur Schmerzhemmung.
— Der Tractus tectospinalis wird aus dem Colliculus superior, dem Zentrum für die Augenbewegungen, gespeist und innerviert hemmend die gleichseitige Nackenmuskulatur im Rahmen der reflektorischen Regulation der Kopf- und Halsmotorik für den Blick.
— Eingänge vom Kleinhirn in die Hirnstammkerne beteiligen sich an der Koordination von Stütz- und Zielsensomotorik.

Die spinalen Motoneurone werden über das segmentale Interneuronennetz erreicht. Zeitgleich mit den zentralen Eingängen in dieses Netzwerk werden die sensorischen Afferenzen wirksam. Beide Eingänge beeinflussen sich gegenseitig sowohl bahnend als auch hemmend.

> Alle zentralen Efferenzen und peripheren Afferenzen generieren im EPS durch die

zeitliche und räumliche Summation ihrer synaptischen Eingänge das benötigte Bahnungs-Hemmungs-Verhältnis in den Interneuronennetzen und letztendlich an den α- und γ-Motoneuronen für die statische Haltungs- und dynamische Bewegungsqualität.

2.12 Spinale α-Motoneurone und motorische Einheiten

Die α-Motoneurone im Vorderhorn des Rückenmarks sind die letzte neurale Station des SMS. Sie werden deshalb als efferenter neuraler sensomotorischer Endpunkt oder nach Sherrington als „letzte gemeinsame Endstrecke" bezeichnet.

> Ein wichtiges strukturelles Hauptmerkmal der **Motoneurone** ist, dass sie über tausende Synapsen bahnende und hemmende Information erhalten. Sie stellen als letzte Neuronenstation nochmals eine hoch komplexe Verarbeitungs- und Integrationszentrale dar.

Die Größe der Motoneurone nimmt kontinuierlich von einem kleinsten bis zu einem größten zu.

> Die Größenzunahme der Motoneurone geht kontinuierlich mit ansteigenden Rekrutierungsschwellen (Größenprinzip nach Henneman), Erregungsleitungsgeschwindigkeiten ihrer Axone, Kontraktionsgeschwindigkeiten, der Ermüdbarkeit ihrer Muskelfasern und dem Innervationsverhältnis einher.

Die Axone der α-Motoneurone verlassen über die Vorderwurzel das Rückenmark und innervieren jeweils eine Anzahl von Muskelfasern mit immer gleicher Stoffwechselausstattung, gleichen kontraktilen Eigenschaften und identischer Ermüdbarkeit. Dies entspricht den Typ I-, IIa-, IIx- und Hybridfasern (Schiaffino und Reggiani 2011). Ihre Eigenschaften basieren auf der trophischen Funktion des Motoneurons für „seine" Muskelfasern. So hat jedes Motoneuron bestimmter Größe im aufsteigenden Größenkontinuum (Heckman und Enoka 2012) „seinen" Muskelfasertyp, und die **motorischen Einheiten** werden danach benannt. Die Anzahl der innervierten Muskelfasern wird durch das **Innervationsverhältnis** ausgedrückt. Es beträgt bei Muskeln für Bewegungen mit sehr hoher Präzision 1:3 bis 1:10 (Kehlkopf, Augen, Finger) und bei großen Muskeln mit einem hohen Anteil an Haltefunktion und hohen Kraftwerten wie bei denen der unteren Extremität 1:1000–4000 und mehr. Die Muskelfasern verschiedener motorischer Einheiten sind im Muskelquerschnitt nicht nebeneinander, sondern mosaikartig angeordnet.

Bezogen auf die **Kontraktionsgeschwindigkeiten** der Muskelfasern, die in einem Muskel gleichfalls ein ansteigendes Kontinuum bilden, werden sie in schnell („fast twitch") oder langsam („slow twitch") kontrahierende extrafusale Muskelfasern eingeteilt. Daraus resultieren die schnellen und langsamen motorischen Einheiten. Das kleinste Motoneuron versorgt die langsamsten Muskelfasern des Spektrums aus systematisch schneller werdenden Muskelfasern und damit motorischen Einheiten. Die „Schnelligkeit" einer Muskelfaser ergibt sich aus der **Kontraktionszeit** der Muskelfaserzuckung, das heißt aus der Zeit bis zum Kontraktionsmaximum bei einer Kontraktion auf ein einzelnes Aktionspotenzial. Das Kontraktionszeitspektrum erstreckt sich von 150–160 ms für die langsamsten Muskelfasern bis zu 25–20 ms für die schnellsten Muskelfasern. Es existiert ein kontinuierliches Spektrum von der langsamsten der langsamen motorischen Einheit bis zur schnellsten der schnellen motorischen Einheit. Die Kontraktionszeit der motorischen Einheit und die **Kraftkapazität** charakterisieren zugleich die systematisch ansteigende **Ermüdbarkeit** der Muskelfasern (Fuglevand et al. 1999). Der Pool der schnellen Muskelfasern unterteilt sich anhand ihrer entweder bevorzugt aeroben oder anaeroben Stoffwechselausstattung zur ATP-Resynthese nochmals in schnell kontrahierende relativ ermüdungsresistente (FTO oder FToF) und schnell kontrahierende schnell ermüdende (FF oder FTGF) Fasern. Die langsamen sind aerob ausgestattet (STF). Die Anzahl der motorischen Einheiten variiert pro Muskel und kann als genetische Determinante angesehen werden.

2.13 Transformation des Efferenzmusters in die Muskelfunktion: Rekrutierungsordnung, Entladungsraten, Task Groups, Kontraktionsgeschwindigkeit, Rekrutierung und Schmerz

Für die Kraftentwicklung und deren Abstufung gibt es zwei Mechanismen. Es sind
1. die **Rekrutierung** motorischer Einheiten und
2. die **Entladungsraten** der Motoneurone.

> Rekrutierung bedeutet eine systematische Zuschaltung motorischer Einheiten immer in gleicher Reihenfolge und die Entladungsrate gibt die Anzahl der vom Motoneuron generierten Aktionspotenziale pro Zeit wider.

2.13.1 Rekrutierung

Für die Rekrutierung der motorischen Einheiten eines Motoneuronenpools enthält das Efferenzmuster keine selektiven Signale für jedes einzelne Motoneuron. Der Motoneuronenpool eines Muskels oder einer „task group" wird mittels eines gemeinsamen Antriebs in Funktion gesetzt. Der **„common drive"** wird durch das systematische Kontinuum der aufsteigenden Rekrutierungsschwellen der größer werdenden MN umgesetzt (De Luca et al. 1982a, b; De Luca und Ermi 1994).

Daraus resultiert die bis heute gültige **Rekrutierungsordnung** nach dem Größenprinzip (Henneman 1957; Hennman et al. 1965; Henneman und Mendel 1981; Duchateau et al. 2011). Die Rekrutierung erfolgt immer in derselben Reihenfolge, beginnend mit der langsamsten der langsamen und aufsteigend bis zur schnellsten der schnellen ME. Während des Kraftabfalls erfolgt die Derekrutierung in umgekehrter Reihenfolge aber in der Regel bereits auf einem höheren Kraftniveau. Die Verteilung des synaptischen Inputs zu den Motoneuronen kann die Rekrutierung beeinflussen, aber die gravierendste Determinante ist und bleibt die Motoneuronengröße. So kann es eine Variabilität der Rekrutierung innerhalb von Motoneuronen mit sehr ähnlichen Schwellen geben (Feiereisen et al. 1997). Grundsätzlich essenziell ist das Größenprinzip für alle Kontraktionsformen von ekzentrisch über isometrisch bis konzentrisch (Desmedt und Godaux 1977, 1978; Søgaard 1995; Søgaard et al. 1996; Ivanova et al. 1997; Stotz und Bawa 2001; Semmler et al. 2002) und auch für die Rekrutierung im Rahmen des Dehnungsreflexes (Calancie und Bawa 1984, 1985). Die Rekrutierung von der kontraktil schwächsten zu der kontraktil stärksten ME hat zwei Komponenten:
1. Die Kontraktionskraft der zugehörigen Muskelfasern steigt mit der Rekrutierungsschwelle der ME, und
2. entsprechend der Reihenfolge steigt das Innervationsverhältnis der aktiven ME vom unteren bis zum oberen Kraftniveau.

Aus dem ansteigenden Innervationsverhältnis ergibt sich automatisch im unteren Kraftbereich eine präzisere Koordination und feinere Regulation des Kraftniveaus durch relativ viele kleine Einheiten. Die Konsequenz ist damit auch eine im oberen Kraftniveau gröbere Einstellung.

> Bereits aus der Rekrutierungsordnung leitet sich zwingend ab, dass es im Unterschied zur autonom geschützten Stoffwechselreserve keine

> Rekrutierungsreserve gibt. Alle ME können willkürlich aktiviert werden. Es kann keine Rekrutierungsreserve geben, denn es wären immer dieselben motorischen Einheiten davon betroffen. Einheiten, die „nie" rekrutiert werden, würden in adäquater Zeit der numerischen Atrophie anheimfallen und nicht mehr existieren.

Eine vollständige Rekrutierungsfähigkeit kann sehr gut mit der Kombination aus Willkürkontraktion und gleichzeitiger Muskelstimulation („twitch interpolation") über den versorgenden Nerven nachgewiesen werden (Laube et al. 1987, 1994, 2000, Laube 2009a, b, c, d, e). Das Erreichen der vollen Rekrutierung ist für die Muskeln unterschiedlich und liegt zwischen 50 % und 95 % des maximalen Kraftwertes.

2.13.2 Entladungsraten

> Die Entladungsraten der MN zum Zeitpunkt ihrer Rekrutierung sind auf jedem Kraftniveau immer geringer als die bereits aktiven. Bei fortschreitend ansteigendem Kraftwert erhöhen also zunächst die schon aktiven MN ihre Entladungsraten und die neu rekrutierten steigen mit geringeren ein.

Dieses Verhalten wird von De Luca und Ermi (1994) als Zwiebelschalenschema („onion skin model"; De Luca und Hostage 2010; De Luca und Contessa 2012; Hu et al. 2013) beschrieben. Dieses Aktivierungsprinzip hat für die geringen Kraftbereiche Vorteile. Sie können mit weniger ermüdungsresistenten motorischen Einheiten eingestellt werden, als es mit dem dazu im Wiederspruch stehenden Aktivierungsprinzip auf der Basis einer linearen positiven Beziehung zwischen den Rekrutierungsschwellen und Entladungsraten möglich wäre (De Luca und Contessa 2015). Letztere Beziehung basiert darauf, dass die jeweils größeren Motoneurone aufgrund ihrer kürzeren Nachhyperpolarisationen nach einem Aktionspotenzial die höheren Entladungsraten erreichen können (Kernell 2003).

2.13.3 Task Groups

Um die Heterogenität der kinematischen Bedingungen zu erklären, hat Loeb (1985) das Konzept der **„task groups"** vorgeschlagen. Es handelt sich um funktionelle Pools von α-, γ-Motoneuronen und Muskelspindeln, die so eingesetzt werden, dass eine präzise Kontrolle über jeweils eingeschränkte lineare Bereiche ihrer Funktionen ermöglicht wird. Obwohl eine solche funktionelle Kompartmentbildung mit Theorien der Servoregulation kompatibel ist, war Loeb sich aber nicht sicher, ob dieser Mechanismus im SMS auch verwirklicht ist.

So wird z. B. während einer isometrischen Kontraktion, die in verschiedene Richtungen ausgeführt wird, die gleiche Rekrutierungsordnung nach dem Größenprinzip gefunden. Diesen Befund konnten Jones et al. (1994) auch bei drei verschiedenen dynamischen motorischen Aufgaben des M. interosseus dorsalis 1 (Abduktion, Drehen, Zangenbewegung) mittels Ableitungen von einzelnen motorischen Einheiten und dem Oberflächen-EMG bestätigen. Das Ergebnis einer Rekrutierung des M. interosseus dorsalis 1 nach dem Größen- und Zwiebelschalenprinzip während der Abduktion, der Kombination aus Abduktion und Flexion und der Flexion wurde auch später noch einmal bestätigt (Lei et al. 2018). Es gibt aber Unterschiede für die Rekrutierungsschwellen und Entladungsraten in Relation zur Richtung. So werden die ME bei der Flexion erst bei höheren Kraftschwellen aktiv, und bei der Abduktion wurden größere ME rekrutiert und die Entladungsraten lagen geringer.

Dagegen konnten Riek und Bawa (1991) während der isometrischen Kontraktion des M. extensor carpi radialis in Richtung der Handgelenkextension und Radialabduktion keine „task groups" finden. Für diesen Muskel blieb auch die Beziehung zwischen der Kraft der Muskelzuckungen und der Rekrutierungsschwelle der ME von der Kontraktionsrichtung unbeeinflusst. Dagegen konnten im Motoneuronenpool des M. extensor digitorum communis zwei sich überlappende „task groups" dargestellt werden. Da beide Gruppen jeweils eine eigene positive Beziehung zwischen Zuckungskraft und Rekrutierungsschwelle aufwiesen, wurde auch jede „task group" nach dem Größenprinzip aktiviert.

Im M. tibialis anterior (Del Vecchio et al. 2018) gibt es anhand der eingipfligen Verteilungen der axonalen Leitungsgeschwindigkeiten und der Durchmesser der Axone nur eine Population an ME, und die Leitungsgeschwindigkeiten korrelieren eng mit den Rekrutierungsschwellen (n = 406; $r^2 = 0{,}7$). Dieses Ergebnis würde gegen „task groups" im M. tibialis anterior sprechen.

> Die Kinästhetik liefert Faktoren wie die Bewegungsrichtung, -geschwindigkeit und den Bewegungsumfang, das damit verbundene sensorische Feedback und die jeweilige zentrale Regulations- und Kontrollstrategie für die Rekrutierung. Für das ausreichende Verständnis der Rekrutierung von „task groups" und Muskelanteilen (Hodson-Tole und Wakeling 2009) besteht aber weiterhin ein hoher Untersuchungsbedarf. So liegen aktuell Ergebnisse für gefiederte Muskeln noch nicht vor. Es scheint aber nach den bisherigen relativ wenigen Ergebnissen so zu sein, dass beim Vorliegen von „task groups" auch für ihre Rekrutierung das Henneman-Größenprinzip Gültigkeit besitzt.

2.13.4 Rekrutierung und Geschwindigkeit des Kraftanstiegs

Die funktionell aufsteigende Rekrutierung kennt somit aber auch Schwellenwerte der Kraft, an denen die ME „eingeschaltet" werden. Die Kraftschwellen sind aber nicht absolut gegeben. Sie sind von der Anstiegssteilheit des Kraftwertes abhängig. Je steiler der Anstieg, desto geringer werden die Schwellen. So können beim sehr schnellen Einstellen eines gegebenen Kraftniveaus bis dreimal mehr ME aktiv werden als bei einer langsamen rampenförmigen Kontraktion (Desmedt und Godaux 1977).

> Beim schnellstmöglichen Kraftanstieg reduzieren sich die Rekrutierungsschwellen maximal, und langsame und schnelle motorische Einheiten werden zwar aufsteigend rekrutiert, aber weisen kaum noch eine zeitliche Differenz auf (M. tibialis anterior). Das bedeutet aber auch, dass durch die höheren Leitungsgeschwindigkeiten der Axone der schnellen Einheiten ihre Muskelfasern vor denen der langsamen Einheiten kontrahieren.

Die schnellen und kräftigsten ME verantworten den Kraftanstieg bzw. die Überwindung einer Last. Der Betrag der Reduzierung der Schwellen bei ballistischen Kontraktionen ist auch vom Muskelfaserprofil, also von den physiologischen Eigenschaften des Motoneuronenpools, abhängig. Im STF-Muskel (M. soleus) ist der Abfall höher als im FTF-Muskel (M. masseter; Desmedt und Godaux 1978). Das bedeutet grundsätzlich geringere Rekrutierungsschwellen bei dynamischen gegenüber isometrischen Kontraktionen (Tax et al. 1989) und zusätzlich dann, wenn der Muskel bei kleinen Gelenkwinkeln (in verkürzter Position) gegenüber großen Gelenkwinkeln (in verlängerter Position) isometrisch kontrahiert (Pasquet et al. 2005).

2.13.5 Rekrutierung bei myofaszialem Schmerz

> Direkt provozierte Muskelschmerzen bedingen eine veränderte Rekrutierungs- und Entladungsstrategie. Die Entladungsraten werden

vermindert (M. quadriceps femoris, M. flexor policis longus). Die notwendige **Neurekrutierung zur Absicherung des Kraftniveaus erfolgt nicht nach dem Größenprinzip.**

Zwei Drittel der kompensatorisch neu rekrutierten ME wurden unabhängig von der Größe aktiv (Tucker et al. 2009). Auch wenn die Schmerzquelle nicht direkt im M. quadriceps femoris, sondern im Bereich des bewegten Gelenkes (infrapatellar) liegt, sind die Entladungsraten gemindert, und die Rekrutierungsordnung ist verändert (Tucker und Hodges 2009).

> Diese Ergebnisse sind nicht mit einer allgemeinen schmerzbedingten Hemmung des Motoneuronenpools eines Muskels bei myofaszialen und gelenkbedingten Schmerzen kompatibel.

2.14 Funktion des sensomotorischen Systems – ein unteilbar Ganzes?

2.14.1 Afferenzen als Basis für die kognitiven Leistungen der Sinne

Das **Frontalhirn** als **kognitive Entscheidungsinstanz** ist der Initiator des Bewegungswillens (◻ Abb. 2.3). Wenn aber eine Bewegung starten soll, dann müssen dem Gehirn die körperliche Ausgangsstellung und die Umweltsituation bekannt sein. Um diese in Erfahrung zu bringen, benötigt das Gehirn **Informationen.** Diese Informationen werden von den verschiedenen Sensoren jeweils an ihren anatomischen Standorten generiert und als **Afferenzmuster** dem Gehirn zur Verfügung gestellt. Hervorzuheben ist, dass die Sensoren ausschließlich auf die für sie adäquaten Reize (mechanische, chemische, elektromagnetische, Beschleunigungen) reagieren und keine Gelenkwinkel oder gar Körperstellungen messen. Das Afferenzmuster beinhaltet aber eine viel zu große Informationsmenge, die vom Gehirn nicht verarbeitet werden kann und situativ auch nicht verarbeitet werden muss (◻ Abb. 2.5). Das bedeutet, ein **Auswahl- bzw. Filtermechanismus** ist erforderlich, um die situativ relevanten und die für die gewollte Bewegung wichtigen Informationen zu erhalten. Dieser Mechanismus ist die **Aufmerksamkeit.** Sie ist die Grundlage der gerichteten Wahrnehmung und der Zugang zum Bewusstsein und weist entsprechende kognitive Ressourcen der gewollten Bewegung zu. Es erfolgen die Konzentration und die Vigilanz auf die Wahrnehmung der Umgebung, der Körperposition und der Relation zwischen Umwelt und Körper.

> Die selektive, gerichtete Aufmerksamkeit fungiert als Filter für die gezielte spezifische Auswahl der besonders relevanten Informationen. Die Qualität dieser Filterfunktion ist natürlich vom Stand des sensomotorischen Lernens der gewollten Bewegung abhängig und benötigt für dessen Qualifizierung die ungeheuer vielen Wiederholungen eines Lernprozesses.

Das physiologische Ziel ist es, die Bewegungsregulation unter die Führung der propriozeptiven Informationen zu stellen.

> Sind die Informationen ausgewählt, stehen sie dem Gehirn für die kognitiven Leistungen der Berechnung der Raumorientierung, des Stellungs- oder Lagesinns (Empfindung der aktuellen Körperposition), des Bewegungssinns (Wahrnehmung der Bewegung) und des Kraftsinns (Abschätzung des Krafteinsatzes) zur Verfügung. Darauf beruht dann auch das sogenannte Körpergefühl.

Daraus ergibt sich sofort die Frage nach den Funktionen der verschiedenen Afferenzen für die kognitiven, aber auch für die unbewussten sensomotorischen Leistungen.

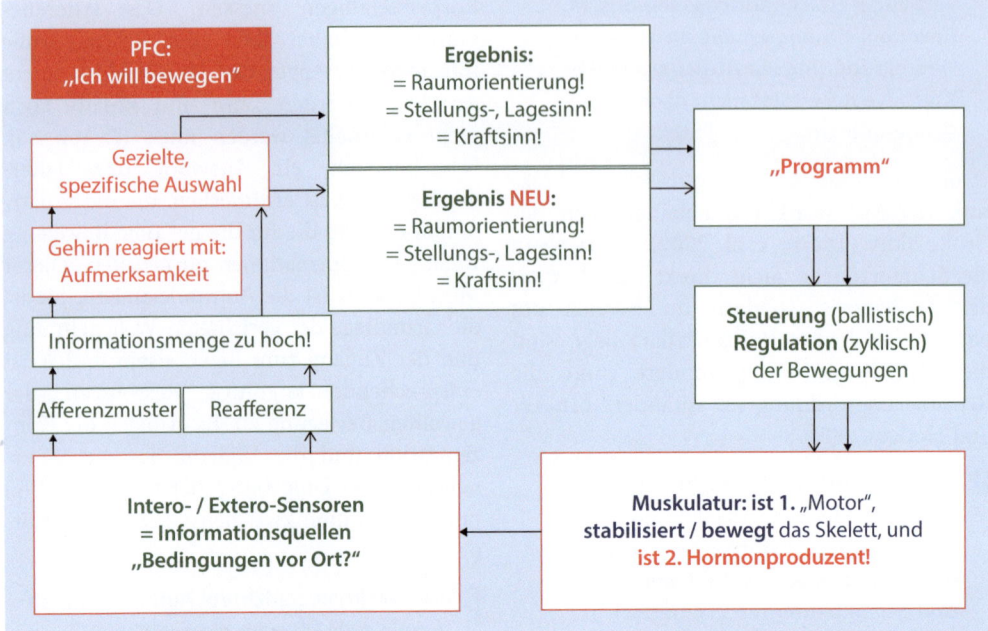

Abb. 2.5 Abläufe der Bewegungsregulation. Das Gehirn, der präfrontale Cortex (PFC), will die Bewegung. Es benötigt zunächst Informationen, das Afferenzmuster. Die Informationsmenge ist zu groß. Das Gehirn muss mit dem Filter „Aufmerksamkeit" eine Auswahl treffen. Daraus resultiert die kognitive Berechnung der Orientierung und der Sinne als Basis des Programms. Die Muskulatur wird aktiviert, und die Sensoren melden die Veränderungen als Reafferenzmuster zurück. Für die Bewegungsregulation wiederholen sich die Prozesse

2.14.2 Kognitive Sinne als Basis der Organisation des motorischen Outputs

Sind dem Gehirn die Ergebnisse der kognitiven Leistungen Raumorientierung usw. bekannt, dann kann es als Bewegungsmanager aktiv werden (◘ Abb. 2.5). Es entwirft das **Efferenzmuster** des Bewegungsprogramms und steuert ballistische und reguliert langsame und/oder zyklische Bewegungen. Das Ergebnis ist die mechanische Umsetzung des Efferenzmusters durch die Muskulatur (siehe Rekrutierungsordnung). Je nach Bewegungsart oder -phase werden Abschnitte des Skeletts gerichtet im dynamischen Ablauf stabilisiert und bewegt.

2.14.3 Aktive Muskulatur mit dualer Funktion

Die aktive Muskulatur hat nicht nur die Funktion, dass Skelett zu stabilisieren und zu bewegen. Sie ist während ihrer kontraktilen Aktivität und nur dann ein Produzent von auto-, para- und endokrin wirksamen Signalsubstanzen, den Myokinen. Die **Myokine** haben eine gravierende Funktion für die Prävention und Therapie der chronisch degenerativen Erkrankungen („diseasome of physical inactivity") und damit auch für Schmerzsyndrome. Die myofaszialen Strukturen sind einmal als Ursprungsort propriozeptiver Afferenzen eine „digitale" Quelle. Die Verarbeitung der Afferenzen durch das

Gehirn führt zu dessen Strukturierung. Der Muskel ist gleichfalls eine „biochemische" Quelle zur Kommunikation mit sich selbst, mit dem Knochen, der Leber, dem viszeralen Fett und dem Gehirn.

2.14.4 Bewegungsauswirkungen werden zum Reafferenzmuster

Während jeder Bewegung verändern sich dynamisch die Stellungen der Körperkompartimente zueinander, die Spannungsverhältnisse in Abschnitten oder der Gesamtheit der myofaszialen Ketten, in den Geweben aller einbezogenen Gelenke wie der Haut, Muskeln, Faszien, Sehnen, Gelenkkapseln, den integrierten Ligamenten. Die Sensoren detektieren die veränderten Reizsituationen und melden sie als Reafferenzmuster dem Gehirn zurück (◘ Abb. 2.5). Dort laufen nun die bereits beschriebenen aufmerksamkeitsgesteuerten Prozesse erneut ab. Resultate sind eine „neue" Raumorientierung und ein „neuer" Stellungs-, Bewegungs- und Kraftsinn. Die neue Körperposition kann potenziell auch verbal beschrieben werden. Sie wird bewusst. Damit hat das Gehirn auch die Voraussetzung geschaffen, dass das Bewegungsergebnis und der Bewegungserfolg bewusst mit dem primären Ziel verglichen werden können. In Abhängigkeit vom Lernstand der Bewegungsfertigkeit können auch Bewegungsfehler benannt und als Konsequenz für die Wiederholung beachtet werden.

2.14.5 Vorgänge auf der bewussten und unbewussten Ebene der Bewegungsregulation

◘ Abb. 2.6 kennzeichnet die Prozesse im SMS auf der bewussten willkürlichen Handlungsebene sowie der unwillkürlichen Ebene der Bewegungsregulation. Durch die höchste Funktionsebene des Gehirns werden die Motivation, die Emotionen und der Antrieb zur Bewegung generiert. Das Gedächtnis

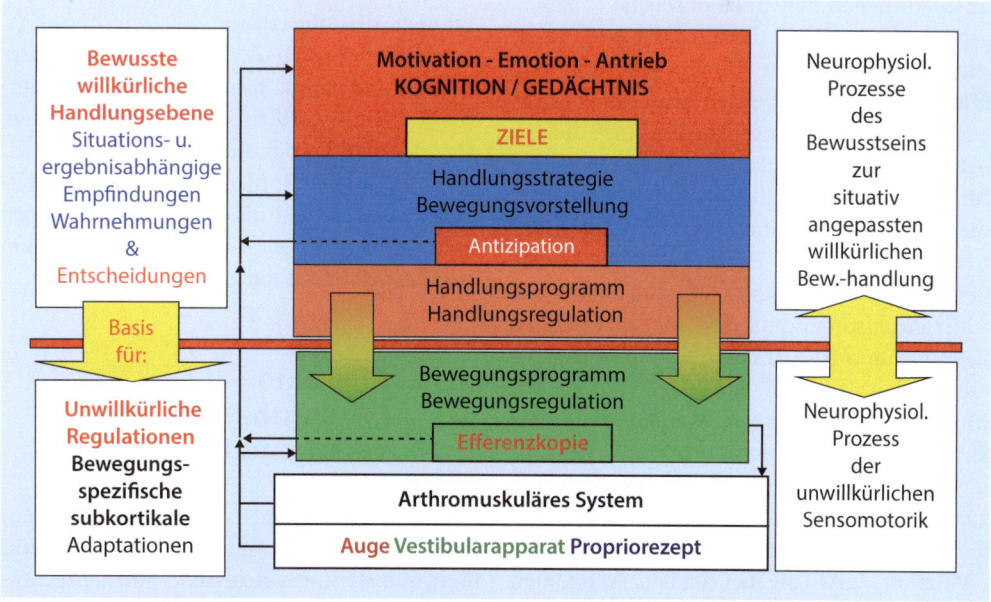

◘ Abb. 2.6 Systematik der Prozesse auf den willkürlichen und unwillkürlichen Ebenen des SMS

hilft und ist eine wichtige Instanz, um die Bewegungsziele zu definieren. Auf Basis der Ziele wird eine **Handlungsstrategie** mit der Bewegungs- und Zielvorstellung erarbeitet. Das globale Bewegungsergebnis wird vorausgedacht, antizipiert. Die **Antizipation** fungiert als angestrebter „Soll-Wert". Er ist die Voraussetzung, um später das reale Bewegungsergebnis mit der realisierten Bewegungsqualität und damit den Bewegungserfolg erkennen und mit dem Ziel vergleichen zu können. Die Antizipation ist zugleich wiederum die Basis für das **Handlungsprogramm** und dessen Regulation. Bis zu diesem Stadium handelt es sich um **neurale Prozesse auf der bewussten willkürlichen Handlungsebene**.

Auf der Grundlage des Antriebs werden situations- und ergebnisabhängige **Empfindungen und Wahrnehmungen** genutzt, um **Entscheidungen** zu treffen. Aus neurophysiologischer Sicht handelt es sich um die zum Bewusstsein und bewussten Wahrnehmen führenden neuronalen Cortexaktivitäten – deshalb auch der Begriff „Handlungsprogramm" und noch nicht „Bewegungsprogramm".

Das Handlungsprogramm wird nun der unwillkürlichen Regulationsebene „übergeben". Hier entsteht daraus das **Bewegungsprogramm**, gegeben durch das konkrete **Efferenzmuster**. Das Efferenzmuster besteht aus den Ansteuerungsbefehlen für die zu beteiligende Muskulatur, wodurch diese Muskeln zum „richtigen" Zeitpunkt, über die „richtige" Zeitdauer und mit der „richtigen" Intensität in Funktion versetzt werden. Das Efferenzmuster ist zum einen das Aktivierungsprogramm für die Motoneuronenpools und zum anderen als **Efferenzkopie** eine Instanz für den Soll-Ist-Wert-Abgleich. Mit dem Efferenzmuster werden die Muskeln in Aktion versetzt und die resultierenden Veränderungen durch die Sensoren zurückgemeldet. Aus neurophysiologischer Sicht werden die Vorgänge der Bewegungsregulation durch die neuronalen Aktivitäten der unbewussten Ebenen unterhalb der Cortices vertreten.

2.15 Veränderungen des SMS durch den Alterungsprozess

Die strukturellen Konsequenzen des Alterungsprozesses sind ausführlich dargestellt (Laube 2009a, b, c, d, e, 2017; Laube und Heymann 2012) und sollen hier nur zusammenfassend beschrieben werden.

2.15.1 Sensoren

> Aus der Palette der Mechanosensoren werden bevorzugt die schnell adaptierenden (RA bzw. FAI und FAII) systematisch reduziert.

Das bedeutet, vorrangig gehen dem Gehirn Informationen über die dynamischen Vorgänge quantitativ und qualitativ verloren. Hierzu gehören eben auch die Dynamik der plantaren Druckveränderungen während des Abrollvorganges und diejenige der propriozeptiven Reize im Bereich der unteren Extremität beim Gehen. Diese Afferenzen werden benötigt, um sowohl die Muskelaktivitäten der Gangsensomotorik als auch die adäquaten posturalen Regulationen zu generieren. Im Rahmen der muskulären Veränderungen (s. u.) vermindern sich die Empfindlichkeiten der Muskelspindeln, die für die Kinästhetik federführend verantwortlich sind. Den numerischen wie auch den Empfindlichkeitsverlust erleiden auch die weiteren Mechanosensoren. Letztendlich sind diese strukturellen Entwicklungen eine Komponente der i**nformatorischen Insuffizienz für das motorische Programm**.

2.15.2 Afferente Leitungsbahnen und Verarbeitungsstationen

Die afferenten (wie auch die efferenten) Axone unterliegen systematischen **De- und Remyelinisierungsprozessen**. Im Ergebnis reduzieren sich die **Leistungsgeschwindigkeiten** vor allem der vorher **schnell leitenden**

Nervenfasern. Ist eine Afferenz in den Sensorendigungen generiert, dann erreichen sie ihre Relais- und Verarbeitungsstationen, und das Gehirn verzögert. So sind auch die motorischen Konsequenzen verzögert.

Der Verlust der schnell adaptierenden Sensoren ist auch mit dem Verlust der sensiblen Neuronen verbunden. Die Verarbeitungskerne der Leitungsbahnsysteme verlieren sowohl vorrangig ihre **Vernetzung** als auch Neurone, wodurch die **Informationsverarbeitung** eingeschränkt wird.

2.15.3 Unbewusste und bewusste Bereiche des Gehirns

Im Gehirn verringert sich wieder bevorzugt die **Vernetzung,** aber es sind auch regional unterschiedlich erhebliche Neuronenverluste zu beklagen. Dies verändert und mindert die Interaktionen zwischen den Hirnarealen, und die **sensomotorische Integration** leidet. Die quantitativ und qualitativ geminderte strukturelle Grundlage der **Informationsverarbeitung** beeinträchtigt schleichend alle **kognitiven Leistungen.** Es sind die Aufmerksamkeit, die Gedächtnisleistung, die Lernfähigkeit, die Entscheidungsprozesse mit Konsequenzen für das reaktive Verhalten, die räumliche und später auch zeitliche Orientierung sowie, zunächst lange unbemerkt, auch alle sensomotorisch-koordinativen Leistungen.

2.15.4 Efferente Leitungsbahnen und Verarbeitungsstationen

Hier sind die gleichen Strukturveränderungen wie in den afferenten Systemen zu finden. Abnahmen der **Leitungsgeschwindigkeiten,** der **Vernetzung** und Neuronenverluste prägen das Bild. Es gehen viele **große Motoneurone,** also jene von schnellen ME unter, und die zugehörigen Muskelfasern werden „herrenlos". Die Motoneuronenpools sind bis zu 50 % gelichtet (Tomlinson und Irving 1977), und dieser Verlust ist mit der maximalen isometrischen Kraft korreliert (Doherty et al. 1993). Die Reduzierung schneller motorischer Einheiten ist gravierend systematisch fortschreitend.

2.15.5 Muskulatur

Die Muskeln unterliegen der **Sarkopenie.** Dies bedeutet, es werden mit den Motoneuronen bevorzugt die schnellen Muskelfasern reduziert. Aber nicht alle Muskelfasern gehen unter, sondern ein Teil wird von Motoneuronen langsamer motorischer Einheiten übernommen, und damit steigt auch das **Innervationsverhältnis** dieser Einheiten. Da das Motoneuron die kontraktilen Eigenschaften seiner Muskelfasern bestimmt, transformieren diese danach zu Slow-twitch-Fasern. Die **Muskelfasern** werden durch **Binde- und Fettgewebe** ersetzt. Bei den verbleibenden Muskelfasern fällt die Kontraktilität.

Das defizitäre Motorprogramm durch die afferenten, zentralen und efferenten strukturellen und funktionellen Veränderungen und die Motoneuronen-, Muskelfaser- und Kontraktilitätsverluste führen zur fortschreitenden Insuffizienz des SMS mit der Kraftinsuffizienz bis hin zur Gebrechlichkeit.

2.15.6 Kapazität zur Schmerzmodulation

Die Alterungsprozesse gehen aufgrund der strukturellen und funktionellen Veränderungen auch mit einer Reduzierung der **endogenen Schmerzhemmung** in Relation zur Schmerzbahnung einher. Im Ergebnis steigt die **Disposition für eine chronische Schmerzerkrankung.**

> Quantitative sensorische Tests bei klinisch gesunden alten Menschen belegen, dass die verzögernden Wirkungen einer systematischen physischen Aktivität anhand einer effektiveren Schmerzhemmung erkannt werden können.

2.15.7 Fazit: Funktion des sensomotorischen Systems – Basis gesunder oder kranker Strukturen

Alle erdenklichen Körperhaltungen und Bewegungen sind eine Leistung des sensomotorischen Systems. Dessen anatomische Strukturen sind die Sensorstrukturen des Nervensystems, die sensomotorisch relevanten neuralen Netzwerke der unbewussten und bewussten Ebenen einschließlich derjenigen für die erforderlichen kognitiven Leistungen der Sensomotorik und die Muskulatur (◘ Abb. 2.1, 2.3 und 2.6). Es sei hier besonders hervorgehoben, dass alle neuronalen Netzwerke der unbewussten und der bewussten sensomotorischen Funktionsebenen gleichzeitig für den Schmerz verantwortlich zeichnen oder mit diesem aufs engste vernetzt sind. Ein Schmerzzentrum gibt es nicht.

Betrachtet man die benannten SMS-Strukturen, dann wird unweigerlich sichtbar, dass die Strukturen des Bindegewebesystems, des Skeletts und der Logistiksysteme (respiratorisches und Herz-Kreislauf-System, Energiestoffwechsel jeder Zelle bzw. Muskelfaser) keinen primären Anteil an der Bewegung haben. Die SMS-Funktion entscheidet über ihre biologisch wirksame Beanspruchung. Sie werden entsprechend ihrer Funktion erst dann relevant gefordert, wenn Bewegungen mit ausreichender Intensität und ausreichendem Umfang durch das SMS generiert werden. Das Bindegewebe überträgt dann den durch die SMS-Funktion produzierten mechanischen Output auf das Skelett. Das Skelett wird dadurch nicht nur im Sinne der Haltung und Bewegung stabilisiert oder bewegt, sondern auch beansprucht. Die Leistungen der Logistiksysteme werden nur durch die SMS-Funktion strukturrelevant gefordert. Erst die systematische Beanspruchung infolge von langdauernden oder intensiven Bewegungen führt zur strukturellen und funktionellen Entwicklung, Erhaltung, dem adaptationsbedingten Ausbau bzw. der Verzögerung der physiologischen Alterungsprozesse in allen Geweben. Die Körperstrukturen „außerhalb des SMS" sind also auf die SMS-Funktion zwingend angewiesen. Auch die Strukturen, die nicht zum SMS gehören werden nur erhalten oder ausgebaut und die Erholungsprozesse, die auch strukturelle sind, laufen nur effektiv ab, wenn die globalen und lokalen anabolen Hormonsysteme durch die SMS-Funktion aktiviert werden. Deshalb sind auch die Produktionskapazitäten der anabolen Hormone und der auto- und parakrinen Signalsubstanzen von der SMS-Aktivität abhängig.

Laufen die neurophysiologischen Vorgänge der Handlungs- und Bewegungsregulation häufig ab, dann adaptiert, lernt, das Gehirn mit strukturellen und funktionellen Veränderungen. Ein wesentliches Element der lernbedingten Veränderungen ist die Schmerzhemmung als integraler Bestandteil des sensomotorischen Handlungsprogrammes. Mit dem Lernen und Erhalten des Bewegungskönnens werden auch immer alle Strukturelemente des SMS beansprucht. Sie adaptieren auch mit bewegungsspezifischen konditionellen Fähigkeiten. Ergänzt durch intensive oder langdauernde Belastungen werden weniger die SMS-Strukturen mit Adaptationen reagieren als vielmehr akzentuiert die myofaszialen und skelettalen oder die Strukturen der Logistiksysteme.

Wichtig: Das Gesamtergebnis ist eine somatische, antiatrophische, antiinvolutive, antientzündliche und antinozizeptive Körperstruktur (vgl. Kap. 6 und 7). Eine systematisch inadäquat geringe SMS-Funktion ist zwar „mit dem Leben vereinbar", führt aber über lange Zeiträume von sehr vielen Jahren zunächst zur Atrophie mit fließendem Übergang in die Degeneration, welche dann in die chronischen degenerativen Erkrankungen („diseasome of physical inactivity") mündet.

Literatur

Accadbled F, Laffosse JM, Ambard D, Gomez-Brouchet A, de Gauzy JS, Swider P (2008) Influence of location, fluid flow direction, and tissue maturity on the macroscopic permeability of vertebral end plates. Spine (Phila Pa 1976) 33(6):612–619. ▸ https://doi.org/10.1097/brs.0b013e318166e0d7

Aimonetti JM, Hospod V, Roll JP, Ribot-Ciscar E (2007) Cutaneous afferents provide a neuronal population vector that encodes the orientation of human ankle movements. J Physiol 580(Pt. 2):649–658 (Epub 25 Jan 2007)

Alzaharani A, Bali K, Gudena R, Railton P, Ponjevic D, Matyas JR, Powell JN (2014) The innervation of the human acetabular labrum and hip joint: an anatomic study. BMC Musculoskelet Disord 14(15):41. ▸ https://doi.org/10.1186/1471-2474-15-41

Akiyama K, Takakura Y, Tomita Y, Sugimoto K, Tanaka Y, Tamai S (1999) Neurohistology of the sinus tarsi and sinus tarsi syndrome. J Orthop Sci 4(4):299–303

Amir G, Lowe J, Finsterbush A (1995) Histomorphometric analysis of innervation of the anterior cruciate ligament in osteoarthritis. J Orthop Res 13(1):78–82

Aoki Y, Ohtori S, Takahashi K, Ino H, Takahashi Y, Chiba T, Moriya H (2004a) Innervation of the lumbar intervertebral disc by nerve growth factor-dependent neurons related to inflammatory pain. Spine (Phila Pa 1976) 29(10):1077–1081

Aoki Y, Ohtori S, Ino H, Douya H, Ozawa T, Saito T, Moriya H, Takahashi K (2004b) Disc inflammation potentially promotes axonal regeneration of dorsal root ganglion neurons innervating lumbar intervertebral disc in rats. Spine (Phila Pa 1976) 29(23):2621–2626

Appenteng K, Prochazka A (1984) Tendon organ firing during active muscle lengthening in awake, normally behaving cats. J Physiol 353:81–92

Assimakopoulos AP, Katonis PG, Agapitos MV, Exarchou EI (1992) The innervation of the human meniscus. Clin Orthop Relat Res 275:232–236

Barry CM, Kestell G, Gillan M, Haberberger RV, Gibbins IL (2015) Sensory nerve fibers containing calcitonin gene-related peptide in gastrocnemius, latissimus dorsi and erector spinae muscles and thoracolumbar fascia in mice. Neuroscience 16(291):106–117. ▸ https://doi.org/10.1016/j.neuroscience.2015.01.062 (Epub 11 Feb 2015)

Bednar DA, Orr FW, Simon GT (1995) Observations on the pathomorphology of the thoracolumbar fascia in chronic mechanical back pain. A microscopic study. Spine (Phila Pa 1976) 20(10):1161–1164

Behrends JC (2010) Physiologie. Thieme, Stuttgart, S 597. ISBN 978-3-13-138411-9

Benetazzo L, Bizzego A, De Caro R, Frigo G, Guidolin D, Stecco C (2011) 3D reconstruction of the crural and thoracolumbar fasciae. Surg Radiol Anat 33(10):855–862. ▸ https://doi.org/10.1007/s00276-010-0757-7 (Epub 4 Jan 2011)

Bertheussen GF, Romundstad PR, Landmark T, Kaasa S, Dale O, Helbostad JL (2011) Associations between physical activity and physical and mental health – a HUNT 3 study. Med Sci Sports Exerc 43(7):1220–1228. ▸ https://doi.org/10.1249/mss.0b013e318206c66e

Boesmueller S, Nógrádi A, Heimel P, Albrecht C, Nürnberger S, Redl H, Fialka C, Mittermayr R (2017) Neurofilament distribution in the superior labrum and the long head of the biceps tendon. J Orthop Surg Res 12(1):181. ▸ https://doi.org/10.1186/s13018-017-0686-9

Boyd IA (1954) The histological structure of the receptors in the knee-joint of the cat correlated with their physiological response. J Physiol 124(3):476–488

Boyd IA, Gladden MH, McWilliam PN, Ward J (1977) Control of dynamic and static nuclear bag fibres and nuclear chain fibres by gamma and beta axons in isolated cat muscle spindels. J Physiol 265(1):133–162

Buonocore M, Aloisi AM, Barbieri M, Gatti AM, Bonezzi C (2010) Vertebral body innervation: implications for pain. J Cell Physiol 222(3):488–491. ▸ https://doi.org/10.1002/jcp.21996

Burgess PR, Clark FJ (1969) Characteristics of knee joint receptors in the cat. J Physiol 203(2):317–335

Çabuk H, Kuşku Çabuk F (2016) Mechanoreceptors of the ligaments and tendons around the knee. Clin Anat 29(6):789–795. ▸ https://doi.org/10.1002/ca.22743 (Epub 27 Jul 2016)

Çabuk H, Kuşku Çabuk F, Tekin AÇ, Dedeoğlu SS, Çakar M, Büyükkurt CD (2017) Lower numbers of mechanoreceptors in the posterior cruciate ligament and anterior capsule of the osteoarthritic knees. Knee Surg Sports Traumatol Arthrosc 25(10):3146–3154. ▸ https://doi.org/10.1007/s00167-016-4221-z (Epub 23 Jun 2016)

Calancie B, Bawa P (1984) Recruitment order of motor units during the stretch reflex in man. Brain Res 292(1):176–178

Calancie B, Bawa P (1985) Voluntary and reflexive recruitment of flexor carpi radialis motor units in humans. J Neurophysiol 53(5):1194–1200

Cao DY, Pickar JG (2009) Thoracolumbar fascia does not influence proprioceptive signaling from lumbar paraspinal muscle spindles in the cat. J Anat 215(4):417–424. ▸ https://doi.org/10.1111/j.1469-7580.2009.01128.x (Epub 22 Jul 2009)

Cavanagh PR (1999) Foot as a sensory organ. 17th Congress of the International Society of Biomechanics. Calgary 18

Cavanaugh JM, Ozaktay AC, Yamashita HT, King AI (1996) Lumbar facet pain: biomechanics, neuroanatomy and neurophysiology. J Biomech 29(9):1117–1129

Chen YG, McClinton MA, DaSilva MF, Shaw Wilgis EF (2000) Innervation of the metacarpophalangeal and interphalangeal joints: a microanatomic and histologic study of the nerve endings. J Hand Surg Am 25(1):128–133

Coppes MH, Marani E, Thomeer RT, Groen GJ (1997) Innervation of "painful" lumbar discs. Spine (Phila Pa 1976) 22(20):2342–2349 (discussion 2349–50)

Corey SM, Vizzard MA, Badger GJ, Langevin HM (2011) Sensory innervation of the nonspecialized connective tissues in the low back of the rat. Cells Tissues Organs 194(6):521–530. ▶ https://doi.org/10.1159/000323875 (Epub 8 Mar 2011)

De Luca CJ, Contessa P (2012) Hierarchical control of motor units in voluntary contractions. J Neurophysiol 107:178–195

De Luca CJ, Contessa P (2015) Biomechanical benefits of the Onion-Skin motor unit control scheme. J Biomech 48(2):195–203. ▶ https://doi.org/10.1016/j.jbiomech.2014.12.003 (Epub 9 Dec 2014)

De Luca CJ, Erim Z (1994) Common drive of motor units in regulation of muscle force. Trends Neurosci 17:299–305

De Luca CJ, Hostage EC (2010) Relationship between firing rate and recruitment threshold of motoneurons in voluntary isometric contractions. J Neurophysiol 104:1034–1046

De Luca CJ, LeFever RS, McCue MP, Xenakis AP (1982a) Behaviour of human motor units in different muscles during linearly varying contractions. J Physiol 329:113–128

De Luca CJ, LeFever RS, McCue MP, Xenakis AP (1982b) Control scheme governing concurrently active human motor units during voluntary contractions. J Physiol 329:129–142

Degmetich S, Bailey JF, Liebenberg E, Lotz JC (2016) Neural innervation patterns in the sacral vertebral body. Eur Spine J 25(6):1932–1938. ▶ https://doi.org/10.1007/s00586-015-4037-4 (Epub 16 Jun 2015)

Del Vecchio A, Negro F, Felici F, Farina D (2018) Distribution of muscle fibre conduction velocity for representative samples of motor units in the full recruitment range of the tibialis anterior muscle. Acta Physiol (Oxf) 222(2). ▶ https://doi.org/10.1111/apha.12930 (Epub 23 Oct 2017)

Desmedt JE, Godaux E (1977) Ballistic contractions in man: chrarackteristic recruitment pattern of single motor units of the tibialis anterior muscle. J Physiol 264:673–693

Desmedt JE, Godaux E (1978) Ballistic contractions in fast or slow human muscles: discharge patterns of single motor units. J Physiol 285:185–196

Dimitroulias A, Tsonidis C, Natsis K, Venizelos I, Djau SN, Tsitsopoulos P, Tsitsopoulos P (2010) An immunohistochemical study of mechanoreceptors in lumbar spine intervertebral discs. J Clin Neurosci 17(6):742–745. ▶ https://doi.org/10.1016/j.jocn.2009.09.032 (Epub 26 Mar 2010)

Doherty TJ, Vandervoort AA, Taylor AW, Brown WF (1993) Effects of motor unit losses on strength in older men and women. J Appl Physiol 74:868–874

Duchateau J, Enoka RM (2011) Human motor unit recordings: origins and insight into the integrated motor system. Brain Res 1409: 42–61. ▶ https://doi.org/10.1016/j.brainres.2011.06.011. PMID: 21762884

Edgar MA (2007) The nerve supply of the lumbar intervertebral disc. J Bone Joint Surg Br 89(9):1135–1139

Fagan A, Moore R, Vernon Roberts B, Blumbergs P, Fraser R (2003) ISSLS prize winner: The innervation of the intervertebral disc: a quantitative analysis. Spine (Phila Pa 1976) 28(23):2570–6

Feiereisen P, Duchateau J, Hainaut K (1997) Motor unit recruitment order during voluntary and electrically induced contractions in the tibialis anterior. Exp Brain Res 114:117–123

Fernihough J, Gentry C, Bevan S, Winter J (2005) Regulation of calcitonin gene-related peptide and TRPV1 in a rat model of osteoarthritis. Neurosci Lett 388(2):75–80

Ferrell WR, Gandevia SC, McCloskey DI (1987) The role of joint receptors in human kinaesthesia when intramuscular receptors cannot contribute. J Physiol (Lond) 386:63–71

Franchi A, Zaccherotti G, Aglietti P (1995) Neural system of the human posterior cruciate ligament in osteoarthritis. J Arthroplasty 10(5):679–682

Freeman MA, Wyke B (1967a) The innervation of the ankle joint: an anatomical and histological study in the cat. Acta Anat (Basel) 68:321–333

Freeman MA, Wyke B (1967b) The innervation of the knee joint – an anatomical and histological study in the cat. J Anat 101:505–532

Freemont AJ, Peacock TE, Goupille P, Hoyland JA, O'Brien J, Jayson MI (1997) Nerve ingrowth into diseased intervertebral disc in chronic back pain. Lancet 350(9072):178–181

Fuglevand AJ, Macefield VG, Bigland-Ritchie B (1999) Force-frequency and fatigue properties of motor units in muscles that control digits of the human hand. J Neurophysiol. 81:1718–1729 (PMID:10200207)

Gatton ML, Pearcy MJ, Pettet GJ, Evans JH (2010) A three-dimensional mathematical model of the thoracolumbar fascia and an estimate of its biomechanical effect. J Biomech 43(14):2792–2797. ▶ https://doi.org/10.1016/j.jbiomech.2010.06.022 (Epub 14 Aug 2010)

Gesslbauer B, Hruby LA, Roche AD, Farina D, Blumer R, Aszmann OC (2017) Axonal components of nerves innervating the human arm. Ann Neurol. ▶ https://doi.org/10.1002/ana.25018 (Epub ahead of print)

Gohlke F, Janßen E, Leidel J, Heppelmann B, Eulert J (1998) Histomorphologische Befunde zur Propriozeption am Schultergelenk. Orthopäde 27(8):510–517. ▶ https://doi.org/10.1007/pl00003524

Golder W (2007) Hippokrates und das Corpus Hippocraticum. Königshausen & Neumann, Würzburg

Gu Y (2018) Vestibular signals in primate cortex for self-motion perception. Curr Opin Neurobiol 52:10–17. ▶ https://doi.org/10.1016/j.conb.2018.04.004 (Epub 23 Apr 2018)

Hasegawa S, Yamamoto H, Morisawa Y, Michinaka Y (1999) A study of mechanoreceptors in fibrocartilage masses in the defect of pars interarticularis. J Orthop Sci 4(6):413–420

Heckman CJ, Enoka RM (2012) Motor unit. Compr Physiol 2:2629–2682. ▶ https://doi.org/10.1002/cphy.c100087 (PMID: 23720261)

Henneman E (1957) Relation between size of neurons and their susceptibility to discharge. Science 126:1345–1347

Henneman E, Mendell LM (1981) Functional organization of motoneuron pool and its inputs. Handbook of physiology, the nervous system, motor control. American Physiological Society, Bethesda, MD, S 423–508

Henneman E, Somjen G, Carpenter DO (1965) Excitability and inhibitability of motoneurons of different size. J Neurophysiol 28:599–620

Hirsch C, Iingelmark BE, Miller M (1963) The anatomical basis for low back pain. Studies on the presence of sensory nerve endings in ligamentous, capsular and intervertebral disc structures in the human lumbar spine. Acta Orthop Scand 33:1–17

Hodson-Tole EF, Wakeling JM (2009) Motor unit recruitment for dynamic tasks: current understanding and future directions. J Comp Physiol B 179(1):57–66. ▶ https://doi.org/10.1007/s00360-008-0289-1 (Epub 3 Jul 2008)

Hogervorst T, Brand RA (1998) Mechanoreceptors in joint function. J Bone Joint Surg Am 80(9):1365–1378

Hoheisel U, Mense S (2015) Inflammation of the thoracolumbar fascia excites and sensitizes rat dorsal horn neurons. Eur J Pain 19(3):419–428. ▶ https://doi.org/10.1002/ejp.563

Hoheisel U, Rosner J, Mense S (2015) Innervation changes induced by inflammation of the rat thoracolumbar fascia. Neuroscience 300:351–359. ▶ https://doi.org/10.1016/j.neuroscience.2015.05.034 (Epub 21 May 2015)

Houk J, Henneman E (1967) Responses of Golgi tendon organs to active contractions of the soleus muscle of the cat. J Neurophysiol 30(3):466–481

Hu X, Rymer WZ, Suresh NL (2013) Motor unit pool organization examined via spike-triggered averaging of the surface electromyogram. J Neurophysiol 110:1205–1220

Ilizaliturri VM Jr, Byrd JW, Sampson TG et al (2008) A geographic zone method to describe intra-articular pathology in hip arthroscopy: cadaveric study and preliminary report. Arthroscopy 24(5):534–539

Imai S, Hukuda S, Maeda T (1994) Substance P-immunoreactivity and protein gene product 9.5-immunoreactive nerve fibres in bone marrow of rat coccygeal vertebrae. J Orthop Res 12:853–859

Imai S, Tokunaga M, Maeda T, Kikkawa M, Hukuda S (1997) CGRP-, SP-, and TH-immunoreactive innervation of rat bone marrows: an immunohistochemical and ultrastructural investigation on possible efferent and afferent mechanisms. J Orthop Res 15:133–140

Inami S, Shiga T, Tsujino A, Yabuki T, Okado N, Ochiai N (2001) Immunohistochemical demonstration of nerve fibers in the synovial fold of the human cervical facet joint. J Orthop Res 19(4):593–596

Ishida T, Tanaka S, Sekiguchi T, Sugiyama D, Kawamata M (2016) Spinal nociceptive transmission by mechanical stimulation of bone marrow. Mol Pain 12:1744806916628773. ▶ https://doi.org/10.1177/1744806916628773 (Print 2016)

Ivanova T, Garland SJ, Miller KJ (1997) Motor unit recruitment and discharge behavior in movements and isometric contractions. Muscle Nerve 20(7):867–874

Johansson RS, Vallbo AB (1979a) Tactile sensibility in the human hand: relative and absolute densities of four types of mechanoreceptive units in glabrous skin. J Physiol 286:283–300

Johansson RS, Vallbo AB (1979b) Detection of tactile stimuli. Thresholds of afferent units related to psychophysical thresholds in the human hand. J Physiol 297(0):405–422

Johansson H, Sjölander P, Sojka P, Wadell I (1989) Reflex actions on the γ-muscle spindle systems of muscles acting at the knee joint elicited by stretch of the posterior cruciate ligament. Neuro Orthopedics 8:9–21

Johansson H, Lorentzon R, Sjölander P, Sojka P (1990) The anterior cruciate ligament. A sensor acting on the γ-muscle spindle systems around the knee joint. Neuro Orthopedics 9:1–23

Jones KE, Lyons M, Bawa P, Lemon RN (1994) Recruitment order of motoneurons during functional tasks. Exp Brain Res 100(3):503–508

Kallakuri S, Singh A, Chen C, Cavanaugh JM (2004) Demonstration of substance P, calcitonin gene-related peptide, and protein gene product 9.5 containing nerve fibers in human cervical facet joint capsules. Spine (Phila Pa 1976) 29(11):1182–1186

Kapetanakis S, Gkantsinikoudis N, Dermon A, Kommata V, Papathanasiou J, Soukakos P, Dermon

C (2017a) Normal microscopic architecture of acetabular labrum of hip joint: a qualitative original study with clinical aspects. Muscles Ligaments Tendons J 7(2):279–285. ▶ https://doi.org/10.11138/mltj/2017.7.2.279 (eCollection 2017 Apr-Jun)

Kapetanakis S, Dermon A, Gkantsinikoudis N, Kommata V, Soukakos P, Dermon CR (2017b) Acetabular labrum of hip joint in osteoarthritis: a qualitative original study and short review of the literature. J Orthop Surg (Hong Kong) 25(3):2309499017734444. ▶ https://doi.org/10.1177/2309499017734444

Kennedy PM, Inglis JT (2002) Distribution and behaviour of glabrous cutaneous receptors in the human foot sole. J Physiol 538(Pt 3):995–1002

Kernell D (2003) Principles of force gradation in skeletal muscles. Neural Plasticity. 1–2:69–76

Kılıçarslan K, Kılıçarslan A, Demirkale İ, Aytekin MN, Aksekili MA, Uğurlu M (2015) Immunohistochemical analysis of mechanoreceptors in transverse acetabular ligament and labrum: a prospective analysis of 35 cases. Acta Orthop Traumatol Turc. 49(4):394–398. ▶ https://doi.org/10.3944/aott.2015.14.0366

Kiter E, Karaboyun T, Tufan AC, Acar K (2010) Immunohistochemical demonstration of nerve endings in iliolumbar ligament. Spine (Phila Pa 1976) 35(4):E101–E104. ▶ https://doi.org/10.1097/brs.0b013e3181ae561d

Landmark T, Romundstad P, Borchgrevink PC, Kaasa S, Dale O (2011) Associations between recreational exercise and chronic pain in the general population: evidence from the HUNT 3 study. Pain 152(10):2241–2247. ▶ https://doi.org/10.1016/j.pain.2011.04.029 (Epub 23 May 2011)

Laube W (2000) Die funktionellen Störungen im sensomotorischen System infolge struktureller Veränderungen im afferenten Teil nach Gelenkverletzungen (ACL) oder degenerativer Erkrankung (TEP des Hüftgelenkes) und der sensomotorische Stereotyp der Hüftgelenkextension bei klinisch gesunden Personen und low back pain Patienten als pathogenetischer Faktor In: Jerosch, J (Hrsg.) Sensomotorik – Aktuelle Aspekte zur Sensomotorik und Propriorezeption in Forschung, Klinik und Praxis. Pro Sympos Eigenverlag Essen, S 9–26

Laube W (2008) Was ist Koordination? Bewegungsregulation und sensomotorisches Lernen. Koordinatives Training. In: Bertram A, Laube W (Hrsg) Sensomotorische Koordination – Training mit dem Therapiekreisel. Thieme, Stuttgart, S 4–82

Laube W (Hrsg) (2009a) Sensomotorisches System. Thieme, Stuttgart

Laube W (2009b) Physiologie des sensomotorischen Systems. In: Laube W (Hrsg) Sensomotorisches System. Thieme, Stuttgart, S 25–117

Laube W (2009c) Physiologie des Alterungsprozesses. In: Laube W (Hrsg) Sensomotorisches System. Thieme, Stuttgart, S 339–368

Laube W (2009d) Pathophysiologie des Sensomotorischen Systems nach Verletzungen und bei degenerativen Gelenkerkrankungen. In: Laube W (Hrsg) Sensomotorisches System. Thieme, Stuttgart, S 375–439

Laube W (2009e) Physiologie des Zyklus Belastung – Beanspruchung – Ermüdung – Erholung – Adapatation. In: Laube W (Hrsg) Sensomotorisches System. Thieme, Stuttgart, S 499–555

Laube W (2011) Der Zyklus Belastung – Adaptation. Grundlage für Struktur, Funktion, Leistungsfähigkeit und Gesundheit. Manuelle Medizin 50:335–343. ▶ https://doi.org/10.1007/s00337-011-0865-4

Laube W (2017) Wie beeinflusst der Alterungsprozess das sensomotorische System? Orthopädieschuhtechnik – Z Prävent Rehabil 1:32–41

Laube W, von Heymann W (2012) Das sensomotorische System und die Auswirkungen der Physiologie des Alterungsprozesses. Zugrunde liegende Mechanismen sowie präventive und therapeutische Möglichkeiten. Man Med 50:223–234. ▶ https://doi.org/10.1007/s00337-012-0901-z

Laube W, Kibittel W, Schreiter J, Schreiter G, Jelinek W (1987) Zur Möglichkeit der neurophysiologischen Charakterisierung des M. quadriceps femoris sowie der Diagnostik seines aktuellen funktionellen Zustandes mit Hilfe der Methodenkombination Stimulationsmyographie/Mechanographie. Med Sport 27:72–77

Laube W., Schultheiß A., Baron, R., Bachl, N. (1994) Zur Diagnostik der funktionellen Teilparese des M. quadr. fem. nach Verletzungen des Kniegelenkes durch Erfassung von Rekrutierungs-fähigkeit und Entladungsverhalten. In: Scholle HCh., Struppler A., Freund H-J, Hefter H, Schumann, NP (Hrsg) Motodiagnostik – Mototherapie. Universitätsverlag Druckhaus Mayer GmbH, Jena, S 277–284

Lei Y, Suresh NL, Rymer WZ, Hu X (2018) Organization of the motor-unit pool for different directions of isometric contraction of the first dorsal interosseous muscle. Muscle Nerve 57(1):E85–E93. ▶ https://doi.org/10.1002/mus.25963 (Epub 2017 Sep 14)

Lin YT, Berger RA, Berger EJ, Tomita K, Jew JY, Yang C, An KN (2006) Nerve endings of the wrist joint: a preliminary report of the dorsal radiocarpal ligament. J Orthop Res 24(6):1225–1230

Loeb GE (1982) Task groups – a proposed functional unit for motor control. Abstr Soc Neurosci 8:272–277

Loeb GE (1985) Motoneurone task groups: coping with kinematic heterogeneity. J Exp Biol 115:137–146

Maass S, Baumann KI, Halata Z (2001) Topography of corpuscular mechanoreceptors in the shoulder joint region of monodelphis domestica. Anat Rec 263(1):35–40

Macefield VG (2005) Physiological characteristics of low-threshold mechanoreceptors in joints, muscle and skin in human subjects. Clin Exp Pharmacol Physiol 32(1–2):135–144

Martin CD, Jimenez-Andrade JM, Ghilardi JR, Mantyh P (2007) Organisation of a unique net-like meshwork of CGRP+sensory fibers in the mouse periosteum: Implications for the generation and maintenance of bone fracture pain. Neurosci Lett 427:148–152

McLain RF, Pickar JG (1998) Mechanoreceptor endings in human thoracic and lumbar facet joints. Spine (Phila Pa 1976) 23(2):168–173

Meinel K, Schnabel G (1998) Bewegungslehre – Sportmotorik. Sportverlag, Berlin

Meinel K, Schnabel G (2004) Bewegungslehre Sportmotorik: Abriss einer Theorie der sportlichen Motorik unter pädagogischem Aspekt. Meyer&Meyer Verlag, Aachen

Mense S (2001) Pathophysiology of low back pain and the transition to the chronic state – experimental data and new concepts (in German). Schmerz 15:413–417

Mense S, Hoheisel U (2016) Evidence for the existence of nociceptors in rat thoracolumbar fascia. J Bodyw Mov Ther 20(3):623–628. ▶ https://doi.org/10.1016/j.jbmt.2016.01.006 (Epub 4 Feb 2016)

Mine T, Kimura M, Sakka A, Kawai S (2000) Innervation of nociceptors in the menisci of the knee joint: an immunohistochemical study. Arch Orthop Trauma Surg 120(3–4):201–204

Moraes MR, Cavalcante ML, Leite JA, Macedo JN, Sampaio ML, Jamacaru VF, Santana MG (2011) The characteristics of the mechanoreceptors of the hip with arthrosis. J Orthop Surg Res 16(6):58. ▶ https://doi.org/10.1186/1749-799x-6-58

Morisawa Y (1998) Morphological study of mechanoreceptors on the coracoacromial ligament. J Orthop Sci 3(2):102–110

Murata Y, Takahashi K, Ohtori S, Moriya H (2007) Innervation of the sacroiliac joint in rats by calcitonin gene-related peptide-immunoreactive nerve fibers and dorsal root ganglion neurons. Clin Anat 20(1):82–88

Nitz AJ, Peck D (1986) Comparison of muscle spindle concentrations in large and small human epaxial muscles acting in parallel combinations. Am Surg 52(5):273–277

Ohtori S, Inoue G, Koshi T, Ito T, Yamashita M, Yamauchi K, Suzuki M, Doya H, Moriya H, Takahashi Y, Takahashi K (2007) Characteristics of sensory dorsal root ganglia neurons innervating the lumbar vertebral body in rats. J Pain 8(6):483–488 (Epub 26 Mar 2007)

Ohtori S, Inoue G, Miyagi M, Takahashi K (2015) Pathomechanisms of discogenic low back pain in humans and animal models. Spine J 15(6):1347–55. ▶ https://doi.org/10.1016/j.spinee.2013.07.490 (Epub 2014 Mar 20)

Olmarker K (2005) Neovascularization and neoinnervation of subcutaneously placed nucleus pulposus and the inhibitory effects of certain drugs. Spine (Phila Pa 1976) 30(13):1501–4

Pasquet B, Carpentier A, Duchateau J (2005) Change in muscle fascicle length influences the recruitment and discharge rate of motor units during isometric contractions. J Neurophysiol 94:3126–3133

Pedersen BK (2009) The Diseasome of Physical Inactivity and the role of myokines in muscle-fat cross talk. J Physiol 587:5559–5568

Perez MA, Lungholt BK, Nyborg K, Nielsen JB (2004) Motor skill training induces changes in the excitability of the leg cortical area in healthy humans. Exp Brain Res 159(2):197–205 (Epub 28 Jul 2004)

Pickar JG, McLain RF (1995) Responses of mechanosensitive afferents to manipulation of the lumbar facet in the cat. Spine (Phila Pa 1976) 20(22):2379–2385

Pohlenz M (1938) Hippokrates und die Begründung der wissenschaftlichen Medizin. De Gruyter, Berlin

Rein S, Hagert E, Hanisch U, Lwowski S, Fieguth A, Zwipp H (2013) Immunohistochemical analysis of sensory nerve endings in ankle ligaments: a cadaver study. Cells Tissues Organs 197(1):64–76. ▶ https://doi.org/10.1159/000339877 (Epub 4 Sep 2012)

Rein S, Manthey S, Zwipp H, Witt A (2014) Distribution of sensory nerve endings around the human sinus tarsi: a cadaver study. J Anat 224(4):499–508. ▶ https://doi.org/10.1111/joa.12157 (Epub 2014 Jan 29)

Rein S, Semisch M, Garcia-Elias M, Lluch A, Zwipp H, Hagert E (2015) Immunohistochemical mapping of sensory nerve endings in the human triangular fibrocartilage complex. Clin Orthop Relat Res 473(10):3245–3253. ▶ https://doi.org/10.1007/s11999-015-4357-z (Epub 30 May 2015)

Reinert A, Kaske A, Mense S (1998) Inflammation-induced increase in the density of neuropeptide-immunoreactive nerve endings in rat skeletal muscle. Exp Brain Res 121(2):174–180

Reinking RM, Stephens JA, Stuart DG (1975) The tendon organs of cat medial gastrocnemius: significance of motor unit type and size for the activation of Ib afferents. J Physiol 250(3):491–512

Richmond FJ, Abrahams VC (1979) What are the proprioceptors of the neck? Prog Brain Res 50:245–254

Richmond FJ, Bakker DA (1982) Anatomical organization and sensory receptor content of soft tissues surrounding upper cervical vertebrae in the cat. J Neurophysiol 48(1):49–61

Riek S, Bawa P (1991) Recruitment of motor units in human forearm extensors. J Neurophysiol 68(1):100–108

Roberts S, Eisenstein SM, Menage J, Evans EH, Ashton IK (1995) Mechanoreceptors in intervertebral discs. Morphology, distribution, and neuropeptides. Spine (Phila Pa 1976) 20(24):2645–51

Rogge AK, Röder B, Zech A, Nagel V, Hollander K, Braumann KM, Hötting K (2017) Balance training improves memory and spatial cognition in healthy adults. Sci Rep 7(1):5661. ▸ https://doi.org/10.1038/s41598-017-06071-9

Rogge AK, Röder B, Zech A, Hötting K (2018) Exercise-induced neuroplasticity: balance training increases cortical thickness in visual and vestibular cortical regions. Neuroimage 1(179):471–479. ▸ https://doi.org/10.1016/j.neuroimage.2018.06.065 (Epub 26 Jun 2018)

Rossi A, Rossi B (1985) Characteristics of the receptors in the isolated capsule of the hip in the cat. Int Orthop 9(2):123–127

Sample SJ, Hao Z, Wilson AP, Muir P (2010) Role of calcitonin gene-related peptide in bone repair after cyclic fatigue loading. PLOS PNE 6:1–10

Schiaffino S, Reggiani C (2011) Fiber types in mammalian skeletal muscles. Physiol Rev 91(4):1447–1531 (PubMed: 22013216)

Schneider F, Krenn V, Hans V, Walter M (2004) Verteilungsmuster enkapsulierter Mechanorezeptoren im Bereich der Fußsohle des Menschen. Deutsche Gesellschaft für Unfallchirurgie. Deutsche Gesellschaft für Orthopädie und orthopädische Chirurgie. Berufsverband der Fachärzte für Orthopädie. 68. Jahrestagung der Deutschen Gesellschaft für Unfallchirurgie, 90. Tagung der Deutschen Gesellschaft für Orthopädie und Orthopädische Chirurgie und 45. Tagung des Berufsverbandes der Fachärzte für Orthopädie. Berlin, 19.–23.10.2004. Düsseldorf, Köln: German Medical Science. Doc-04dguO13-1449

Schuenke MD, Vleeming A, Van Hoof T, Willard FH (2012) A description of the lumbar interfascial triangle and its relation with the lateral raphe: anatomical constituents of load transfer through the lateral margin of the thoracolumbar fascia. J Anat 221(6):568–76. ▸ https://doi.org/10.1111/j.1469-7580.2012.01517.x (Epub 15 May 2012)

Semmler JG, Kornatz KW, Dinenno DV, Zhou S, Enoka RM (2002) Motor unit synchronization is enhanced during slow lengthening contractions of a hand muscle. J Physiol 545:681–695

Simons MJ, Amin NH, Cushner FD, Scuderi GR (2015) Characterization of the Neural Anatomy in the Hip Joint to Optimize Periarticular Regional Anesthesia in Total Hip Arthroplasty. J Surg Orthop Adv 24(4):221–224

Søgaard K (1995) Motor unit recruitment pattern during low-level static and dynamic contractions. Muscle Nerve 18(3):292–300

Søgaard K, Christensen H, Jensen BR, Finsen L, Sjøgaard G (1996) Motor control and kinetics during low level concentric and eccentric contractions in man. Electroencephalogr Clin Neurophysiol 101(5):453–460

Solomonow M, Zhou B, Harris M, Lu R, Baratta V (1998) The ligamento-muscular stabilizing system of the spine. Spine 23:2552–2562

Steinbeck J, Brüntrup J, Greshake O, Pötzl W, Filler T, Liljenqvist U (2003) Neurohistological examination of the inferior glenohumeral ligament of the shoulder. J Orthop Res 21(2):250–255

Stilwell DL Jr (1957) Regional variations in the innervation of deep fasciae and aponeuroses. Anat Rec 127(4):635–653

Stotz PJ, Bawa P (2001) Motor unit recruitment during lengthening contractions of human wrist flexors. Muscle Nerve 24:1535–1541

Szadek KM, Hoogland PV, Zuurmond WW, de Lange JJ, Perez RS (2008) Nociceptive nerve fibers in the sacroiliac joint in humans. Reg Anesth Pain Med 33(1):36–43

Szadek KM, Hoogland PV, Zuurmond WW, De Lange JJ, Perez RS (2010) Possible nociceptive structures in the sacroiliac joint cartilage: an immunohistochemical study. Clin Anat 23(2):192–198. ▸ https://doi.org/10.1002/ca.20908

Taguchi T, Hoheisel U, Mense S (2008) Dorsal horn neurons having input from low back structures in rats. Pain 138(1):119–129. ▸ https://doi.org/10.1016/j.pain.2007.11.015 (Epub 27 Dec 2007)

Tarumoto R, Murakami M, Imai S, Maeda T, Hukuda S (1998) A morphometric analysis of protein gene product 9.5-, substance P-, and calcitonin gene-related peptide immunoreactive innervation in the shoulder joint of the Japanese macaque. J Shoulder Elbow Surg 7(5):522–528

Tax AA, Denier van der Gon JJ, Gielen CC, van den Tempel CM (1989) Differences in the activation of m. biceps brachii in the control of slow isotonic movements and isometric contractions. Exp Brain Res 76:55–63

Tesarz J, Hoheisel U, Wiedenhöfer B, Mense S (2011) Sensory innervation of the thoracolumbar fascia in rats and humans. Neuroscience 27(194):302–308. ▸ https://doi.org/10.1016/j.neuroscience.2011.07.066 (Epub 2 Aug 2011)

Literatur

Tomlinson BE, Irving D (1977) The numbers of limb motor neurons in the human lumbosacral cord throughout life. J Neurol Sci 34:213–219

Tracey D (1978) Joint receptors – changing ideas. Trends Neurosci 1:63–65

Tracey D (1980) Joint receptors and the control of movement. Trends Neurosci 3:253–255

Treede RD, Meyer RA, Lesser RP (1994) Similiarity of threshold temperature for first pain sensation, laser-evoked potentials, and nociceptor activation. In: Gebhart GF, Hammond DI, Jensen TS (Hrsg) Proceedings of the 7th World Congress on Pain. Seattle, IASP Press, S 857–865

Tsukagoshi M, Goris RC, Funakoshi K (2006) Differential distribution of vanilloid receptors in the primary sensory neurons projecting to the dorsal skin and muscles. Histochem Cell Biol 126(3):343–352 (Epub 16 Mar 2006)

Tucker KJ, Hodges PW (2009) Motoneurone recruitment is altered with pain induced in non-muscular tissue. Pain 141(1–2):151–155. ▸ https://doi.org/10.1016/j.pain.2008.10.029 (Epub 17 Dec 2008)

Tucker K, Butler J, Graven-Nielsen T, Riek S, Hodges P (2009) Motor unit recruitment strategies are altered during deep-tissue pain. J Neurosci 29(35):10820–10826. ▸ https://doi.org/10.1523/jneurosci.5211-08.2009

Vallbo AB, Johansson RS (1984) Properties of cutaneous mechanoreceptors in the human hand related to touch sensation. Hum Neurobiol 3(1):3–14

van der Wal J (2009) The architecture of the connective tissue in the musculoskeletal system – an often overlooked functional parameter as to proprioception in the locomotor apparatus. Int J Ther Massage Bodywork 2(4):9–23

Vandenabeele F, Creemers J, Lambrichts I, Lippens P, Jans M (1997) Encapsulated Ruffini-like endings in human lumbar facet joints. J Anat 191(Pt 4):571–583

Vilensky JA, O'Connor BL, Fortin JD, Merkel GJ, Jimenez AM, Scofield BA, Kleiner JB (2002) Histologic analysis of neural elements in the human sacroiliac joint. Spine (Phila Pa 1976) 27(11):1202–1207

Wei JY, Simon J, Randić M, Burgess PR (1986) Joint angle signaling by muscle spindle receptors. Brain Res 370(1):108–118

Willard FH, Vleeming A, Schuenke MD, Danneels L, Schleip R (2012) The thoracolumbar fascia: anatomy, function and clinical considerations. J Anat 221(6):507–536. ▸ https://doi.org/10.1111/j.1469-7580.2012.01511.x (Epub 27 May 2012)

Yahia L, Rhalmi S, Newman N, Isler M (1992) Sensory innervation of human thoracolumbar fascia. An immunohistochemical study. Acta Orthop Scand 63(2):195–197

Yamauchi K, Inoue G, Koshi T, Yamashita M, Ito T, Suzuki M, Eguchi Y, Orita S, Takaso M, Nakagawa K, Aoki Y, Ochiai N, Kishida S, Endo M, Yamashita T, Takahashi K, Ohtori S (2009) Nerve growth factor of cultured medium extracted from human degenerative nucleus pulposus promotes sensory nerve growth and induces substance p in vitro. Spine (Phila Pa 1976) 34(21):2263–2269. ▸ https://doi.org/10.1097/brs.0b013e3181a5521d

Yang L, Yang C, Pang X, Li D, Yang H, Zhang X, Yang Y, Peng B (2017) Mechanoreceptors in diseased cervical intervertebral disc and vertigo. Spine (Phila Pa 1976) 42(8):540–546. ▸ https://doi.org/10.1097/brs.0000000000001801

Pedokraniale und kraniopedale myofasziale Ketten – Regulation von Körperhaltung und Bewegung

3.1		Pedokraniale und kraniopedale myofasziale Ketten – 73
3.1.1		Funktionelle Betrachtung des aktiven Bewegungsapparates: Muskelschlingen – 73
3.1.2		Faszien: Bindeglieder der Muskelschlingen und zentrale Körpermatrix – 73
3.1.3		Hauptaufgaben der Faszien als verbindende und integrierende Körpermatrix – 74
3.1.4		Myofasziale Muskelketten – 77
3.1.5		Funktionell-myofasziale Verbindung zwischen Kau- und Bewegungsapparat – 79
3.1.6		Funktionell-myofasziale Verbindungen im Bewegungsapparat – 80
3.1.7		Globales Fasziensystem und Sensomotorik – 81
3.2		Regulation von Körperhaltung und Bewegung – 82
3.2.1		Sensorik: Schnittstelle Mensch – Umwelt sowie Basis von kognitiver Erfassung und Bewegungsregulation – 82

© Springer-Verlag GmbH Deutschland, ein Teil von Springer Nature 2020
W. Laube, *Sensomotorik und Schmerz*, https://doi.org/10.1007/978-3-662-60512-7_3

3.2.2	Afferenzgesteuerte reflektorische Regulationen – posturale Regulationen – 82	
3.2.3	Afferenzen zur Generierung und Regulation des Gehens – 85	
3.3	Sensorfunktionen abhängig vom Gewebestatus: Muskelspindelafferenzen als kinästhetische Afferenzen – 86	
	Literatur – 88	

Über die Faszien als die alles durchdringende Körpermatrix und Grundlage der myofaszialen Ketten, über ihre Funktion als Verschiebeschicht, Kraftüberträger und bevorzugten Sensorstandort zu sprechen bedeutet immer, über Sensomotorik zu sprechen. Die Matrixbildung und der dichte Besatz an Nozi- und Mechanosensoren machen das Fasziensystem zum globalen Informationsnetzwerk für die Sensomotorik. Es ist für die Regulation der Körperhaltungen und Bewegungen essenziell. Entsprechend bestimmt der Zustand der Faszienmatrix, der auf Muskelaktivitäten angewiesen ist, auch die Qualität der Afferenzmuster zur Generierung der Kinästhetik, z. B. der Gangsensomotorik und aller posturalen Regulationen. Die zeitlich-räumlichen Informationsmuster werden durch die Biotensegrität geprägt. Atrophisch-degenerative „nozizeptive Gewebebedingungen" bestimmen die Schmerzsituation.

3.1 Pedokraniale und kraniopedale myofasziale Ketten

3.1.1 Funktionelle Betrachtung des aktiven Bewegungsapparates: Muskelschlingen

Kurt Tittel (2016) war der Pionier, der, beginnend mit seinem Erstlingswerk (1957), die Anatomie des Bewegungsapparates von der für den Erkenntnisgewinn zunächst durchgeführten „Zergliederung" des Körpers nun wieder in einen funktionellen Zusammenhang stellte. Er analysierte umfangreich die Bewegungsabläufe beim Sport und beschrieb für sehr viele Bewegungsabläufe „die sich (funktionell und dynamisch) zu gemeinsamem Handeln zusammenschließenden Muskelgruppen" als Muskelschlingen. Das bedeutet, „dass nicht ein einzelner Muskel …, sondern nur die innige Verbindung der die Hauptarbeit leistenden, gut aufeinander abgestimmten Muskeln Gewähr für einen reibungslosen, ökonomischen und zugleich ästhetischen Bewegungsablauf" gibt und „dass sich die Wirkung eines Muskels nicht nur auf das unmittelbar von ihm überzogene Gelenk beschränkt". Damit hat Tittel im Sinn die myofaszialen Funktionsketten beschrieben und aus neurophysiologischer Sicht die durch das Bewegungslernen angestrebte Richtung und die Qualität der sensomotorischen Koordination.

> Über Faszien zu sprechen bedeutet immer auch, über Sensomotorik zu sprechen, weil die Faszien ein globaler, körperweiter Standort von Sensoren sind und weil sich im zusammenhängenden Bindegewebesystem die mechanischen Veränderungen zeitlich und räumlich global vermitteln. Nozizeptive Gewebebedingungen können über die Konvergenz somatosensibler und viszeraler Afferenzen zum Phänomen des übertragenen Schmerzes führen. Auch die Stimulation myofaszialer Triggerpunkte löst einen solchen Schmerz in einer Referenzzone aus. Es schmerzt in einer Körperregion, in der die Ursache nicht zu finden ist. Die Faszienmatrix ist die informatorische Quelle der Bewegungsregulation und der Nozizeption.

3.1.2 Faszien: Bindeglieder der Muskelschlingen und zentrale Körpermatrix

Bis vor ca. 10–20 Jahren hat die Anatomie bei der Untersuchung und Beschreibung der Strukturen des Stütz- und Bewegungssystems die Muskeln und die einzelnen Gelenke weiterhin fraktioniert. Die „Einzelstrukturen" wurden untersucht und dargestellt. Dies war sicher für den detaillierten Wissenserwerb über die „Einzelstrukturen" auch weiter notwendig und verständlich. Das grundlegende Verständnis der Funktion im Bewegungsvollzug konnte damit aber nicht erarbeitet werden.

> Für die Sensomotorik und den Schmerz ist es erforderlich, die verschiedenen Einzelstrukturen wie die Muskeln, das muskuläre und extramuskuläre Bindegewebe und das Nervensystem als anatomische Instanzen der Sensoren bzw. ihrer Standorte und das Nervensystem als funktionelle Instanz der Informationsverarbeitung zum Handlungs- und Bewegungsprogramm zusammenzuführen.

So hat sich inzwischen gezeigt, dass das **Fasziensystem** als ein Gewebekontinuum existiert und als eine zentrale Körpermatrix angesehen werden muss. Daraus resultieren u. a. die **myofaszialen Ketten**. Das Fasziensystem umhüllt und durchdringt jede Körperstruktur (alle Muskeln und Organe), verbindet diese Strukturen miteinander und formt mit ihrer Konnektivität funktionelle „Teileinheiten", welche sich wiederum zu myofaszialen „Gesamtketten" pedokranial bzw. kraniopedal zusammenschließen.

Das Faszienbindegewebe hat einen hohen, von der Beanspruchung abhängigen Wassergehalt, ist reich an Gefäßen und Sensoren. Es ist, abschnittsweise bzw. abhängig von der Faszienschicht, aus straffem oder lockerem Bindegewebe aufgebaut und ein integraler Bestandteil nicht nur eines Muskels. Die Faszien sind die verbindenden Schnittstellen in allen synergistischen und antagonistischen Muskelketten.

> Die Faszien „verschmelzen" die einzelnen Muskeln zu den quasi in Serie angeordneten und funktionierenden Muskelketten. Sie heben die anatomische Zergliederung auf und lassen das funktionelle pedokraniale bzw. kraniopedale muskuloskelettale System entstehen.

Faszien haben mit dieser generalisierten Konstruktions- und damit Aufgabenspezifik sehr differente und vielfältige Beziehungen zu den benachbarten Geweben. Mit ihrer spezifischen Architektur und ihren Gewebeeigenschaften haben sie sehr unterschiedliche Funktionen bis hin zur Bildung von gelenkähnlichen Räumen, wodurch Verknüpfungen über die Beweglichkeit ermöglicht werden.

3.1.3 Hauptaufgaben der Faszien als verbindende und integrierende Körpermatrix

Die Faszien haben vier Hauptaufgaben.

3.1.3.1 Hauptaufgabe 1: Spannungs(Kraft)überträger

Die Faszien oder Faszienschichten mit der Aufgabe als Spannungs(Kraft)überträger sind als Aponeurosen oder als feste Bereiche von Gelenkkapseln und als Bänder ausgebildet. Sie bestehen aus dichtem und parallel angeordnetem Kollagen und übertragen „passiv" die Spannungen der kontrahierenden Muskeln in der Muskelkette. Diese Übertragungsfunktion bedeutet, dass nur die Muskelkontraktionen und dadurch Faszien und Skelett dann auch strukturell darauf antworten. Eine Übertragung kann aber nur dann stattfinden, wenn sich die Faszien zu den kontraktionsbedingt dehnenden Kräften in Serie angeordnet befinden. Deshalb haben sie auch nur in spezifischen Körperpositionen und Bewegungsabschnitten eine effektive übertragende und auch mechanisch stabilisierende Wirkung. Die Gelenkkapseln und die Bänder sind aber nicht allein an der mechanischen Transmission der Kräfte beteiligt. Auch die periartikulären Strukturen haben ihren Anteil.

Für die Funktion als Kraftüberträger müssen diese Bindegewebsstrukturen eine ausreichend hohe mechanische Belastbarkeit besitzen. Nur mit einem solchen Adaptationszustand liegt die Schwelle für Mikrotraumatisierungen und für chronische fehl- und überbelastungsbedingte entzündliche Reaktionen ausreichend hoch.

> Eine ausreichende mechanische Belastbarkeit und Belastungsverträglichkeit der faszialen Strukturen und der Insertionen am Skelett kann ausschließlich durch Adaptationen an mechanische Belastungen erreicht werden. Das bedeutet, für diese Faszienfunktion ist systematisch aufgebautes, vielseitiges und regelmäßiges Krafttraining das Mittel der ersten Wahl.

3.1.3.2 Hauptaufgabe 2: Bildung gelenkähnlicher Strukturen

Sehr lockeres Bindegewebe bildet gelenkähnliche Räume und lässt somit Bewegungen zu. Damit und über die myofaszialen Ketten entstehen zugleich räumlich positionierte myofasziale Sensorketten, was Konsequenzen für die Beschreibung der Sensoren als Gelenk- oder Muskelsensoren hat. Aus architektonischer und damit funktioneller Sicht ist die trennende Beschreibung nicht mehr korrekt. Dies hat große Bedeutung für das Verständnis der sensomotorischen Koordination von Haltung und Bewegung. Das myofasziale Kontinuum steht aus neurophysiologischer Sicht für dynamische vieldimensionale räumlich-zeitliche Afferenzmuster bei jeder immer auch dynamischen Körperhaltung und allen Bewegungen.

> Nur durch häufige und vielfältige Bewegungen mit großen Bewegungsumfängen und der daraus folgenden umfänglichen Nutzung der bindegewebigen gelenkähnlichen lockeren Bindegewebsräume bleiben sie auch als solche erhalten und intakt. So werden diese Bindegewebebereiche sowie auch die myofaszialen Ketten als jeweilige funktionelle Einheiten und ihr räumlich-zeitliches Zusammenspiel vor strukturellen Veränderungen infolge von Verklebungen und Fibrosierungen aufgrund von Inaktivität und Alterungsprozess geschützt. Sie bleiben als funktionell „vollwertige" Sensorstandorte erhalten, so dass die dortigen Sensoren umfangreich und bewegungsspezifisch physiologisch angesprochen werden können.

Gewebeverklebungen und auch Beweglichkeitseinschränkungen der Gelenke schränken nicht nur per se die Beweglichkeit ein, sondern eben auch die Generierung von physiologischen „räumlichen-zeitlichen" Afferenzmustern. Das Gehirn hat dafür zum einen absoluten Bedarf, um über dessen systematische Verarbeitung vielseitig strukturell für die Bewegungsorganisation erhalten zu bleiben, und zum anderen entscheidet die Qualität des Afferenzmusters über die der Bewegungsregulation und das Lernergebnis.

3.1.3.3 Hauptaufgabe 3: Verschiebeschicht

Die Faszien arbeiten als Verschiebeschichten. Hierfür bestehen sie aus lockerem Bindegewebe. Sie ermöglichen und sichern mit dieser Funktion die notwendigen gegenseitigen relativen Verschiebungen zwischen den Muskelfasern (Endomyosium), den Muskelfaserbündeln (Perimysium), den ganzen Muskeln (Epimysium), den Organen sowie auch zwischen den Muskeln und der Haut.

> Die korrekte physiologische Verschieblichkeit hat Auswirkungen auf die bewegungsbedingten zeitlichen und räumlichen Sensoraktivierungen und damit auf die mögliche Qualität der sensomotorischen Koordination. Die sensomotorische Koordination, gegeben durch die Organisation und Rekrutierung der Muskeln und/oder der „task groups" zur Generierung der Kraft nach dem Henneman-Größenprinzip und der muskelfaser- und bewegungsspezifischen muskulären Verkürzungsgeschwindigkeiten, kann für das

myofasziale Sensorset nur korrekt wirksam werden, wenn die Faszien eine präzise und reibungsfreie zeitlich-räumliche Vermittlung der Spannungen in den agonistischen und antagonistischen Muskelketten absichern. Des Weiteren kann die eingeschränkte Verschieblichkeit eine Quelle der Nozizeption sein.

So entstehen bei ungenügendem Gebrauch der Faszien als Verschiebeschicht, durch fehlende Bewegungsradien und ungenügend häufig ausgeführte vielseitige Bewegungen Verklebungen und Verfilzungen. Die gegenseitige Verschieblichkeit wird nicht nur eingeschränkt, sondern auch gestört. Die Verklebungen gehen während jeder Bewegung zugleich nahezu zwingend mit Mikrotraumatisierungen und in der Folge entstehenden Entzündungsprozessen einher. Auch die Sensoren werden in die resultierenden pathologischen, pathophysiologischen und zeitabhängig degenerativen Veränderungen der Faszien einbezogen. Verdickungen und Fibrosierungen stehen zugleich für geänderte mechanische Eigenschaften der Faszien, und die Muskelfunktionen werden beeinflusst und gestört. Fehl- und Überlastungen sind in der Lage, die Viskosität des lockeren Bindegewebes in den Faszien zu modifizieren, was zu den Verdickungen führt. Makrotraumen und in der Praxisrealität absolut bevorzugt

— stattfindende Mikrotraumen,
— eine über eine unbekannt sehr lange Zeit existierende diabetische Stoffwechsellage infolge einer Glukosetoleranzstörung und einer Insulinresistenz, intensiviert durch einen entstandenen Diabetes mellitus Typ II selbst, und
— die Alterungsprozesse

verändern die Faszienschichten mit dem Endergebnis einer Faszienfibrose (Pavan et al. 2014). Diese strukturellen und damit immer auch verbundenen entzündlichen Reaktionen in den Faszien sind auch eine Ursache u. a. für den Anstieg der Ansprechbarkeit der Neuronen im Hinterhorn auf die pathophysiologischen Bedingungen. Diese pathophysiologische Tatsache leistet einen Beitrag zum LBP (Taguchi et al. 2008).

Eine weitere sehr wichtige Folge der Verklebungen sind Störungen der **Mikrozirkulation** mit pathobiochemischen Konsequenzen. Das veränderte pathobiochemische Milieu (Elektrolyte, pH, Stoffwechselprodukte, Gewebshormone) liefert adäquate Reize für die Nozizeptoren. Wenn dauerhaft, können diese Störungen periphere und zentrale Sensibilisierungsprozesse im nozizeptiven System nach sich ziehen. Alle Faktoren sind gemeinsam und interaktiv am Entstehen der **myofaszialen Schmerzen** beteiligt.

> Die praktische Konsequenz ist das ausreichend häufige Trainieren vielseitiger und ausdauerorientierter Belastungen für alle Körperbereiche (Laufen, Gehen, Crosstrainer/Ski-Langlauf, Rudern, Handkurbel, Schwimmen).

Da der Organismus eine natürliche dreidimensionale Struktur ist, erfordert jede Bewegung automatisch die bewegungsabhängige räumliche Verschieblichkeit der Faszienstrukturen. Man muss davon ausgehen, dass das räumliche Verschieblichkeitsmuster natürlich bewegungsspezifisch ist. Für den Gesundheitssportler ist Bewegungsvielfalt und für den Sportler das sportartunspezifische Koordinationstraining erforderlich. Somit gilt es, als Prävention und/oder als Therapie idealerweise

1. alle erdenklichen bzw. sehr vielseitige Körperhaltungen und Bewegungen in häufig modifizierten Bewegungsrichtungen auszuführen;
2. häufig unter Ausnutzung des maximal möglichen Bewegungsausmaßes (ROM) der jeweiligen pedokranialen bzw. kraniopedalen myofaszialen Kette zu arbeiten;
3. häufig das volle ROM der Gelenke auszunutzen und
4. Ausdauertraining mit allen Belastungsformen durchzuführen.

> Statische und dynamische Aktivitäten unterstützen zugleich die Strukturwirkung auf das Bindegewebe über die intensivierte Mechanotransduktion der Fibro- und Osteozyten. Die Endgradigkeit von Gelenkbewegungen führt zur Aktivierung der nur in diesem ROM-Bereich ansprechenden Sensoren in den Gelenkkapseln. Deren Afferenzen wirken u. a. schmerzhemmend. Das bedeutet, für die Faszienfunktion „Verschiebeschicht" ist variables sensomotorisches Koordinations- und Ausdauertraining das Mittel der ersten Wahl. Wird es auch bis zum Bewegungslimit ausgeführt, hat es zugleich eine schmerzhemmende Komponente.

3.1.3.4 Hauptaufgabe 4: Standort von Mechano- und Nozisensoren

Die Faszien oder Faszienschichten (Layer) sind hoch wichtige Standorte von Mechano- und Nozisensoren.

> Für diese Funktion ist das Ausdauertraining das Mittel der ersten Wahl, denn die korrekte Funktionsfähigkeit der als Sensoren fungierenden Nervenendigungen ist von der Mikrozirkulation abhängig.

3.1.4 Myofasziale Muskelketten

Das Konzept der Biotensegrität besagt, dass die Elemente des Skeletts mittels verschiedener körperweit organisierter myofaszialer Ketten, die auch jeweils ihre physikalischen Eigenschaften verändern können, verknüpft und zusammengehalten werden. Das globale Netzwerk, welches die Muskeln miteinander verbindet, wird von den Faszien gebildet (Myers 1997a, b, 2015). Durch die Bildung des myofaszialen Netzwerkes sind die Muskeln somit keine unabhängigen einzelnen mechanischen Funktionsglieder des SMS mehr. Es kommt über das Netzwerk zur Kraftübertragung sowohl zwischen den parallel angeordneten Synergisten als auch zwischen den aufeinanderfolgenden Kettengliedern. Damit muss die traditionelle Auffassung der Übertragung der kontraktilen Spannung als Kraft auf den Knochen allein über die in Serie angeordneten Sehnen durch einen zweiten Übertragungsweg erweitert werden. Er resultiert aus dem globalen myofaszialen Netzwerk. Dieses ermöglicht eine epimuskuläre myofasziale Übertragung der Spannung auch über die verschiedenen Bindegewebehüllen der Muskelfasern und des gesamten Muskels, über das intermuskuläre Bindegewebe, aber auch das extramuskuläre Bindegewebe um die Gefäße und Nerven (Maas und Sandercock 2010; Bernabei et al. 2016). Dieser Übertragungsweg führt auch dazu, dass die intramuskuläre Mechanik der Kontraktion erheblich durch die Position des Muskels zu seinem umgebenden Bindegewebe als eine zusätzliche Ko-Determinante zur Muskellänge (Yucesoy et al. 2006) eingestellt wird. Unter intakten physiologischen Muskelbedingungen schätzen Maas und Sandercock (2010) aber wiederum die epimuskuläre Krafttransmission in die Nachbarschaft über das umgebende Bindegewebe doch eher als gering ein. Dies steht im Wiederspruch zu relevanten Ergebnissen bildgebender Untersuchungen. So verursachen beim Menschen, objektiviert mittels hochauflösendem 3D-MRT, globale Änderungen der Länge des M. gastrocnemius-Sehnenkomplexes erhebliche und zugleich heterogene lokale Beanspruchungen in allen Muskeln der unteren Extremität. Es kommt infolge einer Hüft- und Kniegelenkbewegung bei fehlender Sprunggelenkbewegung im M. gastrocnemius zu lokalen Verlängerungen und Verkürzungen von maximal plus 34,2 % und minus 32,6 %. Auch in den anderen Muskeln wie dem M. soleus und den antagonistischen kruralen Muskeln, die weitestgehend auf konstanter Muskel-Sehnen-Länge geblieben waren, lassen sich diese Veränderungen nachweisen (Yaman et al. 2013).

> **Die einzelnen Muskeln agieren mechanisch nicht unabhängig.**

Es gilt, immer davon auszugehen, dass während jeder Bewegung das muskuloskelettale System als ein globales, miteinander verbundenes komplexes System reagiert. Mit jeder Bewegung entsteht ein globales räumlich-zeitliches Spannungsmuster im Gesamtsystem. Dieses wird durch das räumliche Afferenzmuster wiedergeben, und die Person kann lageabhängig Spannungsveränderungen in den Körperkompartimenten angeben. Die erforderliche Konsequenz für das SMS ist das Betrachten von myofaszialen viskoelastischen Muskelketten und ihren Eigenschaften.

Das Bindegewebe selbst kann seine passiv-mechanischen Eigenschaften über mehrere Mechanismen verändern. Dies erfolgt

1. über den Wassergehalt in Abhängigkeit vom Belastungs-Erholungs-Zyklus (Schleip et al. 2012). Die Faszien werden infolge der Muskelkontraktionen dehydriert und danach wieder hydriert. Hierzu gehört auch die systematisch im Tag (Belastung)-Nacht (Erholung, Regeneration)-Zyklus ablaufende Dehydrierung und Rehydrierung der Bandscheiben. Ihr Hydrierungszustand ist eine wesentliche Komponente der Belastungsverträglichkeit der Faszien und der Gelenkstrukturen;
2. mittels in vielen Faszien vorhandenen Myofibroblasten, deren kontraktile Kapazität für eine Spannungsänderung im Gewebe ausreichend ist (Willard et al. 2012);
3. über die Veränderung der physikalischen Gewebeeigenschaften infolge der Muskelkontraktionen mit resultierendem Dehnungs-Entdehnungs-Zyklus. Die Kontraktionen verursachen eine nicht unerhebliche radiale Dehnungsbeanspruchung des Endo-, Peri- und Epimysiums. Bei Kontraktionen des M. soleus, des M. gastrocnemius medialis und der Extensoren und Flexoren des Ellenbogens macht sie 50 % der longitudinalen Beanspruchung aus (Findley et al. 2015).

In den **„anatomy trains"** beschreibt Myers **drei myofasziale Ketten** (Myers 1997a, b, 2015):
— eine oberflächliche hintere Kette („superficial backline"), gebildet aus: Fascia plantaris – M. gastrocnemius – Hamstrings – Fascia lumbalis/M. erector spinae,
— eine hintere Kette („back functional line"), gebildet aus: M. vastus lateralis – M. gluteus maximus – Fascia lumbalis – kontralateralem M. latissimus dorsi,
— eine frontale Kette („front functional line"), gebildet aus: M. adductor longus – kontralateralem M. rectus abdominis – M. pectoralis major.

Wilke et al. (2016a) präparierten
— einen lateralen Trakt für den Abschnitt der unteren Extremität. Der Tractus iliotibialis ist der verstärkte Anteil der Oberschenkelfaszie, und in ihn inserieren der M. tensor fascia latae und der M. gluteus maximus, und er ist mit der Faszie des M. gluteus medius eng verbunden. Der Tractus geht kaudal eine fusionierende Verbindung mit der kruralen Faszie, aber nicht mit derjenigen des M. fibularis longus ein. Aber da die krurale Faszie engstens mit der des M. fibularis longus verbunden ist, resultiert darüber eine Kettenarchitektur Tractus – krurale Faszie – Faszie M. fibularis. Anhand ihrer engen strukturellen Verbindungen, der gleichen linearen Ausrichtung der Faserrichtungen im Tr. iliotibialis und der Fascia cruris und der Ergebnisse einer manuellen Traktion erscheint eine Vermittlung von Kräften gut möglich.

Weiterhin ergibt sich aus anatomischen Untersuchungen (Stecco et al. 2013) eine ausgeprägt sehr kräftige Einstrahlung des M. gluteus maximus in die Fascia lata. So kann der Tractus iliotibialis als seine Sehne betrachtet werden. Aus dieser kräftigen

Insertion resultiert auch die Möglichkeit, Kräfte von der Fascia thoracolumbalis zum Kniegelenk zu vermitteln. Insgesamt kann eine Kette Fascia thoracolumbalis – M. gluteus maximus – Tractus iliotibialis – Fascia cruris – Fascia fibularis longus konstatiert werden.

Die Literaturanalyse von Wilke et al. (2016a) erbrachte sichere Belege für die Verknüpfungen aller Kettenglieder in den von Myers beschriebenen myofaszialen Ketten. Nachweise für jeweils unterschiedlich lange Abschnitte konnten aufgezeigt werden. Dies sind
— eine spiralförmig angelegte Kette ([M. splenius capitis – M. rhomboideus minor] – M. serratus anterior – M. obliquus externus abdominis – M. obliquus internus abdominis – [M. tensor fascia lata – M. tibialis anterior – M. peroneus longus] – M. biceps femoris – M. erector spinae) mit mäßiger Evidenz für fünf von neun Verbindungen (fehlender Verbindungsnachweis in eckigen Klammern) und
— eine laterale Kette ([M. peroneus – Tr. iliotibialis] – M. gluteus maximus/M. tensor fascia latae – Mm. obliquus abdominis –[Mm. intercostales – M. splenius capitis/M. sternocleidomastoideus]) mit mäßiger bis gute Evidenz für zwei von fünf Verbindungen.
Diese beiden Ketten sind somit durch anatomische Studien bisher nur zu ca. 40–55 % ihrer wahrscheinlichen Glieder belegt. Ihre Existenz kann aber nach Wilke et al. nicht sicher angezweifelt werden, denn viele Studien verfolgten auch nicht primär das Ziel, die Ketten aufzuzeigen.
— Keine Belege gab es für eine oberflächliche frontale Kette.

Die Nachweisführung der komplexen Integration der verschiedenen Körperregionen unter dem Aspekt der Biotensegrität und der sich daraus ergebenden gegenseitigen Beeinflussungen steckt noch in den Anfängen. Es gibt Ergebnisse, die dafür sprechen, aber auch solche, die nicht signifikant sind. Auch eine hohe interindividuelle Streuung der Ergebnisse verhindert teilweise das Auffinden von Wechselbeziehungen. Hinzu kommt, dass sensomotorische Kompensationsmechanismen in den posturalen Regulationen ausgebildet und so resultierende Veränderungen maskiert werden können.

3.1.5 Funktionell-myofasziale Verbindung zwischen Kau- und Bewegungsapparat

> Die Bewegungen beim Kauen sind immer eine simultane komplexe sensomotorische Leistung des kraniomandibulären und des kraniozervikalen Systems (Eriksson et al. 2000).

Mit Beginn der Kaubewegungen wird die Kopfposition mit einer Extension angepasst, und je nach Ausmaß der Kiefergelenkbewegungen unterliegt der Kopf einem Zyklus aus Extension und Flexion.

> Durch die Verknüpfung von Kau- und Kopfbewegungen ergibt sich automatisch über die kraniopedalen Muskelketten ein Zusammenhang zwischen der Position des Kiefergelenkes und der Körperhaltung (Sakaguchi et al. 2007). Die verantwortlichen Mechanoafferenzen für die Beeinflussung der zervikalen Muskulatur und für die weiterführenden Muskelaktivitäten zur Modifikation der Körperhaltung stammen aus dem Bereich des gesamten orofazialen System (Mimik, Kauen, Schlucken, Artikulation, Phonation).

Auf alle Fälle scheinen die Afferenzen der Mechanosensoren des Kiefergelenks an der Regulation der Halsmuskelaktivität (Du et al. 2017) und potenziell an den darüber hinausgehenden Muskelaktivitäten beteiligt zu sein. Neurone des Gg. trigeminale mit myelinisierten und unmyelinisierten Axonen versorgen das Kiefergelenk. Die unmyelinisierten Axone können für die Schmerzen bei Kiefergelenkstörungen mitverantwortlich sein (Yoshino et al. 1998).

Auch auf der Basis der Biotensegrität beeinflusst die Unterkieferposition die Beweglichkeit der HWS, indem eine bewusste Okklusion und das Pressen der Zunge gegen den harten Gaumen eine deutliche und vergleichbare Minderung des ROM der Rotation in Flexion hervorrufen (Grondin et al. 2017). Eine Okklusion im Bereich der Prämolaren wirkt sich beim Stehen und Gehen auch auf die gesamte Wirbelsäule aus (Ohlendorf et al. 2014), wobei sich zwischen diesen beiden motorischen Aktivitäten insbesondere in der LWS zusätzlich Differenzen zeigen.

> Zwischen dem Kau- und dem Bewegungssystem besteht eine Wechselbeziehung, wobei die konkreten Interaktionen und die klinische Relevanz weitere Untersuchungen benötigen.

Im Rahmen der Suche nach einer Verknüpfung zwischen dem kraniomandibulären und dem gesamten muskuloskelettalen System bei Athleten konnten Ohlendorf et al. (2015a) eine aufsteigende Kette von der unteren Extremität zum Schultergürtel und weiter bis zu den mandibulären Kondylen demonstrieren. Sie schrieben der Verbindung neurologische, muskuläre und faszienbasierte Ursachen zu. Man könnte auch sagen, die untersuchungsbedingt provozierten Veränderungen zur Nachweisführung der Verknüpfung haben das System des myofaszial-knöchernen Zugspannungs-Druckspannungs-Systems (Biotensegrität) systematisch verändert.

> Dies ist Ausdruck des Vorhandenseins eines zusammenhängenden myofaszialen Systems von plantar bis okzipital.

Auch März et al. (2017) fanden mittels der Rasterstereographie beim Vergleich des Vielpunktkontaktes der Zähne mit sieben Unterkieferpositionen bei drei von ihnen signifikante Abweichungen der Rumpfhaltung. Die Streuung der Parameter verhinderte jedoch den Nachweis der Wechselbeziehung.

Bei der Untersuchung der Auswirkungen einer Hüfttotalendoprothese auf die Position und Bewegung des Kiefergelenkes, auf die Haltung des Oberkörpers und die Körperschwankungen ergab sich (Ohlendorf et al. 2015a), dass die Operation die Kiefergelenkkondylen beider Seiten nach posterior und diejenige links zusätzlich nach kaudal verlagerte. Die BWS zeigte sich mehr nach vorn geneigt und dementsprechend die LWS-Lordose vermindert. Die Körperschwankungen erhöhten sich.

3.1.6 Funktionell-myofasziale Verbindungen im Bewegungsapparat

Vermittelt durch die Biotensegrität führt die Aktivität der Muskeln der unteren Extremität, des Beckens und Rumpfes zum Transfer von Kräften aus diesen Körperkompartimenten auf die Schulterblattregion und die obere Extremität (vgl. auch Muskelschlingen nach Tittel). Hierbei arbeiten die Scapula und die sie bewegende Muskulatur (insbesondere M. serratus anterior) als Schnittstelle zwischen dem Rumpf und den Armen. Die Aktivierungen der Bein- und Rumpfmuskeln stehen also nicht nur im Dienst von Körperhaltung und Gleichgewicht, sondern sie tragen auch gravierend zur Leistung der Zielsensomotorik der oberen Extremität bei. EMG-Analysen belegen, dass die simultane Rekrutierung der kinetischen Kette der Bein- und Rumpfmuskulatur bei einer Faustschlagbewegung auch eine intensivere Aktivierung des M. serratus anterior bewirkt (Kaur et al. 2014).

Auch EMG-Daten zur Aktivierung der oberflächlichen hinteren myofaszialen Kette bei verschiedenen Testaktivitäten des M. gastrocnemius in der Bauchlage zeigen signifikante

Assoziationen zwischen den testbedingten Muskelaktivierungen und jenen der Kette. Bei der passiven Plantarflexion wie der aktiven ohne Widerstand musste die Kette nicht aktiv werden. Dies geschah aber sehr deutlich bei der maximalen isometrischen Kontraktion und immer bei gleichzeitiger Extension der HWS ohne und gegen einen Widerstand (Weisman et al. 2014). Die Funktion der oberflächlichen hinteren myofaszialen Kette (M. gastrocnemius, Hamstrings, M. erector spinae, M. trapezius pars descendens) wurde auch im Vergleich zwischen Gesunden und Patienten mit chronischem LBP analysiert. Der LBP geht während der aktiven Plantarflexion und der HWS-Extension mit signifikant geringeren Aktivierungen des lumbalen M. erector spinae und nicht signifikant geringeren Aktivierungen der weiteren Kettenglieder einher (Vulfsons et al. 2018).

3.1.7 Globales Fasziensystem und Sensomotorik

Die Matrixbildung durch das Bindegewebe und der schwerpunktmäßige dichte Besatz an Nozi- und Mechanosensoren in den lockeren, den ganzen Körper durchziehenden Faszienbereichen macht das Fasziensystem zu einem globalen Informationsnetzwerk für die Sensomotorik. Als Teil des propriorezeptiven Netzwerkes ist es funktionell mit dem der Körperoberfläche verknüpft. Störungen des Fasziensystems durch inaktivitätsbedingte Gewebeveränderungen, zu monotone Bewegungsausführungen, chronische mechanische Fehl- und Überbelastungen in Beruf und Sport, rezidivierende Mikro- und Makroverletzungen mit Entzündungsreaktionen und degenerative Erkrankungen des Bindegewebes sind somit gravierende Faktoren für eine veränderte oder gestörte Sensomotorik. Die Störungen des Fasziensystems als Verschiebeschichten implementieren direkt auch Veränderungen der bewegungsbedingten zeitlich-räumlichen Afferenzmuster aus der Muskulatur, den Gelenkbindegewebestrukturen und der Haut. Die nicht physiologischen relativen räumlichen Verschiebungen bestimmen die räumlichen mechanischen Gewebeverhältnisse und damit die Afferenzmuster.

> Veränderungen der Fasziendynamik haben direkte praktische Konsequenzen für das Lernen und die Erhaltung des Bewegungskönnens. Bewegungen führen zu inadäquaten Bewegungsmustern, weil die relativen und damit räumlichen Gewebeverschiebungen nicht stimmen. Die Folge sind Fehlprägungen des Gehirns in Relation zu „korrekten" Funktionsbedingungen der Gewebe und ihren neurophysiologischen Konsequenzen. Der Lernfortschritt kann sowohl eingeschränkt und begrenzt werden, und das Lernen über die Anzahl der Wiederholungen kann zur Quelle von Fehlbelastungen werden. Das Ausführen erlernter Bewegungen mit nachträglich gestörten Faszienfunktionen erzeugt gegenüber dem Ausführen mit intakten Faszienfunktionen ein Umlernen. Die Bewegungsqualität kann sich sekundär verschlechtern und zugleich auch zu Fehlbelastungen führen. Es besteht eine Disposition für die Entwicklung von Schmerzen. Der muskuloskelettale Gesundheitszustand für Alltag, Beruf und Sport wird negativ beeinflusst. In der Konsequenz müssen der Arzt und insbesondere der Physiotherapeut, aber auch der Trainer mit ihren jeweiligen Beobachtungen und diagnostischen Interventionen ausreichend geschult sein, um Veränderungen im Fasziensystem zu erkennen.

3.2 Regulation von Körperhaltung und Bewegung

3.2.1 Sensorik: Schnittstelle Mensch – Umwelt sowie Basis von kognitiver Erfassung und Bewegungsregulation

Der Mensch hat zur Außenwelt „informatorischen Kontakt" über das optische, vestibuläre System und über die Sensorik der Haut. Die Afferenzen der Sensoren der Haut vermitteln die taktile und die haptische Wahrnehmung. Nach Schätzungen sollen hierfür ca. 300–600 Mio. Sensoren zur Verfügung stehen. Über dieses Sensorsystem im Bereich der Hand und der Finger werden mit höchster Empfindlichkeit und aus haptischer Sicht, ergänzt durch die propriorezeptiven Afferenzen, höchst diffizil und präzise feinste Formen und Oberflächenbeschaffenheiten „ertastet" und Manipulationen von Gegenständen möglich. Hierfür hat die Evolution eine dreidimensionale Mikrostruktur ausgebildet (Pham et al. 2017), und die haptische Detektionsschwelle für konvexe und konkave Formen beginnt bei 1 μm (Louw et al. 2000). Bei entsprechendem Training können damit höchste sensomotorische Leistungen beim Spielen von Instrumenten erreicht werden. Daran ist dann aber auch die Sensorik bis zum Schultergelenk beteiligt. Mit dem gleichen Sensorsystem im plantaren Bereich „ertastet" der Fuß den Untergrund, wobei dieses System hierbei auch um die Informationen des propriozeptiven Systems ergänzt wird.

Bei der haptischen Wahrnehmung ist die Oberflächensensorik bereits mit der Sensorik für den informatorischen Kontakt des Körpers mit sich selbst, also mit der „körperlichen Innenwelt" integriert. Durch die Integration der Oberflächen- und Tiefensensibilität und gegeben durch die Afferenzmuster aus dem dreidimensionalen Körperraum berechnet das Gehirn ein räumliches Abbild des Organismus und eine Vorstellung von der Umwelt.

Nach dem Erkennen der inneren und äußeren Bedingungen kommt das Gehirn mit Hilfe der „weiterführenden" Antizipation grundsätzlich gleichbleibender Verhältnisse beim Gehen, Treppenauf- und -abgehen oder auch beim Spielen von Instrumenten ohne optische Informationen aus.

3.2.2 Afferenzgesteuerte reflektorische Regulationen – posturale Regulationen

Die posturalen Regulationen werden durch den Komplex Rückenmark-Hirnstamm und z. T. auch durch höhere Zentren vertreten und stellen unbewusste höchst komplexe afferenzgesteuerte Haltungs- und Stellungsregulationen dar.

> Die posturalen Regulationen sind phylogenetisch entwickelte sensomotorische Grundbausteine zur Aufrechterhaltung der normalen statischen und dynamischen bipedalen Körperhaltung gegen die Gravitation und zur Sicherung oder Wiederherstellung der normalen Positionen der Körperkompartimente zueinander und im Raum.

An der Auslösung oder Unterhaltung der verschiedenen sensomotorischen Abläufe sind die Afferenzen aller Sensorsysteme kutan, propriorezeptiv, vestibulär und optisch bewegungsspezifisch und situativ mit unterschiedlicher Wertigkeit beteiligt. Es sind die **Grundelemente der Stützsensomotorik**. Für die Zielsensomotorik stellen sie einen essenziellen „Servomechanismus" zur Verfügung, wie z. B. bei Rotationen um die Körperlängsachse. Die Bewegung wird willkürlich durch die Rotation des Kopfes eingeleitet, und Oberkörper, Beckenbereich und untere Extremitäten folgen systematisch nacheinander mit Hilfe der reflektorischen Stellungsreaktionen, um die Normalposition zum Kopf wieder einzunehmen.

> Die Nutzung und der korrekte Einbau der posturalen Regulationen in eine zu erlernende und letztendlich sicher, präzis und stabil beherrschte Bewegungsfertigkeit erfolgen im Prozess des sensomotorischen Lernens. Damit entwickelt sich zugleich das Körpergefühl für diese Bewegung oder einen Bewegungskomplex. Während einer sehr gut beherrschten Bewegung ist die Person jederzeit über die Bewegungsphase und die räumliche Situation „informiert", denn sie kann den Bewegungsablauf danach verbalisieren.

Der Kopf geht in der Regel allen Bewegungen voraus. Man kann auch je nach Art der Bewegung von einer **afferenzgesteuerten Kopfregulation oder -steuerung** sprechen. Hierfür ist eben auch der Sensorbesatz der tiefen autochthonen Muskulatur wesentlich ausgebaut, und die vestibulären und optischen Sensoren sind im Kopf lokalisiert.

> Reversible Funktionsstörungen und chronisch degenerative Erkrankungen der HWS wirken sich unmittelbar auf die Sensomotorik aus. Die Bewegungsqualität und das Lernen sind beeinträchtigt. Die veränderte Bewegungsqualität kann zur Disposition von Fehlbelastungen und letztendlich auch zu Schmerzen führen.

3.2.2.1 Tonische Hals- und Labyrinthreflexe: Kopfposition – Extensorentonus

Das Rückenmark und der Hirnstamm bis zur Brücke stellen die **Halte- oder Stehreflexe**, die tonischen Labyrinth- und Halsreflexe, zur Verfügung. Sie funktionieren stets gekoppelt. Ihre Namen kennzeichnen die Herkunft der Afferenzen für die motorischen Reaktionen der Rumpf- und der Extremitätenmuskulatur. Einen Anteil haben aber auch kutane und visuelle Afferenzen. Sie generieren langsame Muskeltonusverschiebungen in Abhängigkeit von der Körperstellung und speziell von der Stellung des Kopfes im Raum und von der Kopfposition zum Rumpf. Sie dienen der Raum- und Körperorientierung. Die Raumposition des Kopfes sichert die stabile Funktion des optischen Systems. Über die Raumposition des Kopfes informiert das vestibuläre System, und die Position des Kopfes zum Rumpf resultiert aus der Propriosensorik der HWS. Die systematischen Spannungsänderungen der Extensoren in Rücken- bzw. Seitenlage oder beim Stehen gehen von den Afferenzen des Sacculus und Utriculus aus und werden über den Tr. vestibulospinales vermittelt. Die intensiveren Kontraktionen der Extensoren der vorderen (oberen) und der Spannungsverlust der Extensoren der hinteren (unteren) Extremität bei Dorsalflexion und entgegengesetzt bei Ventralflexion des Kopfes (tonische Halsreflexe, Labyrinth in räumlicher Normalposition) haben ihren Ausgangspunkt in den Afferenzen der HWS und laufen über den Tr. reticulospinalis. Bleibt der Kopf in Normalposition zum Oberkörper, dann kommt es bei einer Aufwärtsposition (bergan) zur aktiven Tonuserhöhung der Extensoren der hinteren und bei einer Abwärtsposition (bergab) der vorderen Extremität (Hals in räumlicher Normalposition zum Rumpf, tonischer Labyrinthreflex). Diese systematischen Muskeltonusveränderungen werden efferent über den Tr. vestibulospinalis vermittelt.

3.2.2.2 Dynamische Stellreflexe: Körperstellung – Raumposition

Wird der untere Hirnstamm um das Mittelhirn als Standort des Ncl. ruber erweitert, dann werden die **Stellreflexe** möglich. Hierzu gehören die Labyrinth-, die Körper-Kopf-, Hals-Körper-Körper- und optische Reflexabläufe. Die afferenten Quellen sind das vestibuläre, das optische und das oberflächliche und tiefe mechanosensible System. Ihre Afferenzen verursachen motorische Reaktionen für die physiologische Körperhaltung oder stellen sie wieder her. Der Körper wird gegen die Schwerkraft aufgerichtet, die „normale" Körperhaltung wird eingenommen, oder die Körperkompartimente werden aus einer abnormen Position in die normale Anordnung zurückgeführt. Das automatenhafte Gehen ist möglich, und auf dem Laufband kann sogar die Ganggeschwindigkeit der Geschwindigkeit des Untergrundes angepasst werden (plantare Haut und Propriosensorik der unteren Extremität, extrapyramidales System). Labyrinthreflexe stellen die Normalposition des Kopfes ein (Sacculus/Utriculus; Tr. vestibulospinalis), bei Rotationen des Rumpfes rotiert der Kopf zur Gegenseite und sichert die Stabilität der optischen Wahrnehmung (Bogengänge; Tr. vestibulospinalis und Bahnen der Okulomotorik), schnell im Fahrstuhl abwärts führt zur Kontraktion der Extensoren (Landereaktion) und aufwärts der Flexoren (Liftreaktion; Bogengänge; Tr. vestibulospinalis), aus der Seitenlage wird der Kopf in die normale Raumposition gebracht (Mechanosensorik der Haut; Tr. reticulospinalis), und nachfolgend werden die Positionen des Thorax, des Beckens und der Extremitäten zum Kopf und zueinander korrekt eingenommen (Propriosensoren der HWS; Tr. reticulospinalis), bei Druckausübung auf den Rumpf starten Stellreaktionen der Körperkompartimente (Mechanosensorik der Haut; Tr. reticulospinalis), und optische Stellreflexe bringen den Kopf in die für das Sehen fixierter Bilder erforderliche richtige Raumposition. Bei den optischen Stellreflexen mit Orientierung des Kopfes wie auch des Körpers ist das Großhirn beteiligt, denn sie sind wesentlich von der „optischen Aufmerksamkeit" abhängig.

3.2.2.3 Antizipation von posturalen Regulation – vorwegnehmende Kompensation

Die posturalen sensomotorischen Grundbausteine sind nicht nur regulatorisch, also reaktiv infolge einer Positionsveränderung aktiv, sondern auch **antizipatorisch**. Die **posturalen Synergien** kompensieren die im Voraus zu erwartenden Veränderungen des Körperschwerpunktes. So bleibt er z. B. beim Ausführen der Zielsensomotorik „Anheben eines Armes im Stehen" durch vorausgehende Muskelaktivitäten der Stützsensomotorik stabil. Ein Abweichen in Richtung der Armbewegung wird ausgeschlossen, und das Stehen bleibt unbeeinflusst.

3.2.2.4 Kompensation von Körperschwerpunktveränderungen

Mittels der **posturalen Synergien** werden auch die ständigen systematischen Schwerpunktverlagerungen z. B. durch die Atmung kompensiert. Hierbei muss beachtet werden, dass die Stabilität der posturalen Regulationen infolge der Atemexkursionen nicht nur von der Unterstützungsfläche, sondern auch von der haltungsbedingten Mobilität der aufsteigenden Gelenkketten abhängig ist (Kantor et al. 2001). Eine wesentliche Komponente dieser Kette ist die sich gegenseitig beeinflussende Mobilität des Beckens und der LWS. Das führt dazu, dass der Weg der Körperschwankungen im Sitzen größer ist.

> Die posturalen Regulationen sind im unbewussten Bereich angelegte komplexe sensomotorische Grundbausteine (angelegte Vernetzungen) der Stützsensomotorik und der Sicherung der optischen Wahrnehmung. Sie stehen als wichtige neuronale Grundbausteine für das Erlernen einer Zielsensomotorik zur Verfügung und werden im Lernprozess spezifisch für die Bewegungsfertigkeiten qualifiziert. Diese Qualifikation gelingt je nach Schwierigkeitsgrad der Bewegung nur über sehr viele Wiederholungen. Wichtig ist, dass dabei der Kopf allen Bewegungskomponenten einleitend oder beendend vorausgeht. Mit der Kopfbewegung werden bewegungsspezifisch die Stellung des Kopfes zum Rumpf und im Raum, die dynamische Stellung der Körperkompartimente zueinander und das statische und dynamische

3.2 · Regulation von Körperhaltung und Bewegung

Gleichgewicht geregelt. Für diese sensomotorischen Aktivitäten muss das Gehirn keine „neuen" Programme schreiben, sondern im Lernprozess „nur" die grundlegend angelegten neuronalen Vernetzungen in das Bewegungsprogramm einarbeiten. Dabei werden die angelegten Vernetzungen durch die Plastizität zugleich spezifisch qualifiziert. Für die optische Kontrolle werden Cortexareale einbezogen. Die posturalen Regulationen sind durchweg fertigkeitsspezifisch.

3.2.3 Afferenzen zur Generierung und Regulation des Gehens

> So wie wir mit den Händen tasten, um mit ihnen tätig sein zu können, so tasten wir mit den Füßen, um sicher stehen, gehen oder hüpfen zu können, also immer im Gleichgewicht zu sein und um für das Gehen nur geringe „willkürliche Ressourcen" verbrauchen zu müssen.

Gehen ist grundsätzlich eine willkürliche Bewegungsfertigkeit, denn wir können es jederzeit starten, die Richtung und die Geschwindigkeit ändern oder auch wieder stoppen. Aber die phasenhafte zyklische Generierung der Muskelaktivitäten und deren Koordination werden umfänglich durch neurophysiologische Prozesse des unwillkürlichen Bereiches der Sensomotorik verantwortet (vgl. ◘ Abb. 2.6). So liefern die Propriosensoren der unteren Extremität Informationen für die Reflexwege zur zeitlichen Koordination von Stand- und Schwungphase und für die Kontrolle der jeweiligen aktuellen motoneuralen Aktivität. Mit dem Set der Muskelspindelafferenzen der Muskeln des Knie- und Sprunggelenks berechnet das Gehirn die Änderungen der Gelenkwinkel in Relation zum Rumpf, was für die Kontrolle der Gehgeschwindigkeit bedeutsam ist (Ivanenko et al. 2000). Die Golgi-Afferenzen regulieren während des Stehens entsprechend der Belastung des Beines die Intensität der Extensorenaktivität, und während der Lokomotion führt das Golgi-Feedback dazu, dass der Erregungszustand des Extensorenmotoneuronenpools zwischen Hemmung und Bahnung variiert (Pearson 1995). Das bedeutet, sie liefern das Kraftfeedback zur Belastung des Körpers.

Die Sensoren der plantaren Haut reagieren auf den statischen Druck während des Stehens und auf die zeitliche und räumliche Dynamik während des Abrollvorganges. Sie kodieren die aktuelle Druckverteilung. Mit diesen Informationen tragen sie zur Organisation der posturalen Regulationen der Balance unter statischen und dynamischen Bedingungen bei. Ist der Verlust der plantaren Sensoren und damit ihrer Afferenzen mit einer posturalen Instabilität verbunden, wie es bei alten Menschen, aber auch bei solchen mit einer Polyneuropathie bekannt ist. Im Gegenteil können die posturalen Regulationen über eine intensive Stimulation plantarer kutaner Afferenzen durch Einlagen bei jungen wie alten Menschen positiv beeinflusst werden (Palluel et al. 2009). Die bei alten Menschen auf größere und mehr Hirnregionen ausgeweitete kortikale Kontrolle der Sensomotorik wie auch des Gehens kann sogar durch eine intensivere sensorische Stimulation der plantaren Haut mittels Einlagen zurückgedrängt werden. So lässt sich eine Reduzierung der Aktivität des präfrontalen Cortex und damit eine Zurückdrängung der kontrollierten Informationsverarbeitung nachweisen (Clark et al. 2014).

> Der automatische, nicht bewusste Anteil der Gangsensomotorik wird durch die physiologischen oder verstärkten plantaren Afferenzen gesichert oder auch wieder gestärkt. Somit sind auch alle Schnittstellenveränderungen, die den Fuß als „Tastorgan" wenn möglich auch noch variabel fordern, eine Unterstützung für die Erhaltung oder auch erneute Verbesserung der Gangsensomotorik.

Aus der Kodierung der plantaren Druckdynamik und -Verteilung gemeinsam mit der Haut- und Propriosensorik der unteren Extremität wird für das Gehirn auch das „center of pressure" berechenbar. Verlagert es sich in den Grenzbereich der Unterstützungsfläche, dann resultieren daraus posturale Reflexe zur Verhinderung des Überschreitens der Grenze. Die bipedale Position wird gesichert. Während unvorhersagbarer Störungen des Gehens haben die kutanen Afferenzen richtungs- und gangphasenabhängige Funktionen für

1. die Ermittlung von Stabilitätslimits zur Einleitung eines kompensatorischen Rückwärtsschritts,
2. die Kontrolle des Fersenkontakts und des Gewichtstransfers während der Beendigung eines Vorwärtsschritts und
3. das Aufrechterhalten der Stabilität während der verlängerten Schwungphase eines ausweichenden Kreuzschritts nach lateral (Perry et al. 2000).

Auch bei jungen Menschen zwischen 10–17 Jahren mit noch sehr guten Ressourcen der posturalen Regulationen (insbesondere Differenzialsensoren: vgl. ▶ Abschn. 2.4, zerebrale Verarbeitungskapazität) variiert die Stabilität des Stehens in Abhängigkeit von der Unterlage (hart – weich), aber auch vom Abstand der Füße. Das Stehen mit geschlossenen Füßen erfordert offensichtlich deutlich höhere propriozeptiv geführte regulatorische Anforderungen für das Gleichgewichtsverhalten (Ylitalo et al. 2018).

> Auch wenn der Alterungsprozess trotz Abnahme der Kontrast- und Raumempfindung den optischen Informationen mehr Gewicht zuteilt, bleibt das kutan-propriozeptive Informationssystem der unteren Extremität für die Balance im Stehen (Lord et al. 1991) weiterhin absolut führend.

3.3 Sensorfunktionen abhängig vom Gewebestatus: Muskelspindelafferenzen als kinästhetische Afferenzen

> Für die Kinästhetik sind die Afferenzen der Muskelspindeln offensichtlich die absolut dominante Hauptinformationsquelle. Daraus resultieren der Positions- oder Lagesinn und der Bewegungssinn. Damit ist für diese Sinne aber auch der Funktions- bzw. Trainingszustand der Muskulatur prägend.

Die Muskelspindeln sind als einziger Sensortyp trainierbar. Sie benötigen neben der physiologischen Versorgungssituation sehr vielseitige und häufige Bewegungsausführungen. In den Muskelspindeln sind intrafusale Muskelfasern für die permanente Anpassung der Sensorempfindlichkeit an die aktuelle Muskellänge, entsprechend der Gelenkposition, vorhanden. Bei Erhöhung der Muskellänge durch Gelenkstreckung egal welcher Geschwindigkeit sorgt die angepasste Kontraktion der intrafusalen Muskelfasern für die Konstanz der für die Auslösung von Afferenzen verantwortlichen Äquatorbreite. Bei Minderung durch Gelenkbeugung geschieht das Gegenteil. So provozieren häufige Bewegungen adäquat häufige Kontraktionen und Relaxationen dieser Muskelfasern, und sie werden adaptieren. Die präzise Einstellung der Sensorsensibilität profitiert, und damit steigt die Qualität der Afferenzen für die Kinästhetik. Zur chronischen Inaktivität gehören deren Atrophie, die Einschränkung der Präzision der Empfindlichkeitseinstellung und logisch die qualitative Beeinträchtigung der Kinästhetik. Somit wird eine inaktivitätsbedingt atrophierte Muskulatur zur Quelle von Veränderungen und Störungen der Bewegungskoordination. Daraus resultiert eine Disposition für Fehlbelastungen, die langfristig myofasziale Schmerzen hervorbringen können.

Zum Erkennen der absoluten Position von Körperkompartimenten im Raum benötigt das Gehirn aber zusätzlich ein **Körperschema**. Dieses Schema muss als Referenz fungieren, denn die Propriozeption liefert nur Afferenzen zur Position und zur Bewegung, aber nicht zur Länge und den Volumina der Körperkompartimente. Das Körperschema liefert den notwenigen Aufschluss über die Form und die Raumlokalisation der verschiedenen Körperkompartimente. Es muss
1. zum einen als eine kognitive Leistung und
2. zum anderen als das Ergebnis des ständigen sensorischen Informationseinganges angesehen werden.

Entsprechend werden der parietale (Handlungsprogramm) und der Inselcortex (bewusste Wahrnehmung, Erinnerung) damit in Verbindung gebracht.

Dagegen sind die Golgi-Sensoren Vertreter für die Kraftempfindung, und die Afferenzen der Sensoren der Gelenkkapseln melden vorrangig das Bewegungslimit und sind endgradig auch Aktivatoren der Schmerzhemmung. Es scheint mit den Fingergelenken eine Ausnahme zu geben. Ihre Gelenksensoren sind offensichtlich zusätzlich für den mittleren Bewegungsbereich sensibel und helfen, die hochpräzise Motorik der Finger zu ermöglichen.

> Da „korrekte" Sensorinformationen
> 1. als Generatoren für motorische Muster willkürlich gestarteter Bewegungen (z. B. Gehen) fungieren und zum Erreichen der Ziele dieser Bewegungshandlungen (Zielsensomotorik) wesentlich beitragen und
> 2. als Informationsbasis für die sensomotorischen Grundbausteine der posturalen Regulationen fungieren und damit die Bewegungsqualität, -präzision und -stabilität (Stützsensomotorik) bestimmen, ist der Funktionszustand der Sensoren von essenzieller Wichtigkeit. Ihr Funktionszustand ist wieder abhängig von den Gewebeeigenschaften ihres anatomischen Standortes, also von den Beanspruchungen und den daraus resultierenden Adaptationen. Inaktivitätsbedingte Atrophie und Gewebedegenerationen sind somit ein negativer Faktor für die SMS-Leistung und die Generierung von Schmerzen.

Hierzu gehört dominierend der Zustand der Mikrozirkulation als Basis für die Ver- und Entsorgung des Gewebes. Ein physiologisches Gewebemilieu sichert die Funktionsfähigkeit der Sensorstruktur selbst und deren Integration in das Architekturgerüst des Gewebes. Besonders wichtig ist hierbei der Zustand der Bindegewebematrix, aber auch des Muskel- und Hautgewebes. Ein pathophysiologisches Gewebemilieu, geprägt durch eine chronische relative Ischämie, beeinträchtigt nicht einfach nur die Funktionen der mechanosensiblen und nozizeptiven freien Nervenendigungen und der korpuskulären Sensoren selbst, sondern auch deren Integration bzw. mechanische Verknüpfungen im Gewebe. Muskelatrophie mindert die physiologische mechanische Spannung, und Verklebungen und Verfilzungen der Faszienmatrix verschlechtern und ändern die räumlichen Spannungsverhältnisse in Körperruhe und während der Bewegung.

> Für eine in allen Geweben gute Mikrozirkulation zu sorgen bedeutet, als effektivste Trainings- bzw. Therapieform Ausdauertraining für alle Körperregionen (im fortlaufenden Wechsel Laufen, Fahrrad, Crosstrainer/Skilanglauf, Rudern, Handkurbel, Schwimmen) auszuführen. Dieses Training erhält, verbessert und entwickelt direkt die Mikrozirkulation in der Muskulatur, der Faszienmatrix und der Haut. Die Mikrozirkulation der Haut profitiert insbesondere von der erforderlichen Temperaturregulation

während der Belastung. Die im Muskel produzierte Wärme (Wirkungsgrad aerober Stoffwechsel 40 %) muss über das Blut in die Haut. Ihre Durchblutung steigt intensiv für den Wärmetransport und für das Zur-Verfügung-Stellen von Wasser zur Schweißproduktion an. Das Mikrozirkulationssystem wird demnach stark gefüllt und somit hoch beansprucht. In der Folge wird es erhalten oder ausgebaut. Es resultieren ein physiologisches Gewebemilieu der Haut mit entsprechenden physikalischen Gewebeeigenschaften wie u. a. gutem Turgor durch gute Wasserbindungsfähigkeit, ein adäquater Elektrolytstatus und eine adäquate Gewebeelastizität. Diese Gewebeeigenschaften garantieren eben auch eine physiologische Funktionsfähigkeit der Hautsensoren.

Literatur

Bernabei M, Maas H, van Dieën JH (2016) A lumped stiffness model of intermuscular and extramuscular myofascial pathways of force transmission. Biomech Model Mechanobiol 15(6):1747–1763 (Epub 18 May 2016)

Clark DJ, Christou EA, Ring SA, Williamson JB, Doty L (2014) Enhanced somatosensory feedback reduces prefrontal cortical activity during walking in older adults. J Gerontol A Biol Sci Med Sci 69(11):1422–1428. ▸ https://doi.org/10.1093/gerona/glu125 (Epub 11 Aug 2014)

Du BL, Li JN, Guo HM, Li S, Liu B (2017) The effect of functional mandibular shift on the muscle spindle systems in head-neck muscles and the related neurotransmitter histamine. J Craniofac Surg 28(6):1628–1634. ▸ https://doi.org/10.1097/scs.0000000000003912

Eriksson PO, Häggman-Henrikson B, Nordh E, Zafar H (2000) Co-ordinated mandibular and head-neck movements during rhythmic jaw activities in man. J Dent Res 79(6):1378–1384

Findley T, Chaudhry H, Dhar S (2015) Transmission of muscle force to fascia during exercise. J Bodyw Mov Ther 19(1):119–123. ▸ https://doi.org/10.1016/j.jbmt.2014.08.010 (Epub 3 Sep 2014)

Grondin F, Hall T, von Piekartz H (2017) Does altered mandibular position and dental occlusion influence upper cervical movement: a cross-sectional study in asymptomatic people. Musculoskelet Sci Pract 27:85–90. ▸ https://doi.org/10.1016/j.math.2016.06.007 (Epub 15 Jun 2016)

Ivanenko YP, Grasso R, Lacquaniti F (2000) Influence of leg muscle vibration on human walking. J Neurophysiol 84(4):1737–1747

Kantor E, Poupard L, Le Bozec S, Bouisset S (2001) Does body stability depend on postural chain mobility or stability area? Neurosci Lett 308(2):128–132

Kaur N, Bhanot K, Brody LT, Bridges J, Berry DC, Ode JJ (2014) Effects of lower extremity and trunk muscles recruitment on serratus anterior muscle activation in healthy male adults. Int J Sports Phys Ther 9(7):924–937

Lord SR, Clark RD, Webster IW (1991) Postural stability and associated physiological factors in a population of aged persons. J Gerontol 46:M69–M76

Louw S, Kappers AM, Koenderink JJ (2000) Haptic detection thresholds of Gaussian profiles over the whole range of spatial scales. Exp Brain Res 132(3):369–374

Maas H, Sandercock TG (2010) Force transmission between synergistic skeletal muscles through connective tissue linkages. J Biomed Biotechnol 2010:575672. ▸ https://doi.org/10.1155/2010/575672 (Epub 12 Apr 2010)

März K, Adler W, Matta RE, Wolf L, Wichmann M, Bergauer B (2017) Can different occlusal positions instantaneously impact spine and body posture? A pilot study using rasterstereography for a three-dimensional evaluation. J Orofac Orthop 78(3):221–232. ▸ https://doi.org/10.1007/s00056-016-0073-x (Epub 5 Dec 2016)

Myers TW (1997a) The "anatomy trains". J Bodyw Mov Ther 1:91–101

Myers TW (1997b) The "anatomy trains": part 2. J Bodyw Mov Ther 1:135–145

Myers TW (2014) Anatomy trains – myofascial meridians for manual and movement therapists, 3. Aufl. Chruchill Livingstone Elesevier, Edinburgh

Ohlendorf D, Seebach K, Hoerzer S, Nigg S, Kopp S (2014) The effects of a temporarily manipulated dental occlusion on the position of the spine: a comparison during standing and walking. Spine J 14(10):2384–2391. ▸ https://doi.org/10.1016/j.spinee.2014.01.045 (Epub 31 Jan 2014)

Ohlendorf D, Himmelreich M, Mickel C, Groneberg DA, Kopp S (2015) Does a temporary leg length discrepancy have an influence on upper body posture and lower jaw position in competitive athletes? [Article in German] Sportverletz Sportschaden 29(3):157–163. ▸ https://doi.org/10.1055/s-0034-1399215 (Epub 22 Apr 2015)

Palluel E, Olivier I, Nougier V (2009) The lasting effects of spike insoles on postural control in the elderly. Behav Neurosci 123(5):1141–1147. ▸ https://doi.org/10.1037/a0017115

Pavan PG, Stecco A, Stern R, Stecco C (2014) Painful connections: densification versus fibrosis of fascia. Curr Pain Headache Rep 18(8):441. ► https://doi.org/10.1007/s11916-014-0441-4

Pearson KG (1995) Proprioceptive regulation of locomotion. Curr Opin Neurobiol 5(6):786–791

Perry SD, McIlroy WE, Maki BE (2000) The role of plantar cutaneous mechanoreceptors in the control of compensatory stepping reactions evoked by unpredictable, multi-directional perturbation. Brain Res 877(2):401–406

Pham TQ, Hoshi T, Tanaka Y, Sano A (2017) Effect of 3D microstructure of dermal papillae on SED concentration at a mechanoreceptor location. PLoS One 12(12):e0189293. ► https://doi.org/10.1371/journal.pone.0189293 (eCollection 2017)

Sakaguchi K, Mehta NR, Abdallah EF, Forgione AG, Hirayama H, Kawasaki T, Yokoyama A (2007) Examination of the relationship between mandibular position and body posture. Cranio 25(4):237–249

Schleip R, Duerselen L, Vleeming A, Naylor IL, Lehmann-Horn F, Zorn A, Jaeger H, Klingler W (2012) Strain hardening of fascia: static stretching of dense fibrous connective tissues can induce a temporary stiffness increase accompanied by enhanced matrix hydration. J Bodyw Mov Ther 16(1):94–100. ► https://doi.org/10.1016/j.jbmt.2011.09.003 (Epub 5 Dec 2011)

Stecco A, Gilliar W, Hill R, Fullerton B, Stecco C (2013) The anatomical and functional relation between gluteus maximus and fascia lata. J Bodyw Mov Ther 17(4):512–517. ► https://doi.org/10.1016/j.jbmt.2013.04.004 (Epub 11 May 2013)

Taguchi T, Hoheisel U, Mense S (2008) Dorsal horn neurons having input from low back structures in rats. Pain 138(1):119–129. ► https://doi.org/10.1016/j.pain.2007.11.015 (Epub 27 Dec 2007)

Tittel K (2016) Beschreibende und funktionelle Anatomie des Menschen, 16. Aufl. Kiener, München

Tittel K (1957) Beschreibende und funktionelle Anatomie. Deutscher Verlag der Wissenschaften, Berlin (Erstausgabe)

Vulfsons S, Chervonenko S, Haddad M, Weisman MH, Lavi N, Dar G (2018) Decreased amplitude of surface electromyographic recordings of muscle activation along the posterior myofascial kinematic chain in subjects with chronic nonspecific low back pain compared to healthy subjects. J Back Musculoskelet Rehabil 31(4):785–793. ► https://doi.org/10.3233/bmr-160627

Weisman MH, Haddad M, Lavi N, Vulfsons S (2014) Surface electromyographic recordings after passive and active motion along the posterior myofascial kinematic chain in healthy male subjects. J Bodyw Mov Ther 18(3):452–461. ► https://doi.org/10.1016/j.jbmt.2013.12.007 (Epub 24 Dec 2013)

Wilke J, Engeroff T, Nürnberger F, Vogt L, Banzer W (2016a) Anatomical study of the morphological continuity between iliotibial tract and the fibularis longus fascia. Surg Radiol Anat 38(3):349–352. ► https://doi.org/10.1007/s00276-015-1585-6 (Epub 2 Nov 2015)

Willard FH, Vleeming A, Schuenke MD, Danneels L, Schleip R (2012) The thoracolumbar fascia: anatomy, function and clinical considerations. J Anat 221(6):507–536. ► https://doi.org/10.1111/j.1469-7580.2012.01511.x (Epub 27 May 2012)

Yaman A, Ozturk C, Huijing PA, Yucesoy CA (2013) Magnetic resonance imaging assessment of mechanical interactions between human lower leg muscles in vivo. J Biomech Eng 135(9):91003. ► https://doi.org/10.1115/1.4024573

Ylitalo E, Mäenpää H, Piitulainen H (2018) P 093 – comparison of three bipedal tasks to quantify contribution of proprioception to postural stability in healhty children and adolescents. Gait Posture 65(Suppl 1):382–383. ► https://doi.org/10.1016/j.gaitpost.2018.07.027 (Epub 24 Jul 2018)

Yoshino K, Kawagishi S, Amano N (1998) Morphological characteristics of primary sensory and post-synaptic sympathetic neurones supplying the temporomandibular joint in the cat. Arch Oral Biol 43(9):679–686

Yucesoy CA, Maas H, Koopman BH, Grootenboer HJ, Huijing PA (2006) Mechanisms causing effects of muscle position on proximo-distal muscle force differences in extra-muscular myofascial force transmission. Med Eng Phys 28(3):214–226 (Epub 15 Aug 2005)

Sensomotorik: abhängige Funktionen und Körperstrukturen

4.1	Muskelfunktion – Beanspruchung abhängiger Strukturen – 92
4.1.1	Logistiksysteme – 93
4.1.2	Bindegewebe – 93
4.1.3	Systeme der globalen und lokalen Signalsubstanzen – 94
4.2	Beanspruchung der Schmerzhemmmechanismen und der anabol hormonellen Systeme – 95
4.2.1	Beanspruchung der Schmerzhemmmechanismen – 96
4.2.2	Beanspruchung schmerzrelevanter Hormonsysteme – 96
4.3	Das Gehirn als Bewegungsgenerator und adaptierendes Organ – 100
4.3.1	Gehirn und sensomotorisches Lerntraining – 101
4.3.2	Gehirn und Ausdauertraining – 104
4.3.3	Gehirn und Krafttraining – 105
4.4	Beanspruchung der Logistiksysteme – 106
4.5	Die Muskulatur als Teil des SMS – 108
4.6	Beanspruchung der Faszien – 111
4.7	Beanspruchung von Knorpel und Knochengewebe – 111
	Literatur – 114

© Springer-Verlag GmbH Deutschland, ein Teil von Springer Nature 2020
W. Laube, *Sensomotorik und Schmerz*, https://doi.org/10.1007/978-3-662-60512-7_4

Die SMS-Funktion ist essenziell für alle Körperstrukturen, die nicht zum SMS gehören. Die „Ruhefunktion" der Logistiksysteme ist für ihre Erhaltung absolut unzureichend. Die Faszien als Kraftüberträger, Verschiebeschichten und Sensorstandorte benötigen Muskelkontraktionen. Ihre Funktionsfähigkeit und Belastbarkeit wie auch die des Skeletts hängen zwingend von diesen Kontraktionen ab. Die Faszien sind reich an Nozisensoren, und Inaktivität führt zu Schmerzen.

Alle Adaptationen basieren auf globalen und lokalen anabolen Signalsubstanzen. Für die Aktivierung dieser Substanzen ist eine Mindestbeanspruchung nötig. GH und Testosteron sind auch in das Schmerzgeschehen integriert. Eine zentrale Rolle spielt die aktive Muskulatur mit den Myokinen. Die entzündungshemmende Funktion der Myokine ist hervorzuheben. Die Kapazitäten der endogenen Schmerzhemmung als Bewegungskomponente sind trainingsabhängig. Die Bewegungsqualität, die Ermüdungsresistenz und die Kraft sind jeweils wichtige schmerzbeeinflussende Komponenten.

4.1 Muskelfunktion – Beanspruchung abhängiger Strukturen

> Die SMS- und damit die Muskelfunktion hat einen essenziellen direkten Einfluss auf andere Gewebe und Organsysteme, die nicht zum SMS gehören, aber nur durch dessen Aktivität beansprucht und somit strukturell und funktionell entwickelt und erhalten werden (◘ Abb. 4.1).

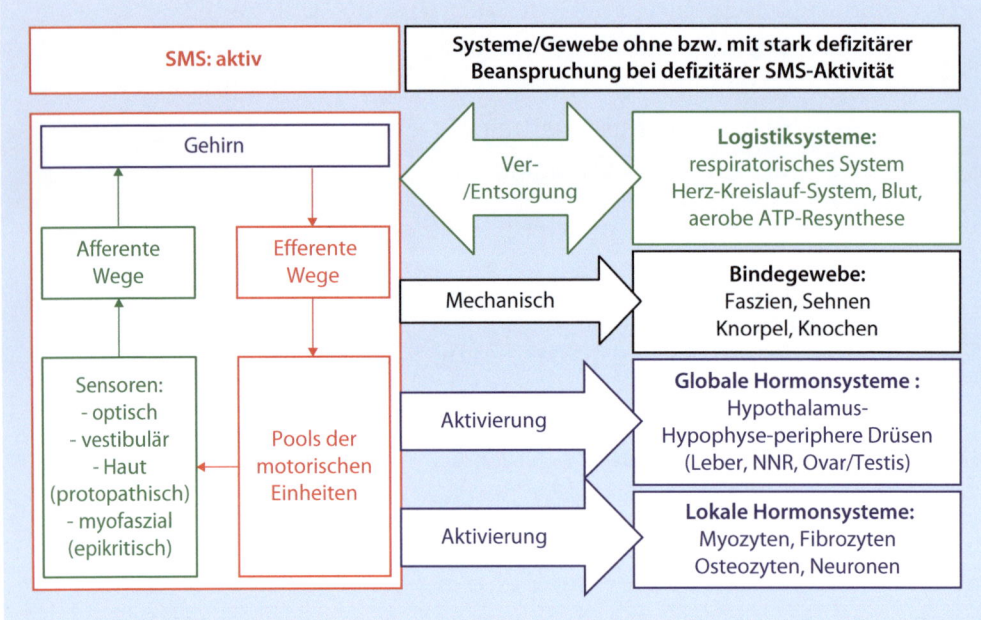

◘ Abb. 4.1   Links: Sensomotorisches System. Rechts: Von der Aktivität des SMS abhängige Strukturen. Nur wenn das SMS ausdauernd und/oder intensiv in Funktion ist, werden die Ver- und Entsorgungsfunktionen der Logistiksysteme und die Bindegewebestrukturen beansprucht und die Hormonsysteme aktiviert

4.1.1 Logistiksysteme

Die Logistiksysteme versorgen die eigenen, die myofaszialen, die neuronalen und alle weiteren Körperstrukturen. Das Gehirn nimmt einen konstant sehr hohen relativen Anteil des Herzminutenvolumens für sich in Anspruch. Die Versorgungsleistung mit einem MET, gleich 3,5 ml/kg/min (1 kcal/kg/h), ist als Basis in körperlicher Ruhe ausreichend. Eine ausreichend häufige körperliche bzw. Trainingsaktivität erhöht zur Absicherung entsprechend der Intensität und dem Umfang der Erholungs-, Reparatur- und Adaptationsvorgänge diesen Ruhewert. Wird aber im täglichen Leben infolge Bewegungsarmut diese Basisversorgung chronisch durch einen stets zu geringen Arbeitsumsatz ergänzt, hat dies aus der Sicht der Entwicklung und Erhaltung der strukturellen und funktionellen Eigenschaften der Logistiksysteme mittel- bis langfristig defizitäre Folgen. Daraus ergeben sich die bekannten Risikofaktoren für die Herz-Kreislauf-System (HKS)-, Stoffwechsel- und myofaszialen bzw. muskuloskelettalen Erkrankungen und Schmerzsyndrome. Entsprechend sind alle Systemanteile, die Lunge, das HKS und der aerobe Energiestoffwechsel auf ausdauernde, aber auch intensive (siehe HIIT) SMS-Beanspruchungen angewiesen. Der MET-Wert sollte mehrfach in der Woche für mindestens 30–45 min um das vier- bis sechsfache (moderat; 14–21 ml/kg/min) und darüber („vigorous") ansteigen (mindestens 150 min, optimal 300 min/Woche; vgl. WHO-Empfehlungen 2011), um strukturell gesundheitlich relevant leistungsfähige Logistiksysteme abzusichern. Bei diesen absoluten MET-Angaben ist aber die maximale aerobe Kapazität zu beachten. Auch schon bei jungen inaktiven Menschen und sicher bei HKS- und Stoffwechselerkrankungen wie dem metabolischen Syndrom und absolut beim Diabetes mellitus Typ II entspricht der Maximalwert nur dem fünf- bis sechsfachen MET-Wert (18–25 ml/kg/min). Hier müssen die Belastungsintensitäten dem individuellen Funktionszustand angepasst werden.

> Die Logistiksysteme benötigen essenziell mehrfach pro Woche ermüdende Ausdauerbelastungen ab 30 min bis 45 min, wobei auch hochintensives Intervalltraining weniger stabil vergleichbare Wirkungen hervorruft. Die gesundheitlichen Hauptwirkungen sind die Durchblutung bzw. die aerobe Kapazität als die integrale Gesamtfunktion der Logistiksysteme.

4.1.2 Bindegewebe

Die Bewegungen werden nicht durch einzelne Muskeln, sondern von myofaszialen Funktionsketten generiert, in denen die Muskeln die aktiv stabilisierenden und/oder bewegenden Instanzen und das Bindegewebe in Relation zur Muskulatur die passiven Gewebe sind. Die Faszien sichern die relative Verschieblichkeit zwischen Muskelfasern, -faserbündeln, Muskeln sowie der Haut, und sie werden nur während Muskelaktivität mechanisch beansprucht. Die Muskelspannungen werden zugleich über die Faszien innerhalb der myofaszialen Ketten und letztendlich mittels der Sehnen auf das Skelett übertragen.

> Die Muskelkontraktionen sind die Voraussetzung für die mechanische Beanspruchung aller Bindegewebestrukturen. Die mechanischen Beanspruchungen sind das Erfordernis für alle adaptiven Bindegewebereaktionen, womit die Faszien, Gelenkkapseln und Sehnen die Beanspruchungen mit der mechanischen Belastbarkeit ausbilanzieren.

Die Faszien, die Sehnen und das Skelett sind für ihre jeweilige gewebliche Integrität, die Funktionsfähigkeit und die mechanische Belastbarkeit essenziell auf die Muskelaktivitäten angewiesen. Im mittleren Intensitätsbereich wird vorrangig die Infrastruktur für die Gewebeversorgung und im hohen Bereich die mechanische Belastbarkeit angesprochen. Der Adaptationsprozess hat gegenüber dem des

Muskelgewebes für die kontraktile Kapazität, dem der Spannungsentwicklung und dem zur Absicherung der Energetik, der Ausdauer, einen deutlich höheren Zeitbedarf.

> Die erforderlichen Muskelaktivitäten werden durch eine bewegungsarme Lebensweise nicht erreicht. Die Bindegewebestrukturen atrophieren und sind zusätzlich defizitär mit Sauerstoff versorgt. Sie sind dadurch weniger mechanisch belastbar und für degenerative und letztendlich schmerzhafte Prozesse disponiert.

Mit dem geminderten Belastbarkeitslimit reagieren die Bindegewebestrukturen langfristig bereits schon auf die Aktivitäten von Beruf und Freizeit mit entzündlichen Reaktionen bzw. zeitabhängig mit dem Start degenerativer Veränderungen und letztendlich mit myofaszial-skelettalen Schmerzsyndromen. Hervorzuheben ist, dass alle nozizeptiven Sensoren als freie Nervenendigungen in den Faszienstrukturen liegen und die pathophysiologische Stoffwechsellage infolge von Entzündung und Degeneration detektieren und dass diese Prozesse bei einem Anteil der Personen zugleich zur peripheren Sensibilisierung führen können.

4.1.3 Systeme der globalen und lokalen Signalsubstanzen

Alle strukturellen Adaptationen werden durch anabole Signalsubstanzen der Hypophyse (GH-IGF-1), der globalen endokrinen HPA-(Stressachse), der HPG-Achse (Testosteron) und durch lokale auto- und parakrine Substanzen des Muskel- und Bindegewebes (Fibrozyten, Osteozyten) vermittelt.

> Die Signalsubstanzen sind für die Transmission der Beanspruchungen durch die verschiedenen Belastungsarten, -intensitäten und -umfänge in die funktionellen und strukturellen Adaptationen des jeweiligen Gewebes essenziell (◘ Abb. 4.2). Sie sind die Basis der

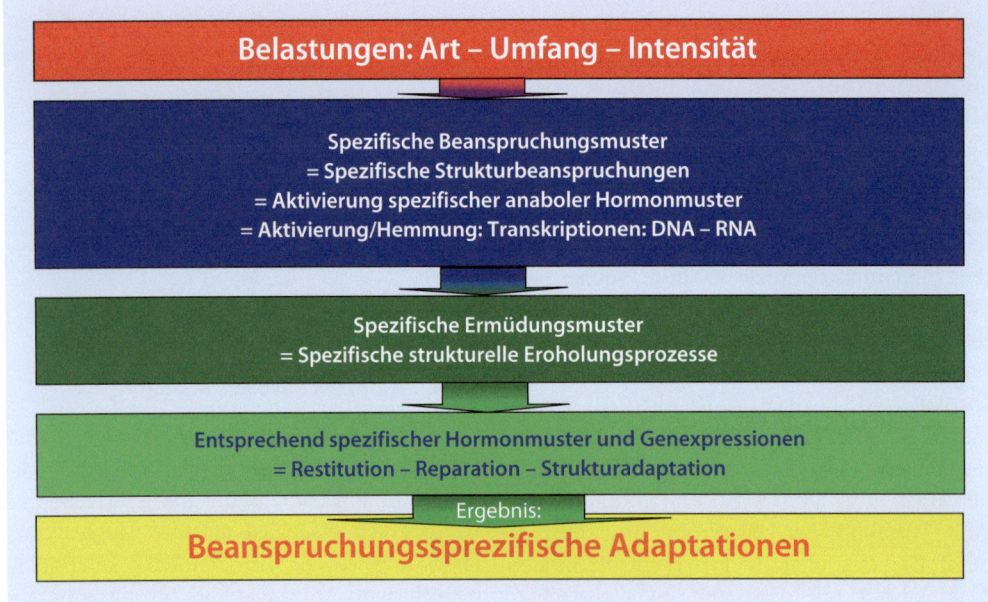

◘ Abb. 4.2 Belastungen verursachen spezifische Beanspruchungs- und letztendlich Ermüdungsmuster, die mit spezifischen Aktivierungen der anabolen Systeme und Genexpressionen verbunden sind. Entsprechend resultieren beanspruchungsspezifische Reparatur- und Adaptationsprozesse

ursächlichen Wirksamkeit jedes präventiven und therapeutischen Trainingsprogramms.

Die Muskelfasern sind die Produzenten der Myokine, aber auch von Testosteron (Sato und Iemitsu 2015), wodurch sie sich erhalten, aber auch ohne systemischen Testosteronanstieg hypertrophieren können. GH und Testosteron sind aber zugleich auch komplex in die Antinozizeption oder Nozizeption eingebunden. Dies gilt ebenfalls für die verschiedenen Transmittersysteme im ZNS, mit denen u. a. die Schmerzhemmmechanismen arbeiten (Dopamin, Serotonin, Noradrenalin, Opioide), für die Signalsubstanzen nozizeptiver Neuronen wie die Substanz P und das CGRP und für die sogenannten Gewebshormone.

Systematische intensive körperliche Aktivität ist nicht nur der erforderliche Aktivator der anabolen Systeme, sondern sie steigert auch dessen basale Kapazität (Poehlman und Copeland 1990). Die Adaptationsfähigkeit, aber auch die Schmerzschwellen und die -toleranz steigen. Ständige Minderbeanspruchungen verursachen das Gegenteil, so dass Inaktive mit dem Trainingsbeginn zunächst auch die anabolen Kapazitäten erneut aufbauen müssen und die Schmerzschwellen und -toleranzen gering sind. Letzteres muss auch in Wechselwirkung mit der Aufrechterhaltung der Motivation zur Anstrengung gesehen werden.

> Die Sportwissenschaft hat frühzeitig empirisch das Trainingsprinzip der Mindestbeanspruchung definiert. Heute kann dieses Prinzip physiologisch erklärt werden. Nur eine SMS-Aktivität mit Mindestbeanspruchung hinsichtlich Dauer und Intensität aktiviert ausreichend die globalen und lokalen anabolen Hormonsysteme, die spezifischen Genexpressionen für die Adaptationen und die signalsubstanzvermittelten Interaktionen zwischen den Geweben für die leistungs- bzw. die therapeutischen Trainingswirkungen.

Wie alle anderen Körpergewebe benötigen auch die globalen Hormonachsen (Hypothalamus, Hypophyse, peripheren Hormondrüsen) und jedes auto-, para- und endokrin produzierende Gewebe (Muskel, Bindegewebe, Knochen) für ihre lokale Produktionskapazität von Signalsubstanzen SMS-Beanspruchungen. Hierbei geht es sowohl um die absoluten Kapazitäten und die Bilanzen zwischen anabol und katabol wirkenden Substanzen als auch um Funktionsbalancen zwischen den einzelnen Systemen.

4.2 Beanspruchung der Schmerzhemmmechanismen und der anabol hormonellen Systeme

Die Schmerzhemmung ist ein Bestandteil jedes Handlungsprogramms unter physiologischen Funktionsbedingungen. Wenn das Prinzip der Mindestintensität eingehalten wird, gilt dies auch für die Stimulation der globalen und indirekt über die Beanspruchung auch für die lokalen anabolen Signal- und Hormonsysteme. Die antinozizeptiven und die anabolen Systeme sind sehr komplex, stehen teilweise im Dienst beider Wirkungen und sind auch redundant organisiert.

> Die Aktivierung des Muskelgewebes ist somit begleitet
> 1. von der Regulation der belastungsbedingt gestörten Stoffwechselhomöostase,
> 2. von der zentralen Einstellung der Schmerzempfindlichkeit und -toleranz und
> 3. von der Stimulation der Signalsubstanzsysteme zur Absicherung der Regenerations-, Reparatur- und Adaptionsprozesse in der nachfolgenden Erholungsphase.

4.2.1 Beanspruchung der Schmerzhemmmechanismen

Trainingsbedingte Adaptationen und Zielstellungen dürfen nicht nur unter dem Aspekt der psychophysischen Leistung gesehen werden. Es gilt, gleichfalls den Aspekt **Schmerz** unter zwei Gesichtspunkten zu betrachten.

Erstens gilt es bei leistungsorientiertem Training, die Umfänge und Intensitäten der Beanspruchungen, die jeweils im Grenzbereich der Belastbarkeit stattfinden bzw. einen solchen grenzwertigen Belastungs-Beanspruchungs-Erholungs-Zyklus verantworten, auch schmerzmäßig tolerieren zu können. Gleichzeitig muss eine hohe Schmerztoleranz für die im Wettkampf zu erbringenden Maximalbeanspruchungen zur Verfügung stehen, um die Leistungsgrenze auch erreichen zu können.

Zweitens sollte der Gesundheitssport mit seinen wesentlich geringeren Umfängen, einer ausgeprägten Belastungsvielfalt zugunsten aller Körperregionen und einem optimalen Energieverbrauch von 1500–2500 kcal/Wo. immer unter dem Aspekt der Verknüpfung von körperlicher Leistungsfähigkeit und der gleichlaufenden Entwicklung der Schmerztoleranz gesehen werden. Ohne eine Trennung vornehmen zu können, rücken die Schmerzschwellen und die Schmerztoleranz sehr häufig bei allen therapiesportlichen Aktivitäten der sekundären und tertiären Prävention sogar zunächst in den Vordergrund. Sie stehen zunächst akzentuiert über den somatischen Funktionsverbesserungen, denn die Schmerzlinderung ist für den Patienten, aber auch für den Therapeuten das primäre Ziel. Die Akzentuierung zunächst auf die Schmerzschwellen und die -toleranz ergibt sich aus der Tatsache, dass eine optimale, strukturell wirksame Dosierung nur bei reduzierter Schmerzsituation realisierbar ist. Die notwendige Belastbarkeit und Adhärenz durch Einsicht in den Belastungsbedarf müssen häufig erst langfristig aufgebaut werden.

Die **Schmerztoleranz** hat zwei wichtige Grundlagen bzw. Zielstellungen.

Erstens ist dies die Erhöhung der physiologischen Kapazitäten und des koordinierten Zusammenspiels der endogenen Schmerzhemmmechanismen als Komponenten der aktiven Handlungsprogramme. Bei chronischen Schmerzpatienten kommt es darauf an, die Dysbalancen der Schmerzhemmung abzubauen.

Zweitens geht es gemeinsam 1. um die Qualität der Bewegungsausführungen mit korrekten Gelenkführungen in den aktiven myofaszialen Ketten, 2. um die sensomotorische Ermüdungsresistenz als Merkmal einer ausreichend langen Aufrechterhaltung der Bewegungsqualität bei zyklischen und azyklischen Beanspruchungen und um die Kraft insbesondere als gelenkstabilisierende und 3. um beanspruchungskompensierende Bewegungskomponente.

> Körperliche Aktivität ist nicht nur leistungsrelevant, sondern gleichlaufend auch mit einer Qualifizierung der Schmerzhemmung und Steigerung der Schmerztoleranz als Leistungen des Gehirns verbunden, wobei die koordinativen und konditionellen Fähigkeiten als wichtige Komponenten der Schmerzprävention und Therapie anzusehen sind.

4.2.2 Beanspruchung schmerzrelevanter Hormonsysteme

Die anabole Sexualhormonproduktion wird wesentlich über die HPG-, aber auch über die HPA-Achse geregelt. Auch der aktive Muskel selbst ist Produzent dieser Hormone infolge kraft- und ausdauerbedingter Beanspruchungen (Sato und Iemitsu 2015; Aizawa et al. 2011), weshalb Training mit kleinen Muskelgruppen oder unilaterales Training auch ohne systemische Testosteronanstiege zur Hypertrophie führen (Wilkinson et al. 2006). Systematisches Ausdauertraining steigert die Enzymaktivitäten der Steroidproduktion in den Muskelfasern und die Konzentration des aktivsten Androgens Dihydrotestosteron, aber nicht die des Gesamt- und freien Testosterons und des Östradiols. Das körpergewichtsbezogene Muskelgewicht steht mäßig eng mit dem aktivsten Androgen in Wechselbeziehung (Aizawa et al. 2011). Die muskuläre Testosteronproduktion ist zugleich mit der Hochregulierung der Glukosetransporter und der Muskelmasse gekoppelt. Mit beiden Effekten und insbesondere mit dem Effekt auf den Glukosestoffwechsel unterstützt das Testosteron die antidiabetische Wirkung des Trainings. Hierbei hilft zusätzlich die Achse Muskel-Knochen (Tanaka et al. 2012). Die intensive mechanische Beanspruchung des Knochens lässt dosisabhängig die Osteoblasten Osteocalcin produzieren (Tsuchiya et al. 2014). Diese Signalsubstanz fördert die Testosteronproduktion der Testis, steigert die Insulinproduktion und die Insulinsensitivität (Karsenty et al. 2012; Oury et al. 2011, 2013). Da die Muskelfasern auch Osteocalcinrezeptoren besitzen, kann das Osteocalcin die insulinstimulierte Glukoseaufnahme während der Muskelkontraktionen steigern und unterstützt somit die insulinsensibilisierende Wirkung des Trainings (Levinger et al. 2016).

Für die Wirksamkeit des Krafttrainings ist aber nicht die absolute Testosteronkonzentration, sondern der Gehalt an Androgensensoren maßgebend. Dieser ist bei Personen mit guter gegenüber denen mit geringer Hypertrophieentwicklung durch ein zwölfwöchiges Training erhöht, aber die Testosteronkonzentrationen sind identisch. Der Sensorgehalt bestimmt die LBM und den Querschnitt der Typ-2-Fasern (Morton et al. 2018). Somit haben das endokrine und das autokrine Testosteron ein differentes Wirksamkeitsspektrum. Das autokrine Hormon bestimmt wesentlich die Hypertrophieentwicklung mit, wenn der genetisch determinierte Sensorgehalt hoch ist. Das endokrine Testosteron ist zusätzlich zur anabolen Wirkung an der Schmerzhemmung beteiligt. Es wird im Hinterhorn über die Verstoffwechselung zum Östrogen mit nachfolgender Stimulierung der Opiatproduktion zur antinoziceptiven Substanz. Somit sind der trainings- und der altersbedingte androgene Status auch Faktoren des Schmerzgeschehens.

Ein sechswöchiges Fahrradergometertraining (26 Jahre, Training: 1–2 h/Wo., VO_{2max}: 52 ml/kg/min) an jeweils sechs Tagen (4 Tage: 30 min 89–96 % und 2 Tage: Mittelzeitintervalle mit 110–127 % der 4 mmol/Schwelle) steigert die Leistung an der fixen aerob-anaeroben Schwelle und die maximale Leistung um 25 %, 12 % und 12 %. Die Wirkungen auf die HPA- und HPG-Achse sind komplex. Bei unterschiedlich beeinflussten Sekretionskapazitäten für FSH (erhöht) und LH (reduziert, stimuliert Testosteron) zeigen die basalen und die belastungsbedingten Spiegel der Hypophysenhormone keine Trainingsabhängigkeit. Nicht signifikant im Trend fällt das freie Testosteron um 19–25 % ab, und das ACTH erhöht sich um 33 % (Lehmann et al. 1993). Aus dem Vergleich mit deutlich besser ausdauertrainierten Sportlern (Lehmann et al. 1992, VO_{2max}: 66 ml/kg/min) wird sichtbar, dass die geringere aerobe Kapazität mit höheren morgendlichen basalen Spiegeln des freien Testosterons und geringeren für das LH, FSH und STH vergesellschaftet ist und dass maximale Belastungen geringere Auslenkungen der LH- und FSH-Spiegel provozieren. Die auch von weiteren Autoren gefundenen geringeren Testosteronspiegel bei sehr gut Ausdauertrainierten sind keine Folge einer geringeren hypophysiären Stimulation. Sie können Folge einer erhöhten Verstoffwechselung sein, wodurch u. a. positiv die Schmerzempfindlichkeit profitiert. Sie ist bei Sportlern geringer (Flood et al. 2017).

Die Analyse der Schmerzsituation im Schulter-Nacken- und unteren Rückenbereich in Relation zu stressbedingten katabolen, anabolen, kardiovaskulären und immunologischen Markern und Lebensstilfaktoren sowie auch die Analyse der Verknüpfung von Schmerzen mit Merkmalen des körperlichen Stresses innerhalb eines Zeitraums von sechs Monaten führten zur zusammenfassenden Bewertung, dass Personen mit hohen regenerativen und damit anabolen Kapazitäten weniger Schmerzen als solche Personen mit geringen Kapazitäten haben. Des Weiteren kann mit Hilfe der Biomarker des Stresses eine Prognose des Schmerzes nach weiteren zwölf Monaten abgegeben werden (Schell et al. 2008). Die Schmerzwahrnehmung sowie deren Unterschiedlichkeit bei Männern und Frauen sind u. a. auch wesentlich von den Geschlechtshormonen geprägt. Im Experiment kann bei männlichen und weiblichen Tieren eine inverse Beziehung zwischen der Testosteronproduktion und der Schmerzempfindlichkeit (Gonadektomie – Substitution) aufgezeigt werden, und eine substitutionsbedingte Erhöhung von Testosteron beeinflusst die Schmerzreaktionen geschlechtsabhängig (Aloisi et al. 2003, 2004). Eine Testosteronsubstitution nach Gonadektomie löst einen hypoalgischen Effekt auf Formalin in der akuten und intermediären Wirkungsphase eines Schmerzreizes aus. Bei den weiblichen Tieren führen ihre Geschlechtshormone zu einer geringeren Schmerzminderung in der intermediären Schmerzphase. Dem Testosteron kann entsprechend eine antinozizeptive bzw. protektive Wirkung zugeordnet werden. Die Schmerzschwellen steigen. Die Wirkungen der weiblichen Hormone lassen eher die Schlussfolgerung zu, dass Schmerzzustände bei Frauen eher ein Defizit der Schmerzhemmmechanismen und weniger eine erhöhte nozizeptive Aktivität anzeigen (Gaumond et al. 2005). Chronischer physischer und mentaler Stress wie auch Schmerzen mindern gemeinsam u. a. die Testosteronproduktion über die HPA- und die HPG-Achse (Opstad 1992a, b) und verursachen somit eine Disposition für das Entstehen und die Unterhaltung von Schmerzzuständen.

Das Testosteron ist, vermittelt durch die Substanz P nozizeptiver bzw. stressrelevanter Neuronen, das Ausgangssubstrat für die Produktion endogener Opiate im Hinterhorn. Ebenso besitzen zentrale nozizeptiv sehr relevante Strukturen Testosteronsensoren und können vergleichbar reagieren. Hierzu gehören das PAG mit Projektionen zur RVM (▶ Kap. 8), aber auch der Locus coeruleus in der Brücke mit jeweils absteigenden schmerzhemmenden Projektionen zum Rückenmark.

> Personen mit hohen regenerativen und damit anabolen Kapazitäten haben weniger Schmerzen als Personen mit geringen Kapazitäten. Die anabole Kapazität für die Schmerzprotektion und -wahrnehmung ist aber das Ergebnis einer ausreichenden körperlichen Aktivität. Auch diese Kapazität basiert auf wiederholten beanspruchungsbedingten Stimulationen der Produktion auto-, para- und endokriner Substanzen und kann deshalb nur damit erhalten oder erhöht werden.

Es kann somit von einer Abhängigkeit der Inzidenz und der Prävalenz chronischer Schmerzen auch von den Konzentrationen der Sexualhormone ausgegangen werden. Die Beteiligung eines Testosterondefizits an chronischen Schmerzen wurde bei Fibromyalgiepatienten gezeigt, indem die Substitution auf Normalwerte signifikant die Muskelschmerzen, die Steifigkeit und die Ermüdbarkeit mindert (White et al. 2015). Diese Wirkung des Testosterons kann u. a. darauf beruhen, dass es im Hinterhorn in die Regulation der Schmerzschwellen einbezogen ist. Es wird in 17β-Östradiol umgewandelt, und daraufhin findet die Transkription von Opiaten statt, die die antinozizeptiven Wirkungen im Hinterhorn verursachen. Testosteron- und nachfolgend Östrogenmangel lassen die Schmerzschwellen unter Belastung abfallen und können pronozizeptiv wirken (Multon et al. 2005). Die Verknüpfung arbeitsbedingter muskuloskelettaler Schmerzen mit der Kapazität freien Testosterons konnte zumindest partiell von Kaergaard et al. (2000) belegt werden. Frauen mit Schulter-Nacken-Schmerzen hatten signifikant geringere Plasmatestosteronkonzentrationen als diejenigen ohne Beschwerden. Eine Veränderung des Schmerzstatus konnte aber mit den Hormonkonzentrationen nicht abgebildet werden. Die Dauer diffuser muskuloskelettaler Schmerzen in Jahren spiegelt sich negativ korreliert in den Baseline-Konzentrationen des Gesamt-, aber nicht des freien Testosterons wider (Anderson et al. 2010).

Chronische muskuloskelettale Schmerzen bei über 45-Jährigen gehen unabhängig von Alter, BMI, Lebensstil, gesundheitlich relevanten Faktoren und dem Vorhandensein einer Osteoarthritis mit verminderten Spiegeln der Sexualhormone einher. So leiden Frauen mit stark geminderten Östradiol- und Androstendionspiegeln deutlich häufiger an Schmerzen, und dies gilt für die Östradiolspiegel auch für die Männer. Ist der 17-Hydroxyprogesteronspiegel bei Frauen sehr gering, steigt die Inzidenz von Schmerzen um 38 % (de Kruijf et al. 2016).

So reflektieren bevorzugt bei Frauen eine geringe Konzentration der Hormonvorstufe der Androgene und Östrogene (Dehydroepiandrosteron: DHEA), der Marker der sympathoadrenomedullären Achse (erste Stressreaktion) und des β-Endorphins prognostisch persistierende muskuloskelettale Schmerzen des unteren Rückens (Hasselhorn et al. 2001). Laut einer multivariaten Analyse zeigen sich das Alter, das Geschlecht und muskuloskelettale Schmerzen des Schulterbereiches und der oberen Extremitäten mit der DHEA-S-Konzentration verbunden. Der General Health Questionnaire Score ist direkt mit den Schmerzen und indirekt mit der DHEA-S-Konzentration verknüpft, aber diese Verknüpfung geht bei multivariater Betrachtungsweise verloren (Marinelli et al. 2017).

Auch die Achse GH – IGF-1 spielt eine Rolle im Schmerzgeschehen. Geringe Konzentrationen gehen mit einer Hypersensitivität einher, und entsprechend kann eine GH-Substitution bei einem entzündlich bedingten Schmerzmodell eine mechanische und thermale Hyperalgesie zurückdrängen. Es liegen auch Nachweise vor (Level 1B+ und 2C+), dass bei Patientenuntergruppen mit Fibromyalgie und CLBP eine GH-Behandlung indiziert sein kann (Xu et al. 2019). Die IGF-1-Spiegel sind über die Lebensspanne positiv mit der aeroben Kapazität verbunden. Sie nehmen mit dem Alter aufgrund mehrerer Ursachen ab. Neben der altersbedingten Abnahme ist aber auch die sich reduzierende körperliche Aktivität eine wesentliche Komponente (Poehlman und Copeland 1990). Ein achtwöchiges Ausdauertraining steigert die VO_{2max} bei über 65-jährigen Männern und Frauen gleichartig um 14 %. Der Anstieg des Serum-IGF-1 fällt dabei aber bei den Männern mit 19 % deutlich höher als bei den Frauen mit 8 % aus. Der Anstieg bei den Frauen liegt hier im Zufallsbereich. Entsprechend konnte auch nur für die Männer eine signifikante Relation ($p = 0,02$) zwischen dem VO_{2max}-Anstieg und dem des IGF-1 gefunden werden (Poehlman et al. 1994). Anders die Ergebnisse bei einer anderen Gruppe über 65-jähriger gesunder Männer und Frauen. Ein drei- bzw. fünfmaliges Training über sechs Monate ließ die VO_{2max} um 14 % bzw. 22 % ansteigen, aber hier konnte kein Anstieg des IGF-1 nachgewiesen werden (Vitiello et al. 1997). Ausdauertraining bei Fibromyalgiepatienten führt zwar zur Minderung der Schmerzschwellen, aber sicher nicht zum Anstieg der IGF-1-Spiegel, obwohl die Änderungen der IGF-1-Konzentrationen die Veränderungen der Druckschmerzschwellen widerspiegeln (Bjersing et al. 2012).

Auch die hormonelle und neurovegetative Stressachse ist am Schmerzgeschehen beteiligt. LBP-Patienten weisen eine milde Hypokortisolämie, tendenziell eine Störung der ACTH-Freisetzung durch den Releasingfaktor auf, und die Kortisolspiegel im Urin über 24 Stunden sind wie auch bei Fibromyalgie gegenüber Gesunden reduziert (Griep et al. 1998). Damit sind die Stressreaktionen und damit die Entzündungs- und immunologischen Prozesse negativ beeinflusst. Beruflich hohe Anforderungen, die mit Schulterschmerzen einhergehen, zeichnen sich durch eine gesteigerte muskuläre Aktivität des Schultergürtels aus und provozieren gemessen an der Katecholaminkonzentration, der chronotropen Herzfunktion und dem Blutdruck auch eine erhöhte Sympathikusaktivität (Lundberg et al. 1999). Fibromyalgie als eine Erkrankung mit chronischen muskuloskelettalen Schmerzen, Hyperalgesie und erhöhter Druckschmerzhaftigkeit ist mit einer neurovegetativen Dysbalance, mit sympathischer Überaktivität gekennzeichnet. Fibromyalgiepatienten haben eine beeinträchtigte Sympathikusreaktion auf Stressreize, gemessen an thermogenen, kardiovaskulären und metabolischen Reaktionen (Pardo et al. 2019). Dies ist auch erkennbar an einer gesteigerten muskulären postganglionären Entladungsrate der sympathischen kardialen und vasomotorischen Aktivität, mit der linear Schmerzen gekoppelt sind. Die Schmerzintensität kann als Funktion der Sympathikusaktivität zum Herzen und den Gefäßen angesehen werden (Zamunèr et al. 2015). Bei der Fibromyalgie könnten neben der Sympathikusaktivität aber auch die Kapazität und die Reaktionsfähigkeit des Gefäßsystems gestört sein. Beides sind Merkmale einer Dekonditionierung. Eine überproportionale vasokonstriktorische Stimulation verursacht relative, aber auch regional absolute Ischämien, die den ischämischen Muskelschmerz verursachen. Diese skelettalen Muskelschmerzen sind vergleichbar mit Personen, die an einer mikrovaskulären Angina leiden. Es sind wie auch bei der Fibromyalgie gehäuft Frauen. Zusätzlich reagieren sie ebenso auf Belastung mit einem ausgeprägten pathologischen RR-Anstieg (Kim et al. 2019), denn für das Herzzeitvolumen steht in den muskulären Mikrozirkulationsgebieten zu wenig Gefäßraum zur Verfügung.

Die sympathische Aktivität im zervikalen Bereich mindert auch signifikant die Ia-Aktivität der Mehrzahl der Muskelspindeln des M. trapezius und M. splenius. Diese Reaktion ist keine sekundäre Reaktion auf die sympathisch vermittelte Minderung der Durchblutung. So hat der Sympathikotonus einen direkten Einfluss auf die Muskelspindelafferenzen. Die Regulation der Muskelaktivitäten mit negativen Konsequenzen für die Koordination wird inadäquat. Diese Beeinflussung kann ein Beitrag zur Entstehung und Ausweitung chronischer muskuloskelettaler Schmerzen sein (Hellström et al. 2005).

> Ursächliche Therapien bei all diesen Störungsbildern der hormonellen und neurovegetativen Regulationen sind akzentuiert das Ausdauer-, aber auch das Krafttraining. Sie aktivieren und bilanzieren die hormonellen Regulationen. Mittel- bis langfristig wird die Bilanz zugunsten des Parasympathikus verschoben, die Mikrozirkulation wird verbessert. Nur der belastungsbedingte Versorgungsbedarf der Muskulatur verbessert die Mikrozirkulation durch Gefäßöffnung, Vasogenese und angepasste Blutverteilung. Zerebral wirkt das Training antidepressiv als auch angstlösend.

4.3 Das Gehirn als Bewegungsgenerator und adaptierendes Organ

Das wichtigste Element des gesundheitlichen Status des Menschen ist die regelmäßige physische Belastung. In allen Altersabschnitten sollten angepasst sensomotorisches Lern-, Ausdauer- und Krafttraining gleichwertig prägende Elemente für die Entwicklung, die Verbesserung und die Erhaltung einer somatischen, antiinvolutiven, antientzündlichen und antinozizeptiven Körperstruktur sein (vgl. ► Kap. 5, 6; ◘ Abb. 5.1, 6.2). Die Adaptationen auf alle drei Belastungsmodi sind sowohl peripher als auch gleichfalls im ZNS spezifisch und nicht austauschbar. Die ihnen jeweils eigenen adaptiven Wirkungen stellen wichtige gegenseitige Ergänzungen einer optimalen Strukturanpassung dar. Im Gegensatz verursachen eine chronische physische Inaktivität und das Altern eine atrophische, involutive, degenerative, proentzündliche und pronozizeptive Körperstruktur (◘ Abb. 5.2, 6.1; Laube 2012, 2013), welche direkt zu den bekannten chronischen

Erkrankungen (Pedersen 2009) und bei einem wachsenden Anteil der inaktiven und erkrankten Personen auch zu chronischen Schmerzsyndromen führt. Ungenügendes Kraft- und Ausdauertraining für alle Körperregionen sorgt für eine Verschiebung der Bilanz zugunsten der Signalstoffe des viszeralen Fettgewebes und verursacht die generalisierte, chronische, sehr lange schmerzfreie Low-grade-Entzündung, und der Alterungsprozess ist akzentuiert bei inaktiven Personen zusätzlich mit einer Low-grade-Azidose gekoppelt (Laube und Kannenberg 2009).

> Im ZNS haben das Lerntraining zum Erwerb oder zur Erhaltung von Bewegungsfertigkeiten, das Ausdauer- und das Krafttraining sehr unterschiedliche, hoch spezifische, aber sich optimal ergänzende Anpassungen zur Folge. Die Mechanismen der Schmerzhemmung werden durch alle Trainingsformen qualifiziert.

4.3.1 Gehirn und sensomotorisches Lerntraining

Das Gehirn wird durch wiederholte sensomotorische Bewegungsaktivitäten in kurzen Zeiträumen beanspruchungsspezifisch strukturiert oder restrukturiert. Dies gilt, obwohl für ein stabiles Lernergebnis sehr viele Bewegungswiederholungen erforderlich sind, und zwar in Abhängigkeit
- vom biologischen Alter (besonders effektiv bis zur Pubertät: Phase der Gehirnreifung und einer sehr effizienten beanspruchungsbedingten Entwicklung/Adaptation: sensitive Phase des Lernens),
- von den bereits erworbenen sensomotorischen Fähigkeiten und Fertigkeiten und
- vom Schwierigkeitsgrad der zu erlernenden Bewegung.

Eine sehr schnelle Reorganisation kann anhand von MRT-Befunden belegt werden. Bereits 16 Tage nach einer OA-Verletzung und entsprechender Immobilisation sind die kortikale Dicke des zugehörigen gegenseitigen SI und MI und auch der kortikospinale Tract ist atrophiert und als Folge des sensomotorischen Mehrgebrauchs sind auf der Gegenseite die benannten Strukturen voluminöser und hypertrophiert (Langer et al. 2012).

Bewegungslernen (◘ Abb. 4.3) provoziert mit der Synaptogenese die bewegungsspezifische Vernetzung der Neuronen und damit die spezifischen, effektiven und schnellen Interaktionen zwischen den verantwortlichen neuronalen Netzwerken. Gleichzeitig ändern sich die synaptischen Funktionseigenschaften (LTP, LTD), und es findet eine Organisation oder Reorganisation der Körperrepräsentation (Homunculus) im SI und im MI statt (Adkins et al. 2006). Mit der bewegungsspezifischen ZNS-Struktur wird offensichtlich zugleich das Bewegungsgedächtnis verwirklicht.

Das Training des Bewegungskönnens ist die Grundlage jedes Therapie- und Trainingsprogramms, denn jede Bewegung ist primär eine Leistung der sensomotorischen Koordination (Laube 2009). Integraler Bestandteil des Bewegungskönnens sind die direkt damit verbundenen kognitiven Funktionen und Leistungen des ZNS, dessen Hauptinstanz der frontale Cortex („supervisory attentional system") ist. Er verantwortet mit seinen engen Verbindungen zu sensorischen Assoziationsgebieten, zum limbischen System und zu den Basalganglien die Integration von Gelerntem, die Bewertung aktueller Situationen und auf dieser Basis die situationsgerechte Handlungsregulation. Durch Inaktivität und im Alter kommt es bevorzugt in der weißen (Sullivan und Pfefferbaum 2006) und grauen (Fjell et al. 2009) Substanz der frontalen Hirnregionen zur Reduzierung der strukturellen Integrität. Des Weiteren ist eine Veränderung

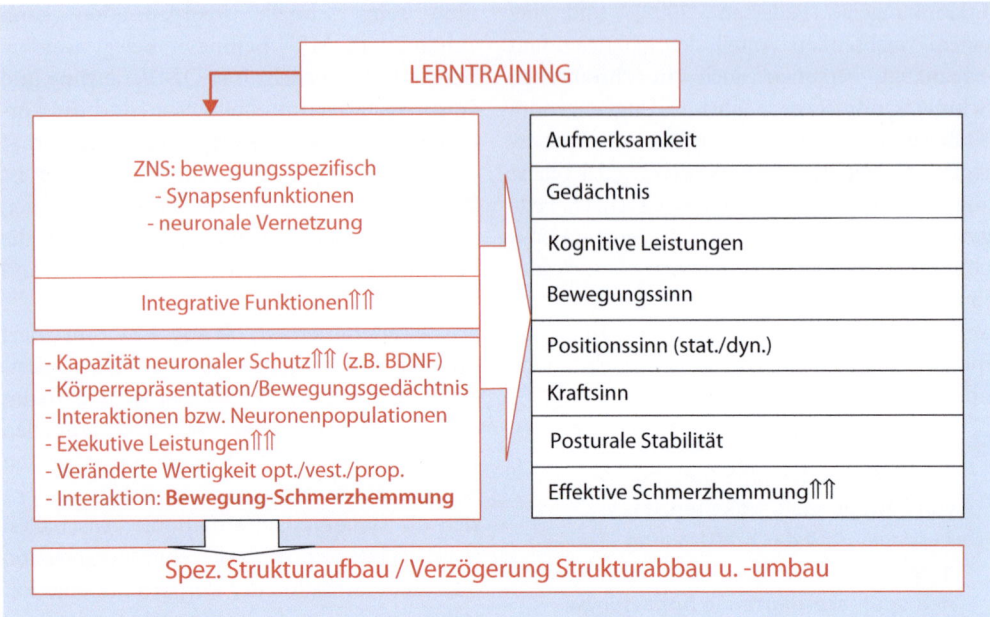

Abb. 4.3 Grundsätzliche Wirkungen des Lerntrainings: Bewegungsspezifische Strukturierung (Vernetzung der erforderlichen Neuronenpopulationen) bzw. fortschreitende Verbesserung oder Erhaltung der ZNS-Funktions- und Leistungsfähigkeit. Lerntraining führt in und zwischen den Neuronenpopulationen zu bewegungsspezifischen Veränderungen des Wirkungsgrades der synaptischen Übertragungen („long term potentation", „long term inhibition"), zum Ausbau der Vernetzung, im Hippocampus zur Neurogenese (Gedächtnis) und zur Stabilisation der neuronalen Existenz durch die funktionsbedingte neuronale Produktion von BDNF. Entsprechend verbessert sich die integrative ZNS-Funktion mit veränderter Körperrepräsentation (Homunculus), mit qualifizierten oder erhaltenen exekutiven Funktionen und einer Veränderung der Wertigkeiten zwischen den optischen, vestibulären und propriorezeptiven Informationen. Im Ergebnis werden die rechts beispielhaft aufgezählten Leistungen positiv beeinflusst, und die Schmerzhemmung wird qualifiziert

des dopaminergen Systems (Bäckman et al. 2010) bis hin zum M. Parkinson bekannt. Wichtig ist, dass alle diese Strukturen auch Teil der Schmerzmatrix sind.

Die kognitive Leistungsfähigkeit kann unter zwei Aspekten betrachtet werden:
1. In Bezug auf ihre Kapazitäten der Informationsverarbeitung durch das ZNS. Hierbei ist die Kognition wesentlich von der Verarbeitungsgeschwindigkeit abhängig, und diese nimmt sowohl mit der Dekonditionierung als auch mit dem Alter ab (vgl. Salthouse 1996).
2. In Bezug auf die prozessspezifischen Leistungen („process-specific accounts") wie z. B. das Unterscheiden von Aufgaben mit und ohne exekutive Kontrollprozesse bzw. das Hin- und Herschalten zwischen verschiedenen Aufgaben. Es kommt zu Defiziten dieser exekutiven Prozesse wie u. a. der Koordinationsfähigkeit (Mayr et al. 1996) oder auch der Möglichkeit, schnell zwischen zwei oder mehreren Aufgaben umschalten zu können (Mayr et al. 2001). Hierfür spielen offensichtlich auch Alterungsprozesse, die ja denen der Dekonditionierung sehr ähnlich sind, im präfrontalen Kortex (West 1996; Coxon et al. 2012) eine wichtige Rolle.

Dass selbst das Gehen kognitiven Prozessen unterliegt, lässt sich bei alten Menschen besonders einfach darstellen. 190 Patienten (99 Knie-TEP; 91 Hüft-TEP; Alter: $68{,}4 \pm 10{,}5$ Jahre; KH: $1{,}66 \pm 0{,}09$ m; KM: $80{,}6 \pm 17{,}1$ kg; BMI: $29{,}4 \pm 6{,}4$) absolvierten am postoperativen Tag

27±6 eine Strecke von 10 m ohne und nochmals mit leichten Rechenaufgaben. Das gleichzeitige Rechnen verzögerte die Zeit im Mittel um 4,2 s von 15,2±8,2 auf 19,4±10,9 s. Dies weist auf eine deutliche alterstypisch verzögerte Interaktion zwischen der Kognition für die sensomotorische Leistung und für die der Rechenleistung hin. Während einer dualen sensomotorischen und rein kognitiven Beanspruchung fällt die posturale Muskelaktivität bei alten gegenüber jungen Menschen deutlich stärker ab und belegt die Reduzierung der zerebralen Verarbeitungskapazität für die Gleichgewichtskontrolle (Rankin et al. 2000). Die Gehirne realisieren den ständigen Umschaltprozess zwischen beiden Aufgaben deutlich verlangsamt, und die Qualität beider Aufgaben leidet. Im Alter steigen mit dem Abfall der mechanorezeptiven Informationen der zerebrale Aufwand bzw. die Anforderungen an die Aufmerksamkeitsleistung für die posturale Kontrolle (Shumway-Cook und Woollacott M 2000). Für das fünfmalige Aufstehen vom Stuhl benötigten die Patienten eine Zeit von 19,4±11,7 s. Diese Zeitwerte sind mit denen des Gehens nicht verbunden ($r=0{,}3713$, $r^2=0{,}1378$). Das Gehen ist vorrangig eine koordinative Leistung. Das Aufstehen wird besonders durch die Kraftfähigkeiten des M. quadriceps femoris bestimmt.

> **Inaktivität und der Alterungsprozess sorgen für abnehmende sensorisch-kognitive und sensomotorische Fähigkeiten und Fertigkeiten, eine Verschlechterung des statischen („static position sense") und des dynamischen Positionssinns („dynamic position sense" oder „velocity sense") als wichtige Elemente der posturalen Kontrolle, für höhere Erkennungsschwellen von Gelenkbewegungen („movement detection threshold"), einen abnehmenden Kraftsinn und aus koordinativen Gründen für eine abfallende Fähigkeit, schnell einen ausreichenden Kraftwert zur Verfügung zu stellen. Alle diese Gehirnleistungen müssen durch Koordinationstraining ständig geschult werden.**

Während aller Bewegungsabläufe sind für die Regulation des Gleichgewichts die Afferenzen des Vestibularapparats essenziell und diejenigen der Augen wichtig. Fällt der visuelle Informationskanal aus, dann nehmen die Wertigkeiten der propriozeptiven Afferenzen des HWS-Bereiches, der Iliosakralregion und der Füße (der unteren Extremität) sowie die des Vestibularapparates für die Planung und Regulation einer sicheren und effizienten Bewegung (Bove et al. 2001) zu. Die sensorische Integration der Propriozeption und der vestibulären Informationen über die Linearbeschleunigungen (Maculae) und die Rotationsbewegungen des Kopfes (Winkelbeschleunigung in den Bogengängen) sind während einer Bewegung wesentlich an der räumlichen Orientierung beteiligt. Die Raumorientierung ist ein Schlüsselfaktor für die Regulation dynamischer Abläufe (Hollands et al. 2001). Mit den vestibulären Informationen generiert das ZNS einen Referenzrahmen, in den die propriozeptiven Afferenzen integriert werden. Grundlage ist die Konvergenz beider sensorischer Informationssysteme auf verschiedenen Ebenen des ZNS. Sie beginnt in den Vestibulariskernen (Gdowski und McCrea 2000) und ist gleichfalls auf kortikaler Ebene (Bottini et al. 2001) nachweisbar. Fallen die Vernetzung zwischen den entsprechenden Neuronenpopulationen und die Leitungsgeschwindigkeiten, dann werden posturale Kontrolle und Regulation eingeschränkt.

> **Ein vielseitiges sensomotorisches Bewegungstraining ist als ZNS-Strukturierungs- und Funktionstraining (= sensomotorisches Koordinationstraining) mit den integrierten sensomotorischen kognitiven Anforderungen die Hauptkomponente eines leistungsfähigen Gehirns sowohl**

aus sensomotorischer als auch aus nozizeptiver Sicht. Diese Adaptationen können durch Ausdauer- und Krafttraining nur bewegungsspezifisch und damit begrenzt erreicht werden.

4.3.2 Gehirn und Ausdauertraining

Im Gehirn induziert Ausdauertraining (◘ Abb. 4.4) die Angiogenese. Das Training hat aber keinen Einfluss auf die motorische Repräsentation der Körperregionen und die Synaptogenese, also die Vernetzung der Neuronenpopulationen (Adkins et al. 2006). Das bedeutet, die Bewegungsformen für das Ausdauertraining generieren im Gehirn nur solange neuronale Strukturadaptationen, wie der Lernprozess dafür andauert. Diese Trainingsform mit den erlernten Bewegungen (Fahrrad, Laufen, Rudern, Handergometer, Crosstrainer, Skifahren, Schwimmen) hat im Gehirn ausschließlich eine Wirkung auf die wichtigen Faktoren Blut- und damit Sauerstoff- und Substratversorgung und auf den neuronalen Energie- und anabolen Stoffwechsel. So wird die Produktion z. B. des BDNF sehr positiv beeinflusst, welcher für den Schutz, das Überleben und die Proliferation von Neuronen eine wesentliche Rolle spielt. Zusätzlich ergänzen Myokine diese positiven Gewebewirkungen insbesondere im Hippocampus. Bei Kindern ist dies für die Gehirnentwicklung erforderlich. Mit dem Alter ist die

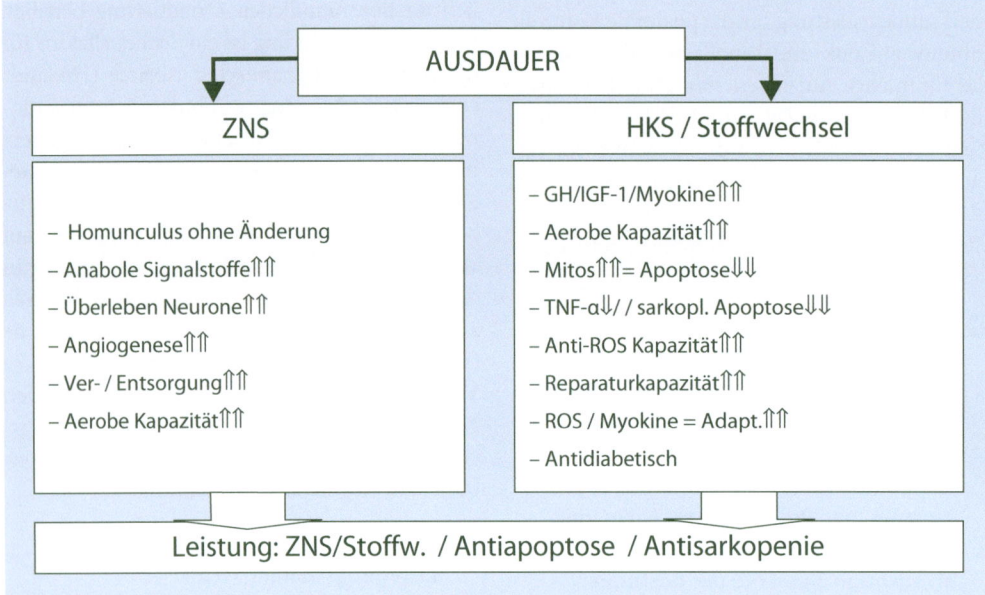

◘ **Abb. 4.4** Ausdauertraining erhöht im ZNS die Produktion der anabol wirksamen Substanzen, welche u. a. für das Überleben der Neurone essenziell sind. Es hat aber keinen Einfluss auf die Körperrepräsentation. Die Angiogenese wird gefördert und somit auch die Verbesserung der Ver- und Entsorgung sowie die aerobe Kapazität. Im peripheren Bereich werden das vermehrt ausgeschüttete Wachstumshormon mit der nachfolgenden IGF-1-Produktion wie auch die kontraktionsbedingt produzierten Myokine anabol wirksam (Proteinsynthese, Vasogenese, antiinflammatorisch, antidiabetogen). Es entsteht eine Verschiebung zwischen den Adipokinen und den Myokinen zugunsten der Letzteren. Für den Alterungsprozess besonders wichtig ist die Reduzierung der mitochondrialen, der sarkoplasmatischen und der signalstoffgestützten (TNF-α) Apoptose. Die Abwehrkapazität für die ROS steigt, und die ROS sind zugleich mit den Myokinen Vermittler der Muskelfaseradaptationen. Muskulatur und Gehirn stehen in Wechselwirkung

Verzögerung des Leistungsabfalls der ZNS-Funktionen damit verbunden.

> Die Ausdauer liefert im ZNS die logistischen Voraussetzungen und Verbesserungen in der Mikrozirkulation und stimuliert anabole Signalsubstanzen für die neuronale Protektion und für effektive Strukturwirkungen eines sensomotorischen Lerntrainings. Im Alterungsprozess werden dadurch die angestrebte Strukturerhaltung der gedächtnis- und entscheidungsrelevanten Strukturen und die Erhaltung von Bewegungsfertigkeiten unterstützt. So fördert und erhält Ausdauertraining auch die exekutiven ZNS-Funktionen wie z. B. die Aufmerksamkeit, das Arbeitsgedächtnis und das Hin- und Herschalten zwischen zwei scheinbar gleichzeitig ablaufenden Aufgabenbearbeitungen („task switching"; Guiney und Machado 2012).
> Da die Schmerzmatrix alle Teilstrukturen des Gehirns einschließt, muss die Ausdauer auch als Promotor der antinozizeptiven Gehirnfunktion angesehen werden.

4.3.3 Gehirn und Krafttraining

Krafttraining (■ Abb. 4.5) verändert im Gehirn die Erregbarkeit der zentralen aber auch die der spinalen Motoneurone, führt im spinalen Bereich zur Synaptogenese, aber hat wie das Ausdauertraining ebenfalls keinen Einfluss auf die zentrale Repräsentation im Motorcortex (Adkins et al. 2006). Diese neurophysiologischen Prozesse prägen den Kraftzuwachs der ersten 6–8–12 Wochen. Je nach Ausgangszustand kann in dieser Zeit ein beträchtlicher Kraftzuwachs erreicht werden. Diese Verbesserung basiert auf der sensomotorischen Koordination und ist nur dynamographisch nachweisbar (Laube et al. 2001; Laube 2009), weshalb auch zunächst die Kraftverbesserung und der Zuwachs des Muskelquerschnitts auseinanderfallen. Krafttraining ist zunächst Koordinationstraining bzw. Lerntraining. Die Koordination bezieht sich auf die möglichst synchrone vollständige Aktivierung aller agonistisch und synergistisch wirkenden Muskelfaserpopulationen (kollektive Rekrutierung: Cope und Sokoloff 1999; Sokoloff et al. 1999; Rekrutierung „task groups": Hodson-Tole und Wakeling 2009) unter Beibehaltung der Rekrutierungsordnung zum jeweils optimalen Zeitpunkt und auf die Abstimmung des Bahnungs-Hemmungs-Verhältnisses mit den Antagonisten. Ein wichtiges Merkmal dieser veränderten Funktion ist z. B. ein steilerer Kraftanstieg mit erhöhter EMG-Aktivität. So sorgt auch ein langfristiges kombiniertes Ausdauer- und Krafttraining bei 73-jährigen (70–82 Jahre) Männern (Morse et al. 2005) für einen Wiederanstieg der Rekrutierungsfähigkeit des M. triceps surae von $83{,}6 \pm 11\,\%$ auf $92{,}1 \pm 7{,}6\,\%$. Die altersbedingte physiologische absolute Immobilisation der schnellsten Faserpopulation kann deutlich zurückgedrängt werden und damit auch ihre Apoptose.

> Krafttraining organisiert vor der muskulären Adaptation (Hypertrophie) zunächst als Lerntraining die strukturell-funktionellen Voraussetzungen für die zeitlich optimale volle Rekrutierung der Motoneuronenpopulationen der beteiligten Muskeln einer myofaszialen Kette und die Abstimmung mit der entsprechenden Hemmung der Antagonisten auf den verschiedenen neuronalen Ebenen.

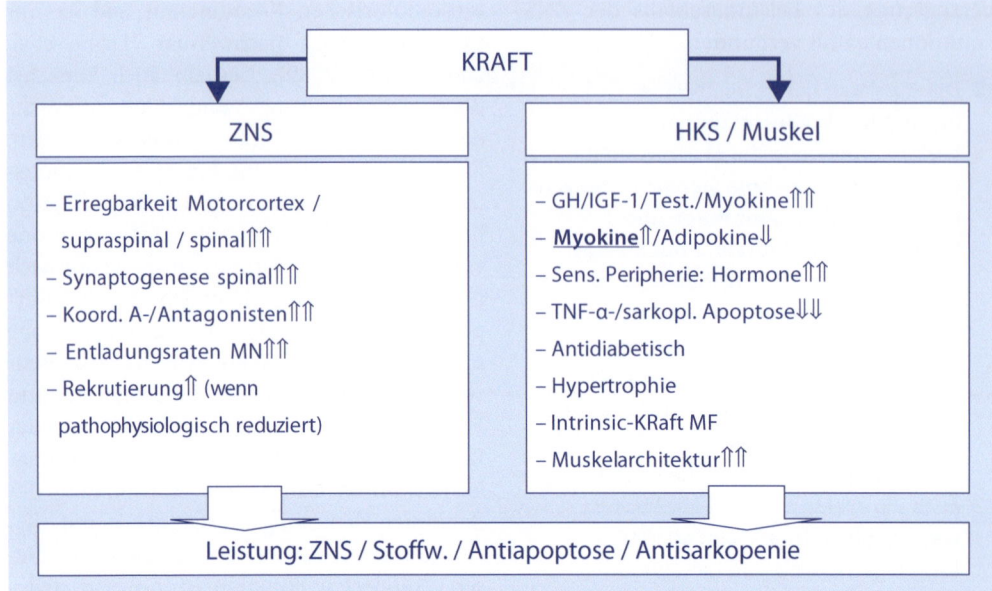

● **Abb. 4.5** Krafttraining führt im ZNS zu einer Erhöhung der Erregbarkeit der zentralen (bewusster Bereich) wie auch der spinalen Motoneurone (unbewusster Bereich). Ein Einfluss auf die Körperrepräsentation liegt nicht vor. Spinal wird die Synaptogenese gefördert und damit die Herstellung von spezifischen Reflexverbindungen. Die spinalen Motoneurone erhöhen ihre Entladungsrate zum physiologischen Maximum, und bei vorliegender Einschränkung (Verletzung, Alter) wird die Rekrutierungsfähigkeit verbessert. Im peripheren Bereich werden das vermehrt ausgeschüttete Wachstumshormon mit der nachfolgenden IGF-1-Produktion (weniger relevant für Hypertrophie), das vermehrt von den Gonaden ausgeschüttete Testosteron, aber auch das von den Muskelfasern selbst produzierte Testosteron sowie auch die kontraktionsbedingt produzierten Myokine anabol wirksam. Es entsteht eine Verschiebung zwischen den Adipokinen und den Myokinen zugunsten der Letzteren. Für den Alterungsprozess besonders wichtig sind die Reduzierung der sarkoplasmatischen und der signalstoffgestützten (TNF-α) Apoptose. Der Muskel hypertrophiert, und damit verändert sich auch die Muskelarchitektur. Die Intrinsic-Kraft der Muskelfasern steigt

4.4 Beanspruchung der Logistiksysteme

Ist das SMS andauernd oder intensiv aktiv, müssen seine Strukturen für die entsprechend hohe Energieproduktion versorgt werden. Hierfür sind die Logistiksysteme Atmung, Herz-Kreislauf und der aerobe Energiestoffwechsel jeder Zelle oder Muskelfaser verantwortlich. Somit resultiert aus der SMS-Aktivität die Beanspruchung der Logistiksysteme, die wiederum für die Funktionsfähigkeit ihrer Strukturen essenziell ist.

Eine inaktivitätsbedingte geringe Funktionsfähigkeit des kardiovaskulären Systems sowie des Energiestoffwechsels ist ein sehr gut bekannter signifikanter Risikofaktor mit hohem Vorhersagewert für die Unterstützung der Alterungsprozesse, für die Entwicklung chronischer Erkrankungen dieses Systems, für Schmerzsyndrome wie auch für die Gesamtmorbidität und Mortalität.

So ist beispielsweise bei Patienten mit rheumatischer Arthritis die Erhöhung der maximalen Sauerstoffaufnahme am stärksten mit der Reduzierung des Krankheitsrisikos (Stavropoulos-Kalinoglou et al. 2013) verknüpft.

4.4 · Beanspruchung der Logistiksysteme

Im Alterungsprozess beeinflusst das Training über die verzögerte Abnahme der aktiven Körpermasse die Reduzierung der Sauerstoffaufnahme (Hawkins und Wiswell 2003). Hierbei ist allerdings festzustellen, dass bei bisher trainierenden Personen über 50 Jahre der Abfall der aeroben Kapazität steiler sein kann als bei inaktiven Personen. Aktive Menschen über 50 Jahre reduzieren eben auch „altersbedingt" ihre Trainingsumfänge und -intensitäten, und dadurch ergänzen sich Deadaptation und Alterungsprozess. Die absoluten Werte der aeroben Kapazität bleiben bei den Aktiven aber über denen der Inaktiven, so dass Erstere die entsprechenden wichtigen biologischen Vorteile wie z. B. ein reduziertes Risiko für chronische Erkrankungen (Pimentel et al. 2003; Tanaka und Seals 2003) haben, aber auch die Gebrechlichkeit hinausschieben können. Die altersbedingte Abnahme der aeroben Kapazität kann mit den Faktoren reduziertes maximales Herzminutenvolumen, verringerte arteriovenöse Sauerstoffdifferenz (Tanaka und Seals 2008) und den Dysfunktionen der Mitochondrien (Powers et al. 2007, 2011; Safdar et al. 2010) belegt werden. Für die mitochondrialen Dysfunktionen ist der oxidative Stress infolge sowohl chronisch physischer Inaktivität als auch des fortschreitenden Alters ein wichtiger ursächlicher Faktor.

Hinsichtlich der Wirkungen des oxidativen Stresses muss hervorgehoben werden, dass systematische kontraktile Aktivität wie auch Inaktivität zur Produktion von reaktiven oxidativen Substanzen (ROS) führen. Die ROS induzieren je nach Ursache ihres Entstehens adaptive oder auch deadaptive bis destruktive Antworten in den Muskelfasern. Letzteres ist abhängig vom Muster der ROS-Produktion und der Kapazität der endogenen protektiven Kompensations- und Reparatursysteme. Die kontraktionsbedingten ROS, die insbesondere bei den langdauernden Ausdauerbelastungen anfallen, müssen offensichtlich als Signalsubstanzen für die Induktion adaptiver Prozesse angesehen werden, indem die oxidative Homöostase aufrechterhalten und zugleich ein Schutz vor oxidativer Strukturzerstörung gesichert wird (Pattwell und Jackson 2004). So müssen die belastungsbedingten ROS als aktivierende Signalsubstanzen für adäquate Adaptationsprozesse des Muskelfaserstoffwechsels wie auch für die Prävention des Verlusts von Muskelmasse im Alter (Jackson 2009) angesehen werden. So sorgt sowohl eine genetische Disposition (Tweedie et al. 2011) als auch abgeleitet eine antrainierte gute Ausdauerleistungsfähigkeit für eine erhöhte Kapazität, oxidativen Stress ohne Schädigungen zu verarbeiten. Bei diesen positiven Adaptationen interagieren die ROS offensichtlich mit den Myokinen (Scheele et al. 2009), indem sie dessen Produktion stimulieren. Die Myokine spielen dann eine prägende Rolle sowohl bei den belastungsbedingten Adaptationen der Muskelfasern als auch bei der Kommunikation mit z. B. dem viszeralen Fettgewebe und damit bei der Prägung eines antientzündlichen Milieus.

Das Ausdauertraining wird in allen Altersbereichen für die Konditionierung des kardiovaskulären Systems und den aeroben Energiestoffwechsel durchgeführt. Crane et al. (2013) untersuchten die Frage, ob ein umfängliches Ausdauertraining auch einen Einfluss auf die Muskelkraft hat. Sie konnten zeigen, dass Ausdauertraining in allen Altersgruppen (20–39 Jahre, 40–64 Jahre, 65–86 Jahre) die aerobe Kapazität erhöht und dass die Kraftwerte der Greifmuskulatur und z. B. des M. quadriceps femoris mit dem Alter systematisch abfallen. Die ausdauertrainierten Personen hatten gegenüber den inaktiven aber auch immer die höheren Kraftwerte aufzuweisen. Somit haben Langzeitausdauerbelastungen neben den gut bekannten Kreislauf- und Stoffwechseleffekten zugleich einen Einfluss auf die Muskelkraft. Dieses Ergebnis könnte auf der positiven Verknüpfung der aeroben Kapazität mit der Sekretion des Wachstumshormons und der daraus resultierenden IGF-1-Produktion der Leber beruhen (Veldhuis et al. 1997). In der Folge resultiert eine erhöhte anabole Potenz, und Muskelgewebe und damit Kraft bleiben länger erhalten. Hinzu kommt, dass die Mitochondrien zu den zentralen Strukturen der inaktivitäts- und altersbedingten Muskelatrophie, aber auch zu der zur Sarkopenie (vgl. Krafttraining) führenden Apoptose (geregelter Zelluntergang) gehören. An der Stimulation der Apoptose beteiligten sich aber auch Signalstoffe wie z. B. der TNF-α (rezeptorvermittelte Apoptose), bei Inaktivität ein prägender Signalstoff des viszeralen Fettgewebes, und die Störung des Ca^{2+}-Stoffwechsels des sarkoplasmatischen Retikulums (SR-Stress-vermittelte Apoptose; vgl. Powers et al. 2007).

> Ausdauertraining hat eine wichtige Mehrfachfunktion. Es darf nicht mehr nur als Instrument zur Verbesserung der Ausdauerleistung angesehen werden (◘ Abb. 4.4), sondern steht zugleich für die Erhöhung der zellulären Kompensations- und Reparaturfähigkeit und die Abwehr des oxidativen Stresses. Daraus resultieren u. a. der Anstieg der Belastbarkeit, die Minderung des Risikos für chronische Erkrankungen und der verzögernde Einfluss auf die Alterungsprozesse. Die Apoptose basiert auf ATP-Bildungsstörungen. Ihre altersbedingte Entwicklung wird durch Ausdauertraining verzögernd beeinflusst. Die aerobe Leistung sichert die energetische Lebensfähigkeit der Zellen bzw. Muskelfasern, steigert die Erholungs-, Regenerations- und Reparaturkapazitäten, stimuliert die Produktion anaboler Signalsubstanzen und wird dadurch auch ein wesentliches Element für die Prävention der kontraktilen Atrophie. Die Mikrozirkulation steht gegen den ischämischen Schmerz.

4.5 Die Muskulatur als Teil des SMS

40–80 % des Skelett- wie auch des Muskelphänotyps sind genetisch determiniert (Arden und Spector 1997; Silventoinen et al. 2008; Costa et al. 2012).

Die muskuläre Adaptation wird makroskopisch durch die Muskelfaserhypertrophie repräsentiert. Die damit verbundenen Volumenveränderungen haben zugleich einen Einfluss auf die Muskelarchitektur der gefiederten Muskeln. Des Weiteren verändern sich im mikroskopischen Bereich die kontraktilen Intrinsic-Eigenschaften der Fasern. Hierbei handelt es sich um ultrastrukturelle Veränderungen der kontraktilen Proteine. Ein sehr wichtiger Faktor insbesondere auch hinsichtlich des Alterungsprozesses ist die Erhöhung des Wirkungsgrades des Ca^{2+}-Rücktransports durch moderates und intensives Training. Muskelfaserabhängig steigern die Ca^{2+}-Pumpen die Rücktransportkapazität, und die Relaxation des krafttrainierten Muskels ist beschleunigt. Diese Verbesserung des Ca^{2+}-Rücktransports wirkt der sarkoplasmatisch bedingten Apoptose (vgl. Ausdauer) auf der Grundlage einer Störung des Ca^{2+}-Stoffwechsels entgegen.

> Krafttraining ist somit Antiapoptosetraining durch eine akzentuierte Wirkung auf den Ca^{2+}-Stoffwechsel des sarkoplasmatischen Retikulums, und das Ausdauertraining ist Antiapoptosetraining durch eine entsprechende akzentuierte Wirkung auf die Funktion der Mitochondrien.

Wie das Ausdauer- ist auch das Krafttraining ein intensiver Stimulus für die die Adaptationen vermittelnden anabolen Regulationssysteme. Wie auch das Ausdauertraining (Pritzlaff et al. 1999) führt das Krafttraining zur verstärkten Sekretion von Wachstumshormonen (GH) und damit zur IGF-1-Produktion in der Leber. Gleichfalls steigt die Testosteronausschüttung, und gleichzeitig wird die Peripherie durch einen relativ schnellen Anstieg der Androgenrezeptoren dafür sensibler. Ein neunmonatiges Krafttraining (Tennisspielerinnen) erhöht die Konzentrationen von Testosteron, des Insulin-like Growth Factor und von Kortisol in physischer Ruhe (Kraemer et al. 2003). Die hormonellen Antwortmuster entsprechen den verschiedenen Belastungsmodi, die z. B. auf Schnellkraft, Maximalkraft, Muskelhypertrophie oder Kraftausdauer ausgerichtet sind. Dabei zeigt das Testosteron offensichtlich eine sehr uniforme (Krämer et al. 1991; Smilios et al. 2003) Reaktion. Die hormonellen Antworten benötigen aber eine gewisse Anlaufzeit, so dass bei untrainierten Frauen und Männern ein relativ kurzes progressives Krafttraining noch nicht zu konstanten Auslenkungen führt. Die mittleren Niveaus der Testosteronkonzentrationen stehen aber mit dem Trainingsfortschritt in enger Beziehung (Häkkinen et al. 1990; Izquierdo et al. 2001).

Die hormonellen Stimulationen belegen, dass im Alterungsprozess das Training der konditionellen Fähigkeiten Ausdauer und Kraft eine hoch wichtige Funktion für die Erhaltung der Körperstrukturen hat. Für den effektiven Erhalt einer angepassten koordinativen Leistung und zugleich des Muskelgewebes spielen das Schnelligkeits- bzw. das Schnellkrafttraining eine wesentliche Rolle. Beim schnellen Überwinden von relativ geringen Widerständen fallen die Rekrutierungsschwellen der schnellen motorischen Einheiten stark ab und sind mit denen der langsamen motorischen Einheiten fast gleich (Desmedt und Godaux 1977, 1978). Das bedeutet, bei schneller Bewegung geringer Lasten werden für die Generierung der erforderlichen Beschleunigung bereits im geringen absoluten Kraftniveau die schnellen motorischen Einheiten rekrutiert (koordinative Komponente) und damit diese Fasern auch trainiert (muskuläre Komponente). Wird die Belastung also jeweils so explosiv wie möglich ausgeführt, verbessert sich die Muskelleistung bzw. die sogenannte explosive Kraft mit submaximalen Belastungen (Izquierdo et al. 2001).

> **Schnelligkeits- bzw. Schnellkrafttraining kann mit relativ geringen Lasten dem physiologischen Vorgang des akzentuierten apoptotischen Abbaus der schnellen motorischen Einheiten effektiv entgegenwirken und darüber die mechanische Belastung der Gelenkstrukturen senken mit der Potenz einer Verzögerung einer arthrotischen Entwicklung. Die aktive Kompensation von Kraftwirkungen wird positiv beeinflusst.**

Die Ursache des Kraftverlusts bei Inaktivität und Sarkopenie kombiniert Veränderungen des neuronalen Antriebs mit denen in der Muskulatur. Häkkinen et al. (1998) kombinierten mit 40-jährigen und 70-jährigen Frauen und Männern über sechs Monate ein Maximalkraft- und Explosivkrafttraining. Die F_{max} des M. quadriceps femoris stieg bei den 40-jährigen Männern und Frauen im Mittel um 36 % bzw. 66 % und bei den 70-jährigen um 36 % bzw. 57 %. Der Kraftanstieg der isometrischen Kontraktion wurde bei den Frauen beider Altersgruppen um ca. 30 % und bei den Männern um 40 % steiler. Der Verlauf dieser Verbesserung ist allerdings sehr unterschiedlich. Die Älteren gelangten erst mit den letzten beiden Trainingsmonaten zu diesem Ergebnis. Der Kraftanstieg ist wesentlich von der Geschwindigkeit der Rekrutierung der motorischen Einheiten in der aufsteigenden Reihenfolge der Rekrutierungsordnung und von den Leitungsgeschwindigkeiten der Axone der schnellen Einheiten geprägt. Letztere werden vorrangig in den Alterungsprozess einbezogen, so dass die Wirksamkeit eines entsprechenden Trainings verzögert ist, aber eben auch nach ausreichend langer und konsequenter Trainingsdauer beeinflussbar bleibt. Die Muskelquerschnitte stiegen bei den 40-jährigen Männern um $4{,}9\pm2{,}5$ %, bei den gleichaltrigen Frauen um $9{,}7\pm2{,}5$ %, bei den 70-jährigen Männer um $2{,}1\pm1{,}9$ % und bei den Frauen um $5{,}8\pm2{,}0$ %.

Ein sechsmonatiges Ganzkörperkrafttraining dreimal pro Woche mit 50 % bzw. 80 % des $1RM_{max}$ sorgt für ausgeprägte, komplexe und auch gut vergleichbare Verbesserungen bei 60- bis 83-jährigen männlichen und weiblichen Probanden (Vincent et al. 2002). Über alle trainierten Belastungen stieg die maximale Kraft (1 RM) um 17 %

für beide Trainingsintensitäten. Die muskuläre Ausdauer bei der „leg press" erhöhte sich um 79 % (50 % $1RM_{max}$) bzw. 105 % (80 % $1RM_{max}$). Die Kraft der lumbalen Extension steigerte sich um 63 % bzw. 40 %. Des Weiteren erhöhte sich nach beiden Trainingsintensitäten deutlich die Fähigkeit, Stufen zu steigen. Das Herausragen der Wirkung auf die muskuläre Ausdauer stimmt gut mit der Tatsache überein, dass die aeroben ATP-Resynthesewege bei älteren Menschen sehr sensitiv sowohl auf Kraft als auch auf Ausdauertraining reagieren. Ein Krafttraining über 14 Wochen vermag die Verluste und Veränderungen des neuralen Antriebs, der spezifischen Spannungsentwicklung der Muskelfasern und der Muskelarchitektur zum großen Teil wieder auszugleichen, und ebenso antworten die Sehnen mit einer wieder verbesserten Festigkeit (Narici und Maganaris 2006). Ebenso reagiert das Knochengewebe (Gómez-Cabello et al. 2012). So erhöht oder erhält Krafttraining auch die notwendige Belastbarkeit und Stabilität der passiven Strukturen des Stütz- und Bewegungsapparates (u. a. Anti-Osteoporose). Ein sechsmonatiges Krafttraining von 70-jährigen Männern und Frauen (Leenders et al. 2013) ruft erhebliche positive Effekte hervor. Der Muskelquerschnitt des M. quadriceps femoris steigt um ca. 9 % mit deutlicher Beteiligung der schnellen Muskelfaserpopulation und ihrer entsprechenden Satellitenzellen, die maximale Kraft erhöht sich um 42–43 %, die Zeit für das Aufstehen vom Stuhl fällt, und die Stoffwechselprofile sowohl des Zucker- als auch des Fettstoffwechsels werden positiv verändert. Letzteres weist darauf hin, dass Krafttraining bei alten Menschen in Grenzen zugleich Wirkungen eines Ausdauertrainings hat (Frontera et al. 1990; Hepple et al. 1997). Mit all diesen positiven Veränderungen ist diese Trainingsform auch antinozizeptiv wirksam, was sicher auch für die jüngeren Jahrgänge gilt.

Krafttraining ist zunächst Koordinationstraining, stimuliert die anabolen Systeme, wirkt der Apoptose bevorzugt der FTF entgegen, fördert somit die Leistungen der posturalen Regulationen, hat mit fortschreitendem Alter vergleichbare Wirkungen zum Ausdauertraining, weil sich die Muskelstruktur entsprechend ändert, und erhöht oder erhält die Belastbarkeit der Bindegewebestrukturen. Damit ist es eine Intervention gegen muskuloskelettale Störungen und Schmerzen.

> Alle Beanspruchungsmodi Koordination, Ausdauer und Kraft sind mit ihren wichtigen, sich ergänzenden und überlappenden, aber nie vollumfänglich vergleichbaren Anpassungen für die abgestimmte körperliche Integrität und Funktion notwendig. Dennoch kommt es zunächst unabhängig von den Inhalten des Belastungsprogramms auf den dadurch provozierten Energieverbrauch an. Die Sterberate und der Energieverbrauch stehen miteinander im umgekehrten Verhältnis. Gebrechlichkeit und letztendlich die Sterblichkeit können mit einem wöchentlichen Energieverbrauch von mindestens 2000 kcal um ein Drittel bis ein Viertel reduziert werden (Paffenbarger et al. 1986). Diese Beziehung gilt auch für Menschen mit einer Dekonditionierung und chronischen Erkrankungen wie z. B. arterieller Hypertonie, aber auch für solche, die mit Risikofaktoren wie Übergewicht und Tabakkonsum behaftet sind.
> Das Training bzw. die Medizinische Trainingstherapie müssen zielgerichtet die strukturellen und physiologischen Eigenschaften des sensomotorischen Systems und die von ihrer Aktivität abhängigen Gewebe und Organsysteme sichern oder langsam wieder zurückgewinnen.

4.6 Beanspruchung der Faszien

Die Faszien bilden eine verbindende und integrierende Körpermatrix mit vielen Funktionen (Myers 2015).

Erstens übertragen sie „passiv" die kontraktilen Muskelspannungen in der Muskelkette (Bernabei et al. 2016) und letztendlich auf das Skelett, was ihre Beanspruchung bedingt. Aber auch die Gelenkkapseln, die Bänder und die periartikulären Strukturen sind an der mechanischen Transmission der Kräfte beteiligt. Hierfür müssen diese Strukturen eine ausreichend hohe mechanische Belastbarkeit besitzen.

> Die mechanische Belastbarkeit bestimmt die Schwelle für Mikrotraumatisierungen und chronische fehl- und überbelastungsbedingte entzündliche Reaktionen. Sie ist ausschließlich durch mechanische Belastungen zu erreichen. Regelmäßiges Krafttraining ist das Mittel der Wahl.

Zweitens fungieren Faszien als gelenkähnliche Strukturen, indem lockeres Bindegewebe Räume schafft und Bewegungen zulässt. Die Bildung von gelenkähnlichen Strukturen und myofaszialen Ketten erzeugt räumlich positionierte myofasziale Sensorketten und somit ein räumliches Informationsmuster für die sensomotorische Koordination von Haltung und Bewegung.

Drittens arbeiten die Faszien als Verschiebeschichten. Sie ermöglichen und sichern die notwendigen gegenseitigen relativen Verschiebungen zwischen Muskelfasern (Endomyosium), Muskelfaserbündeln (Perimysium), Muskeln (Epimysium) wie auch zwischen den Muskeln und der Haut (Langevin et al. 2011). Die korrekte physiologische Verschieblichkeit hat wiederum Auswirkungen auf die bewegungsbedingten zeitlichen und räumlichen Sensoraktivierungen und damit auf die Qualität der Bewegungen. Bei ungenügendem Gebrauch dieser Faszienfunktion wird die Funktion eingeschränkt und gestört, und Mikrotraumatisierungen und Entzündungsprozesse folgen. Auch die Sensoren werden in die resultierenden pathologischen, pathophysiologischen und degenerativen Veränderungen einbezogen. Diese strukturellen und damit immer auch verbundenen entzündlichen Reaktionen in den Faszien sind eine Ursache u. a. für den Anstieg der Ansprechbarkeit der Neuronen im Hinterhorn auf die pathophysiologischen Bedingungen. Die praktische Konsequenz ist das häufige Trainieren vielseitiger Bewegungen aller Körperbereiche. Da der Organismus eine natürliche dreidimensionale Struktur hat, erfordert jede Bewegung automatisch die bewegungsabhängige räumliche Verschieblichkeit aller Faszienstrukturen. Es kommt nur darauf an, vielseitige Bewegungen auszuführen.

Viertens sind die Faszien wichtiger Standort von Mechano- und Nozizsensoren. Ihre korrekte Funktion als Einzelstruktur ist vom Zustand der Mikrozirkulation abhängig und als Sensornetz von der Intaktheit der räumlichen und zeitlichen Verschiebefunktion.

> Faszien benötigen Beanspruchungen. dies sind das Krafttraining zur Qualifizierung der mechanischen Belastbarkeit zur Kraftübertragung, vielseitiges Koordinationstraining zur Erhaltung oder Verbesserung iher Funktion als Verschiebeschicht und gelenkähnlicher Strukturen und Ausdauertraining zur Entwicklung und Erhaltung der Mikrozirkulation für die in den Faszien befindlichen Sensoren.

4.7 Beanspruchung von Knorpel und Knochengewebe

Das Knorpelgewebe wie auch das Gewebe der Faszien und Sehnen benötigt für eine gesunde Struktur und Funktion mechanische Belastungen durch die Sensomotorik. Dies gilt akzentuiert für das Kindes- und Jugendalter

(Antony et al. 2016). In diesem Altersabschnitt sind offensichtlich regelmäßige intensive SMS-Aktivitäten für die Entwicklung einer guten Belastbarkeit des Bindegewebes (Faszien, Sehnen, Knorpel, Knochen) erforderlich, die dann in den späteren Lebensabschnitten die Belastbarkeitsgrenzen prägen. Körperlich inaktive Kinder haben im späteren Leben häufiger eine Arthrose. Alle Bindegewebestrukturen sind auf mechanische Belastungen angewiesen, denn nur diese aktivieren über die Mechanotransduktion anabole Prozesse für eine strukturelle Entwicklung mit ausreichender Belastbarkeit. So benötigen Sehnen hohen mechanischen Stress, und für die Muskelhypertrophie ist metabolischer und mechanischer Stress erforderlich (Kubo et al. 2006). Für die mechanische Belastbarkeit sind Trainingsintensitäten über 75 % des Kraftmaximums notwendig. Dann erhöht sich intensitätsabhängig die Synthese von Kollagen-I, es richtet sich zur Kraftrichtung aus, und systematisches Training steigert anhaltend die Synthese (Heinemeier et al. 2003; Langberg et al. 2001). Auf SMS-Inaktivität reagieren diese Strukturen sehr schnell mit einer um 30–40 % reduzierten Belastbarkeit innerhalb weniger Wochen.

Das biologische Prinzip der Adaptation des Knochengewebes auf mechanische Belastungen besteht stets darin, Masse und Geometrie so aufeinander abzustimmen, dass daraus eine maximale Festigkeit bei minimaler Masse resultiert. So definiert die Mechanostat-Theorie (Frost 2003), dass Knochenmasse und -architektur die Beanspruchung in einem verträglichen physiologischen Fenster halten. Liegt die Beanspruchung darüber, resultiert Adaptation und darunter Deadaptation. Die Festigkeit der Knochen ergibt sich somit aus der optimalen Verteilung der Knochenmasse (Wolff'sches Gesetz), die eine Funktion der mechanischen Belastung ist. Bei Jugendlichen lassen sich durch eine Steigerung des Umfanges z. B. des Fußballtrainings innerhalb von zwölf Wochen deutliche Adaptationen der trabekulären und kortikalen Dichte sowie der Dicke der Corticalis der Tibia nachweisen (Varley et al. 2017). Die Adaptabilität ist auch noch im mittleren und hohen Alter (40–85 Jahre) erhalten. Voraussetzung ist ein hoch intensives und explosives Kraft- und Sprinttraining z. B. über 20 Wochen (Suominen et al. 2017). Die Adaptationen sind klar von der Adhärenz abhängig, die 75 % übersteigen muss. Die Tibia adaptiert nicht in allen Bereichen gleichartig. Der distale Bereich ändert die Eigenschaften gar nicht. Im mittleren Bereich zeigen sich Veränderungen des Gesamt- und Corticalisquerschnitts sowie der Trägheitsmomente für die Richtung der kleinsten Biegesteifigkeit von 1,6–3,2 %. Im Altersgang wird der Verlust der kortikalen Fläche, der Mineraldichte und der Dicke ab dem 50.–57. Lebensjahr mit 0,26 % pro Jahr bzw. 0,54 % pro Jahr für den Radius und die distale Tibia signifikant, und danach wurde ein Plateau gefunden. Dagegen startet der trabekuläre Verlust bereits im jungen Erwachsenenalter und schreitet kontinuierlich fort (Hung et al. 2015).

Dass die Knochenmasse eng mit der Muskelmasse korreliert, ist bereits frühzeitig angenommen worden. Nicht die Gravitation, sondern die kontraktilen Kräfte bestimmen die Knochenbeanspruchung (Schiessl et al. 1998) und damit Masse und Festigkeit. So ist die mechanische Verknüpfung zwischen Muskulatur und Knochen unbestritten (Avin et al. 2015), und es wird deshalb auch von einer Muskel-Knochen-Einheit gesprochen (Schönau et al. 1996; Anliker und Toigo 2012; Toigo 2013). Hierbei gilt es aber auch zu beachten, dass die Muskelkraft nicht nur ein Faktor der Knochenbelastung, sondern auch der Knochenentlastung ist. Bei Impact-Belastungen haben hohe Kraftfähigkeiten eine dämpfende Wirkung, so dass die Disposition für Ermüdungsfrakturen sinkt (Hoffman et al. 1999; Armstrong et al. 2004). Ein weiterer wichtiger protektiver Faktor der Knochenbelastung ist die Ausdauerleistungsfähigkeit (Fyhrie et al. 1998; Milgrom et al. 2007; Clansey et al. 2012). Laufen mit ermüdeter Muskulatur steigert die mechanische Knochenbelastung. Die Verknüpfung existiert aber nicht nur aus mechanischer Sicht, sondern im Kontext mit der Mechanik auch aus der Sicht der gegenseitigen Beeinflussung über die Signalsubstanzen Myokine und Osteokine (◘ Abb. 4.6).

4.7 · Beanspruchung von Knorpel und Knochengewebe

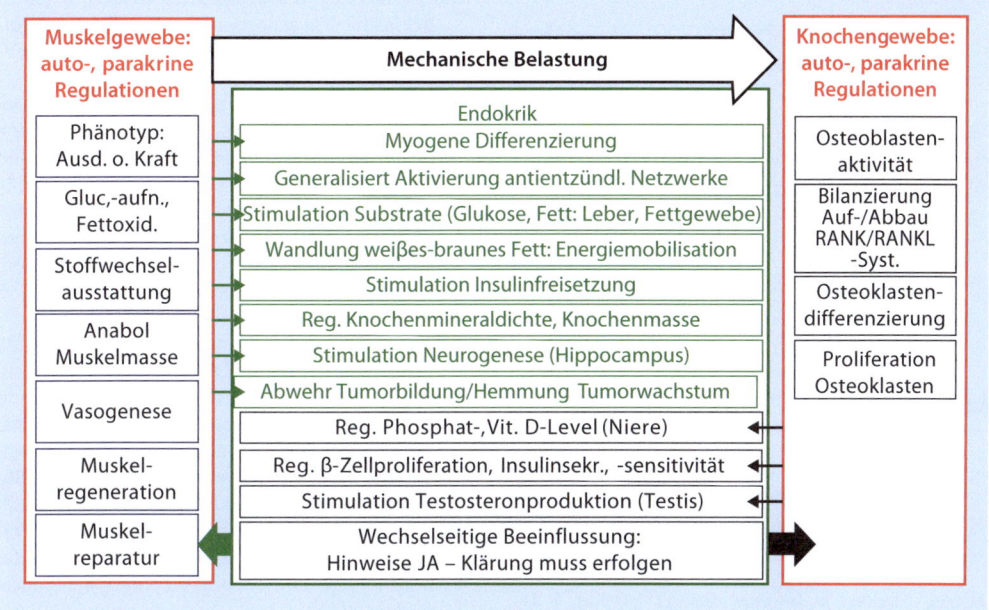

□ **Abb. 4.6** Auto-, para- und endokrine Wirkungen der Myokine und Osteokine

Fazit

Das aktive SMS hat über die Muskulatur eine zentrale Funktion bei der strukturellen und funktionellen Prägung des Körpers. Über die Myokine
- werden die Glukoseaufnahme und die Insulinresistenz des Muskelgewebes positiv beeinflusst,
- wird das Muskelgewebe beanspruchungsadäquat selbst geprägt (antidiabetischer aerober Stoffwechsel, anabol-kontraktiler Phänotyp),
- wird die Mikrozirkulation beanspruchungsgerecht ausgebaut (Vasogenese),
- erfolgt eine endokrine Vernetzung mit Geweben und Organen für die Substratversorgung und -bereitstellung (Leber, Fettgewebe),
- wird die muskuläre Reparaturkapazität stimuliert und erhöht (Satellitenzellen),
- wird mit Konsequenzen für die Lernfähigkeit und das Gedächtnis ein biochemischer Link zum Gehirn geschaltet (Neurogenese Hippocampus),
- werden endokrin generalisiert antientzündliche Netzwerke aktiviert (gegen die „persistent low grade systemtic inflammation"),
- werden die Knochen veranlasst, auf die kontraktil bedingten mechanischen Beanspruchungen zu adaptieren und mit der Muskulatur zu interagieren.

Bevorzugt auf die ekzentrische Komponente plyometrischer

Kontraktionen und bewegungsbedingten Impact-Belastungen reagieren auch die Knochen als endokrine Organe, und es werden
- der Mineralstoffwechsel,
- der Energiestoffwechsel,
- die Testosteronproduktion der Testis aktiviert und
- die Insulinfreisetzung stimuliert.

Literatur

Adkins DL, Boychuk J, Remple MS, Kleim JA (2006) Motor training induces experience-specific patterns of plasticity across motor cortex and spinal cord. J Appl Physiol 101(6):1776–1782 (Epub 7 Sep 2006)

Aizawa K, Iemitsu M, Maeda S, Mesaki N, Ushida T, Akimoto T (2011) Endurance exercise training enhances local sex steroidogenesis in skeletal muscle. Med Sci Sports Exerc 43(11):2072–2080. ► https://doi.org/10.1249/mss.0b013e31821e9d74

Aloisi AM, Ceccarelli I, Fiorenzani P (2003) Gonadectomy affects hormonal and behavioral responses to repetitive nociceptive stimulation in male rats. Ann N Y Acad Sci 1007:232–237

Aloisi AM, Ceccarelli I, Fiorenzani P, De Padova AM, Massafra C (2004) Testosterone affects formalin-induced responses differently in male and female rats. Neurosci Lett 361(1–3):262–264

Anderson JK, Tuetken R, Hoffman V (2010) A potential relationship between diffuse musculoskeletal pain and hypogonadism. BMJ Case Rep. ► https://doi.org/10.1136/bcr.08.2009.2152 (pii: bcr08.2009.2152, Epub 13 Jan 2010)

Anliker E, Toigo M (2012) Functional assessment of the muscle-bone unit in the lower leg. J Musculoskelet Neuronal Interact 12:46–55

Antony B, Jones G, Jin X, Ding C (2016) Do early life factors affect the development of knee osteoarthritis in later life: a narrative review. Arthritis Res Ther 18(1):202. ► https://doi.org/10.1186/s13075-016-1104-0

Arden NK, Spector TD (1997) Genetic influences on muscle strength, lean body mass, and bone mineral density: a twin study. J Bone Miner Res 12:2076–2081 (PubMed: 9421240)

Armstrong DW III, Rue J-PH, Wilckens JH, Frassica FJ (2004) Stress fracture injury in young military men and women. Bone 35:806–816 (PubMed: 15336620)

Avin KG, Bloomfield SA, Gross TS, Warden SJ (2015) Biomechanical aspects of the muscle-bone interaction. Curr Osteoporos Rep 13(1):1–8. ► https://doi.org/10.1007/s11914-014-0244-x

Bäckman L, Lindenberger U, Li SC, Nyberg L (2010) Linking cognitive aging to alterations in dopamine neurotransmitter functioning: recent data and future avenues. Neurosci Biobehav Rev 34:670–677

Bernabei M, Maas H, van Dieën JH (2016) A lumped stiffness model of intermuscular and extramuscular myofascial pathways of force transmission. Biomech Model Mechanobiol 15(6):1747–1763 (Epub 18 May 2016)

Bjersing JL, Dehlin M, Erlandsson M, Bokarewa MI, Mannerkorpi K (2012) Changes in pain and insulin-like growth factor 1 in fibromyalgia during exercise: the involvement of cerebrospinal inflammatory factors and neuropeptides. Arthritis Res Ther 14:R162. ► https://doi.org/10.1186/ar3902 (PubMed: 22776095)

Bottini G, Karnath HO, Vallar G, Sterzi R, Frith CD, Frackowiak RS, Paulesu E (2001) Cerebral representations for egocentric space: functional-anatomical evidence from caloric vestibular stimulation and neck vibration. Brain 124:1182–1196

Bove M, Diverio M, Pozzo T, Schieppati M (2001) Neck muscle vibration disrupts steering of locomotion. J Appl Physiol 91:581–588

Clansey AC, Hanlon M, Wallace ES, Lake MJ (2012) Effects of fatigue on running mechanics associated with tibial stress fracture risk. Med Sci Sports Exerc 44:1917–1923 (PubMed: 22525776)

Cope TC, Sokoloff AJ (1999) Orderly recruitment among motoneurons supplying different muscles. J Physiol 93:81–85

Costa AM, Breitenfeld L, Silva AJ, Pereira A, Izquierdo M, Marques MC (2012) Genetic inheritance effects on endurance and muscle strength: an update. Sports Med 42(6):449–458. ► https://doi.org/10.2165/11650560-000000000-00000

Coxon JP, Van Impe A, Wenderoth N, Swinnen SP (2012) Aging and inhibitory control of action: cortico-subthalamic connection strength predicts stopping performance. J Neurosci 32(24):8401–8412. ► https://doi.org/10.1523/jneurosci.6360-11.2012

Crane JD, Macneil LG, Tarnopolsky MA (2013) Long-term aerobic exercise is associated with greater muscle strength throughout the life span. J Gerontol A Biol Sci Med Sci 68(6):631–8. ► https://doi.org/10.1093/gerona/gls237 (Epub 2012 Dec 3)

de Kruijf M, Stolk L, Zillikens MC, de Rijke YB, Bierma-Zeinstra SM, Hofman A, Huygen FJ, Uitterlinden AG, van Meurs JB (2016) Lower sex hormone levels are associated with more chronic musculoskeletal pain in community-dwelling elderly

Literatur

women. Pain 157(7):1425–1431. ▶ https://doi.org/10.1097/j.pain.0000000000000535

Desmedt JE, Godaux E (1977) Ballistic contractions in man: characteristic recruitment pattern of single motor units of the tibialis anterior muscle. J Physiol 264:673–693

Desmedt JE, Godaux E (1978) Ballistic contractions in fast or slow human muscles: discharge patterns of single motor units. J Physiol 285:185–196

Fjell AM, Westlye LT, Amlien I, Espeseth T, Reinvang I, Raz N, Agartz I, Salat DH, Greve DN, Fischl B, Dale AM, Walhovd KB (2009) High consistency of regional cortical thinning in aging acros multiple samples. Cereb Cortex 19:2001–2012

Flood A, Waddington G, Thompson K, Cathcart S (2017) Increased conditioned pain modulation in athletes. J Sports Sci 35(11):1066–1072. ▶ https://doi.org/10.1080/02640414.2016.1210196 (Epub 25 Jul 2016)

Frontera WR, Meredith CN, O'Reilly KP, Evans WJ (1990) Strength training and determinants of VO_2max in older men. J Appl Physiol 68(1):329–333

Frost HM (2003) Bone's mechanostat: a 2003 update. Anat Rec 275A:1081–1101

Fyhrie DP, Milgrom C, Hoshaw SJ, Simkin A, Dar S, Drumb D et al (1998) Effect of fatiguing exercise on longitudinal bone strain as related to stress fracture in humans. Ann Biomed Eng 26:660–665 (PubMed: 9662157)

Gaumond I, Arsenault P, Marchand S (2005) Specificity of female and male sex hormones on excitatory and inhibitory phases of formalin-induced nociceptive responses. Brain Res 1052(1):105–111

Gdowski GT, McCrea RA (2000) Neck propriorezeptive inputs to primate vestibular nucleus neurons. Exp Brain Res 135(4):511–526

Gómez-Cabello A, Ara I, González-Agüero A, Casajús JA, Vicente-Rodríguez G (2012) Effects of training on bone mass in older adults: a systematic review. Sports Med 42(4):301–325. ▶ https://doi.org/10.2165/11597670-000000000-00000

Griep EN, Boersma JW, Lentjes EG, Prins AP, van der Korst JK, de Kloet ER (1998) Function of the hypothalamic-pituitary-adrenal axis in patients with fibromyalgia and low back pain. J Rheumatol 25(7):1374–1381

Guiney H, Machado L (2012) Benefits of regular aerobic exercise for executive functioning in healthy populations. Psychon Bull Rev (Epub ahead of print)

Häkkinen K, Pakarinen A, Kyröläinen H, Cheng S, Kim DH, Komi PV (1990) Neuromuscular adaptations and serum hormones in females during prolonged power training. Int J Sports Med 11:91–98

Häkkinen K, Newton RU, Gordon SE, McCormick M, Volek JS, Nidl BC, Gotshalk LA, Cambell WW, Evans WJ, Häkkinen A, Humphries BJ, Kraemer W (1998) Changes in muscle morphology, electromyographic activity, and force production characteristics during progressive strength training in young and older men. J Gerontol A Biol Sci Med Sci 53:B415–B423

Hasselhorn HM, Theorell T, Vingård E, Musculoskeletal Intervention Center (MUSIC)-Norrtälje Study Group (2001) Endocrine and immunologic parameters indicative of 6-month prognosis after the onset of low back pain or neck/shoulder pain. Spine (Phila Pa 1976) 26(3):E24–E29

Hawkins S, Wiswell R (2003) Rate and mechanism of maximal oxygen consumption decline with aging: implications for exercise training. Sports Med 33(12):877–888

Heinemeier K, Langberg H, Olesen JL, Kjaer M (2003) Role of TGF-beta1 in relation to exercise-induced type I collagen synthesis in human tendinous tissue. J Appl Physiol 95(6):2390–2397 (Epub 15 Aug 2003)

Hellström F, Roatta S, Thunberg J, Passatore M, Djupsjöbacka M (2005) Responses of muscle spindles in feline dorsal neck muscles to electrical stimulation of the cervical sympathetic nerve. Exp Brain Res 165(3):328–342 (Epub 10 May 2005)

Hepple RT, Mackinnon SL, Goodman JM, Thomas SG, Plyley MJ (1997) Resistance and aerobic training in older men: effects on VO2peak and the capillary supply to skeletal muscle. J Appl Physiol 82(4):1305–1310

Hodson-Tole EF, Wakeling JM (2009) Motor unit recruitment for dynamic tasks: current understanding and future directions. J Comp Physiol B 179:57–66

Hoffman JR, Chapnik L, Shamis A, Givon U, Davidson B (1999) The effect of leg strength on the incidence of lower extremity overuse injuries during military training. Mil Med 164:153–156 (PubMed: 10050576)

Hollands MA, Sorensen KL, Patla AE (2001) Effects of head immobilization on the coordination and control of head and body reorientation and translation during steering. Exp Brain Res 140:223–233

Hung VW, Zhu TY, Cheung WH, Fong TN, Yu FW, Hung LK, Leung KS, Cheng JC, Lam TP, Qin L (2015) Age-related differences in volumetric bone mineral density, microarchitecture, and bone strength of distal radius and tibia in Chinese women: a high-resolution pQCT reference database study. Osteoporos Int 26(6):1691–1703. ▶ https://doi.org/10.1007/s00198-015-3045-x (Epub 28 Jan 2015)

Izquierdo M, Häkkinen K, Ibanez J, Garrues M, Antòn A, Zùniga A, Larriòn JL, Gorostiaga EM (2001) Effects of strength training on muscle power and serum hormones in middle-aged and older men. J Appl Physiol 90:1497–1507

Jackson MJ (2009) Redox regulation of adaptive responses in skeletal muscle to contractile activity. Free Radic Biol Med 47(9):1267–75 (Epub 2009 Sep 11)

Kaergaard A, Hansen AM, Rasmussen K, Andersen JH (2000) Association between plasma testosterone and work-related neck and shoulder disorders among female workers. Scand J Work Environ Health 26(4):292–298

Karsenty G (2012) The mutual dependence between bone and gonads. J Endocrinol 213(2):107–114. ► https://doi.org/10.1530/joe-11-0452 (Epub 9 Mar 2012)

Kim BJ, Jo EA, Im SI, Kim HS, Heo JH, Cho KI (2019) Heart rate recovery and blood pressure response during exercise testing in patients with microvascular angina. Clin Hypertens 25:4. ► https://doi.org/10.1186/S.40885-019-0108-x (eCollection 2019)

Krämer WJ, Gordon SE, Fleck SJ et al (1991) Endogenous anabolic hormonal and growth factor responses to heavy resistance exercise in males and females. Int J Sports Med 12:228–235

Kraemer WJ, Käkkinen K, Triplett-McBride NT, Fry AC, Koziris LP, Ratamess NA, Bauer JE, Volek JS, McConnell T, Newton RU, Gordon SE, Cummings D, Hauth J, Pullo F, Lynch JM, Mazzetti SA, Knuttgen HG (2003) Physiological changes with periodized resistance training in women tennis players. Med Sci Sports Exerc 35:157–168

Kubo K, Ohgo K, Takeishi R, Yoshinaga K, Tsunoda N, Kanehisa H, Fukunaga T (2006) Effects of isometric training at different knee angles on the muscle-tendon complex in vivo. Scand J Med Sci Sports 16(3):159–167

Langberg H, Rosendal L, Kjaer M (2001) Training-induced changes in peritendinous type I collagen turnover determined by microdialysis in humans. J Physiol 534(Pt 1):297–302

Langer N, Hänggi J, Müller NA, Simmen HP, Jäncke L (2012) Effects of limb immobilization on brain plasticity. Neurology. ► https://doi.org/10.1212/wnl.0b013e31823fcd9c

Langevin HM, Fox JR, Koptiuch C, Badger GJ, Greenan-Naumann AC, Bouffard NA, Konofagou EE, Lee WN, Triano JJ, Henry SM (2011) Reduced thoracolumbar fascia shear strain in human chronic low back pain. BMC Musculoskelet Disord. 12:203. ► https://doi.org/10.1186/1471-2474-12-203

Laube W, Kirste H-J, Jetter H (2001) Fähigkeitsbezogene Funktionsdiagnostik in der orthopädischen Rehabilitation – indikationsgerechte Therapie und Qualitätssicherung. 10. Rehabilitationswissenschaftliches Kolloquium des VdR, Bd 26. DRV Schriften, Halle/S, S 296–297

Laube W (Hrsg) (2009) Sensomotorisches System. Thieme, Stuttgart

Laube W, Kannenberg A (2009) Chronische ernährungs- und altersbedingte metabolische Azidose. In: Laube W (Hrsg) Sensomotorisches System. Thieme, Stuttgart, S 473–495

Laube W (2012) Inaktivität und Schmerz – Physiologische Hintergründe für die Entstehung einer „atrophisch-degenerativ nozizeptiven Körperstruktur". pt_Z für Physiotherapeuten 64(12):44–47

Laube W (2013) Muskelaktivität: Prägung des ZNS und endokrine Funktion – somatische oder degenerativ-nozieptive Körperstruktur. Man Med 51:141–150. ► https://doi.org/10.1007/s00337-012-0989-1

Leenders M, Verdijk LB, van der Hoeven L, van Kranenburg J, Nilwik R, van Loon LJ (2013) Elderly men and women benefit equally from prolonged resistance-type exercise training. J Gerontol A Biol Sci Med Sci 68(7):769–79. ► https://doi.org/10.1093/gerona/gls241 (Epub 2012 Dec 7)

Lehmann M, Knizia K, Gastmann U, Petersen KG, Khalaf AN, Bauer S, Kerp L, Keul J (1993) Influence of 6-week, 6 days per week, training on pituitary function in recreational athletes. Br J Sports Med 27(3):186–192

Lehmann M, Gastmann U, Petersen KG, Bachl N, Seidel A, Khalaf AN, Fischer S, Keul J (1992) Training-overtraining: performance, and hormone levels, after a defined increase in training volume versus intensity in experienced middle- and long-distance runners. Br J Sports Med 26(4):233–242

Levinger I, Lin X, Zhang X, Brennan-Speranza TC, Volpato B, Hayes A, Jerums G, Seeman E, McConell G (2016) The effects of muscle contraction and recombinant osteocalcin on insulin sensitivity ex vivo. Osteoporos Int 27(2):653–663. ► https://doi.org/10.1007/s00198-015-3273-0 (Epub 11 Aug 2015)

Lundberg U, Dohns IE, Melin B, Sandsjö L, Palmerud G, Kadefors R, Ekström M, Parr D (1999) Psychophysiological stress responses, muscle tension, and neck and shoulder pain among supermarket cashiers. J Occup Health Psychol 4(3):245–255

Marinelli A, Prodi A, Pesel G, Ronchese F, Bovenzi M, Negro C, Larese Filon F (2017) Serum dehydroepiandrosterone sulphate, psychosocial factors and musculoskeletal pain in workers. Occup Med 67(9):684–686. ► https://doi.org/10.1093/occmed/kqx159

Mayr U, Kliegl R, Krampe R (1996) Sequential and coordinative processing dynamics in figural transformation across the life span. Cognition 59:61–90

Mayr U, Spieler DH, Kliegl R (2001) Aging and executive control. Routledge, New York

Milgrom C, Radeva-Petrova DR, Finestone A, Nyska M, Mendelson S, Benjuya N et al (2007) The effect of muscle fatigue on in vivo tibial strains. J Biomech 40:845–850 (PubMed: 16682046)

Morse CI, Thom JM, Mian OS, Muirhead A, Birch KM, Narici MV (2005) Muscle strength, volume and activation following 12-month resistance training in 70-year-old males. Eur J Appl Physiol 95:197–204

Morton RW, Sato K, Gallaugher MPB, Oikawa SY, McNicholas PD, Fujita S, Phillips SM (2018) Muscle androgen receptor content but not systemic hormones is associated with resistance training-induced skeletal muscle hypertrophy in healthy, young men. Front Physiol 9:1373. ▶ https://doi.org/10.3389/fphys.2018.01373 (eCollection 2018)

Multon S, Pardutz A, Mosen J, Hua MT, Defays C, Honda S, Harada N, Bohotin C, Franzen R, Schoenen J (2005) Lack of estrogen increases pain in the trigeminal formalin model: a behavioural and immunocytochemical study of transgenic ArKO mice. Pain 114(1–2):257–265 (Epub 26 Jan 2005)

Myers TW (2015) Anatomy trains – myofascial meridians for manual and movement therapists, 3. Aufl. Chruchill Livingstone Elesevier, Edinburgh

Narici MV, Maganaris CN (2006) Adaptability of elderly human muscles and tendons to increased loading. J Anat 208(4):433–443

Opstad PK (1992a) The hypothalamo-pituitary regulation of androgen secretion in young men after prolonged physical stress combined with energy and sleep deprivation. Acta Endocrinol 127(3):231–236

Opstad PK (1992b) Androgenic hormones during prolonged physical stress, sleep, and energy deficiency. J Clin Endocrinol Metab 74(5):1176–1183

Oury F, Sumara G, Sumara O, Ferron M, Chang H, Smith CE, Hermo L, Suarez S, Roth BL, Ducy P, Karsenty G (2011) Endocrine regulation of male fertility by the skeleton. Cell 144(5):796–809. ▶ https://doi.org/10.1016/j.cell.2011.02.004 (Epub 17 Feb 2011)

Oury F, Ferron M, Huizhen W, Confavreux C, Xu L, Lacombe J, Srinivas P, Chamouni A, Lugani F, Lejeune H, Kumar TR, Plotton I, Karsenty G (2013) Osteocalcin regulates murine and human fertility through a pancreas-bone-testis axis. J Clin Invest 123(6):2421–2433

Paffenbarger RS Jr, Hyde RT, Wing AL, Hsieh CC (1986) Physical activity, all-cause mortality, and longevity of college alumni. N Engl J Med 314(10):605–613

Pardo JV, Larson RC, Spencer RJ, Lee JT, Pasley JD, Torkelson CJ, Larson AA (2019) Exposure to cold unmasks potential biomarkers of fibromyalgia syndrome reflecting insufficient sympathetic responses to stress. Clin J Pain 35(5):407–419. ▶ https://doi.org/10.1097/ajp.0000000000000695

Pattwell DM, Jackson MJ (2004) Contraction-induced oxidants as mediators of adaptation and damage in skeletal muscle. Exerc Sport Sci Rev 32(1):14–8

Pedersen BK (2009) The diseasome of physical inactivity and the role of myokines in muscle-fat cross talk. J Physiol 587:5559–5568

Pimentel AE, Gentile CL, Tanaka H, Seals DR, Gates PE (2003) Greater rate of decline in maximal aerobic capacity with age in endurance-trained than in sedentary men. J Appl Physiol 94(6):2406–2413 (Epub 17 Jan 2003)

Powers SK, Smuder AJ, Criswell DS (2011) Mechanistic links between oxidative stress and disuse muscle atrophy. Antioxid Redox Signal 15(9):2519–2528. ▶ https://doi.org/10.1089/ars.2011.3973 (Epub 17 Jun 2011)

Poehlman ET, Copeland KC (1990) Influence of physical activity on insulin-like growth factor-I in healthy younger and older men. J Clin Endocrinol Metab 71(6):1468–1473

Poehlman ET, Rosen CJ, Copeland KC (1994) The influence of endurance training on insulin-like growth factor-1 in older individuals. Metabolism. 43(11):1401–1405

Powers SK, Kavazis AN, McClung JM (2007) Oxidative stress and disuse muscle atrophy. J Appl Physiol 102(6):2389–2397 (Epub 8 Feb 2007)

Pritzlaff CJ, Wideman L, Weltman JY, Abbott RD, Gutgesell ME, Hartman ML, Veldhuis JD, Weltman A (1999) Impact of acute exercise intensity on pulsatile growth hormone release in men. J Appl Physiol 87:498–504

Rankin JK, Woollacott MH, Shumway-Cook A, Brown LA (2000) Cognitive influence on postural stability: a neuromuscular analysis in young and older adults. J Gerontol A Biol Sci Med Sci 55(3):M112–M119

Salthouse TA (1996) The processing-speed theory of adult age differences in cognition. Psychol Rev 103:403–428

Sato K, Iemitsu M (2015) Exercise and sex steroid hormones in skeletal muscle. J Steroid Biochem Mol Biol 145:200–205. ▶ https://doi.org/10.1016/j.jsbmb.2014.03.009 (Epub 3 Apr 2014)

Safdar A, Hamadeh MJ, Kaczor JJ, Raha S, Debeer J, Tarnopolsky MA (2010) Aberrant mitochondrial homeostasis in the skeletal muscle of sedentary older adults. PLoS One 5(5):e10778. ▶ https://doi.org/10.1371/journal.pone.0010778

Scheele C, Nielsen S, Pedersen BK (2009) ROS and myokines promote muscle adaptation to exercise. Trends Endocrinol Metab 20(3):95–99 (Epub 9 Mar 2009)

Schell E, Theorell T, Hasson D, Arnetz B, Saraste H (2008) Stress biomarkers' associations to pain in the neck, shoulder and back in healthy media workers: 12-month prospective follow-up. Eur Spine J 17(3):393–405. ▶ https://doi.org/10.1007/s00586-007-0554-0 (Epub 13 Dec 2007)

Schiessl H, Frost HM, Jee WS (1998) Estrogen and bone-muscle strength and mass relationships. Bone 22:1–6

Schönau E, Werhahn E, Schiedermaier U, Mokow E, Schiessl H, Scheidhauer K et al (1996) Influence of muscle strength on bone strength during childhood and adolescence. Horm Res 45:63–66

Shumway-Cook A, Woollacott M (2000) Attentional demands and postural control: the effect of sensory context. J Gerontol A Biol Sci Med Sci 55(1):M10–M16

Silventoinen K, Magnusson PKE, Tynelius P, Kaprio J, Rasmussen F (2008) Heritability of body size and muscle strength in young adulthood: a study of one million Swedish men. Genet Epidemiol 32:341–349 (PubMed: 18271028)

Smilios I, Pilianidis T, Karamouzis M, Tokmakidis SP (2003) Hormonal responses after various resistance exercise protocols. Med Sci Sports Exerc 35:644–654

Sokoloff AJ, Siegel SG, Cope TC (1999) Recruitment order among motoneurons from different motor nuclei. J Neurophysiol 81:2485–2492

Stavropoulos-Kalinoglou A, Metsios GS, Veldhuijzen van Zanten JJ, Nightingale P, Kitas GD, Koutedakis Y (2013) Individualised aerobic and resistance exercise training improves cardiorespiratory fitness and reduces cardiovascular risk in patients with rheumatoid arthritis. Ann Rheum Dis 72(11):1819–25. ▸ https://doi.org/10.1136/annrheumdis-2012-202075 (Epub 2012 Nov 15)

Sullivan EV, Pfefferbaum A (2006) Diffusion tensor imaging and aging. Neurosci Biobehav Rev 30:749–761

Suominen TH, Korhonen MT, Alén M, Heinonen A, Mero A, Törmäkangas T, Suominen H (2017) Effects of a 20-week high-intensity strength and sprint training program on tibial bone structure and strength in middle-aged and older male sprint athletes: a randomized controlled trial. Osteoporos Int 28(9):2663–2673. ▸ https://doi.org/10.1007/s00198-017-4107-z (Epub 16 Jun 2017)

Tanaka H, Seals DR (2003) Invited review: dynamic exercise performance in Masters athletes: insight into the effects of primary human aging on physiological functional capacity. J Appl Physiol 95(5):2152–2162

Tanaka H, Seals DR (2008) Endurance exercise performance in Masters athletes: age-associated changes and underlying physiological mechanisms. J Physiol 586(1):55–63 (Epub 23 Aug 2007)

Tanaka K, Matsumoto E, Higashimaki Y, Katagiri T, Sugimoto T, Seino S, Kaji H (2012) Role of osteoglycin in the linkage between muscle and bone. J Biol Chem 287(15):11616–11628. ▸ https://doi.org/10.1074/jbc.m111.292193 (Epub 20 Feb 2012)

Toigo M (2013) Funktionelle Interaktion zwischen Muskeln und Knochen: Theorie und potenzielle klinische Relevanz. J Gynäkol Endokrinol 7:14–20

Tsuchiya Y, Sakuraba K, Ochi E (2014) High force eccentric exercise enhances serum tartrate-resistant acid phosphatase-5b and osteocalcin. J Musculoskelet Neuronal Interact 14(1):50–57

Tweedie C, Romestaing C, Burelle Y, Safdar A, Tarnopolsky MA, Seadon S, Britton SL, Koch LG, Hepple RT (2011) Lower oxidative DNA damage despite greater ROS production in muscles from rats selectively bred for high running capacity. Am J Physiol Regul Integr Comp Physiol 300(3):R544–53 (Epub 2010 Dec 9)

Varley I, Hughes DC, Greeves JP, Fraser WD, Sale C (2017) Increased training volume improves bone density and cortical area in adolescent football players. Int J Sports Med 38(5):341–346. ▸ https://doi.org/10.1055/s-0042-124510 (Epub 1 Mar 2017)

Veldhuis JD, Iranmanesh A, Weltman A (1997) Elements in the pathophysiology of diminished growth hormone (GH) secretion in aging humans. Endocrine 7(1):41–48

Vincent KR, Braith RW, Feldman RA, Magyari PM, Cutler RB, Persin SA, Lennon SL, Gabr AH, Lowenthal DT (2002) Resistance exercise and physical performance in adults aged 60–83 years. J Am Geriatr Soc 50:1100–1107

Vitiello MV, Wilkinson CW, Merriam GR, Moe KE, Prinz PN, Ralph DD, Colasurdo EA, Schwartz RS (1997) Successful 6-month endurance training does not alter insulin-like growth factor-I in healthy older men and women. J Gerontol A Biol Sci Med Sci 52(3):M149–M154

West R (1996) An application of prefrontal cortex function theory to cognitive aging. Psychol Bull 120:272–292

White HD, Brown LA, Gyurik RJ, Manganiello PD, Robinson TD, Hallock LS, Lewis LD, Yeo KT (2015) Treatment of pain in fibromyalgia patients with testosterone gel: pharmacokinetics and clinical response. Int Immunopharmacol 27(2):249–256. ▸ https://doi.org/10.1016/j.intimp.2015.05.016 (Epub 21 May 2015)

World Health Organization (2011) Global recommendations on physical activity for health.1.Exercise. 2.Life style. 3.Health promotion. 4.Chronic disease - prevention and control. 5.National health programs. I. World Health Organization. WHO Press, Genf, Schweiz

Wilkinson SB, Tarnopolsky MA, Grant EJ, Correia CE, Phillips SM (2006) Hypertrophy with unilateral resistance exercise occurs without increases in endogenous anabolic hormone concentration. Eur J Appl Physiol 98(6):546–555 (Epub 14 Sep 2006)

Xu J, Casserly E, Yin Y, Cheng J (2019) A systematic review of growth hormone in pain medicine: from rodents to humans. Pain Med. ▸ https://doi.org/10.1093/pm/pny280 (Epub ahead of print)

Zamunér AR, Barbic F, Dipaola F, Bulgheroni M, Diana A, Atzeni F, Marchi A, Sarzi-Puttini P, Porta A, Furlan R (2015) Relationship between sympathetic activity and pain intensity in fibromyalgia. Clin Exp Rheumatol 33(1 Suppl 88):S53–S57 (Epub 18 Mar 2015)

Sensomotorik und Prägung aller Körperfunktionen und -strukturen

Inhaltsverzeichnis

Kapitel 5   Muskelaktivität – Muskelinaktivität: anti-nozizeptive oder pro-nozizeptive Körperstrukur – 121

Kapitel 6   Dekonditionierung – degenerativ-nozizeptive Körperstruktur – Entwicklungsstufen der „diseasome of physical inactivity" – 145

Kapitel 7   Schmerz als Leistung des Gehirns – Komponenten des Schmerzes – 165

Kapitel 8   Sensomotorik und antinozizeptive Systeme und deren Kapazität – 197

Kapitel 9   Sensomotorik, Biomechanik und Schmerz – 225

Muskelaktivität – Muskelinaktivität: anti-nozizeptive oder pro-nozizeptive Körperstrukur

5.1	Muskelaktivität und gesunde Körperstruktur – 123
5.2	Systematische sensomotorische Aktivität Basis einer gesunden, adaptiven eutroph-hypertrophen und antinozizeptiven Körperstruktur – 124
5.3	Systematische sensomotorische Aktivität: Somatische antientzündliche antinozizeptive Strukturierung des Gehirns – 126
5.4	Die Genetik des Menschen basiert auf körperlicher Anstrengung – 127
5.5	Der Skelettmuskel: ein endo-, para- und autokrines Organ – 129
5.5.1	Myokin IL-6 – 129
5.5.2	Myokin IL-15 – 131
5.5.3	Myokin IL-8 – 131
5.5.4	Myokin „brain-derived neurotrophic factor" – 132
5.5.5	Belastungsbedingte reaktive oxidative Substanzen (ROS) – 132
5.5.6	Belastungsbedingte ROS als Faktor für die Adaptation der Muskelfasern und Gefäße – 133

© Springer-Verlag GmbH Deutschland, ein Teil von Springer Nature 2020
W. Laube, *Sensomotorik und Schmerz*, https://doi.org/10.1007/978-3-662-60512-7_5

5.6 Systematische sensomotorische Inaktivität: „diseasome of physical inactivity" – atrophisch-degenerativ-involutiv-nozizeptive Strukturierung des Gehirns und der Körpergewebe – 134

Literatur – 139

Muskelaktivität prägt den eutroph-hypertrophen, antiinvolutiven, antientzündlichen und antinozizeptiven Körper. Lern-, Ausdauer- und Krafttraining führen zu nicht austauschbaren Anpassungen. Aus der Sicht des Schmerzes werden die Mikrozirkulation, die zentrale Schmerzhemmung, die Schmerzschwellen und die Schmerztoleranz entwickelt. Nur die aktive Muskulatur ist ein endokrines, para- und autokrines Organ und der Hauptregulator systemischer antientzündlicher Prozesse. Physische Inaktivität als globaler Faktor der Atrophie, Degeneration und proentzündlicher Prozesse bedeutet Dekonditionierung mit dem Hauptmerkmal permanente chronische systemische sterile Low-grade-Entzündung. Ergebnis sind die Erkrankungen der „diseasome of physical inactivity" und die primären Arthrosen. Sie repräsentieren eine inaktivitätsbedingte atrophisch-degenerative, involutive, proentzündliche, pronozizeptive Struktur. Chronische Schmerzen inklusive peripherer und zentraler Sensibilisierung beruhen darauf.

5.1 Muskelaktivität und gesunde Körperstruktur

Das aktive SMS und damit eine systematisch, aber häufig genug sporadisch (Clarke et al. 2014) wiederholte dauerhaft und/oder intensiv kontrahierende Skelettmuskulatur hat vielfache gesundheitlich hoch relevante, besser essenzielle, Funktionen:

1. die Stabilisation und biomechanisch „korrekte" Bewegung des passiven Stütz- und Bewegungsapparates (Fasziensystem-Skelett) auf der Grundlage einer eutroph-hypertrophen bewegungsspezifischen und allgemeinen kraft- und ausdauerorientierten Konditionierung (Kraftkapazität, Ermüdungsresistenz),
2. die kontraktionsbedingte Generierung adäquater mechanischer Reize für die Sensoren im Muskel und in den von der Muskulatur direkt mechanisch beeinflussten Geweben (räumliches myofasziales System, Knochensystem) für Afferenzen und Reafferenzen (digitale neuronale Informationen) für das Gehirn zur aktuellen Bewegungssteuerung oder -regulation und dessen Adaptation an das häufige Bewegungsverhalten (Lernen, Erhalten),
3. die aktivitätsbedingte Stimulation der globalen anabolen Hormonachse Hypophyse – Leber (GH – IGF-1) und Hypophyse NNR und Gonaden (Testosteron),
4. die kontraktionsbedingte Stimulation der muskeleigenen Produktion auto-, para- und endokriner Signalstoffe, von Myokinen, zwecks beanspruchungsbedingter Kommunikation mit sich selbst (antidiabetischer Stoffwechsel, Vasogenese, anabol), von Geweben (Faszien, Knochen, viszerales Fett) und Organen (Pankreas, Leber, Gehirn),
5. die konstante Verschiebung der Bilanz zwischen den Myokinen (Stimulation antientzündlicher Netzwerke) und den Adipokinen (insbes. TNF-α; Stimulation proentzündlicher Netzwerke) zugunsten antientzündlicher biochemischer Verhältnisse in allen Geweben,
6. die kontraktionsbedingte Generierung mechanischer Beanspruchungen der Bindegewebestrukturen (Sehnen, Kapseln, Bänder, Fasziensystem [Biotensegrität]) und des Knochengewebes mit der Folge der Produktion von Signalstoffen durch diese Gewebe zur Kommunikation mit sich selbst (u. a. Anti-Osteoporose) und u. a. mit der Muskulatur („bone-muscle cross talk") mit essenziellem Charakter für die funktionsspezifische Erhaltung und Adaptation dieser Gewebe (Belastbarkeit, Belastungsverträglichkeit),
7. die kontraktionsbedingte Generierung stoffwechselbedingter adäquater biochemischer Reize (Elektrolytverschiebungen, Stoffwechselprodukte) für die muskulären Chemosensoren für Afferenzen zur Feineinstellung der Ver- und Entsorgungsleistungen der Logistiksysteme (Atmung, HKS, Energiestoffwechsel; Laube 1990, 2009f, 2011),

8. die mit dem Motorprogramm und reafferent rückgekoppelte Generierung einer adäquaten Beanspruchung der Logistiksysteme zur adaptiven Strukturerhaltung oder zum Strukturausbau bei ausreichender Dauer und Intensität,
9. die systematische Muskelaktivität als einzige Möglichkeit, die Körperstrukturen und -funktionen gegen die unabdingbar ablaufenden Alterungsprozesse möglichst lange zu erhalten und die Gebrechlichkeit hinauszuschieben (einzige echte Anti-aging-Maßnahme bei vollwertiger, dem Kalorienverbrauch und dem Alter angepasster Ernährung; Kraft: Anti-Sarkopenie, Ausdauer: Anti-Apoptose).

> Eine „ausreichende Muskelaktivität", gegeben durch die für Adaptationen bzw. Leistungsverbesserungen belegten trainingsmethodischen Dosierungen, prägt eine für Beruf und Alltag gut belastbare und belastungsverträgliche Struktur und Funktion und eine generalisierte antientzündliche Situation des ganzen Körpers. Bei chronischer Muskelinaktivität ist das Gegenteil zu erwarten.

5.2 Systematische sensomotorische Aktivität Basis einer gesunden, adaptiven eutroph-hypertrophen und antinozizeptiven Körperstruktur

Das „Organ" Muskulatur stellt beim Gesunden mit normalen Gewichtsverhältnissen (BMI 20–25) den Hauptanteil der Körpermasse. Hierbei ist der absolute Anteil typ- (leptosom, pyknisch, athletisch), alters-, geschlechts- und trainingsabhängig. Der Muskelanteil sollte für gesunde, physiologische Verhältnisse bei Männern zwischen 20 und 29 Jahren 44–55 % und bei 60- bis 69-Jährigen immer noch 38–45 % betragen. Bei den Frauen in den entsprechenden Altersabschnitten sollte er zwischen 35–40 % bzw. 27–33 % liegen. Wichtig ist, dass der Muskelanteil zugleich indirekt, weil negativ korreliert, den Körperfettanteil und hierbei insbesondere auch die Menge des viszeralen Fetts widerspiegelt. Der sehr hohe relative Muskelanteil steht aber nicht „nur" für die aktiven „biomechanisch korrekten" Gelenksicherungen und -führungen während aller Körperhaltungen und Bewegungsausführungen des Körperstamms und aller großen Gelenke. Ein Organ mit einem so hohen Körpergewichtsanteil hat neben diesen statischen und dynamischen mechanischen Funktionen weitere sehr wichtige Aufgaben zu erfüllen (▶ Abschn. 5.1).

> Über die kreisförmige Verknüpfung der Strukturelemente des SMS (Laube 2009b) ist einerseits die kontraktile Muskelaktivität das Ergebnis der Leistung des neuronalen Systems für die Haltung und Bewegung. Andererseits hat die koordiniert kontrahierende Muskulatur mit ihrem Kraftpotenzial direkte Auswirkungen auf die Biomechanik des Stütz- und Bewegungsapparates und die biochemischen Verhältnisse im myofaszialen Gewebe, aber auch in den benachbarten, von den Muskelkontraktionen direkt beeinflussten und abhängigen Geweben (▶ Kap. 4).

Die Biomechanik, also die wirkenden Kräfte und resultierenden Verformungen, werden zur direkten Quelle haltungs- und bewegungsspezifischer Afferenzen und Reafferenzen der Mechano- und zum Teil auch multimodaler, primär mechanosensibler Sensoren im myofaszialen Gewebe, aber auch im Periost, im Knochengewebe und in der Haut. Die letztgenannten Gewebe sind über die Faszien und Sehnen den Muskelkontraktionen ausgesetzt. Zugleich wirken die bewegungsbedingten reaktiven Kräfte auf den Körper und müssen kontraktil kompensiert werden.

5.2 · Systematische sensomotorische Aktivität Basis einer ...

Werden die Körperhaltungen und die Bewegungen sehr häufig wiederholt, wird das Gehirn entsprechend häufig die Impulsmuster dafür generieren und die afferenten und reafferenten Informationsströme gezielt verarbeiten. Dadurch werden Lernprozesse im Gehirn ausgelöst. Das Gehirn wird bewegungsspezifisch funktionell und strukturell für diese sensomotorischen Aktivitäten verändert.

> **Lernen durch das häufige Wiederholen von Bewegungen bedeutet adaptive Veränderungen bzw. die Stabilisierung der ZNS-Struktur. Darin eingeschlossen sind die angepassten Aktivierungen der endogenen Mechanismen der Schmerzhemmung.**

Ohne die integrale Verknüpfung der Sensomotorik mit der Schmerzhemmung wären viele Bewegungswiederholungen oder andauernde bzw. hoch intensive Bewegungen gar nicht möglich. Die Bewegungen müssten schmerzbedingt in kürzester Zeit abgebrochen werden. Diese funktionelle Verknüpfung überdauert bei gesunden Personen die sensomotorischen Aktivitäten mit altersbedingt abfallender Ausprägung für ca. 15–30 min (EIH).

> **Die nach verschiedenen Belastungsarten in differenter Stärke so lange überdauernde Schmerzhemmung kann anhand der „exercise-induced hypoalgesia (EIH)" nachgewiesen werden. Dieser belastungsbedingte Effekt kann auch aus der „conditioned pain modulation", der Schmerz-hemmt-Schmerz-Reaktion, vorhergesagt werden (Vaegter et al. 2014, 2015).**

Mit diesen Reaktionen wird die bei jungen Menschen besonders große (Tsao et al. 2013; Stolzman et al. 2014; Lemley et al. 2015), aber in der gesamten Lebensspanne vorhandene individuelle Kapazität der endogenen Schmerzhemmung angezeigt.

> **Die Voraussetzung für die strukturgestützten neurophysiologischen Lernprozesse, gegeben durch eine bewegungsspezifische Vernetzung, ist die Aktivierung anaboler endokriner globaler und lokaler Signalwege. Sie sind essenziell für die Organisation der aufgaben- bzw. bewegungsspezifischen ZNS-Strukturierung.**

Die Zellen aller Gewebe produzieren infolge entsprechender Beanspruchungen auto- und parakrin wirksame Signalstoffe, um sich an diese anzupassen und dadurch ihre Homöostase zu sichern – so auch die Neuronen, die Bindegewebszellen und die Muskelfasern. Die Muskulatur ist aber ausschließlich bei ausreichender kontraktiler Aktivität in Art, Umfang und Intensität ein endokrines, para- und autokrines Organ. Die Muskulatur ist, wie alle anderen Gewebe auch, auf die Funktion angewiesen. Mit den muskeleigenen Signalstoffen, den Myokinen (gehören zur Familie der Zytokine), werden die beanspruchungsspezifischen Adaptationen des eigenen Energie- und Intermediärstoffwechsels, der Blutversorgung (Vasogenese) und der kontraktilen Kapazität unterstützt. Die Myokine sind auch die erforderlichen Schnittstellensubstanzen für die Kommunikation des aktiven Muskels mit anderen Geweben (Fettgewebe, Knochen, Bindegewebe) und Organen (u. a. Leber, ZNS; ◘ Abb. 5.1).

Fazit

Aus gesundheitlicher Sicht nimmt die Muskelaktivität Einfluss auf das viszerale Fettgewebe, welches bei chronischem Unterschreiten der kontraktilen Mindestbeanspruchung mit seinen Signalstoffen die Grundlage für vielfältige Krankheitsentwicklungen legt („diseasome of physical inactivity", Pedersen 2009). Die Myokine und das TNF-α des viszeralen Fettgewebes sind Antagonisten. Die Bilanz entscheidet über die „systemic persistant low grade inflammation". Mit ihren funktionsabhängig produzierten Signalstoffen strukturieren sich das ZNS und die

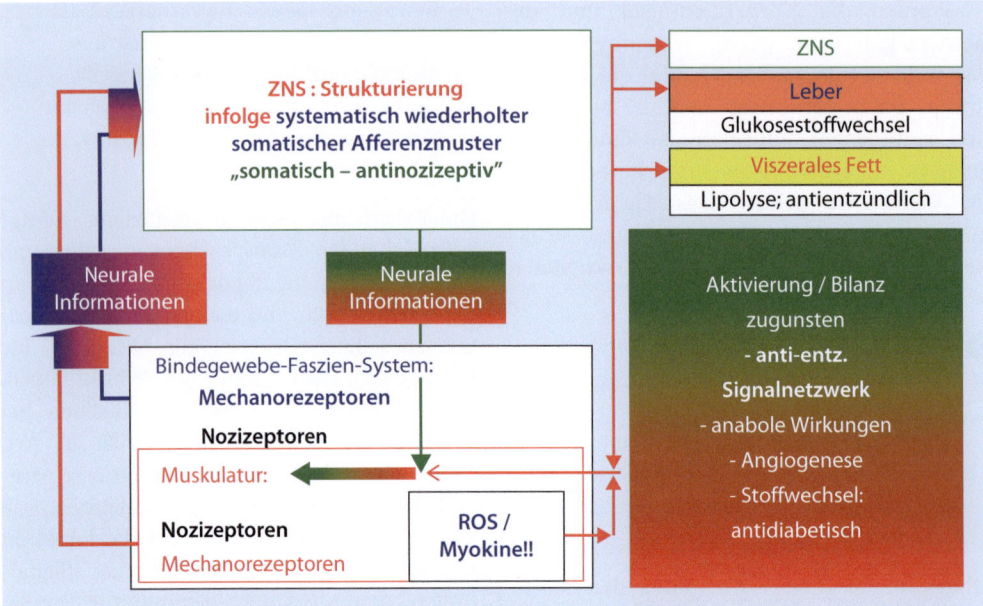

Abb. 5.1 Eine systematisch wiederholte physische Aktivität sorgt für eine entsprechend häufige Signalverarbeitung durch das Gehirn, welches dadurch somatisch und antinozizeptiv strukturiert wird. Es entstehen beanspruchungsbedingte ROS und Myokine, wodurch die Muskulatur adäquat adaptiert, der Stoffwechsel antidiabetisch ausgestattet wird, eine Kommunikation mit dem ZNS, der Leber und anderen Geweben stattfindet und generalisiert ein antientzündliches Netzwerk aktiviert wird

> Muskulatur selbst und gegenseitig, stimmen ihre Strukturen infolge Aktivität und Inaktivität aufeinander ab, und nur die häufig kontrahierende Muskulatur vermittelt über ihre Myokine ein antientzündliches Milieu in den Geweben des Körpers.

5.3 Systematische sensomotorische Aktivität: Somatische antientzündliche antinoziceptive Strukturierung des Gehirns

Mit Hilfe der durch die physische Aktivität aktivierten hormonellen Schnittstellensubstanzen adaptieren nicht nur die peripheren Strukturen wie die Skelettmuskulatur, diejenigen der Logistiksysteme sowie der muskuläre und bindegewebige Energie- und Baustoffwechsel auf die spezifischen Beanspruchungen. Entsprechend werden diese Strukturen leistungsfähiger und belastbarer. Die Adaptationen der peripheren Strukturen auf die verschiedenen Belastungsformen waren in der Vergangenheit ausführlich Gegenstand der wissenschaftlichen Arbeit.

> Auch das Gehirn wird beanspruchungsspezifisch strukturiert oder restrukturiert. Die adaptiven Prozesse laufen sogar in kurzen Zeiträumen ab. Sie benötigen aber je nach Alter, Schwierigkeitsgrad und Konditionierungs- oder Dekonditionierungszustand für die volle fertigkeitsspezifische Ausprägung sehr viele Wiederholungen und damit relativ lange Zeiträume.

Bewegungslernen provoziert mit der Synaptogenese die spezifische Vernetzung und damit effektive und schnelle Interaktionen zwischen den verantwortlichen neuronalen Netzwerken. Die synaptischen Funktionseigenschaften ändern sich (LTP, LTD), und es findet eine Organisation oder Reorganisation der Körperrepräsentation im SI und im MI statt. Die erlernte Bewegungsqualität minimiert mechanische Fehlbelastungen des Stütz- und Bewegungssystems, und somit beeinflusst sie wesentlich den Start und den Fortschritt degenerativer Veränderungen inklusive potenzieller schmerzauslösender Veränderungen.

Ausdauertraining induziert im Gehirn die Angiogenese, aber bleibt ohne Einfluss auf die motorische Repräsentation und die Synaptogenese. Des Weiteren wird die Bildung von BDNF stimuliert, wodurch die Neuronen geschützt und deren Vernetzung unterstützt wird. Diese Trainingsform hat im Gehirn demnach ausschließlich, aber hoch wichtig eine Wirkung auf die Faktoren Blut- und damit Sauerstoff- und Substratversorgung, auf den neuronalen Stoffwechsel und die anabol schützende, erhaltende oder adaptive Kapazität im Gehirn.

> Ausdauertraining liefert die logistischen Voraussetzungen für effektive Strukturwirkungen infolge eines sensomotorischen Lerntrainings bzw. der dadurch angestrebten Strukturerhaltung z. B. auch im Alterungsprozess.

Krafttraining verändert die Erregbarkeit der spinalen und zentralen Motoneurone und führt im spinalen Bereich zur Synaptogenese für die angepassten Verknüpfungen von Reflexverbindungen. Es hat aber auch keinen Einfluss auf die zentrale Repräsentation im Motorcortex (Adkins et al. 2006). Gleichfalls werden die anabolen Kapazitäten des Gewebes stimuliert.

> Im ZNS haben das Lerntraining zum Erwerb oder zur Erhaltung von Bewegungsfertigkeiten, das Ausdauer- und das Krafttraining sehr unterschiedliche, hoch spezifische, aber sich optimal ergänzende Anpassungen zur Folge. Die Adaptationen auf die einzelnen Belastungsmodi sind nicht austauschbar. Sie stellen notwendige gegenseitige Ergänzungen für eine optimale Strukturanpassung des Gehirns bzw. des gesamten Nervensystems dar (◘ Abb. 5.1).
> Hinsichtlich des Schmerzes stehen besonders die peripheren Ausdaueradaptationen (Mikrozirkulation!) gegen die Generierung von Schmerzafferenzen aus den myofaszialen Strukturen im Vordergrund. Im Gehirn wird die Schmerzhemmung qualifiziert, die Schmerzschwellen und die Schmerztoleranz steigen.

5.4 Die Genetik des Menschen basiert auf körperlicher Anstrengung

> Die Genetik des Menschen basiert auf umfänglicher Bewegung. Aus diesem Grund ist einerseits Muskelarbeit der essenzielle Hauptregulator physiologischer Stoffwechsel-, Funktions- und Strukturprozesse und andererseits physische Inaktivität der globale Faktor für Atrophie, Degeneration und letztendlich für chronische, primär nicht entzündliche Erkrankungen.

Die aktuelle Körperstruktur und der Gesundheitsstatus sind immer das Abbild der physischen und kognitiven Anforderungen. Das biologische Prinzip lautet: „Es werden keine Strukturen vorgehalten, die wenig oder kaum genutzt werden".

> Es gilt festzustellen, dass die für gesunde Körperstrukturen erforderlichen physischen Belastungen weit unter

denen des Leistungssports, aber auch weit über denen des aktuell prägenden PC-Arbeitsplatz-Lebensstils liegen (vgl. WHO 2011; Laube 2009a; Pedersen und Saltin 2015).

Den Personen in Berufen mit monotonen und einseitigen kraftorientierten Belastungen im mittleren und teilweise hohen Intensitätsniveau (Handwerk, teilweise Transport, ...) fehlen der kompensatorische Ausgleich solcher Belastungen für die nicht berufsspezifisch beanspruchten myofaszialen Ketten und in aller Regel völlig die klassischen Ausdauerbelastungen (sie haben nur die monoton einseitige berufsspezifisch akzentuierte Kraftausdauer). Die Adaptationen auf die letztgenannte Beanspruchungsform des SMS bestimmt die Ermüdungsresistenz, die Kompensations-, Regenerations- und Erholungsfähigkeit. Das Defizit dieser Fähigkeiten mindert die Belastbarkeit und disponiert für chronische Fehl- und Überlastungen.

Die Merkmale der chronisch degenerativen Erkrankungen (vgl. „diseasome of physical inactivity") sind:
1. Sie haben einen zeitlich immer unbekannt bleibenden Beginn.
2. Die Entwicklung beginnt mit einer Atrophie, gleichbedeutend mit Funktions- und Strukturschwäche und ungenügender Regenerationsfähigkeit.
3. Die schwachen Gewebe „können und vertragen wenig". Die Belastbarkeit und Belastungsverträglichkeit gegenüber den täglichen Belastungen werden systematisch fortlaufend gemindert.
4. Ein Gewebe, welches „wenig kann und verträgt", ist krankheitsanfällig, also disponiert für degenerative Prozesse.
5. Auf der Grundlage dieser Disposition entwickeln sich über einen sehr langen und unbekannten Zeitraum jeweils gewebespezifische degenerative Strukturveränderungen, die sich dann klinisch als chronisch degenerative Erkrankung manifestieren.

Es ist bereits lange bekannt, dass ungenügende muskuläre Tätigkeit schon nach wenigen Tagen eine erhebliche Erhöhung der Insulinresistenz des Skelettmuskels zur Folge hat (Stuart et al. 1988). So führt eine Glukosebelastung bei ausdauertrainierten Personen schon nach drei Tagen Bettruhe zu einer höheren Insulinausschüttung als bei Untrainierten, aber nur bei den Untrainierten steigt auch der Plasmaglukosespiegel an. Die ausdaueradaptierte Muskulatur kann somit die reduzierte Insulinsensitivität infolge kurzer physischer Inaktivitätsphasen kompensieren und diejenige von Untrainierten nicht (Smorawiński et al. 2000). Auch bei jungen gesunden Personen hat eine starke Reduzierung der physischen Alltagsaktivität bereits nach zwei Wochen eindeutig nachweisbare negative Konsequenzen für den Glukose- und Fettstoffwechsel. Sie müssen als Schritte in Richtung der Erkrankungen des Intermediärstoffwechsels (metabolisches Syndrom, Diabetes mellitus Typ II) angesehen werden. Es steigt ohne gleichzeitige Auswirkung auf die gesamte Fettmasse der abdominelle Fettanteil um 7 %, und die aktive Körpermasse (Muskelmasse) und der BMI fallen sogar ab (Olsen et al. 2008). Die Zunahme des abdominellen Fetts erfolgt auch unabhängig von einer positiven Energiebilanz (Laye et al. 2007). Die Kumulation des hormonell besonders aktiven viszeralen Fettgewebes ist für die Aktivierung eines Netzwerks systemischer Entzündungsprozesse durch eine erhöhte Produktion und Freisetzung von TNF-α verantwortlich. Bei weiter bestehender Inaktivität entsteht daraus eine systemische Low-grade-Entzündung mit vielfältigen miteinander gekoppelten pathophysiologischen Konsequenzen und allen langfristigen Stoffwechsel-, kardiovaskulären, myofaszialen und skelettalen Folgen (vgl. ◘ Abb. 5.2).

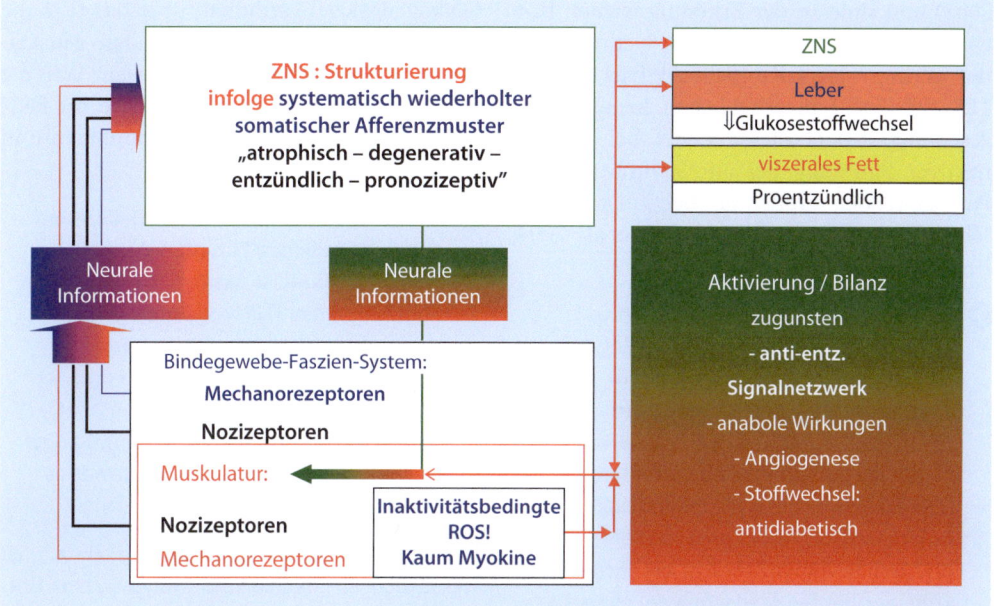

Abb. 5.2 Chronische physische Inaktivität unterfordert das Gehirn mit somatischen Afferenzen und überfordert es mit nozizeptiven Afferenzen. Die Folge ist eine atrophisch-degenerativ-entzündliche und pronozizeptive strukturelle und funktionelle Prägung. Es entstehen inaktivitätsbedingte ROS und kaum Myokine, wodurch über die Bilanz zum TNF-α des viszeralen Fetts ein generalisiert proentzündliches Netzwerk aktiviert wird. Der muskuläre Stoffwechsel wird diabetogen. Die Stimulation anaboler Prozesse und der Vasogenese bleibt aus

5.5 Der Skelettmuskel: ein endo-, para- und autokrines Organ

Entsprechend der phylogenetischen Entwicklung ist nur der kontrahierende Skelettmuskel ein endokrines Organ und damit Produzent einer Reihe von Zytokinen, welche aufgrund ihrer Herkunft als Myokine bezeichnet werden.

> Die Signalstoffe der aktiven Muskulatur spielen eine zentrale Rolle für den Gesundheitsstatus.

Damit stehen die hormonellen Wirkungen der aktiven Muskulatur denen des viszeralen Fettgewebes direkt entgegen. Sie sind Antagonisten. Die Bilanz sollte stets zugunsten der Myokine verschoben sein.

5.5.1 Myokin IL-6

Unter den Myokinen ist das IL-6 (Interleukin-6) ein herausragender endo-, para- und autokrin wirkender Signalstoff. Es konnte gezeigt werden, dass unter Beanspruchung die Muskulatur neben anderen IL-6-Quellen (Fettgewebe, Gehirn, Peritendineum) der herausragende Lieferant des Signalstoffs ist (Moldoveanu et al. 2000; Starkie et al. 2001). Hierfür kann ein autokriner Mechanismus verantwortlich gemacht werden (Keller et al. 2003). Die Plasmakonzentration von IL-6 steigt während und nach Muskeltätigkeit in Abhängigkeit von der Belastungsintensität, der Dauer, der tätigen Muskelmasse aber auch in Relation zur Ausdaueradaption der Muskulatur erheblich an (Febbraio und Pedersen

2002) und sinkt in der Erholung wieder. IL-6 wird vom Muskel selbst bei Belastungen mit nur geringer Herz-Kreislauf-Aktivierung (Hf 113–122 s/min) in erheblichen Mengen ausgeschüttet, wobei dieser Effekt bei gleicher relativer Belastung bei älteren untrainierten Personen noch größer als bei jungen Menschen gefunden wurde (Fischer et al. 2004; Pedersen et al. 2004).

> Die Stimulation der IL-6-Produktion bei Älteren selbst bei relativ geringen Belastungsintensitäten spricht für einen positiven gesundheitlichen Effekt auch durch weniger intensive physische Belastungen im Altersgang. Man könnte es auch als „biologische Kompensation" einer abfallenden physischen Aktivität selbst bei aktiven älter werdenden Menschen ansehen. Der Trainingszustand dürfte hierbei aber ein wichtiger Faktor sein.

Wichtig ist, dass der kontraktionsbedingte IL-6-Anstieg im Plasma nicht von einem Anstieg der Entzündungszytokine TNF-α und IL-1β begleitet wird.

> Das belastungsbedingte Muster der Myokinproduktion und die daraus folgenden Wirkungskaskaden unterscheiden sich wesentlich vom Zytokinmuster bei Infektionen, akuten Entzündungen und der physischen Inaktivität.

Damit werden die biologische Wichtigkeit und Wertigkeit der physischen Beanspruchung und insbesondere auch des Ausdauertrainings hervorgehoben. Auch der ältere Mensch hat von „altersgerechten" körperlichen Aktivitäten weiterhin deutliche gesundheitliche Vorteile zu erwarten.

Das Wirkungsspektrum des IL-6 ist komplex und vielfältig. Zunächst spielt das IL-6 eine wichtige Rolle für die Energieversorgung der Skelettmuskelfasern selbst. Der Glykogenspiegel des Muskels ist offensichtlich eine wesentliche Regelgröße für die IL-6-Produktion (Steensberg et al. 2001). Geringe Glykogenspiegel vermitteln über das IL-6 die Erhöhung der β-Oxidation in den Muskelfasern und sichern auf hormonellem Weg die Substratversorgung mittels Lipolyse im Fettgewebe und die Mobilisation von Glucose in der Leber.

> Hinsichtlich der gesundheitsfördernden antientzündlichen Funktion der Muskeltätigkeit ist das IL-6 in die Regulation des TNF-α-Spiegels involviert. Unter physischer Belastung steigt die Konzentration von mRNA TNF-α und damit TNF-α nicht an (Chan et al. 2004), sondern das muskuläre IL-6 hemmt sogar die TNF-α-Produktion des Fettgewebes und der Makrophagen.

Der Entzündungssignalstoff TNF-α ist wesentlich an lokalen und systemischen Entzündungsprozessen (vgl. Abb. 5.2) beteiligt und spielt offensichtlich auch eine direkte Rolle bei der Entwicklung der Insulinresistenz und beim metabolischen Syndrom (Plomgaard et al. 2005). Der zwei- bis dreifach erhöhte systemische TNF-α-Spiegel bei einer inaktivitätsbedingten chronischen Low-grade-Entzündung wird sehr wahrscheinlich bevorzugt durch dessen Produktion im Fettgewebe hervorgerufen. Des Weiteren veranlasst das muskuläre IL-6 die Produktion der antientzündlich wirksamen Signalstoffe IL-1ra (Rezeptorantagonist für proentzündliches IL-1) und IL-10 (eines der wichtigsten antientzündlichen Zytokine; wesentlicher Modulator der Entzündungsreaktionen), welche belastungsbedingt nach dem IL-6 im Plasma erscheinen, und es erhöht die Cortisolfreisetzung aus der Nebennierenrinde (Steensberg et al. 2003).

> Muskelaktivität führt zu einer Stimulation antientzündlicher Myokin(Zytokin)kaskaden bei gleichzeitig fehlender Aktivierung proentzündlicher Kaskaden (Pedersen und Febbraio 2008).

Die Bilanz wird in Richtung Entzündungshemmung verschoben, in deren Folge pathophysiologische Entwicklungen präventiv und therapeutisch beeinflusst werden. Entsprechend findet man unter Belastung eine Hochregulierung des IL-6-Transkriptionsprozesses wie auch eine erhöhte IL-6-Transkriptionsrate. Es entscheidet immer die Bilanz der beanspruchungsbedingten Stimulationen. Beispielsweise führt Langzeitausdauerbelastung III (LZA III: Dauer über 90 min) zwar zum erheblichen Anstieg der proentzündlichen Zytokine, aber das Ausmaß und die Dauer ihrer Wirkung werden durch die gleichzeitige Erhöhung der Zytokinhemmer und antientzündlicher Zytokine begrenzt (Ostrowski et al. 1999).

> Ausdauertraining im LZA-Bereich I–II (10–35 bzw. 35–90 min), begrenzt jeweils auf maximal 60 min, ist aus gesundheitlicher Sicht völlig ausreichend. Das Langzeitausdauertraining III, also Marathontraining, hat keinen zusätzlichen positiven gesundheitlichen Effekt. Die gegenüber diesem Training übrigbleibende Zeit sollte zugunsten vielseitiger weiterer Trainingsaktivitäten genutzt werden.

5.5.2 Myokin IL-15

Das muskuläre IL-15 hat gleichfalls ein sich sehr gut ergänzendes endokrines und lokales Wirkungsspektrum. Es ist infolge Ausdauerbelastungen an der Sensibilisierung der Muskelfasern für Insulin beteiligt (Tamura et al. 2011). Es wirkt anabol und hat eine Funktion beim Wachstum, bei der Differenzierung (Quinn et al. 1995, 1997) und der Hypertrophieentwicklung des ausdifferenzierten Muskels unabhängig vom IGF-1 (Quinn et al. 2002; Furmanczyk und Quinn 2003). Neben der Stimulation der Proteinsynthese vermindert IL-15 im Experiment den Proteinabbau bevorzugt mittels Reduzierung der Proteolyserate (Busquets et al. 2005). Des Weiteren spielt IL-15 eine wesentliche Rolle in der Interaktion zwischen dem aktiven Muskel und dem viszeralen Fettgewebe (Nielsen et al. 2008; Quinn et al. 2009). Es unterdrückt dort die Fettspeicherung und mobilisiert vorhandenes Fett. Das Fettgewebe der Extremitäten wird offensichtlich nicht beeinflusst. Beim Menschen ist die Plasmakonzentration negativ mit der Fettmasse des Rumpfes, der totalen Fettmasse und der prozentualen Fettmasse korreliert. Im Tierexperiment zeigt sich zugleich ein positiver Effekt auf den Mineralgehalt des Knochens (Quinn et al. 2009).

> IL-15 hat ein komplexes, gut zusammenpassendes Wirkungsspektrum. Es mobilisiert Fettgewebe und stimuliert dessen Verstoffwechselung im kontrahierenden Muskel. Der Proteinstoffwechsel der Muskelfasern wird angeregt, der Proteinabbau reduziert und gleichlaufend die Knochenfestigkeit erhöht.

5.5.3 Myokin IL-8

Das muskuläre IL-8 erscheint in Abhängigkeit von der Belastungsintensität und der Belastungsdauer im Plasma. Ausdauernde, stark ermüdende Muskeltätigkeit erhöht den IL-8-Plasmaspiegel. Möglicherweise ist insbesondere eine intensive ekzentrische Komponente mit am Anstieg der Plasma-IL-8-Konzentration beteiligt. Aber auch konzentrische Muskelarbeit aktiviert die Transkription (mRNA-Produktion) und die Translation (IL-8). Moderate konzentrische Muskelarbeit wie z. B. Radfahren erhöht die mRNA für IL-6 und IL-8 in den Muskelfasern, und diese Reaktion ist offensichtlich mit dem Glykogenspiegel der Fasern verbunden (Chan et al. 2004). Dabei ist der Anstieg der mRNA nicht immer gleichbedeutend mit dem Anstieg der IL-Konzentration im Plasma, denn moderate Belastungsintensitäten erhöhen zwar den Plasma-IL-6-Spiegel, aber noch nicht den

IL-8-Spiegel. Hoch intensive, erschöpfende Belastungen führen dann aber bei trainierten wie untrainierten Personen zum Anstieg auch der IL-8-Plasmakonzentration. Das Auftreten von IL-8 gemeinsam mit IL-1β (Entzündungsmediator) bei trainierten Personen, welche die Belastungsintensität bis zur Ausbildung einer Hypoxämie im Muskel steigern können, und zusätzlich auch von Histamin wird mit einer belastungsbedingt provozierten Entzündungsreaktion erklärt (Mucci et al 2000). Dies lässt sich klinisch gut mit dem Auftreten z. B. von Muskelkater („delayed onset of muscle soreness") verbinden. Dadurch wird der Reparaturprozess unterstützt.

Der belastungsinduzierte Transkriptionsprozess und damit der Anstieg der IL-8-mRNA ohne Anstieg der IL-8-Konzentration im Plasma infolge moderater Ausdauerbelastungen spricht weniger für eine endokrine als vielmehr für eine auto- und parakrine Funktion des IL-8. Diese lokale Funktion des IL-8 ist eng mit der Angiogenese in Verbindung zu bringen (Bek et al. 2002), in die eine Reihe weiterer Faktoren involviert sind (Beck und D'Amore 1997). Konzentrische Belastungen (Fahrrad, Beinpresse) sorgen für die Transkription der mRNS-IL-8 und die Translation von IL-8 in den Muskelfasern ohne einen Anstieg von IL-8 im Plasma (Akerstrom et al. 2005). Sie sorgen zugleich für die Ausbildung der erforderlichen Rezeptoren (CXCR2) in den Endothelzellen der Muskelkapillaren, über welche das IL-8 die Angiogenese vermittelt (Bek et al. 2002; Frydelund-Larsen et al. 2007).

> Der ausdauerbelastete Muskel sorgt über das IL-8 selbst für die Stimulation von Reparaturprozessen und für die lokalen Adaptationen des Gefäßnetzes und damit für die Verbesserung der Versorgungs- und Entsorgungsmöglichkeiten.

5.5.4 Myokin „brain-derived neurotrophic factor"

Der aktive Muskel ist auch ein Produzent des Myokins „brain-derived neurotrophic factor" (BDNF) mit auto-, para- und endokrinen Wirkungen auf den Protein- und Energiestoffwechsel der Muskelfasern (Matthews et al. 2009), die Muskelfaserregeneration, das extramuskuläre Fettgewebe und das Gehirn. Parakrin erhöht das kontraktionsinduzierte BDNF die Fettoxidation und beteiligt sich an der Einschmelzung extramuskulärer Fettdepots. Dieser Signalstoff ist auch wesentlich an der Regulation der Funktionen der Satellitenzellen und an der Regeneration von Muskelfasern beteiligt (Clow und Jasmin 2010). Damit im Zusammenhang stehend ist auch die Stimulation der Proteinsynthese in den Muskelfasern. Die endokrine Funktion des Myokins BDNF bezieht sich auch auf das Gehirn. Hier werden Lernprozesse unterstützt, und es wird depressiven Funktionen entgegengewirkt (Sakuma und Yamaguchi 2011).

> Mit dem BDNF unterstützt die Muskulatur ihren Bau- und Energiestoffwechsel, ihre Regeneration und kommuniziert mit dem Fettgewebe und dem Gehirn. Über dieses Hormon wirkt der aktive Muskel antidepressiv.

5.5.5 Belastungsbedingte reaktive oxidative Substanzen (ROS)

Die kontraktile Muskelfunktion ist aber auch immer mit der Produktion von ROS verbunden, deren Produktionsorte die Mitochondrien, das sarkoplasmatische Retikulum und das Sarkolemm sind. Die ROS wurden bisher nur bzw. bevorzugt mit zellulären

Strukturschädigungen und dem Alterungsprozess in Zusammenhang gebracht, also mit negativen Auswirkungen ihrer Produktion. Aber insbesondere die Ausdauerbeanspruchung geht mit entsprechend intensiver und jeweils langdauernd gesteigerter ROS-Produktion einher. Die mitochondriale Funktion steht für die leistungsgerecht erhöhte ATP-Resynthese, und auch die beiden weiteren Strukturen sind über denselben Zeitraum für die Leitung der Aktionspotenziale und die elektromechanische Ankopplung ausgiebig aktiv. Aus rein pathophysiologischer Sicht müsste Ausdauertraining eigentlich eine schädigende und Pro-aging-Wirkung haben. Aber das Gegenteil ist der Fall!

Ausdauertraining führt ausschließlich zu den sehr gut bekannten positiven, gesundheitsfördernden Adaptionen. Bereits innerhalb von nur fünf Tagen kommt es zum Anstieg der angestrebten aeroben Kapazität, aber eben zugleich auch zur antioxidativen Kapazität des Muskels (Vincent et al. 2000). Die beanspruchungsbedingte Adaptation beinhaltet demnach immer beides:
1. die im Blickpunkt stehenden und an der Leistungsverbesserung erkennbaren Strukturverbesserungen und
2. zugleich die nicht direkt erkennbaren Adaptationen für die erforderlichen Kompensations- und Reparaturmechanismen in den Muskelfasern und einer gesteigerten antioxidativen Kapazität.

> Ausdauertraining, aber sicher auch jede andere Trainingsform mit hohem Energieverbrauch, ist das Antioxidans der absolut ersten Wahl, denn die antioxidative Wirkung basiert auf strukturellen und funktionellen Adaptationen am Ort ihrer Entstehung.

5.5.6 Belastungsbedingte ROS als Faktor für die Adaptation der Muskelfasern und Gefäße

> Die ROS infolge physischer Aktivität haben somit keine schädigenden und den Alterungsprozess unterstützenden Eigenschaften und Funktionen, sondern sie sind, wie auch die Myokine, als Signalstoffe in die Auslösung und Unterhaltung der positiven Adaptationsprozesse eingebunden. Dies gilt sowohl für die Muskelfasern als auch für das Gefäßsystem.

In den Muskelfasern stimulieren die kontraktionsbedingten ROS die für die Adaptationen notwendigen Genexpressionen. Offensichtlich steht eine antioxidative Supplementierung diesen physiologischen Reaktionen sogar entgegen, denn der Adaptationsprozess kann dadurch verzögert oder sogar verhindert werden (Ristow et al. 2009). Für die Gefäße ist Training eine sehr gute und seit langem bekannte effektive antioxidative und antiatherogene Therapie (Rush et al. 2005; Di Francescomarino et al. 2009). Dagegen sorgt Inaktivität für eine exzessive endotheliale ROS-Produktion (NADPH-Oxidase). Die auf dieser Basis bzw. unter diesen funktionellen Bedingungen produzierten ROS inaktivieren den wichtigen Regulator der Vasodilatation Stickstoffmonoxid (NO), und in der Konsequenz entstehen endotheliale Dysfunktionen als Vorstufe arteriosklerotischer Entwicklungen.

Der aktive und nur der aktive Muskel ist mit seinen Myokinen und den ROS wesentlich mit dafür verantwortlich, dass
- sein Energiestoffwechsel ausreichend mit Substraten beliefert wird,

- die Muskelfasern einen sehr gut funktionsfähigen insulinabhängigen Glukosetransport besitzen,
- ein „cross-talk" zum Nachteil des viszeralen Fettgewebes und seiner proentzündlichen hormonellen Produkten vorliegt,
- eine angepasste Angiogenese die muskuläre Gefäßversorgung sichert,
- gemeinsam mit den Hormonen der Achse Hypothalamus – Hypophyse – periphere anabole Hormonproduzenten die Muskelmasse erhalten und je nach Belastungsgestaltung auch vermehrt wird,
- adäquate eigene Kapazitäten von Kompensations- und Reparaturmechanismen bereitgestellt werden und
- insbesondere eine Bilanz zugunsten der gesundheitsfördernden antientzündlichen Reaktionskaskaden aufrechterhalten wird.

Die körperliche Inaktivität vermag die ROS- und Myokinwirkungen umzudrehen. Da Adaptationen und Deadaptationen jeweils aktive biologische Prozesse sind, muss beachtet werden, dass die ROS-Produktion vom Beanspruchungsmodus abhängig ist und in dieser Abhängigkeit die ROS wie auch die Zytokine als wichtige Signalstoffe sowohl für die aktivitäts- als auch für die inaktivitätsbedingten Deadaptationen fungieren (Powers und Jackson 2008; Powers et al. 2011).

> Präventiv und therapeutisch hat der aktive Muskel mit den ROS und Myokinen eine hoch potente und notwendige Funktion als Regulator des gesundheitlichen Status des Organismus. Gleichartig wichtig sind der aktive Muskel und die mit seiner Aktivität direkt beeinflussten Bindegewebsstrukturen als Informationsquelle für die strukturelle funktionelle Prägung des Gehirns. Durch die direkte Verknüpfung der Muskelfunktion mit dem Bindegewebe- und Fasziensystem und den dort ablaufenden beanspruchungsbedingten Adaptationen ist die systematische Muskelaktivität, Prävention und Therapie der ersten Wahl gegen die Entwicklung und für die Therapie eines myofaszialen Schmerzsyndroms. Die Muskulatur vermittelt ihre Regulatorfunktion somit gleichzeitig über den chemischen (Signalsubstanzen) als auch den informationellen (Sensoraktivitäten) Weg.

5.6 Systematische sensomotorische Inaktivität: „diseasome of physical inactivity" – atrophisch-degenerativ-involutiv-nozizeptive Strukturierung des Gehirns und der Körpergewebe

Die chronische sensomotorische Inaktivität ist beim überwiegenden Teil der Menschen ein prägendes Merkmal des Lebensstils. Die ungenügenden Muskelaktivitäten in Art, Umfang und Intensität führen langfristig zu gravierenden gesundheitlichen Konsequenzen (Abb. 5.2, 5.3 und 5.4).

Fortschreitend entwickelt sich ein alle Gewebe und Organsysteme einbeziehender chronischer **Dekonditionierungszustand**. Das tückische ist: Er bleibt wegen der nicht vorhandenen physischen Anforderungen lange unbemerkt und wird häufig erst mit den ersten Krankheits- und/oder Schmerzsymptomen offensichtlich. Diagnostizierbar sind eine verminderte Leistungsfähigkeit, Ermüdungsresistenz, Belastbarkeit, Kompensationsfähigkeit und Belastungsverträglichkeit (vgl. Laube 2009d, 2011).

> Diesen Dekonditionierungsmerkmalen ist die permanente chronische systemische sterile Low-grade-Entzündung (Mathur und Pedersen 2008) eigen, die mit ihren Folgen die spezifischen Krankheitsentwicklungen in den verschiedenen Geweben und Organen verantwortet. Die Entzündung fungiert gemeinsam,

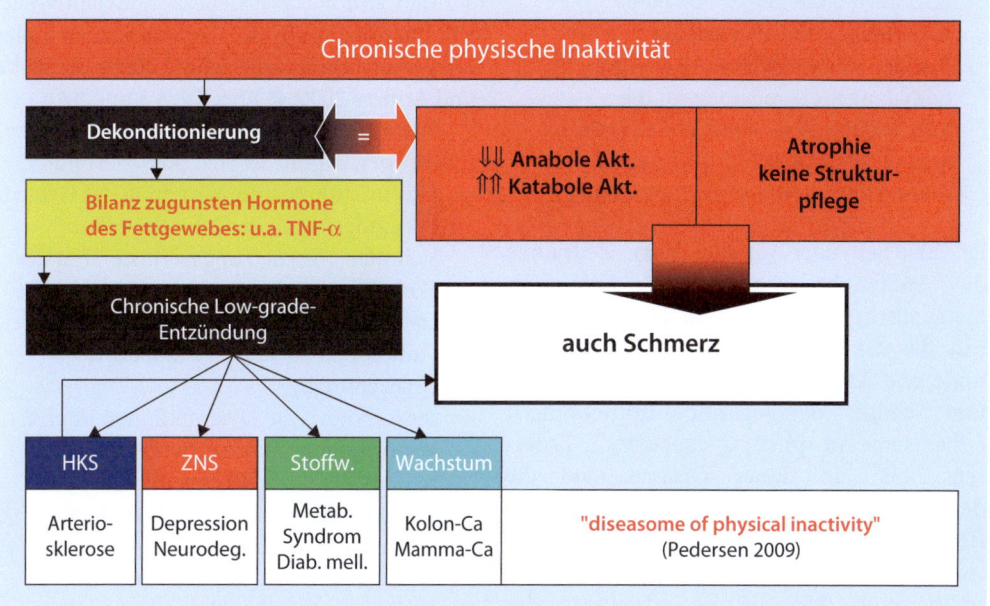

Abb. 5.3 Chronische Inaktivität verursacht Dekonditionierung und eine chronische generalisierte Low-grade-Entzündung. Die Gewebe reagieren darauf spezifisch, und klinisch entstehen die Erkrankungen der Gruppe der physischen Inaktivität („diseasome of physical inactivity")

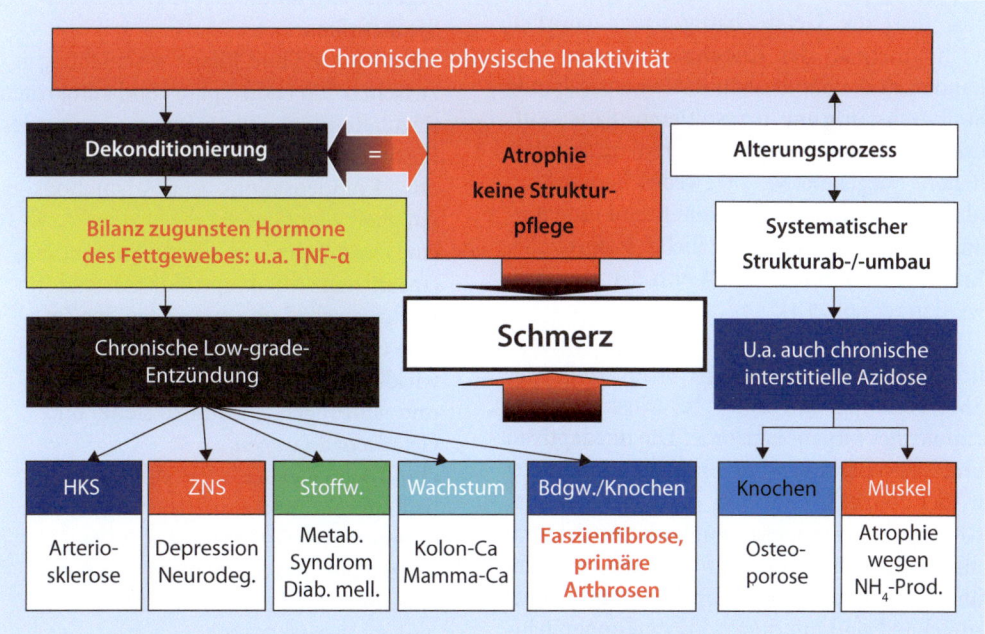

Abb. 5.4 Erweiterung der Erkrankungsgruppe der Inaktivität um die primären Arthrosen und die Auswirkungen des Alterungsprozesses mit Ab- und Umbau der Muskulatur und Disposition zur Osteopenie/Osteoporose. Beide Prozesse werden durch eine interstitielle Azidose unterstützt

aber auch unabhängig von einer Energiebilanzstörung infolge inadäquat hoher Nahrungsenergieaufnahme als Disposition für die Entwicklung eines Pools phänotypisch sehr unterschiedlicher chronischer Erkrankungen (Pedersen 2009, 2010).

Es entstehen über variabel lange Zeiträume die Stoffwechselerkrankungen Adipositas, metabolisches Syndrom und Diabetes mellitus, die des Herz-Kreislauf-Systems Hypertonie und Arteriosklerose, neurodegenerative und einige onkologische Erkrankungen („diseasome of physical inactivity"; Pedersen 2009). In dieser Gruppe sind die degenerativen Erkrankungen des Stütz- und Bewegungssystems, die primären Arthrosen, nicht berücksichtigt. Des Weiteren ist bekannt, dass die Veränderungen des Alterungsprozesses denen der physischen Inaktivität sehr ähnlich sind. Frank (2003) hat die degenerative Arthrose als eine Verlaufsform der Arteriosklerose am Stütz- und Bewegungsapparat beschrieben. Er geht davon aus, dass die Gefäßschädigungen natürlich auch innerhalb der Knochenstrukturen vorhanden sind, woraus auch dort entsprechende Stoffwechselstörungen resultieren. Sauerstoff- und Substratmangel provozieren und unterhalten degenerative Gewebeschädigungen ohne Restitutionsmöglichkeiten und eine darauf beruhende eigengesetzliche Progression. Entsprechend muss die ◘ Abb. 5.3 erweitert werden (◘ Abb. 5.4).

Allen diesen Erkrankungen liegt umfänglich die inaktivitätsbedingte Insuffizienz der SMS-Funktion und damit der Muskulatur als endokrines Organ zugrunde. Die deadaptiven und degenerativen Strukturveränderungen in der Muskulatur wie in den Bindegewebsstrukturen verändern zugleich auch ihre informatorische Funktion für das Gehirn, und es wird pronozizeptiv geprägt. Entsprechend sind mit diesen Erkrankungen häufig chronische Schmerzsyndrome verknüpft. Der biologische Aspekt des biopsychosozialen Krankheitsmodells basiert hier auf den atrophisch-degenerativ-involutiv-entzündlich-nozizeptiven Veränderungen aller Körperstrukturen (vgl. Laube 2009c, e; Laube und Anders 2009; ◘ Abb. 5.2, 5.3 und 5.4).

Die atrophisch-degenerative und nozizeptive Körperstruktur ist charakterisiert durch:
— Dysfunktionen und Atrophien des Gehirns (Veränderungen der Interaktionen, Volumen-, Vernetzungsverluste) und der Skelettmuskulatur (kontraktil, aerob) wie auch der Bindegewebsstrukturen mit ihren Funktionen als wichtige Standorte von Nozizeptoren,
— sensomotorische Dysfunktionen infolge veränderter propriozeptiver Afferenzmuster durch latente myofasziale Triggerpunkte und zugleich veränderter nozizeptiver Afferenzen von den aktiven myofaszialen Triggerpunkten,
— Veränderungen der Makro- und Mikrozirkulation infolge von Arterio- und Arteriolosklerose inklusive Einschränkungen der Mikrozirkulationsnetze,
— Verschiebungen zwischen den neurovegetativen Funktionen zugunsten des Sympathikus,
— Insuffizienzen und Bilanzverschiebungen zwischen den endo-, para- und autokrinen Regulationssystemen mit Reduzierung der Restitutions-, Regenerations-, Reparations-, Kompensations- und Adaptationsfähigkeit aller Gewebe,
— eine chronische Low-Grade-Entzündung (Insuffizienz Myokinproduktion und Bilanzverschiebung zugunsten der Zytokine des viszeralen Fettgewebes) und Entwicklung von Stoffwechselinsuffizienzen und -störungen (Insulinresistenz) und Gefäßschädigungen,
— chronische mechanische fehlbelastungsbedingte (Mikrotraumatisierungen) und degenerative (Osteoarthrosen) Veränderungen des Stütz- und Bewegungssystems (Laube und Anders 2009; Laube und Angleitner 2009),
— eine chronische Low-grade-Entzündung (Inaktivität) und die chronische metabolische Azidose (Alterungsprozess) mit

peripherer Sensibilisierung der Nozizeptoren und Anstieg der nozizeptiven Afferenzen
- mit nachfolgender zentraler Sensibilisierung des nozizeptiven Systems und Dysfunktionen der endogenen Schmerzhemmsysteme.

Die benannten Atrophien und Gefäßveränderungen haben somit sowohl eine inaktivitäts- als auch eine schmerzbedingte Komponente. Letztendlich ergänzen und beeinflussen sich beide Komponenten in ihrer Wirkung wechselseitig, und ein therapieresistentes chronisches Schmerzsyndrom bis hin zur Fibromyalgie kann sich etablieren und oder fixieren.

> Ausgangspunkt einer chronischen Schmerzentwicklung wie auch ihrer Unterhaltung durch periphere und letztendlich auch zentrale Sensibilisierung sind in aller Regel chronisch inaktivitätsbedingte muskuläre und bindegewebige Gewebeveränderungen, welche wiederholt oder ständig ein variabel intensives nozizeptives Afferenzmuster verantworten.

Bei chronischen Schmerzpatienten können im Muskel Störungen der Mikrozirkulation, der Slow-twitch-Muskelfasern, der Mitochondrien und des Stoffwechsels gefunden werden, die eine periphere Sensibilisierung auslösen und unterhalten können (Bengtsson 2002). Entsprechend weisen Schmerzpatienten gegenüber gesunden Personen während und nach gering intensiven dynamischen und statischen Muskelkontraktionen eine relative Ischämie auf (Elvin et al. 2006). Stark im pathophysiologischen Blickpunkt muskuloskelettaler Schmerzen stehen auch muskuläre Triggerpunkte (Bron et al. 2011). Das biochemische Milieu eines Muskels mit aktiven oder passiven Triggerpunkten ist gegenüber dem ohne diese gut lokalisierten oder lokalisierbaren hoch druckempfindlichen Muskelpunkte deutlich verschieden. Aktive Triggerpunkte im Muskel belegen ein biochemisches Milieu mit höheren Konzentrationen von Entzündungsmediatoren, Neuropeptiden, Zytokinen und Katecholaminen, und der pH-Wert ist geringer (Shah et al. 2008). In der Muskulatur sprechen die C- und die Aσ-Nozizeptoren bevorzugt auf ATP (wird bei jeder Muskelverletzung freigesetzt) und auf H^+-Ionen (Entzündungen; Mikrozirkulationsstörungen mit relativer Ischämie und Hypoxie) an, wofür die Nervenendigungen spezielle Rezeptormoleküle besitzen. Die H^+-Ionen sind wesentliche Aktivatoren, denn in aktiven Triggerpunkten wie in Muskelbereichen mit gestörter Mikrozirkulation liegt eine pH-Absenkung vor, und eine Low-Grade Entzündung ist das charakteristische Merkmal chronisch inaktiver Muskeln. Da der Alterungsprozess auch häufig mit einer chronischen ernährungsbedingten metabolischen Azidose (Laube und Kannenberg 2009) einhergeht und zusätzlich selbst bei den Aktiven durch eine fortschreitende physische absolute oder relative Inaktivität geprägt ist, nehmen mit dem Alter der CPM-Effekt und die EIH ab, und die Schmerzempfindlichkeit nimmt potenziell zu. Entsprechend steigt die Prävalenz chronischer Schmerzerkrankungen mit dem Alter (Staud 2011).

> Latente und aktive Triggerpunkte wie auch experimentell verursachter Schmerz verantworten ein verändertes sensomotorisches Programm bzw. sensomotorische Dysfunktionen (Falla et al. 2007; Lucas et al. 2010).

Hierbei kann akuter Schmerz die antagonistische Muskelaktivität interpretierbar als Schutz der schmerzhaften Gelenkstrukturen erhöhen (Diederichsen et al. 2009a). Bei chronischen Beschwerden (z. B. Impingement Schulter) finden sich auf der symptomatischen und asymptomatischen Seite veränderte sensomotorische Aktivitätsmuster, welche nicht nur als Folge, sondern auch als Ursache des fortschreitenden Krankheitsprozesses bewertet werden können (Diederichsen et al. 2009b). Es zeigt sich somit, dass pathophysiologische

Veränderungen in der Muskulatur über das propriozeptive und/oder gleichzeitige nozizeptive Afferenzmuster koordinative Veränderungen und Störungen verantworten. Diese können wiederum als Fehlbelastungen und damit als ein pathogenetischer Faktor angesehen werden. Die biochemischen Folgen im Muskel sind dann zugleich potenzielle Auslöser einer peripheren Sensibilisierung der Nozizeptoren (Gold und Gebhart 2010; Schaible und Richter 2004).

Die Faszien und Bänder bilden ein systematisches, miteinander zusammenhängendes System (vgl. ▶ Kap. 3). Auf der Grundlage der regional sehr differenten und in der Regel sehr reichlichen Versorgung mit Mechano- (besonders Ruffini und Pacini) und Nozisensoren (Stecco et al. 2007; Hagert et al. 2005) besteht ein globales Informations- und Rückkopplungssystem (Langevin 2006) für die Haltungs- und Bewegungsregulation. Damit haben die Strukturen des Myofasziensystems in unterschiedlicher Ausprägung eine duale Funktion. Ein Teil hat bevorzugt mechanische Funktionen, und ein anderer Teil liefert mit der Transformation der kontraktilen Muskelspannung zugleich einen spezifischen Beitrag zur Propriozeption. Die bindegewebigen Strukturen mit reicher Sensorversorgung weisen immer zugleich eine umfängliche Gefäßversorgung auf (Hagert et al. 2005), dessen Defizite die nozizeptiven Afferenzen intensivieren.

> Die Kombination aus intensivem Sensorbesatz und Gefäßversorgung begründet den Bedarf von Ausdauertraining als Modus des Faszientrainings für die Gewebegesundheit und damit auch für die Aufrechterhaltung adäquater Sensorfunktionen in diesen Geweben. Im frühen und mittleren Lebensalter ist auch Kraftausdauertraining für die Versorgungssituation wirksam, und mit fortschreitendem Alterungsprozess hat auch HIIT einen positiven Effekt auf die aerobe Kapazität in diesen Gewebebereichen. Der ältere Mensch verliert FTF-Einheiten, und viele der Muskelfasern werden von STF-Motoneuronen übernommen. So trainiert der ältere Mensch physiologisch „mit langsamen Muskeln", und somit ist dessen Adaptation aerob geprägt. Letzteres könnte man als eine altersgerechte physiologische Situation erkennen, denn jede Adaptation ist akzentuiert aerob und damit gegen die Apoptose gerichtet.

Entsprechend der Wechselbeziehung zwischen Belastung und Adaptation besteht eine Wechselwirkung zwischen der Muskelaktivität und der Struktur und Funktion des Fasziensystems. Intensive wiederholte gut koordinierte Muskelaktivität wird die mechanische Belastbarkeit der Bindegewebsstrukturen verbessern und, wo vorhanden, auch die Gefäßversorgung und damit die somatischen und nicht die nozizeptiven Sensorfunktionen sichern. Inaktivität wird den gegenteiligen Effekt haben sowie auch im Band- und Fasziensystem eine atrophisch-degenerativ-involutiv-entzündlich-nozizeptive Strukturierung hervorrufen. Mechanische Fehlbelastungen mit Ausbildung z. B. eines vorderen Kniesyndroms gehen mit einer erhöhten Produktion von Nervenwachstumsfaktoren im lateralen Retinaculum und der Proliferation von nozizeptiven Fasern in den gut durchbluteten Bereichen einher (Sanchis-Alfonso und Rosello-Sastre 2000). Es kann sicher angenommen werden, dass solche nozizeptiven Strukturanpassungen auch anderenorts im Fasziensystem infolge von Fehl- und Überbelastung wie auch einer chronischen Inaktivität stattfinden. Insgesamt resultiert aus den muskulären sowie den bindegewebigen Strukturen ein intensiviertes nozizeptives Afferenzmuster, und im Endergebnis entwickelt sich ein myofasziales Schmerzsyndrom (vgl. ◘ Abb. 5.2).

Insgesamt folgt aus den myofaszialen Veränderungen eine ständige sensorisch-diskriminative Schmerzwahrnehmung mit den entsprechenden affektiven Reaktionen. Dies entspricht einem chronischen Stresszustand der beteiligten neuronalen Netzwerke. Die überproportional intensiven und dauerhaften nozizeptiven Afferenzen führen mittel- und langfristig zur Überbeanspruchung der verarbeitenden Neuronenpopulationen, und diese wird zur Ursache des neuronalen Untergangs („excitotoxicity"). Gleichzeitig wirken Entzündungsmediatoren (Mattson 2003), welche diesen Prozess unterstützen.

Mittels fMRT können bei chronischen Schmerzpatienten gravierende Veränderungen in der Funktion des Gehirns nachgewiesen werden. Bei chronischen LBP-Patienten sind die physiologischen Aktivitäten wie auch die Interaktionen der üblicherweise unter Ruhebedingungen aktiven Gehirnstrukturen („default mode network") verändert (Tagliazucchi et al. 2010). So hat das Gehirn dieser Schmerzpatienten einen veränderten Aktivitätsstatus in Ruhe, und auch der Verarbeitungsmodus nicht schmerzrelevanter Informationen weist Abnormalitäten auf. Baliki et al. (2008) zeigen erstmals diese schwerwiegenden Veränderungen der funktionellen Verknüpfung zwischen den Gehirnregionen des „default mode network". Der chronische Schmerz beeinflusst die Gehirnfunktion selbst bei geringfügigen nicht schmerzrelevanten Aufmerksamkeitsanforderungen. Die Autoren weisen darauf hin, dass die funktionell veränderte Verknüpfung der Hirnregionen mit einer fortschreitenden Hirnatrophie in Abhängigkeit von z. B. der LBP-Schmerzdauer (Apkarian et al. 2004) gut vereinbar ist. Apkarian et al. (2004) konnten erstmalig insbesondere im präfrontalen Cortex schmerzspezifische morphometrische Abnormalitäten darstellen. Chronische Schmerzpatienten zeigen in Abhängigkeit von der Schmerzdauer eine Reduzierung des Volumens der neokortikalen grauen Substanz um 5–11 %. Dieser Verlust entspricht einem physiologischen altersbedingten Abbau über einen Zeitraum von 10–20 Jahren. Des Weiteren ist die Dichte der grauen Substanz bilateral im dorsolateralen präfrontalen Cortex und im Thalamus, beides wichtige Strukturen der Schmerzverarbeitung und -wahrnehmung, reduziert (Apkarian et al. 2004). Das Muster der Hirnatrophie steht mit der Wahrnehmung und dem Verhalten des Patienten in Beziehung. Schmerz sorgt somit gleichzeitig für Vernetzungsverlust und für Atrophie. Biochemische Veränderungen im dorsolateralen präfrontalen Cortex von LBP-Patienten (Grachev et al. 2000) belegen die Neurodegeneration mit Neuronenverlusten und Dysfunktionen. Auch im Rückenmark sind solche degenerativen Prozesse nachweisbar. Hier unterliegen bevorzugt hemmende GABA-erge Interneurone der Apoptose (de Novellis et al. 2004). Diese atrophisch-degenerativen Prozesse führen automatisch zur Verschiebung von Aktivitäten zwischen den neuronalen Netzwerken und damit ihrer Interaktionen. Die Konsequenz ist die Chronifizierung (Abb. 5.4), zu der offensichtlich neurodegenerative Prozesse gehören (Maihöfner et al. 2010). Je weiter die atrophischen und apoptotischen Prozesse fortgeschritten sind, desto therapieresistenter wird der Patient. Es entsteht eine fixierte „nozizeptive" Gehirnstruktur, deren Ausgangspunkt die sensomotorische und damit kontraktile Inaktivität mit ihren peripheren Strukturveränderungen war. Damit ist eine „eigenständige" Krankheitskategorie, die Schmerzkrankheit als Krankheit des Gehirns, entstanden.

> Schmerzsyndromen liegen periphere und zentrale atrophisch-degenerative Gewebeprozesse zugrunde. Die myofazialen nozizeptiven Afferenzen unterstützen noch die zerebralen Veränderungen, und eine Schmerzkrankheit ist das Endergebnis.

Literatur

Adkins DL, Boychuk J, Remple MS, Kleim JA (2006) Motor training induces experience-specific patterns of plasticity across motor cortex and spinal cord. J Appl Physiol 101(6):1776–1782 (Epub 7 Sep 2006)

Akerstrom T, Steensberg A, Keller P, Keller C, Penkowa M, Pedersen BK (2005) Exercise induces interleukin-8 expression in human skeletal muscle. J Physiol 563(Pt 2):507–516 (Epub 23 Dec 2004)

Apkarian AV, Sosa Y, Sonty S, Levy RM, Harden RN, Parrish TB, Gitelman DR (2004) Chronic back pain is associated with decreased prefrontal and thalamic gray matter density. J Neurosci 24(46):10410–10415

Baliki MN, Geha PY, Apkarian AV, Chialvo DR (2008) Beyond feeling: chronic pain hurts the brain, disrupting the default-mode network dynamics. J Neurosci 28(6):1398–1403

Beck L Jr, D'Amore PA (1997) Vascular development: cellular and molecular regulation. FASEB J 11(5):365–373

Bek EL, McMillen MA, Scott P, Angus LD, Shaftan GW (2002) The effect of diabetes on endothelin, interleukin-8 and vascular endothelial growth factor-mediated angiogenesis in rats. Clin Sci 103(Suppl 48):424S–429S

Bengtsson A (2002) The muscle in fibromyalgia. Rheumatology 41(7):721–724

Bron C, Dommerholt J, Stegenga B, Wensing M, Oostendorp ROB (2011) High prevalence of shoulder girdle muscles with myofascial trigger points in patients with shoulder pain. BMC Musculoskelet Disord 12:139. ▶ https://doi.org/10.1186/1471-2474-12-139

Busquets S, Figueras MT, Meijsing S, Carbó N, Quinn LS, Almendro V, Argilés JM, López-Soriano FJ (2005) Interleukin-15 decreases proteolysis in skeletal muscle: a direct effect. Int J Mol Med 16(3):471–476

Chan MH, Carey AL, Watt MJ, Febbraio MA (2004) Cytokine gene expression in human skeletal muscle during concentric contraction: evidence that IL-8, like IL-6, is influenced by glycogen availability. Am J Physiol Regul Integr Comp Physiol 287(2):R322–R327 (Epub 8 Apr 2004)

Clarke J, Janssen I (2014) Sporadic and bouted physical activity and the metabolic syndrome in adults. Med Sci Sports Exerc 46(1):76–83. ▶ https://doi.org/10.1249/mss.0b013e31829f83a0

Clow C, Jasmin BJ (2010) Brain-derived neurotrophic factor regulates satellite cell differentiation and skeletal muscle regeneration. Mol Biol Cell 21:2182–2190

de Novellis V, Siniscalco D, Galderisi U, Fuccio C, Nolano M, Santoro L, Cascino A, Roth KA, Rossi F, Maione S (2004) Blockade of glutamate mGlu5 receptors in a rat model of neuropathic pain prevents early over-expression of pro-apoptotic genes and morphological changes in dorsal horn lamina II. Neuropharmacology 46(4):468–479

Diederichsen LP, Winther A, Dyhre-Poulsen P, Krogsgaard MR, Nørregaard J (2009a) The influence of experimentally induced pain on shoulder muscle activity. Exp Brain Res 194(3):329–337 (Epub 31 Jan 2009a)

Diederichsen LP, Nørregaard J, Dyhre-Poulsen P, Winther A, Tufekovic G, Bandholm T, Rasmussen LR, Krogsgaard M (2009b) The activity pattern of shoulder muscles in subjects with and without subacromial impingement. J Electromyogr Kinesiol 19(5):789–799 (Epub 4 Dec 2008)

Di Francescomarino S, Sciartilli A, Di Valerio V, Di Baldassarre A, Gallina S (2009) The effect of exercise on endothelial function. Sports Med 39:797–812

Elvin A, Siösteen AK, Nilsson A, Kosek E (2006) Decreased muscle blood flow in fibromyalgia patients during standardised muscle exercise: a contrast media enhanced colour Doppler study. Eur J Pain 10(2):137–144

Falla D, Farina D, Graven-Nielsen T (2007) Experimental muscle pain results in reorganization of coordination among trapezius muscle subdivisions during repetitive shoulder flexion. Exp Brain Res 178(3):385–393

Febbraio MA, Pedersen BK (2002) Muscle-derived interleukin-6: mechanism for activation and possible biological roles. FASEB 16:1335–1347

Fischer CP, Hiscock NJ, Penkowa M, Basu S, Vessby B, Kallner A, Sjoberg LB, Pedersen BK (2004) Supplementation with vitamins C and E inhibits the release of interleukine-6 from contracting human skeletal muscle. J Physiol 558:633–645

Frank F (2003) Das metabolische Syndrom, Arteriosklerose und degenerative Erkrankung des Stütz- und Bewegungsapparates. Arbeitsmed Sozialmed Umweltmed 38:31–37

Frydelund-Larsen L, Penkowa M, Akerstrom T, Zankari A, Nielsen S, Pedersen BK (2007) Exercise induces interleukin-8 receptor (CXCR2) expression in human skeletal muscle. Exp Physiol 92(1):233–240 (Epub 9 Oct 2006)

Furmanczyk PS, Quinn LS (2003) Interleukin-15 increases myosin accretion in human skeletal myogenic cultures. Cell Biol Int 27(10):845–851

Gold MS, Gebhart GF (2010) Nociceptor sensitization in pain pathogenesis. Nat Med 16:1248–1257

Grachev ID, Fredrickson BE, Apkarian AV (2000) Abnormal brain chemistry in chronic back pain: an in vivo proton magnetic resonance spectroscopy study. Pain 89(1):7–18

Hagert E, Forsgren S, Ljung BO (2005) Differences in the presence of mechanoreceptors and nerve structures between wrist ligaments may imply differential roles in wrist stabilization. J Orthop Res 23(4):757–763 (Epub 29 Mar 2005)

Keller P, Keller C, Carey AL, Jauffred S, Fischer CP, Steensberg A, Pedersen BK (2003) Interleukin-6 production by contracting human skeletal muscle: autocrine regulation by IL-6. Biochem Biophys Res Commun 319:550–554

Literatur

Langevin HM (2006) Connective tissue: a body-wide signaling network? Med Hypotheses 66(6):1074–1077 (Epub 17 Feb 2006)

Laube W (1990) Zur Rückführung des vegetativ-chronotropen Tonus, der Erholung im neuromuskulären System und den Wechselbeziehungen zwischen beiden Funktionssystemen nach Auslösung einer identischen anaeroben Stoffwechselsituation durch verschiedene Belastungsarten. Dissertation B (Dr. med. sc.), Humboldt-Universität zu Berlin, Bereich Medizin Charité, Physiologisches Institut

Laube W (2009a) Grundlagen der Behandlungsstrategie. In: Laube W (Hrsg) Sensomotorisches System. Thieme, Stuttgart, S 4–22

Laube W (2009b) Physiologie des sensomotorischen Systems. In: Laube W (Hrsg) Sensomotorisches System. Thieme, Stuttgart, S 25–117

Laube W (2009c) Physiologie des Alterungsprozesses. In: Laube W (Hrsg) Sensomotorisches System. Thieme, Stuttgart, S 339–368

Laube W (2009d) Deadaptationsprozesse durch Inaktivität und Immobilisation. In: Laube W (Hrsg) Sensomotorisches System. Thieme, Stuttgart, S 369–374

Laube W (2009e) Pathophysiologie des Sensomotorischen Systems nach Verletzungen und bei degenerativen Gelenkerkrankungen. In: Laube W (Hrsg) Sensomotorisches System. Thieme, Stuttgart, S 375–439

Laube W (2009f) Physiologie des Zyklus Belastung – Beanspruchung – Ermüdung – Erholung – Adapatation. In: Laube W (Hrsg) Sensomotorisches System. Thieme, Stuttgart, S 499–555

Laube W (2011) Der Zyklus Belastung – Adaptation. Grundlage für Struktur, Funktion, Leistungsfähigkeit und Gesundheit. Man Med 50:335–343. ▶ https://doi.org/10.1007/s00337-011-0865-4

Laube W, Anders C (2009) Pathophysiologie des low back pain. In: Laube W (Hrsg) Sensomotorisches System. Thieme, Stuttgart, S 440–472

Laube W, Angleitner C (2009) Klinik, Physiologie und Pathophysiologie der Manuellen Therapie. In: Laube W (Hrsg) Sensomotorisches System. Thieme, Stuttgart, S 310–338

Laube W, Kannenberg A (2009) Chronische ernährungs- und altersbedingte metabolische Azidose. In: Laube W (Hrsg) Sensomotorisches System. Thieme, Stuttgart, S 473–495

Laye MJ, Thyfault JP, Stump CS, Booth FW (2007) Inactivity induces increases in abdominal fat. J Appl Physiol 102(4):1341–1347 (Epub 22 Nov 2006)

Lemley KJ, Hunter SK, Bement MK (2015) Conditioned pain modulation predicts exercise-induced hypoalgesia in healthy adults. Med Sci Sports Exerc 47(1):176–184 [PubMed: 24870571]

Lucas KR, Rich PA, Polus BI (2010) Muscle activation pattern in the scapular positioning muscles during loaded scapular plane elevation: the effects of latent myofascial trigger points. Clin Biochem 25(8):765–770

Maihöfner C, Nickel FT, Seifert F (2010) Neuropathic pain and neuroplasticity in functional imaging studies. Schmerz. 24(2):137–145

Mathur N, Pedersen BK (2008) Exercise as a mean to control low-grade systemic inflammation. Hindawi Publishing Corporation, Mediators of Inflammation, article ID 109502. ▶ https://doi.org/10.1155/2008/109502

Matthews VB, Aström MB, Chan MH, Bruce CR, Krabbe KS, Prelovsek O, Akerström T, Yfanti C, Broholm C, Mortensen OH, Penkowa M, Hojman P, Zankari A, Watt MJ, Bruunsgaard H, Pedersen BK, Febbraio MA (2009) Brain-derived neurotrophic factor is produced by skeletal muscle cells in response to contraction and enhances fat oxidation via activation of AMP-activated protein kinase. Diabetologia 52(7):1409–1418 (Epub 22 Apr 2009)

Mattson MP (2003) Excitotoxic and excitoprotective mechanisms: abundant targets for the prevention and treatment of neurodegenerative disorders. Neuromolecular Med 3(2):65–94

Moldoveanu AI, Shephard RJ, Shek PN (2000) Exercise elevates plasma levels but not gene expression of IL-1β, IL-6, and TNF-α in blood mononuclear cells. J Appl Physiol 89:1499–1504

Mucci P, Durand F, Lebel B, Bousquet J, Préfaut C (2000) Interleukins 1-beta, -8, and histamine increases in highly trained, exercising athletes. Med Sci Sports Exerc 32(6):1094–1100

Nielsen AR, Hojman P, Erikstrup C, Fischer CP, Plomgaard P, Mounier R, Mortensen OH, Broholm C, Taudorf S, Krogh-Madsen R, Lindegaard B, Petersen AM, Gehl J, Pedersen BK (2008) Association between interleukin-15 and obesity: interleukin-15 as a potential regulator of fat mass. J Clin Endocrinol Metab 93(11):4486–93 (Epub 2008 Aug 12)

Olsen RH, Thomsen C, Booth FW, Pedersen BK (2008) Metabolic responses to reduced daily steps in healthy nonexercising men. JAMA 299:1261–1263

Ostrowski K, Rohde T, Asp S, Schjerling P, Pedersen BK (1999) Pro- and anti-inflammatory cytokine balance in strenuous exercise in humans. J Physiol 515(Pt 1):287–291

Pedersen M, Steensberg A, Keller C, Osada T, Zacho M, Saltin B, Febbraio MA, Pedersen BK (2004) Does the aging skeletal muscle maintain its endocrine function? Exerc Immunol Rev 10:42–55

Pedersen BK, Febbraio MA (2008) Muscle as an endocrine organ: focus on muscle-derived interleukin-6. Physiol Rev 88:1379–1406

Pedersen BK (2010) Muscles and their myokines. J Exp Biol 214:337–346

Pedersen BK (2009) The Diseasome of Physical Inactivity and the role of myokines in muscle-fat cross talk. J Physiol 587:5559–5568

Pedersen BK, Saltin B (2015) Exercise as medicine – evidence for prescribing exercise as therapy in 26 different chronic diseases. Scand J Med Sci Sports 25(Suppl 3):1–72. ▸ https://doi.org/10.1111/sms.12581

Plomgaard P, Bouazkri K, Krogh_Madsen R, Mittendorfer B, Zierath JR, Pedersen BK (2005) Tumor nekrosis factor-alpha induces skeletal muscle insulin resistance in healthy human subjects via inhibition of Akt substrate 160 phosphorylation. Diabetis 54:2939–2945

Powers SK, Jackson MJ (2008) Exercise-induced oxidative stress: cellular mechanisms and impact on muscle force production. Physiol Rev 88:1243–1276

Powers SK, Talbert EE, Adhihetty PJ (2011) Reactive oxygen and nitrogen species as intracellular signals in skeletal muscle. J Physiol 589(Pt 9):2129–2138 (Epub 4 Jan 2011)

Quinn LS, Haugk KL, Grabstein KH (1995) Interleukin-15: a novel anabolic cytokine for skeletal muscle. Endocrinology 136(8):3669–3672

Quinn LS, Haugk KL, Damon SE (1997) Interleukin-15 stimulates C2 skeletal myoblast differentiation. Biochem Biophys Res Commun 239(1):6–10

Quinn LS, Anderson BG, Drivdahl RH, Alvarez B, Argilés JM (2002) Overexpression of interleukin-15 induces skeletal muscle hypertrophy in vitro: implications for treatment of muscle wasting disorders. Exp Cell Res 280(1):55–63

Quinn LS, Anderson BG, Strait-Bodey L, Stroud AM, Argilés JM (2009) Oversecretion of interleukin-15 from skeletal muscle reduces adiposity. Am J Physiol Endocrinol Metab 296(1):E191–E202 (Epub 11 Nov 2008)

Ristow M, Zarse K, Oberbach A, Klöting N, Birringer M, Kiehntopf M, Stumvoll M, Kahn CR, Blüher M (2009) Antioxidants prevent health-promoting effects of physical exercise in humans. Proc Natl Acad Sci USA 106(21):8665–8670 (Epub 11 May 2009)

Rush JW, Denniss SG, Graham DA (2005) Vascular nitric oxide and oxidative stress: determinants of endothelial adaptations to cardiovascular disease and to physical activity. Can J Appl Physiol 30:442–474

Sakuma K, Yamaguchi A (2011) The recent understanding of the neurotrophin's role in skeletal muscle adaptation. J Biomedicine and Biotechnology, Article ID 201696. ▸ https://doi.org/10.1155/2011/201696

Schaible HG, Richter F (2004) Pathophysiologiy of pain. Langenbecks Arch Surg 389:237–243

Shah JP, Danoff JV, Desai MJ, Parikh S, Nakamura LY, Phillips TM, Gerber LH (2008) Biochemicals associated with pain and inflammation are elevated in sites near to and remote from active myofascial trigger points. Arch Phys Med Rehabil 89(1):16–23

Sanchis-Alfonso V, Roselló-Sastre E (2000) Immunohistochemical analysis for neural markers of the lateral retinaculum in patients with isolated symptomatic patellofemoral malalignment. A neuroanatomic basis for anterior knee pain in the active young patient. Am J Sports Med 28(5):725–731

Smorawiński J, Kaciuba-Uściłko H, Nazar K, Kubala P, Kamińska E, Ziemba AW, Adrian J, Greenleaf JE (2000) Effects of three-day bed rest on metabolic, hormonal and circulatory responses to an oral glucose load in endurance or strength trained athletes and untrained subjects. J Physiol Pharmacol 51(2):279–289

Starkie RL, Rolland J, Angus DJ, Anderson MJ, Febbraio MA (2001) Circulating monocytes are not the source of elevations in plasma IL-6 and TNF-α levels after prolonged running. Am J Physiol Cell Physiol 280:C769–C779

Staud R (2011) Peripheral pain mechanisms in chronic widespread pain. Best Pract Res Clin Rheumatol 25(2):155–164. ▸ https://doi.org/10.1016/j.berh.2010.01.010

Stecco C, Gagey O, Belloni A, Pozzuoli A, Porzionato A, Macchi V, Aldegheri R, De Caro R, Delmas V (2007) Anatomy of the deep fascia of the upper limb. Second part: study of innervation. Morphol 91(292):38–43

Steensberg A, Febbraio MA, Osada T, Schjerling P, van Hall G, Saltin B, Pedersen BK (2001) Interleukin-6 production in contracting human skeletal muscle is influenced by pre-exercise muscle glycogen content. J Physiol 537:633–639

Steensberg A, Fischer CP, Keller C, Moller K, Pedersen BK (2003) IL-6 enhances plasma IL-1ra, IL-10, and cortisol in humans. Am J Physiol Endocrinol Metab 285:E433–E437

Stolzman S, Lemley K, Hoffmeister K, Coate M, Drendel A, Hoeger Bement M (2014) Conditioned pain modulation and exercise-induced hypoalgesia in adolescents. Pediatric physical therapy: the official publication of the Section on Pediatrics of the American Physical Therapy Association 26(1):154–155

Stuart CA, Shangraw RE, Prince MJ, Peters EJ, Wolfe RR (1988) Bed-rest-induced insulin resistance occurs primarily in muscle. Metab Clin Exp 37:802–806

Tagliazucchi E, Balenzuela P, Fraiman D, Chialvo DR (2010) Brain resting state is disrupted in chronic back pain patients. Neurosci Lett 485(1):26–31 (Epub 26 Aug 2010)

Tamura Y, Watanabe K, Kantani T, Hayashi J, Ishida N, Kaneki M (2011) Upregulation of circulating IL-15 by treadmill running in healthy individuals: Is IL-15 an endocrine mediator of the

Literatur

beneficial effects of endurance exercise? Endocrine J 58(3):211–215

Tsao JC, Seidman LC, Evans S, Lung KC, Zeltzer LK, Naliboff BD (2013) Conditioned pain modulation in children and adolescents: Effects of sex and age. J Pain 14(6):558–567 [PubMed:23541066]

Vaegter HB, Handberg G, Graven-Nielsen T (2014) Similarities between exercise-induced hypoalgesia and conditioned pain modulation in humans. Pain 155(1):158–167 [PubMed: 24076045]

Vaegter HB, Handberg G, Jorgensen MN, Kinly A, Graven-Nielsen T (2015) Aerobic exercise and cold pressor test induce hypoalgesia in active and inactive men and women. Pain Med 16(5):923–933 [PubMed: 25530341]

Vincent HK, Powers SK, Stewart DJ, Demirel HA, Shanley RA, Naito H (2000) Short-term exercise training improves diaphragm antioxidant capacity and endurance. Eur J Appl Physiol 81:67–74

World Health Organization (2011) Global recommendations on physical activity for health. 18–64 years old

Dekonditionierung – degenerativ-nozizeptive Körperstruktur – Entwicklungsstufen der „diseasome of physical inactivity"

6.1	Inaktiver Lebensstil: Start, Unterhaltung und Fortentwicklung der Dekonditionierung – 146
6.2	Dekonditionierung: Struktur und Funktion des Gehirns – 149
6.3	Dekonditionierung: Struktur und Funktion der Muskulatur – 151
6.4	Adoleszenz – Prägung der chronisch degenerativen Erkrankungen – 154
6.5	Diabetes mellitus: „Endstadium" der fortschreitenden Dekonditionierung mit pathomorphologischen und pathophysiologischen Folgen – 156
6.5.1	Entwicklung des Diabetes mellitus Typ II – 156
6.5.2	SMS und Diabetes mellitus Typ II – 157
	Literatur – 160

© Springer-Verlag GmbH Deutschland, ein Teil von Springer Nature 2020
W. Laube, *Sensomotorik und Schmerz*, https://doi.org/10.1007/978-3-662-60512-7_6

Die chronische physische Inaktivität ist z. Z. das Lebensstilmerkmal. Hohe Berufsbelastungen sind einseitig und monoton. Die ausdauerbasierte Erholungsfähigkeit ist durchweg defizitär. Das Ergebnis ist eine Dekonditionierung mit Insulinresistenz, diabetogenem Stoffwechsel und geminderter Belastbarkeit. Die Entwicklung der Defizite und krankhaften Konsequenzen startet in der Jugend, denn die Ausdauer und Kraft entscheiden über den Gesundheitszustand aller Körperstrukturen im späteren Leben. Die aerobe Kapazität ist das essenzielle Merkmal eines leistungsfähigen Gehirns, und der Zustand der Muskulatur prägt den Gesundheitsstatus. Die dekonditionierte Mikrozirkulation provoziert myofasziale Schmerzen, die persistierende systemische geringgradige Entzündung, das Risiko chronischer Erkrankungen und ein vorzeitiges Altern. Der Diabetes Typ II ist das ausgeprägteste Bild einer atrophischen, degenerativen, proinflammatorischen, pronozizeptiven, proinvolutiven und „pro-aging" Körperstruktur.

6.1 Inaktiver Lebensstil: Start, Unterhaltung und Fortentwicklung der Dekonditionierung

Die „normalen" Lebensaktivitäten der aktuellen sogenannten modernen Zeit an inzwischen bevorzugt PC-gestützten oder sehr monoton bewegungsarmen Industriearbeitsplätzen, in Büros und vielen weiteren Arbeitsplätzen ohne nennenswerten arbeitsbedingten Energieumsatz (◘ Abb. 6.1 links) verlangen
— keine Bewegungsvielfalt und keine Bewegungsausführungen unter sehr verschiedenen und auch häufig wechselnden Umweltbedingungen (Koordination),
— nie langdauernde Belastungen mit durchgängig mäßigem bis moderatem Anstrengungsgrad (Ausdauer) und
— nie intensive und sehr intensive Belastungen (Kraft).

Es findet eine fortschreitende Dekonditionierung statt, und ohne gesundheitssportlichen Ausgleich muss von einer chronischen physischen Inaktivität gesprochen werden, denn die erforderlichen biologisch strukturerhaltenden oder -verbessernden physiologischen Mindestbeanspruchungen werden durch diese Tätigkeiten chronisch unterschritten. Das Ergebnis ist eine schleichende allgemeine Atrophie, die aufgrund der fehlenden Anforderungen nicht offensichtlich wird und in aller Regel erst als eine Erkrankung der „diseasome of physical inactivity" (Pedersen 2009) oder als myofasziales Schmerzsyndrom zutage tritt.

Arbeitsplätze mit teils hohen physischen Belastungen z. B. in Handwerks- und auch Transportberufen (übergroßer sitzender Anteil – teilweise hohe Kraftanstrengungen beim Be- und Entladen) oder auch in Berufen mit bevorzugt stehender Tätigkeit (◘ Abb. 6.1 rechts) zeichnen sich
— einerseits durch kraftakzentuierte, sehr einseitig monotone, relativ wenige hohe Belastungen (Heben, Tragen, Ziehen, Schieben) und durch teilweise wiederholte Aktivitäten in Zwangshaltungen bzw.
— andererseits durch monotone, sehr gering intensive, aber langdauernde und damit durch den Zeitfaktor ermüdende Anforderungen aus.

> **Allen diesen Berufen fehlt in der Belastungsstruktur sicher die Ausdauer, welche die Erholungs-, Kompensations- und Regenerationsfähigkeit bestimmt. Die unzureichende Erholungskapazität wird sowohl in den täglichen Zeitabschnitten geringerer Arbeitsbelastung als auch zum nächsten Arbeitstag wirksam. Mit fortschreitender Zeit und geringer werdenden dekonditionierungs- und altersbedingten Reserven wird die nächste Arbeitsbelastung oder der neue Arbeitstag mit einem Ermüdungsrückstand begonnen. Ermüdung ist ein reversibler Funktionsverlust mit geminderter Belastbarkeit u. a. auch**

6.1 · Inaktiver Lebensstil: Start, Unterhaltung und Fortentwicklung ...

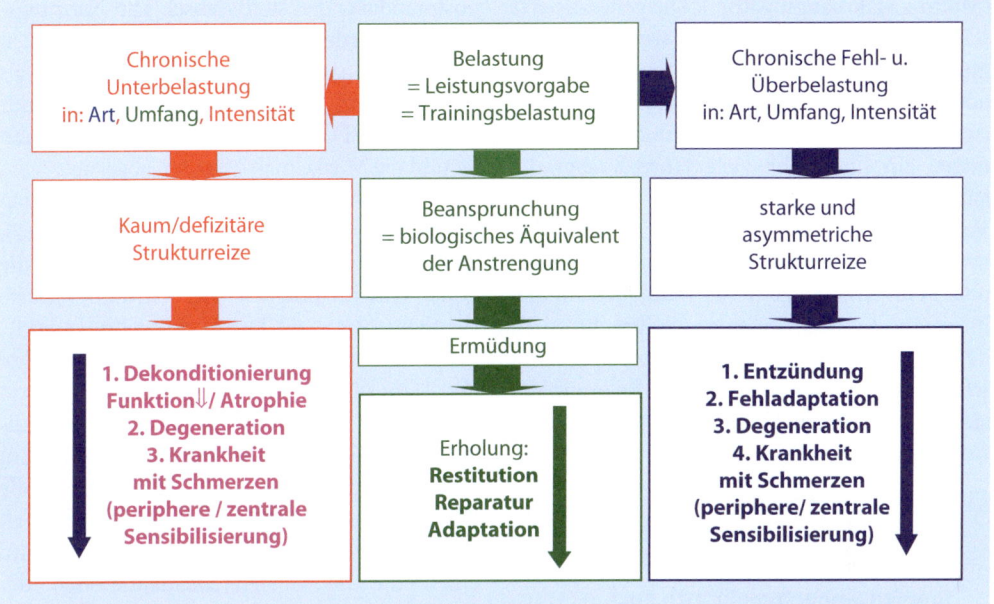

Abb. 6.1 In der Mitte sind die Prozesse des physiologischen Zyklus Belastung – Adaptation (▶ Kap. 15) dargestellt. Links diejenigen einer chronischen Unterbelastung bzw. Inaktivität mit dem Ergebnis der Dekonditionierung und den sich daraus entwickelnden degenerativen Erkrankungen mit Schmerzsyndromen durch periphere und zentrale Sensibilisierung. Rechts diejenigen der chronischen Fehl- und Überbelastung mit gleichen Folgen

des muskuloskelettalen Systems. Die sensomotorische Koordination ist qualitativ schlechter, und unbemerkt leiden die Gelenkstabilisationen und -führungen. Die ungenügende Erholungskapazität beschleunigt den arbeitsbedingten Ermüdungsprozess. Aus der Sicht der Kraft fallen die Leistung und die Kompensationsfähigkeit gegen einwirkende oder reaktive Kräfte, und aus der Sicht der Ausdauer ergeben sich Nachteile für die Mikrozirkulation und die Kapazität der für alle Lebensprozesse essenziellen ATP-Produktion. Die einseitigen physischen Belastungen führen zu Dysbalancen in den Beanspruchungen zwischen den myofaszialen bzw. muskuloskelettalen Teilsystemen. Dadurch wird die Belastbarkeit zusätzlich begrenzt. Der Stoffwechsel wird diabetogen. Diese Entwicklungen starten heute bereits überhäufig im Kindes- und Jugendalter.

Die unzureichende ausdauerbasierte Erholungsfähigkeit führt dazu, dass intensive Arbeitsbelastungen immer mehr die Belastbarkeitsgrenze tangieren und mit hohem Zeitfaktor im beruflichen Leben auch systematisch überschreiten. Es liegen akzentuiert eine partielle Dekonditionierung der Ausdauer und eine dysbalancierte Dekonditionierung der sensomotorischen Koordination und der myofaszialen Strukturen vor, was langfristig zu Fehl- und Überbelastungsfolgen führt.

Das Vorhandensein einer Adipositas infolge einer Bilanzstörung zwischen Energieaufnahme und -verbrauch ist ein weiterer Faktor, der die Belastbarkeit mindert. Er steht für die Insulinresistenz mit allen langfristigen nachteiligen Folgen des diabetogenen Stoffwechsels u. a. auch für das Gefäßsystem

(Mikro-, Makroangiopathie). Die generalisierte schleichende Atrophie aller Körperstrukturen mit den entsprechenden Funktionsverlusten oder auch schon Funktionsstörungen ist bei ansonsten noch subjektiv gesunden Verhältnissen ein über sehr viele Jahre hochgradig langsamer und in der Regel lange unbemerkter Vorgang, bis klinisch relevante Beschwerden im Stütz- und Bewegungsapparat auftreten oder beim Arzt ein zu hoher Blutdruck auffällt. Es ist eine Tatsache, dass der Beginn chronisch degenerativer Erkrankungen nie bekannt wird und dass bis zur klinischen Relevanz der sich entwickelnden Struktur- und Funktionsstörungen ein sehr langer Zeitraum vergeht.

> Physische Inaktivität wird fast unmittelbar mit den ersten Schritten in Richtung eines nicht nur nachteiligen, sondern pathophysiologisch hoch relevanten diabetogenen Stoffwechsels und einer systemischen, generalisierten gering intensiven und nicht schmerzenden Entzündung beantwortet. Die Schmerzen sind dann das Ergebnis der langfristigen Folgen der sich daraus entwickelnden Erkrankungen der verschiedenen Gewebe.

Eine Inaktivität leitet bereits unmittelbar nachteilige Stoffwechselfolgen ein. Reduzieren zehn junge gesunde Männer (23,8 ± 4,6 Jahre, BMI 22,1 ± 2,1) über zwei Wochen die täglichen Schritte von 10.500 auf 1350, können bereits deutliche Veränderungen im oralen Glukose- und Fetttoleranztest gefunden werden (Olsen et al. 2008). Die Belastung mit 75 g Glucose führt zu einem Anstieg der AUC (Fläche Konzentrations-Zeit-Kurve) für Insulin und das C-Peptid um 57 % bzw. 34 %, und nach der Fettbelastung (Calogen 2 ml/kg) ergeben sich um 50 % und 128 % erhöhte AUC-Werte. Der Wert für die Triglyceride erhöht sich um 21 %. Bei konstanter Gesamtfettmasse erhöht sich das viszerale Fett um 7 %. Die VO_{2max} fällt um 7 % und die Muskelmasse um 2,2 %. Somit zeigen sich bereits nach zwei Wochen stark geminderter physischen Aktivität eine deutliche Insulinresistenz und ein reduzierter postprandialer Fettstoffwechsel. Die Nahrungskalorien werden während dieser sehr kurzen Zeit der Inaktivität absolut bevorzugt als viszerales Fett abgelagert, welches proentzündlich aktiv ist. Die Strukturen der aeroben Kapazität und die Muskelmasse werden abgebaut.

Werden die Auswirkungen einer totalen Inaktivität untersucht (Kramer et al. 2017), werden sowohl das Ausmaß als auch die hohe Geschwindigkeit der Strukturverluste sichtbar. Nach 60 Tagen Bettruhe (männl., Alter 28 ± 6 Jahre) fallen die Mineraldichte der Tibia distal und proximal um 2,5 % bzw. 2,6 %, die Muskelmasse der unteren Extremität um 5 %, die Kraft des Quadrizeps um 40 % und die VO_{2max} um 29 %. Die große Disproportionalität zwischen dem Verlust an Muskelmasse und der Funktion spiegelt zum einen die neuronalen Deadaptationen der Muskelansteuerung und zum anderen die Veränderungen der spezifischen Kraft der Muskelfaserpopulationen wider. Somit reagieren die sensomotorisch relevanten Strukturen des Gehirns und des Rückenmarks sehr schnell mit einer inaktivitätsbedingten Reorganisation.

Bei älteren und alten Menschen ist es charakteristisch, dass eine krankheits- oder verletzungsbedingte Inaktivität ausgesprochen schnell sensomotorische Defizite klinisch relevant werden lässt. Mit dem Alter wird der Zusammenhang zwischen Inaktivität und funktionellen Verlusten einerseits und einer geminderten Wiederherstellungsfähigkeit der Funktionen andererseits immer direkter und somit schneller klinisch sichtbar. Werden die Aktivitäten des täglichen Lebens („activities of daily living", ADL) vor und nach einer Hospitalisation bei 2293 Menschen über 70 Jahren betrachtet, fällt auf, dass über alle Altersbereiche (70–74, 75–79, 80–84, 85–89, ≥90) bei 35 % deutliche Einbußen der ADL-Funktionen zu verzeichnen sind. Der Anteil der Personen mit klinisch relevanten Defiziten steigt progressiv von 23 % auf 63 % an. Vor der Immobilisation war das Alter kein Prognosewert für diese ADL-Reduzierung. Aber es zeigte sich verantwortlich für die ungenügende Wiederherstellung der Funktionen

1. In die Klinik bei Personen, die vor der Aufnahme bereits Verluste aufwiesen, und
2. bei denen, die bis zur Aufnahme keine bis kaum ADL-Defizite aufwiesen, aber während der Immobilisation deutlich abbauten (Covinsky et al. 2003).

> Physische Inaktivität leitet auch schon im jungen Alter sehr schnell die Entwicklung von Defiziten und pathophysiologischen Konsequenzen der Körperstrukturen und -funktionen ein. Mit dem Alter werden die funktionellen Defizite immer schneller klinisch relevant, und deren Ausgleich wird immer schwieriger.
> Der Anstieg vieler chronisch degenerativer Erkrankungen im späteren Lebensabschnitt ist somit nicht altersspezifisch, sondern „nur" alterscharakteristisch.

6.2 Dekonditionierung: Struktur und Funktion des Gehirns

> Die biologisch nachteiligen Auswirkungen einer ungenügenden physischen Aktivität beziehen alle Organe und Gewebe des Körpers ein und so auch das Gehirn als Organ der Entscheidungen, Emotionen und der Bewegungsregulationen.

Das Gehirn schließt seine Entwicklung erst im dritten Lebensjahrzehnt ab. Bis zum 9. Lebensjahr und nochmals ausgeprägter zwischen dem 9. und 14. Lebensjahr wird das Gehirn durch intensive Strukturveränderungen geprägt. Sie sind für die Kognition und die darin eingeschlossen Leistungen für die exekutive Kontrolle und das deklarative Gedächtnis in der weiteren Lebensspanne sehr bedeutsam. Das deklarative Gedächtnis speichert Assoziationen zwischen mehreren Wahrnehmungen von Objekten und Ereignissen und ruft diese auch wieder ab.

Leider ist es eine Tatsache, dass der Sportunterricht in der Schule eine untergeordnete Rolle spielt. Dies steht absolut im Gegensatz zu den wissenschaftlichen Belegen einer nachteiligen Entwicklung der Neurokognition durch eine geringe aerobe Fitness. Die aerobe Leistungsfähigkeit sorgt nicht nur für eine verbesserte Durchblutung der Muskulatur, sondern auch des Gehirns. Sie steht auch für höhere Kapazitäten der lokalen anabolen Hormonsysteme, die essenziell für die Gehirnentwicklung und dessen Leistungen sind.

Präpuberale Kinder sind stoffwechselmäßig vergleichbar mit gut ausdauertrainierten Erwachsenen. Sie entwickeln auf hoch intensive Belastungen eine geringere Ermüdung als untrainierte Erwachsene (Birat et al. 2018). Sie realisieren die Belastungen mit einem relativ höheren Nettobeitrag des aeroben Stoffwechsels und entwickeln somit auch eine reduzierte muskuläre Ermüdung (Ratel und Blazevich 2017). Somit ist auch die relative Intensität der Belastung für optimale vorteilhafte Wirkungen höher als bei Erwachsenen (Armstrong und Barker 2011). Auch das neuromuskuläre Ermüdungsmuster der Kinder entspricht dem von erwachsenen Ausdauerathleten (Bontemps et al. 2019). Diese metabolischen und muskel- und neurophysiologischen Tatsachen sind für die Prävention der Adipositas, der Insulinresistenz und der Diabetesentwicklung sehr wichtig und hervorzuheben. Kinder benötigen und vertragen intensive Belastungen für die vollständige biologische Realisation der genetischen Anlagen und somit zugleich auch für einen späteren guten Gesundheitsstatus, dessen Grundlage in dieser Zeit gelegt wird.

> Intensive körperliche Aktivitäten bei Kindern und Jugendlichen sind aus der Sicht der Körperfunktionen, der Gesundheit und Leistung ein Training für die biologische Realisation der angelegten Entwicklungsfähigkeiten für eine gesunde Lebensbewältigung und nicht primär eine leistungssportliche Aktivität für Höchstleistungen. Sie

sind somit ein absoluter Bedarf für alle Kinder. Im späteren Lebensabschnitt ist das Training „Training der Trainierbarkeit", indem die Kapazitäten der anabolen Hormonsysteme für die Adaptationen auf physische Aktivitäten und die Prozesse der Gewebereparaturen und der Regeneration aufrechterhalten werden und damit die Körperstrukturen effektiv erhalten bleiben.

Die Wechselbeziehungen zwischen der physischen Aktivität, einer entsprechend hohen aeroben Leistungsfähigkeit und der Kognition bei 7- bis 10-Jährigen beweisen, dass diese Faktoren als essenzielle Merkmale einer funktionell leistungsfähigen Gehirnstruktur anzusehen sind (Chaddock et al. 2011a, b). Gegenüber Kindern mit einer geringen aeroben Fitness werden Aufgaben zur Überprüfung der kognitiven Kontrolle, Leistungstests und damit auch die Schulleistungen und das Verhalten im praktischen Leben mit deutlich besseren Ergebnissen absolviert. Dies ist auch anhand der Gehirnstruktur nachweisbar. Körperliche Aktivität führt zu höheren Gesamtvolumina insbesondere auch der Basalganglien (beachte: motorische und kognitive Schleifen) und des Hippocampus (Gedächtnis) (Chaddock-Heyman et al. 2014). Sie ist somit ein essenzieller Faktor für die „volle" Nutzung der entwicklungsbedingten Potenzen der Hirnstrukturen und damit der Leistungsfähigkeit.

Für den sich anschließenden Altersabschnitt kann auch gezeigt werden (Khan und Hillman 2014), dass für die biologisch vorteilhafte Ausprägung der strukturellen präadoleszenten Entwicklungsprozesse eine hohe körperliche Aktivität mit gutem Funktionszustand der Logistiksysteme ein sehr wichtiger Faktor ist.

> Körperliche Aktivität sorgt dafür, dass die angelegten potenziellen kognitiven Fähigkeiten im Kindes- und Jugendalter voll ausgeprägt und später signifikant erhalten werden. Das Ausmaß einer entwicklungsbedingt ungenügenden Prägung des Gehirns durch Inaktivität sowie der Funktionseinbußen ist also abhängig vom Alter der Person und der Dauer wie auch dem Grad der Inaktivität.

21-jährige Elitelangzeitausdauer- (71 ± 6 ml/kg/min) und Wushu-Sportler (54 ± 8 ml/kg/min; vielfältige schnelle koordinative Bewegungsformen vergleichbar einem Kampf ohne Gegner mit hohen posturalen Anforderungen) auf nationalem oder internationalem Niveau haben erwartungsgemäß entweder eine adäquat hohe aerobe Kapazität oder eine hohe sensomotorische und muskuläre Leistungsfähigkeit, Beweglichkeit und Gewandtheit. Aber die allgemeinen kognitiven und neuropsychologischen Tests (Wechsler Adult Intelligence Scale, Stroop Test, Wisconsin Card Sorting Test, Tower of London Task) konnten keine Unterschiede zwischen diesen beiden Gruppen und zur freizeitsportlich aktiven Kontrollgruppe (44 ± 8 ml/kg/min) feststellen (Chang et al. 2017). Somit ergeben sich keine sportartspezifischen Wirkungen auf die grundlegenden kognitiven Leistungen. Es gilt, für ein gutes aerobes Fundament „nur" ausreichend aktiv zu sein, um die Hirnleistungsfähigkeit in einen guten Status zu bringen bzw. zu erhalten. Der Status eines Hochleistungsathleten ist aber nicht erforderlich. Somit unterscheiden sich Gesundheits- und Leistungssport auch gravierend.

Es liegen diverse Studien vor, die in verschiedenen Altersbereichen eine positive Beziehung zwischen dem Training und kognitiven Funktionen gesehen haben, indem der Fitnesszustand positive Auswirkungen auf die Kognition hat. Das Aufrechterhalten einer guten kardiovaskulären und aeroben Funktionsfähigkeit ist auch in höherem Alter gegen die altersbedingten kognitiven Verluste gerichtet (Netz et al. 2011). Eine erste Metaanalyse zur Bewertung der physischen Aktivität für den Erhalt der kognitiven Funktionen bei nicht dementen Personen zeigte
1. bessere Funktionen bei den Aktiven und
2. eine stabile signifikante Protektion gegen den kognitiven Verfall (Sofi et al. 2011).

> Körperliche Aktivität ist die Voraussetzung für die Entwicklung und Erhaltung einer guten Hirnleistungsfähigkeit.

6.3 Dekonditionierung: Struktur und Funktion der Muskulatur

Der Gesundheitszustand des Organismus ist direkt damit verbunden, mit der Muskulatur und ihren genutzten oder vernachlässigten Mehrfachfunktionen
1. die kontraktilen Spannungen für die Körperhaltungen und die Bewegungen zu generieren,
2. die kontraktilen Spannungen als Reize für die myofaszialen Mechanosensoren der pedokranialen Ketten, aber auch über die dadurch erfolgende mechanische Beanspruchung der Knochen in den Osteozyten die Mechanotransduktion auszulösen,
3. mit der Beanspruchung, zentral und rückgekoppelt vermittelt, die globalen anabolen Hormonsysteme zu aktivieren,
4. unter den Kontraktionen (Ausdauer, Kraft) die Myokine für die anabole und antidiabetische Kommunikation mit sich selbst und mit Organen (Gehirn, Leber) und anderen Geweben (Knochen, viszerales Fett) zu produzieren,
5. mit den Kontraktionen hoch stoffwechselaktiv und damit antidiabetisch zu sein und
6. mit einem Körperanteil von 30–50 % ca. 30–35 % des basalen Energieverbrauches zu vertreten.

Die Muskulatur reagiert
1. auf andauernde zyklische Belastungen mit einem Krafteinsatz von bis zu ca. 30 % MVC (Ausdauer) mit der Erweiterung ihrer aeroben Stoffwechselkapazität,
2. auf Belastungen zwischen 40–75 % MVC mit der Erweiterung der aeroben und fortschreitend übergehend anaeroben Kapazität wie auch der kraftgenerierenden Kapazität,
3. auf Belastungen von 75–100 % und darüber mit der Entwicklung der anaeroben Energiegewinnung und der kontraktilen Kapazität (Hypertrophie) und
4. die Muskulatur des älteren Menschen reagiert auf der Grundlage des altersbedingten Umbaus (Verlust schneller und relativer Anstieg langsamer Fasern) auf Ausdauer- und auf Kraftbelastungen mit Verbesserungen der aeroben Kapazität.

Die adaptiven Prozesse im Muskel werden sehr komplex über mechanische, hormonelle und Nährstoffsignale reguliert. Als anabole Substanzen wirken vor allem das IGF-1 und das Testosteron. IGF-1 stimuliert sowohl die Proliferation als auch die Differenzierung der Satellitenzellen, worauf die Faserreparaturen und die adaptive Morphologie beruhen. Langdauernde muskuläre Inaktivität führt zur Hochregulierung des Genprogramms für die Ausstattung mit schnellen MHCs (IIx) und intensive und langdauernde Aktivität für die Ausstattung mit langsamen MHCs.

Fehlen die kontraktilen Beanspruchungen primär, wie beim inaktiven Lebensstil und dem Alterungsprozess, oder sekundär infolge vorliegender Erkrankungen, die dann in aller Regel mit der Inaktivität als „eigenständigem" Risikofaktor einhergehen, resultieren Atrophie und damit Dekonditionierung (Baldwin et al. 2013; Pagano et al. 2015). Gleichfalls provozieren Inaktivität und Alter den „fast to slow shift" der Muskelfaserzusammensetzung (Harridge 2007). Dies bedeutet, die Funktionsfähigkeit zur Stabilisierung von Körperhaltungen und zur Generierung von Bewegungen wird fortlaufend reduziert. Die täglichen physischen Anforderungen müssen mit einer höheren Ausnutzung des Funktionsvermögens der Kraft- und der aeroben Fähigkeit realisiert werden, was direkt zur schnelleren Ermüdung führen muss. Des Weiteren erfolgt ein Remodulierungsprozess des myofaszialen Gewebes. Die Merkmale sind die Wandlung des Phänotyps und die Minderung der kontraktilen Funktion, des Mikrozirkulationsnetzes, der Ermüdungsresistenz und des „common drive" (Bogdanis 2012).

› Da das Muskelgewebe wie jedes andere Gewebe auch von einer suffizienten Durchblutung abhängig ist, entstehen bei einer Insuffizienz neben den Funktionsstörungen auch myofasziale Schmerzen.

Der Zustand der Mikrozirkulation, in der Regel kombiniert mit einer Dysfunktion des Endothels, provoziert eine zumindest relative bis lokale absolute Ischämie in den Triggerpunkten. Die O_2-Extraktion durch die Muskelfasern fällt und damit auch die aerobe ATP-Resynthese in den Muskelfasern. Auf dieser Grundlage wurde gezeigt, dass Schmerzen in der unteren Extremität infolge inadäquater Perfusion dem neuropathischen Schmerz sehr ähnlich sind (Liu et al. 2014) und dass chronische Rückenschmerzen auch die Folge von Durchblutungsstörungen sein können (Kauppila 2009). Auf dieser Basis werden sogenannte nichtspezifische Rückenschmerzen (Valdivieso et al. 2018) als Ergebnis einer ungenügenden Muskeldurchblutung angesehen. Die autochthone Muskulatur ist lokal inadäquat aktiv und so dekonditioniert. Für den Prozess der Sarkopenie ist beschrieben, dass bei allgemein gemindertem Aktivitätslevel zusätzlich lokale Muskelinaktivitäten und Dekonditionierungen vorkommen können (Bell et al. 2016).

Der Muskelfunktionszustand wird mittels einzelner, aber auch gruppierter inflammatorischer Marker im Blut widergespiegelt. Der inflammatorische Score und damit der persistierende systemische geringgradige Entzündungszustand fallen mit steigender Fitness sowohl bei Normal- als auch bei Übergewichtigen (Artero et al. 2014). Auch bei 12- bis 18-Jährigen spricht eine geringe muskuläre Fitness für einen hohen Entzündungsstatus, und diese Wechselbeziehung kann mit dem metabolischen Risikofaktor-Score ausgedrückt werden (Agostinis-Sobrinho et al. 2017a). So steht auch in diesem Altersbereich die muskuläre Fitness den gesundheitsschädigenden Effekten der Entzündung und Insulinresistenz entgegen (Agostinis-Sobrinho et al. 2018a).

Ein Review zum Einfluss der Kraftfähigkeiten auf das kardiovaskuläre Risiko (Artero et al. 2012) belegt, dass gute Kraftfähigkeiten im Kindes- und Jugendalter der Insulinresistenz, dem kardiometabolischen Risiko und hohen Konzentrationen inflammatorischer Proteine entgegenstehen. Bei gesunden Männern im mittleren Lebensalter haben sie einen unabhängigen protektiven Effekt auf die Prävalenz und Inzidenz der Hypertonie, das metabolische Syndrom wie auch auf die allgemeine und onkologische Mortalität. Dies trifft auch zu, wenn eine arterielle Hypertonie oder eine Herzinsuffizienz bereits vorliegen. Bei gleichzeitiger Betrachtung der kardiorespiratorischen Funktion schwächt sich der protektive Effekt der Kraft ab, aber er bleibt erhalten. Auch die korrelative Verbindung zwischen muskulärer und kardiovaskulärer Leistungsfähigkeit kann belegt werden. Die muskuläre Leistungsfähigkeit unterstützt somit die kardiovaskuläre Gesundheit. Die Wirksamkeit der kontraktilen Funktion für die Prävention kardiovaskulärer Erkrankungen wird gegenüber der aeroben Funktion über verschiedene biologische Wege vermittelt.

› Für eine effektive Prävention sind beide Belastungsformen, das Ausdauer- und das Krafttraining, sinnvoll und sogar erforderlich.

Die inaktivitätsbedingte Dekonditionierung wie auch der Alterungsprozess des Muskels werden klinisch anhand der Atrophie und in der Bildgebung anhand der geminderten Muskelmasse und der Fett- und Bindegewebeinfiltration, der Sarkopenie, erkennbar. Messbar ist ein Defizit an Kraft und Muskelleistung, das aber größer ist, als es aus dem alleinigen Verlust an Muskelmasse ableitbar wäre. Die im Muskelgewebe vorhandenen mesenchymalen Stammzellen, die fibroadipogenen Vorläuferzellen, sind hieran beteiligt (Brioche et al. 2016). So fallen zwischen dem 65. und dem 80. Lebensjahr die Kraft, der Muskelquerschnitt und die spezifische Kraft. Der reduzierte Querschnitt vertritt aber nur ca. 50 % des Kraftabfalls. Die spezifische Kraft beteiligt sich mit ca. 1,5 % pro Jahr und in der Summe mit 21 % über die betrachtete Altersspanne. Somit spiegelt die Atrophie allein den Kraftverlust nicht wider. Er basiert zu etwa gleichen Teilen auf der Atrophie und der Minderung der spezifischen Kraft (Jubrias et al. 1997). Hierbei scheint die Abnahme der spezifischen Kraft bevorzugt der relativen Inaktivität zuzuschreiben zu sein. Untrainierte 28- und 68-Jährige unterscheiden sich in der isometrischen Kraft des M. quadriceps und des M. biceps brachii um 44 % bzw. 32 % und in der Bewegungsgeschwindigkeit um 20 % bzw. 26 %. Die CSAs der älteren Muskeln sind um 24 % und 20 %, die spezifische Kraft ist um 27 % und 14 % geringer. Dagegen ist im M. vastus lateralis der Anteil der MHC vom Typ I um 27 % und der Anteil der MLC vom Typ I um 39 % höher. Dieser Befund kann anhand der immunohistochemischen Ergebnisse der bevorzugten Atrophie der FTF und damit einem höheren relativen Flächenanteil der STF zugeordnet werden. Besonders hervorzuheben ist aber, dass 68-Jährige, die seit 12–17 Jahren Krafttraining durchgeführt haben, die gleichen MVC-Werte, Bewegungsgeschwindigkeiten, Querschnittsflächen, spezifischen Muskelspannungen sowie Anteile von Myosin und Tropomyosin haben wie die untrainierten jungen Menschen. Damit unterscheiden sie sich zugleich von den bereits gleichlang trainierenden Schwimmern (69 Jahre) und Läufern (70 Jahre; Klitgaard et al. 1990).

> Das Muskelgewebe bleibt nur durch Krafttraining, also hoch intensives Training, wesentlich länger in Struktur und Funktion erhalten. Das Ausdauertraining hat keine ausreichende Wirkung für die Erhaltung der Muskulatur im Alterungsprozess.

Fortin et al. (2014) charakterisierten im Abstand von 15 Jahren (47,3 ± 7,4 und 62,3 ± 8 Jahre, mittlerer BMI beide Zeitpunkte: 26) mittels MRT den M. multifidus und den M. erector spinae auf den Ebenen L3/4 und L5/S1. Das Alter und der BMI hatten einen signifikanten Einfluss auf den Grad der Reduzierungen der Muskelquerschnitte bevorzugt in Höhe L5/S1 und der fettfreien Muskelmasse auf beiden Höhen. Die sehr variable Fettinfiltration zwischen 29 % und 65 % war ein Merkmal beider Muskeln und auf beiden Höhen mit einem signifikanten Altersbezug im M. multifidus L3/L4. Im Gegensatz dazu stellten mit einer Ausnahme die physischen Anforderungen während der Arbeit und in der Freizeit zu Beginn und deren Änderungen im Kontrollzeitraum keine Faktoren für die morphologischen Veränderungen des M. multifidus und M. erector spinae (Querschnitt, Fettinfiltration) dar. Die Ausnahme betraf den M. multifidus, dessen Fettinfiltration grob mit dem Anforderungscode des Berufes korrelierte. Hinsichtlich des Querschnitts der paravertebralen Muskeln ergaben Analysen mit monozygoten Zwillingen, dass dieser bevorzugt durch die genetisch determinierten anthropometrischen Faktoren und am stärksten mit 66–73 % der Varianz durch die familiäre Aggregation (Häufungen in den Familien) bestimmt wird. Die physischen Aktivitäten sind hier zu vernachlässigen (Gibbons et al. 1998), und so sind auch keine Relationen zu sportlichen Aktivitäten zu erwarten. Auch die LBP-Anamnese (u. a. Häufigkeit, Intensität, Ischiassymptomatik) der letzten zwölf Monate vor den Untersuchungen zeigte sich ohne Zusammenhänge mit der Morphologie.

Im Gewebe des Inaktiven und Älteren finden sich Fettinfiltrationen bzw. vermehrtes intermuskuläres Fettgewebe (Addinson et al. 2014). Dieser Befund ist auch ein strukturelles Merkmal der Insulinresistenz, welche bei Inaktiven immer vorhanden ist. Die Vermehrung des Fettanteils hat zugleich Muskelfunktionsstörungen zur Folge. Die spezifische Kraft fällt. Einen Anteil hieran muss auch der Versorgungssituation zugeschrieben werden. Die Insulinresistenz und damit die geminderte Glukosetoleranz sind mit einer reduzierten Kapillardichte vergesellschaftet (Prior et al. 2014), die auch durch den Ruhe-Insulinspiegel widergespiegelt wird (Ivy 1997). Die Mechanismen der Entwicklung dieser strukturellen und funktionellen Gewebemerkmale und insbesondere die frühen Stadien sind bisher nur unzureichend aufgeklärt.

Die benannten muskulären Veränderungen können bei ausgeprägter Immobilisation („dry immersion") bereits nach sehr kurzen Zeiträumen sichtbar gemacht werden (Pagano et al. 2018). Innerhalb von drei Tagen vermindern sich die Querschnittsflächen der Muskelfasern um 10,6 %. Marker der Fettinfiltration wie auch solche, die zu späten adipogenen Vorgängen führen, zeigen sich bereits hochreguliert. Des Weiteren weist auch diese Arbeit darauf hin, dass Stammzellen, die sich zu Adipozyten entwickeln können, bzw. im Muskelgewebe ansässige fibroadipogene Vorläuferzellen für die Entstehung einer ektopischen Fettansammlung und die Fibrose eine sehr wichtige Rolle spielen.

Die gepoolte Prävalenz der Sarkopenie bei sehr alten Menschen (>70 Jahre), die in der Regel wegen einer Fraktur im Bereich des Hüftgelenkes rehabilitiert wurden, liegt bei 0,56, wobei sie in den sechs analysierten Arbeiten zwischen 0,34 und 0,69 angegeben wird (Churilov et al. 2018). Weitere Informationen zur Prävalenz der Sarkopenie in diesem Altersbereich bei Menschen mit muskuloskelettalen Erkrankungen geben Yoshimura et al. (2018). Unter den Patienten mit Frakturen des Hüftgelenks und von Wirbelkörpern haben 60 % bzw. 54 % und unter jenen mit einer Knieendoprothese 37 % eine Sarkopenie. Bei internistischen Erkrankungen wiesen sogar 95 % der Patienten mit einer Pneumonie diesen alters- und inaktivitätsbedingten Muskelumbau auf.

6.4 Adoleszenz – Prägung der chronisch degenerativen Erkrankungen

> Mit der physischen Leistungsfähigkeit steht der aussagefähigste Vorhersagewert des zukünftigen Gesundheitszustandes zur Verfügung.

> Der funktionelle Zustand des Logistik- und des Muskelsystems prägt das Risiko für chronische Erkrankungen und das vorzeitige Altern.

Da die inaktivitätsbedingten degenerativen Krankheiten über die „low grad inflammation" einen teils über 10–15–20 Jahre und länger andauernden Entwicklungsweg nehmen, sind Follow-up-Untersuchungen selten. Eine solch lange Zeit bedeutet aber auch, dass die pathophysiologischen Prozesse der Erkrankungen wahrscheinlich bereits im Jugendalter starten (Syrenicz et al. 2006a, b) und die Ursachen somit nicht bevorzugt in den älteren Lebensabschnitten zu suchen sind. Beispielsweise für die primäre Osteoarthrose konnte so gezeigt werden, dass die Grundlagen in der ungenügenden Entwicklung der Knorpelstrukturen infolge unzureichender mechanischer Belastungen im Jugendalter zu suchen sind.

Crump et al. (2016a, b, c, 2017a, b, c) haben im Zeitraum 1969–1997 1,5 Mio. gesunde 18-Jährige anhand leistungsphysiologischer Untersuchungen charakterisiert und nach wenigstens 18 Jahren die Inzidenz von Herz-Kreislauf-Erkrankungen einschließlich ihrer Komplikationen und des Diabetes mellitus Typ II in den 20–40 Jahren danach ermittelt. Die obere Altersgrenze betrug 62 Jahre. Es wurden die folgenden Ergebnisse beschrieben:

1. **Diabetes Typ II:** Besteht im Jugendalter eine Kombination aus geringer **aerober Kapazität** und defizitären Kraftwerten, dann liegt unabhängig vom BMI ein dreifach höheres Risiko vor, in den nächsten 20–40 Jahren an Diabetes zu erkranken.
2. **Arterielle Hypertonie:** Gleichfalls unabhängig von familiären Dispositionen oder sozioökonomischen Faktoren sind der BMI (Übergewicht und Adipositas gegen Normalgewicht, Incidence Rate Ratio 2,51) und die defizitäre **aerobe Kapazität** (geringste gegen höchste Terzile, Incidence Rate Ratio 1,5) jeweils mit der Inzidenz der arteriellen Hyper-

tonie verknüpft, wobei beide Faktoren gemeinsam additiv bis multiplikativ das Risiko steigern (Inzidenz 3,5). Die aerobe Kapazität stellt sich auch bei den Normalgewichtigen als signifikanter Risikofaktor heraus. Eine hohe aerobe Kapazität mindert das Risiko. Die Kraft bleibt in diesen Relationen ohne Auswirkung.

3. **Zerebraler Insult:** In derselben Kohorte zeigt sich, dass ein hoher BMI, eine geringe **aerobe Kapazität** und weniger eng korreliert auch der Funktionszustand der Muskulatur ein höheres Risiko bedeuten, einen zerebralen Insult (ischämisch und hämorrhagisch) zu erleiden. Dieses Risiko war unabhängig von familiären Dispositionen oder auch sozioökonomischen Faktoren. Hierbei lieferten der BMI und die aerobe Kapazität eine vergleichbare Effektstärke, die bei Kombination beider Faktoren wesentlich anstieg (Inzidenzrate 2,36). Die geringe aerobe Kapazität und die Kraft ließen synergistisch additive bis multiplikativ erhöhte Wirkungen für das Risiko erkennen. Eine geringe aerobe Kapazität stellt somit bei gleichzeitig muskulär dekonditionierten jungen Männer ein noch höheres Insultrisiko dar.

4. **Ischämische Herzkrankheit:** Für die Inzidenz der ischämischen Herzkrankheit wurden jeweils mit dem BMI und der **aeroben Kapazität** gut vergleichbare Verknüpfungen wie bei der Hypertonie gefunden. Die Kombination aus BMI und aerober Kapazität erhöhte das Risiko, aber es war dann kleiner als das Produkt der separaten Effekte. Gleichfalls ergab sich auch hier, dass die geringe aerobe Kapazität bei den Normalgewichtigen einen starken Risikofaktor bedingt. Dieses physiologische Merkmal der Leistungsfähigkeit der Logistiksysteme verursacht eine ähnliche Anzahl ischämisch Herzkranker in der Population mit normalem und erhöhtem BMI. Die Kraft spielt hierbei wieder keine Rolle.

5. **Herzinsuffizienz:** Weisen junge Menschen Übergewicht oder Adipositas, eine geringe aerobe Fitness und eine wenig trainierte Muskulatur auf, sprechen nach der gegenseitigen Adjustierung der sozioökonomischen Faktoren, weiterer chronischer Erkrankungen und der familiären Disposition alle drei Faktoren unabhängig voneinander für ein erhöhtes Risiko, eine Herzinsuffizienz zu entwickeln. Die Merkmalkombination **aerobes und kontraktiles Defizit** steigert erneut das Risiko (Inzidenz/100.000 Personenjahre: 43,2 zu 10,8), und beide Faktoren addieren bzw. multiplizieren sich in ihren negativen Wirkungen. Es gilt hervorzuheben, dass dies auch für die Normalgewichtigen Gültigkeit hat.

6. **Mortalität:** Die bisher dargestellten Ergebnisse führen nahezu logisch zur Tatsache, dass die geringe **Ausdauer- und Kraftleistungsfähigkeit** wie auch das Übergewicht bzw. die Adipositas in der Jugend unabhängige Marker einer höheren allgemeinen und kardiovaskulären Mortalität sind. Die Faktoren defizitäre Logistik- und Muskelfunktion verdoppeln die allgemeine Mortalität und die kardiovaskuläre um den Faktor 2,6. Ebenfalls liegt eine multiplikativ negative Wirkung beider Faktoren vor, und die normalgewichtige Population ist gleichartig betroffen.

Die gesundheitsschädigenden Auswirkungen eines verminderten Trainingszustands des Muskelsystems über ein damit verbundenes hohes Entzündungsmilieu können auch schon bei 12- bis 18-Jährigen aufgezeigt werden. Der Entzündungsstatus und eine geringe Fitness der Logistiksysteme verursachen synergistisch einen signifikant gesteigerten kardiometabolischen Risikoscore. Im Gegenteil kann aufgezeigt werden, dass eine gute muskuläre Fitness (Weitsprung aus dem Stand, isometrische Kraft Handgriff) den gesundheitsschädigenden Effekten der

Entzündung und der Insulinresistenz entgegensteht. Ein ungünstiges kardiometabolisches Profil kann anhand der Parameter hoch sensitives CRP, Komplementfaktoren C3 und C4, Fibrinogen und Leptin bei Jungen und Mädchen und bei den Jungen zusätzlich anhand des weißen Blutbildes erkannt werden (Agostinis-Sobrinho et al. 2017a, 2018a).

> Die Fitness der Ausdauer- und Kraftfähigkeit in der Jugend entscheidet über den Gesundheitszustand im mittleren und höheren Lebensalter. Eine Weiterführung der physischen Aktivität ist sicher eine wichtige Voraussetzung.

6.5 Diabetes mellitus: „Endstadium" der fortschreitenden Dekonditionierung mit pathomorphologischen und pathophysiologischen Folgen

Das Organ Muskulatur mit seinen Vielfachfunktionen (Kraft, Generierung Afferenzmuster zur Prägung des Gehirns, Myokine; vgl. ► Kap. 5) steht für den Gesundheitszustand. Ungenügend häufige Muskelfunktionen erhöhen die Konzentrationen entzündlicher Zytokine, fördern u. a. Gewebeinfiltrationen von Makrophagen als Ergebnis der „low grade systemic inflammation". Diese Entzündung betrifft alle Altersklassen und ist unabhängig vom BMI und einer Adipositas (Petersen und Pedersen 2005; Fischer et al. 2007; Pedersen 2007). Sie verursacht als prägendes Merkmal keine Schmerzen, dekonditioniert zunächst die Funktionen aller Gewebe und hat schwelend gewebespezifische pathomorphologische und pathophysiologische Folgen. Wegen des generalisierten Vorkommens wird sie auch als „meta-inflammation" bezeichnet. Die pathogenetischen Prozesse äußern sich als Insulinresistenz, Dyslipidämie, Atherogenese der Gefäßwände mit arterieller Hypertension, in den klinischen Merkmalen des metabolischen Syndroms, in Neurodegeneration und einer Tumorgenese (Handschin und Spiegelman 2008). Sie münden mit hoher und steigender Prävalenz in den Diabetes mellitus Typ II.

> Der Diabetes Typ II kann als „Prototyp" einer langfristigen Dekonditionierung und fortschreitend der Degeneration des Körpers angesehen werden. Er gehört zu den ausgeprägtesten klinischen Bildern einer atrophischen, degenerativen, proinflammatorischen, pronozizeptiven, proinvolutiven und „pro-aging" Körperstruktur.

6.5.1 Entwicklung des Diabetes mellitus Typ II

Der Diabetes mellitus Typ II hat sich extrem schnell zu einer der absolut führenden Zivilisationskrankheiten entwickelt. Die Inzidenz steigt weiter vehement an. Die spezielle Eigenheit ist eine regelhafte teils Jahrzehnte lange „Vorlaufzeit" bis zur Diagnose. Bei genetischer und vor allem epigenetischer Prägung (dem Lebensstil geschuldete „Aktivitätsänderung" von Genen ohne Änderung des Gen-Codes) wirken die Risikofaktoren systematische physische Inaktivität und überhäufig mit dem Übergewicht die abdominelle Fettleibigkeit als vorrangige Hauptursachen. Hierbei gilt es festzustellen, dass das viszerale Fett auch bei inaktiven Normalgewichtigen erhöht ist (Olsen et al. 2008). Bereits jeder einzelne Risikofaktor – und in Kombination noch ausgeprägter – verursacht eine Insulinresistenz des Muskel-, Leber- und Fettgewebes. Diese Gewebe reagieren nur noch abgeschwächt bis stark reduziert auf Insulin. Im Ergebnis transferieren die vom Insulin aktivierten Glukosetransporter weniger Zucker (Glukose) aus dem Blut in die Muskelfasern. In der Leber findet zeitgleich eine erhöhte Produktion von Glukose statt. Die dafür erforderlichen Aminosäuren, die Bausteine der Eiweiße, werden durch den Abbau des Muskeleiweißes, der kontraktilen Elemente, zur Verfügung gestellt. Dadurch atrophieren die Muskeln und verlieren an Funktion. Gleichlaufend reduzieren die Muskelfasern auch die Wärmeproduktion (Thermogenese) aus Zucker um ca. 10–15 %. Der nicht verbrauchte Zucker wird als Fett abgelagert und unterstützt die Gewichtszunahme.

Zunächst erfolgt eine erhöhte Insulinproduktion. Es bleibt dennoch ein relativer Insulinmangel bestehen, weil die verminderte Ansprechbarkeit der Gewebe auf Insulin durch die Überproduktion nur abgemildert, aber nicht voll kompensiert wird. Der Blutzuckerwert steigt. Dies hat mindestens drei wichtige Konsequenzen:

1. Eiweiße, Fette und Nukleinsäuren („codieren" die genetische Information) werden „verzuckert" (siehe u. a. Hämoglobin – HbA1c). Dies vermindert bzw. stört ihre Funktionsfähigkeit im Stoffwechselgeschehen.
2. Die „verzuckerten" Substanzen vermitteln in den Zellen einen erhöhten oxidativen Stress mit nachfolgenden chronischen Zellschädigungen. Ebenso verursachen sie Entzündungsprozesse. So werden u. a. nicht reparabel durch De- und Remyelinisierungsprozesse die Myelinscheiden der sensiblen, autonomen und später auch der motorischen Neurone geschädigt. Es entsteht die Polyneuropathie. Ebenso resultieren daraus Störungen der Nierenfunktion, Gelenkentzündungen und die Osteoporose.
3. Die Glukosebelastung des Leber- und Fettgewebes führt zu Fettstoffwechselstörungen (veränderte Blutfettwerte), und durch die Kombination aus Überernährung und zunächst erhöhter Insulinproduktion wird das abdominelle Fettdepot zusätzlich „gemästet".

Das „endokrine Organ" viszerales Fett (Fonseca-Alaniz et al. 2007; Harwood 2012; Dutheil et al. 2017) synthetisiert als Hauptproduzent das stark entzündungsfördernde Hormon TNF-α, und die ungenügende Muskeltätigkeit bedeutet zu wenig entzündungshemmende Myokine (Pedersen 2013). Das Ergebnis dieser Bilanz (◘ Abb. 6.2) ist die gering intensive, generalisierte, systemische Entzündung („chronic low grade systemic inflammation"; Mathur und Pedersen 2008; Brandt und Pedersen 2010) in allen Körpergeweben. Es entstehen sehr langfristig chronische Schäden der großen und kleinen Gefäße (Makro-, Mikroangiopathie). Die Gewebever- und -entsorgung leidet fortschreitend, und ein metabolisches Syndrom als Vorläufer des Diabetes entsteht. Diese Entwicklung startet in der Kindheit und Jugend und mündet häufig ca. ab dem 40. bis 45. Lebensjahr, aber heutzutage teilweise auch schon deutlich früher, im Diabetes Typ II.

> Die komplexen strukturellen und funktionellen Schädigungen entstehen auf dem langen Weg zum Diabetes und nicht erst nach der Diagnosestellung.

6.5.2 SMS und Diabetes mellitus Typ II

Die kurz skizzierten komplexen Stoffwechselstörungen auf dem Weg zum Diabetes und nach der Diagnosestellung zerstören systematisch die Strukturen des SMS und somit dessen Funktions- und Leistungsfähigkeit. Es sind alle afferenten und efferenten Nervenbahnen, das Gehirn selbst und die Muskulatur betroffen (Hilton et al. 2008; Wrobel und Najafi 2010; Tuttle et al. 2011; Andersen 2012; Reeves et al. 2013; Brown et al. 2014; Geijselaers et al. 2017a).

6.5.2.1 Sensorik und aufsteigende Bahnen – autonome Funktionen

Die Schädigung der Nervenfasern drückt sich in der Diagnose Polyneuropathie (PNP) aus. Das Befallensein der sensorischen somatischen Nervenfasern führt zu Missempfindungen bis zur Gefühl- und körperlichen Orientierungslosigkeit. Dieser sehr lang andauernd ablaufende neuronale Zerstörungsprozess nimmt dem Gehirn fortschreitend die räumlich-zeitliche

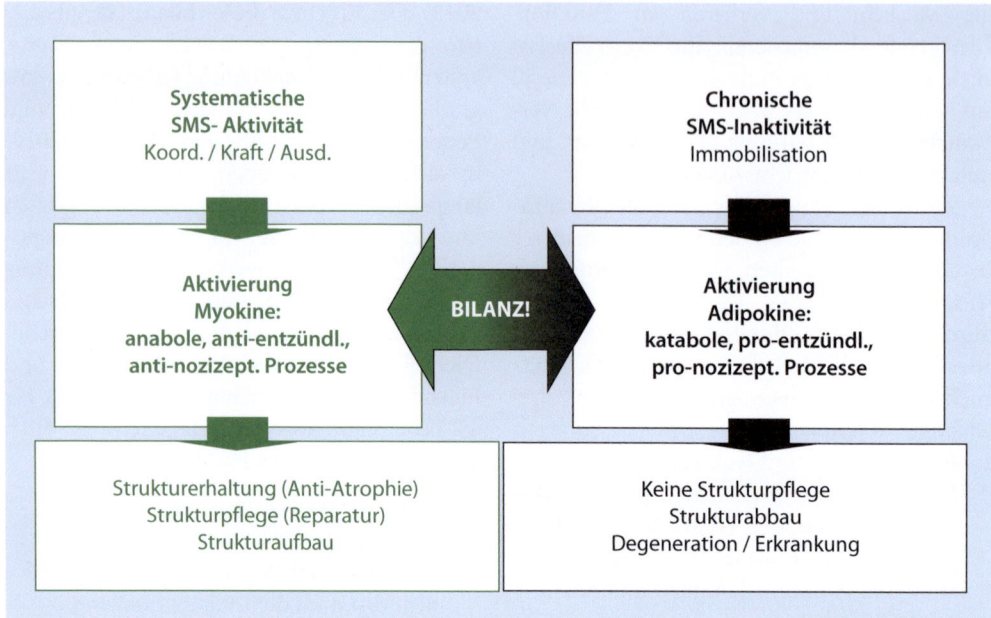

Abb. 6.2 Die systematische SMS-Aktivität generiert die Produktion der antientzündlichen Myokine, und die SMS-Inaktivität verantwortet defizitäre Myokinkonzentrationen. In der Folge wird die Bilanz zugunsten der Adipokine (TNF-α) verschoben, und die generalisierte Entzündung ist das Resultat

Informationsbasis über die mechanische, biochemische und nozizeptive periphere Situation. Die aktuell vorliegenden Drücke, Spannungen und Kräfte in der Haut, in den Gelenkkapseln und den Bändern sowie auch die aktuellen Muskellängen und deren kontraktionsbedingte Änderungen und die Informationen über die kontraktilen Muskelspannungen werden dem Gehirn qualitativ und quantitativ nicht mehr korrekt und im Endstadium der Krankheit gar nicht mehr zur Verfügung gestellt. Das Gehirn kann die Position der Körperteile zueinander (Stellungssinn), im Raum (Raumorientierung) und den Krafteinsatz (Kraftsinn) fortschreitend schlechter ausreichend berechnen. Diese „Berechnungen" auf der Basis der Sensorinformationen aus allen anatomischen Regionen sind wichtige „motorisch-kognitive" Gehirnleistungen, um Bewegungen organisieren und regulieren zu können. Die Fähigkeit zur Bewegungsregulation schwindet fortschreitend. Das Gehirn als Bewegungsmanager kann ohne diese Informationen seine Funktion nicht ausüben. Es wird hinsichtlich der Organisation und des Managements der Bewegungen immer hilfloser, wird damit auch kognitiv immer weniger gefordert und büßt im Ergebnis die kognitive sensomotorische, aber auch die mentale und emotionale Funktions- und Leistungsfähigkeit ein.

> Die diabetische PNP nimmt dem Gehirn die informatorische Basis seiner kognitiven Funktionen für alle Bereiche, und das Gehirn wird „deorganisiert".

6.5.2.2 Gehirn

Die Zerstörung der Axone der Aδ- und C-Fasern verursacht die Gehirnleistung „neuropathische Schmerzen". Die Schmerzinformationen gelangen zum somatosensorischen Cortex (SI), der die sensorisch-diskriminative Komponente des Schmerzes vertritt. Die weiteren Schmerzkomponenten werden über die Schmerzmatrix aktiviert. Da der SI auch für die Motorik eine ganz wesentliche Rolle spielt, stören die

Schmerzafferenzen die Bewegungsregulation bis hin zur stark eingeschränkten Bewegungsfähigkeit. Fortschreitend und letztendlich werden im Endstadium gar keine Schmerzen mehr empfunden, weil die informatorische Basis dafür verloren gegangen ist. Dies gilt dann aber auch für alle weiteren Gehirnfunktionen und -leistungen.

Die Wirkungen des Insulins stehen mit der kognitiven Leistung in Beziehung. So hinterlassen Hyperglykämie, Insulinresistenz und erhöhte Blutdruckwerte deutlich nachteilige Spuren. Diabetiker weisen verglichen mit nicht erkrankten Personen reduzierte Leistungen des Gedächtnisses, der Geschwindigkeit der Informationsverarbeitung, der exekutiven Funktionen und der Aufmerksamkeit auf. Dabei erklären sich diese Funktionseinschränkungen vor allem durch die Überzuckerung und nicht durch die Insulinresistenz (Geijselaers et al. 2017a, b). Das Gehirn des in der Regel auch übergewichtigen oder adipösen Diabetikers weist auch eine reduzierte zerebrale Durchblutung auf. Ein physisches Langzeitprogramm führt zur Verbesserung der Durchblutung insbesondere im Bereich des limbischen Systems (Antrieb, Lernen, Gedächtnis, Emotionen, vegetative Regulation) und im okzipitalen Cortex (Sehen) (Espeland et al. 2017). Die verstärkte Wirkung der aktiven physischen Intervention u. a. im okzipitalen Cortex basiert auf der ansonsten dort vorhandenen systematischen Minderung der neuralen Aktivität, wie dies auch für den frontalen Kortex gefunden werden kann. Dies führt zu motorischen und visuellen Beeinträchtigungen, der Reduzierung der Informationsverarbeitung, des Gedächtnisses und der Aufmerksamkeit. Diese Veränderungen lassen sich bei Diabetikern bereits in einem dreijährigen Kontrollzeitraum gut nachweisen (Qi et al. 2017). Bei Übergewichtigen und nicht gut eingestellten Diabetikern ist bei hohen Blutzuckerwerten die Glukoseversorgung des Gehirns gegenüber gesunden Normalgewichtigen reduziert. Dies hat sowohl negative Folgen für die Nahrungsaufnahme wie auch für die ungünstigen neurokognitiven Leistungen (Hwang et al. 2017).

Die Insulinresistenz und wahrscheinlich nicht das Übergewicht steht für eine geringere zerebrovaskuläre Reaktivität bereits bei Personen mittleren Alters, bei denen die Diagnose Diabetes noch nicht gestellt werden kann. Diese früh vorliegende Gefäßdysfunktion kann helfen, die Verbindung zwischen Insulinresistenz, Diabetes und kognitivem Abbau zu erklären (Frosch et al. 2017). Der Diabetes geht somit mit schleichenden und umfangreichen strukturellen Gehirnveränderungen einher. Es entsteht ein umfassender Abbau des Cortex, so dass gegenüber Kontrollpersonen im MRT eine reduzierte Cortexdicke gefunden wird (Chen et al. 2017).

> Diabetiker weisen sehr umfangreiche Reduzierungen des Volumens der grauen Substanz des Cortex (Temporal, Parietal- und Okzipitallappen), von subkortikalen Regionen wie den Basalganglien (Auswahl und Kontrolle von Bewegungen, Lernen, Kognition, Emotion), der kortikalen Dicke und Oberfläche (Peng et al. 2015), aber auch in vielen Hirnregionen der subkortikalen weißen Substanz (Chen et al. 2013) auf.

6.5.2.3 Absteigende Bahnen und Muskulatur

Auf der motorischen Seite des SMS sind die Strukturschädigungen beim Diabetes im Rahmen der Neuropathie gleichfalls abhängig von der bisherigen Krankheitsdauer und somit von der langfristig fortschreitenden Krankheitsentwicklung. Es sind sowohl die Motoneurone und die neuromuskulären Verbindungen als auch die Muskelfasern selbst in den Krankheitsprozess einbezogen. So lassen sich ausgeprägte Veränderungen der kontraktilen Muskelfaserfunktion, Muskelatrophie, ein erhöhter Anteil nicht kontraktilen Gewebes, hier insbesondere Fett-, aber auch Bindegewebe, und eine ausgeprägt schnelle Muskelermüdung aufzeigen (Allen et al. 2013, 2014a, b). Die Neuropathie ist zugleich ein Zeichen eines fortschreitenden Verlustes motorischer Einheiten der Muskeln der oberen und unteren Extremität um bis zu 30–60 %. Die verbleibenden Motoneurone reduzieren ihre mögliche „Arbeitsintensität" (Entladungsraten). Der Untergang der Motoneuronen geht mit einem deutlichen Verlust an Muskelfasern und damit an Kraft einher. Dabei erklärt sich der Kraftverlust nicht allein aus dem Verlust von Muskelgewebe, sondern auch aus der Verminderung der Kontraktilität der verbleibenden Muskelfasern. Sie ändern ihre kontraktilen Eigenschaften und werden um bis zu 45 % langsamer. Der Muskel wird reicher an nicht kontraktilem Gewebe (Fett, Bindegewebe). Je höher dieser Anteil wird, desto mehr motorische Einheiten sind der Apoptose zum Opfer gefallen. Das Kraftdefizit steigt, die Muskulatur wird kontraktil immer langsamer, und die Muskelleistung fällt. So zeigen sich die Kraft der Dorsalflexion des Sprunggelenkes und die Anzahl der motorischen Einheiten des M. tibialis anterior um ca. 60 % gegenüber Kontrollpersonen vermindert.

> Klinisch resultiert aus dem Komplex der SMS-Veränderungen u. a. eine beeinträchtigte Regulation der Körperhaltung und -stellung. Die Standunsicherheit steht mit der Smallfiber-Neuropathie in Verbindung, also mit der Störung von nicht myelinisierten Nervenfasern (autonome und Schmerzfasern). Beim Gehen steigt die Schrittbreite. Die Kraftinsuffizienz der Sprunggelenkmuskulatur reduziert die Gehgeschwindigkeit (Almurdhi et al. 2017). Diese Merkmale sind abgestuft bereits während der langanhaltenden Zeitphase der Glukoseintoleranz objektivierbar.

Literatur

Addison O, Marcus RL, Lastayo PC, Ryan AS (2014) Intermuscular fat: a review of the consequences and causes. Int J Endocrinol 2014:309570. ► https://doi.org/10.1155/2014/309570 (Epub 8 Jan 2014)

Agostinis-Sobrinho CA, Moreira C, Abreu S, Lopes L, Sardinha LB, Oliveira-Santos J, Oliveira A, Mota J, Santos R (2017a) Muscular fitness and metabolic and inflammatory biomarkers in adolescents: results from LabMed Physical Activity Study. Scand J Med Sci Sports 27(12):1873–1880. ► https://doi.org/10.1111/sms.12805 (Epub 23 Nov 2016)

Agostinis-Sobrinho CA, Ramírez-Vélez R, García-Hermoso A, Moreira C, Lopes L, Oliveira-Santos J, Abreu S, Mota J, Santos R (2018a) Low-grade inflammation and muscular fitness on insulin resistance in adolescents: results from LabMed Physical Activity Study. Pediatr Diabetes 19(3):429–435. ► https://doi.org/10.1111/pedi.12607 (Epub 24 Nov 2017)

Allen MD, Choi IH, Kimpinski K, Doherty TJ, Rice CL (2013) Motor unit loss and weakness in association with diabetic neuropathy in humans. Muscle Nerve 48(2):298–300. ► https://doi.org/10.1002/mus.23792 (Epub 30 Apr 2013)

Allen MD, Kimpinski K, Doherty TJ, Rice CL (2014a) Length dependent loss of motor axons and altered motor unit properties in human diabetic polyneuropathy. Clin Neurophysiol 125(4):836–843. ► https://doi.org/10.1016/j.clinph.2013.09.037 (Epub 26 Oct 2013)

Allen MD, Major B, Kimpinski K, Doherty TJ, Rice CL (2014b) Skeletal muscle morphology and contractile function in relation to muscle denervation in diabetic neuropathy. J Appl Physiol (1985) 116(5):545–552. ► https://doi.org/10.1152/japplphysiol.01139.2013 (Epub 19 Dec 2013)

Almurdhi MM, Brown SJ, Bowling FL, Boulton AJM, Jeziorska M, Malik RA, Reeves ND (2017) Altered walking strategy and increased unsteadiness in participants with impaired glucose tolerance and Type 2 diabetes relates to small-fibre neuropathy but not vitamin D deficiency. Diabet Med 34(6):839–845. ► https://doi.org/10.1111/dme.13316 (Epub 9 Feb 2017)

Andersen H (2012) Motor dysfunction in diabetes. Diabetes Metab Res Rev 28(Suppl. 1):89–92

Armstrong N, Barker AR (2011) Endurance training and elite young athletes. Med Sport Sci 56:59–83. ► https://doi.org/10.1159/000320633 (Epub 21 Dec 2010)

Artero EG, Lee DC, Lavie CJ, España-Romero V, Sui X, Church TS, Blair SN (2012) Effects of muscular strength on cardiovascular risk factors and prognosis. J Cardiopulm Rehabil Prev 32(6):351–358. ► https://doi.org/10.1097/hcr.0b013e3182642688

Artero EG, España-Romero V, Jiménez-Pavón D, Martinez-Gómez D, Warnberg J, Gómez-Martínez S, González-Gross M, Vanhelst J, Kafatos A, Molnar D, De Henauw S, Moreno LA, Marcos A, Castillo MJ, HELENA Study Group (2014) Muscular fitness, fatness and inflammatory biomarkers in adolescents. Pediatr Obes 9(5):391–400. ► https://doi.org/10.1111/j.2047-6310.2013.00186.x (Epub 5 Jul 2013)

Baldwin KM, Haddad F, Pandorf CE, Roy RR, Edgerton VR (2013) Alterations in muscle mass and contractile phenotype in response to unloading models: role of transcriptional/pretranslational mechanisms. Front Physiol 11(4):284. ► https://doi.org/10.3389/fphys.2013.00284

Bell KE, von Allmen MT, Devries MC, Phillips SM (2016) Muscle disuse as a pivotal problem in sarcopenia-related muscle loss and dysfunction. J Frailty Aging 5(1):33–41. ► https://doi.org/10.14283/jfa.2016.78

Birat A, Bourdier P, Piponnier E, Blazevich AJ, Maciejewski H, Duché P, Ratel S (2018) Metabolic and fatigue profiles are comparable between prepubertal children and well-trained adult endurance athletes. Front Physiol 9:387. ► https://doi.org/10.3389/fphys.2018.00387 (eCollection 2018)

Bogdanis GC (2012) Effects of physical activity and inactivity on muscle fatigue. Front Physiol 3:142. ► https://doi.org/10.3389/fphys.2012.00142

Bontemps B, Piponnier E, Chalchat E, Blazevich AJ, Julian V, Bocock O, Duclos M, Martin V, Ratel S (2019) Children exhibit a more comparable neuromuscular fatigue profile to endurance athletes than untrained adults. Front Physiol 10:119. ► https://doi.org/10.3389/fphys.2019.00119 (eCollection 2019)

Brandt C, Pedersen BK (2010) The role of exercise-induced myokines in muscle homeostasis and the defense against chronic diseases. J Biomed Biotechnol 2010:520258. ► https://doi.org/10.1155/2010/520258 (Epub 9 Mar 2010)

Brioche T, Pagano AF, Py G, Chopard A (2016) Muscle wasting and aging: experimental models, fatty infiltrations, and prevention. Mol Aspects Med 50:56–87. ► https://doi.org/10.1016/j.mam.2016.04.006 (Epub 19 Apr 2016)

Brown SJ, Handsaker JC, Bowling FL, Maganaris CN, Boulton AJ, Reeves ND (2014) Do patients with diabetic neuropathy use a higher proportion of their maximum strength when walking? J Biomech 47:3639–3644

Chaddock L, Hillman CH, Buck SM, Cohen NJ (2011a) Aerobic fitness and executive control of relational memory in preadolescent children. Med Sci Sports Exerc 43(2):344–349. ► https://doi.org/10.1249/mss.0b013e3181e9af48

Chaddock L, Pontifex MB, Hillman CH, Kramer AF (2011b) A review of the relation of aerobic fitness and physical activity to brain structure and function in children. J Int Neuropsychol Soc 17(6):975–985. ► https://doi.org/10.1017/s1355617711000567

Chaddock-Heyman L, Hillman CH, Cohen NJ, Kramer AF (2014) III. The importance of physical activity and aerobic fitness for cognitive control and memory in children. Monogr Soc Res Child Dev 79(4):25–50. ► https://doi.org/10.1111/mono.12129

Chang EC, Chu CH, Karageorghis CI, Wang CC, Tsai JH, Wang YS, Chang YK (2017) Relationship between mode of sport training and general cognitive performance. J Sport Health Sci 6(1):89–95. ► https://doi.org/10.1016/j.jshs.2015.07.007 (Epub 27 Nov 2015)

Chen ZY, Li JF, Sun J, Ma L (2013) Changes in subcortical white matter and corpus callosum volumes in patients with type 2 diabetes mellitus. (Article in Chinese) Zhongguo Yi Xue Ke Xue Yuan Xue Bao 35(5):503–514. ► https://doi.org/10.3881/j.issn.1000-503x.2013.05.005

Chen Z, Zang X, Liu M, Liu M, Li J, Gu Z, Ma L (2017) Abnormal alterations of cortical thickness in 16 patients with type 2 diabetes mellitus: a pilot MRI study. Chin Med Sci J 32(2):75–82. ► https://doi.org/10.24920/j1001-9294.2017.010

Churilov I, Churilov L, MacIsaac RJ, Ekinci EI (2018) Systematic review and meta-analysis of prevalence of sarcopenia in post acute inpatient rehabilitation. Osteoporos Int 29(4):805–812. ► https://doi.org/10.1007/s00198-018-4381-4 (Epub 18 Feb 2018)

Covinsky KE, Palmer RM, Fortinsky RH, Counsell SR, Stewart AL, Kresevic D, Burant CJ, Landefeld CS (2003) Loss of independence in activities of daily living in older adults hospitalized with medical illnesses: increased vulnerability with age. J Am Geriatr Soc 51(4):451–458

Crump C, Sundquist J, Winkleby MA, Sieh W, Sundquist K (2016a) Physical fitness among Swedish military conscripts and long-term risk for type 2 diabetes mellitus: a cohort study. Ann Intern Med 164(9):577–584. ► https://doi.org/10.7326/m15-2002 (Epub 8 Mar 2016)

Crump C, Sundquist J, Winkleby MA, Sundquist K (2016b) Interactive effects of physical fitness and body mass index on risk of stroke: a national cohort study. Int J Stroke 11(6):683–694. ► https://doi.org/10.1177/1747493016641961 (Epub 25 Mar 2016)

Crump C, Sundquist J, Winkleby MA, Sundquist K (2016c) Interactive effects of physical fitness and body mass index on the risk of hypertension. JAMA Intern Med 176(2):210–216. ► https://doi.org/10.1001/jamainternmed.2015.7444

Crump C, Sundquist J, Winkleby MA, Sundquist K (2017a) Interactive effects of obesity and physical fitness on risk of ischemic heart disease. Int J Obes (Lond) 41(2):255–261. ► https://doi.org/10.1038/ijo.2016.209 (Epub 21 Nov 2016)

Crump C, Sundquist J, Winkleby MA, Sundquist K (2017b) Aerobic fitness, muscular strength and obesity in relation to risk of heart failure. Heart 103(22):1780–1787. ▸ https://doi.org/10.1136/heartjnl-2016-310716 (Epub 12 May 2017)

Crump C, Sundquist J, Winkleby MA, Sundquist K (2017c) Interactive effects of aerobic fitness, strength, and obesity on mortality in men. Am J Prev Med 52(3):353–361. ▸ https://doi.org/10.1016/j.amepre.2016.10.002 (Epub 14 Nov 2016)

Dutheil F, Gordon BA, Naughton G, Crendal E, Courteix D, Chaplais E, Thivel D, Lac G, Benson AC (2017) Cardiovascular risk of adipokines: a review. J Int Med Res:300060517706578. ▸ https://doi.org/10.1177/0300060517706578 (Epub ahead of print)

Espeland MA, Luchsinger JA, Neiberg RH, Carmichael O, Laurienti PJ, Pi-Sunyer X, Wing RR, Cook D, Horton E, Casanova R, Erickson K, Nick Bryan R (2017) Action for Health in Diabetes Brain Magnetic Resonance Imaging Research Group: long term effect of intensive lifestyle intervention on cerebral blood flow. J Am Geriatr Soc. ▸ https://doi.org/10.1111/jgs.15159 (Epub ahead of print)

Fischer CP, Berntsen A, Perstrup LB, Eskildsen P, Pedersen BK (2007) Plasma levels of interleukin-6 and C-reactive protein are associated with physical inactivity independent of obesity. Scand J Med Sci Sports 17:580–587

Fonseca-Alaniz MH, Takada J, Alonso-Vale MI, Lima FB (2007) Adipose tissue as an endocrine organ: from theory to practice. J Pediatr (Rio J) 83:S192–S203

Fortin M, Videman T, Gibbons LE, Battié MC (2014) Paraspinal muscle morphology and composition: a 15-yr longitudinal magnetic resonance imaging study. Med Sci Sports Exerc 46(5):893–901. ▸ https://doi.org/10.1249/MSS.0000000000000179

Frosch OH, Yau PL, Osorio RS, Rusinek H, Storey P, Convit A (2017) Insulin resistance among obese middle-aged is associated with decreased cerebrovascular reactivity. Neurology 18;89(3):249–255. ▸ https://doi.org/10.1212/WNL.0000000000004110 (Epub 2017 Jun 14)

Geijselaers SLC, Sep SJS, Claessens D, Schram MT, van Boxtel MPJ, Henry RMA, Verhey FRJ, Kroon AA, Dagnelie PC, Schalkwijk CG, van der Kallen CJH, Biessels GJ, Stehouwer CDA (2017a) The role of hyperglycemia, insulin resistance, and blood pressure in diabetes-associated differences in cognitive performance – the Maastricht study. Diabetes Care 40(11):1537–1547. ▸ https://doi.org/10.2337/dc17-0330 (Epub 25 Aug 2017)

Geijselaers SLC, Sep SJS, Schram MT, van Boxtel MPJ, Henry RMA, Verhey FRJ, Kroon AA, Schaper NC, Dagnelie PC, van der Kallen CJH, Stehouwer CDA, Biessels GJ (2017b) Insulin resistance and cognitive performance in type 2 diabetes – the Maastricht study. J Diabetes Complications 31(5):824–830. ▸ https://doi.org/10.1016/j.jdiacomp.2017.01.020 (Epub 12 Feb 2017)

Gibbons LE, Videman T, Battié MC, Kaprio J (1998) Determinants of paraspinal muscle cross-sectional area in male monozygotic twins. Phys Ther 78(6):602–610, discussion 611–612

Handschin C, Spiegelman BM (2008) The role of exercise and PGC1[alpha] in inflammation and chronic disease. Nature 454:463–469

Harridge SD (2007) Plasticity of human skeletal muscle: gene expression to in vivo function. Exp Physiol 92(5):783–797 (Epub 13 Jul 2007)

Harwood HJ Jr (2012) The adipocyte as an endocrine organ in the regulation of metabolic homeostasis. Neuropharmacology 63:57–75

Hilton TN, Tuttle LJ, Bohnert KL, Mueller MJ, Sinacore DR (2008) Excessive adipose tissue infiltration in skeletal muscle in individuals with obesity, diabetes mellitus, and peripheral neuropathy: association with performance and function. Phys Ther 88:1336–1344

Hwang JJ, Jiang L, Hamza M, Sanchez Rangel E, Dai F, Belfort-DeAguiar R, Parikh L, Koo BB, Rothman DL, Mason G, Sherwin RS (2017) Blunted rise in brain glucose levels during hyperglycemia in adults with obesity and T2DM. JCI Insight 2(20). pii:95913. ▸ https://doi.org/10.1172/jci.insight.95913 (Epub ahead of print)

Ivy JL (1997) Role of exercise training in the prevention and treatment of insulin resistance and non-insulin-dependent diabetes mellitus. Sports Med 24(5):321–336

Jubrias SA, Odderson IR, Esselman PC, Conley KE (1997) Decline in isokinetic force with age: muscle cross-sectional area and specific force. Pflugers Arch 434(3):246–253

Kauppila LI (2009) Atherosclerosis and disc degeneration/low-back pain – a systematic review. Eur J Vasc Endovasc Surg 37(6):661–670. ▸ https://doi.org/10.1016/j.ejvs.2009.02.006

Khan NA, Hillman CH (2014) The relation of childhood physical activity and aerobic fitness to brain function and cognition: a review. Pediatr Exerc Sci 26(2):138–146. ▸ https://doi.org/10.1123/pes.2013-0125 (Epub 10 Apr 2014)

Klitgaard H, Mantoni M, Schiaffino S, Ausoni S, Gorza L, Laurent-Winter C, Schnohr P, Saltin B (1990) Function, morphology and protein expression of ageing skeletal muscle: a cross-sectional study of elderly men with different training backgrounds. Acta Physiol Scand 140(1):41–54

Kramer A, Gollhofer A, Armbrecht G, Felsenberg D, Gruber M (2017) How to prevent the detrimental effects of two months of bed-rest on muscle, bone and cardiovascular system: an RCT. Sci Rep 7(1):13177. ▶ https://doi.org/10.1038/s41598-017-13659-8

Liu JT, Liao WJ, Chang CS, Chen YH (2014) Lower limb pain caused by insuffcient muscular microcirculation. Indian J Surg 76(1):70–75. ▶ https://doi.org/10.1007/s12262-012-0628-z

Mathur N, Pedersen BK (2008) Exercise as a mean to control low-grade systemic inflammation. Mediators Inflamm 2008:109502. ▶ https://doi.org/10.1155/2008/109502 (Epub 11 Jan 2009)

Netz Y, Dwolatzky T, Zinker Y, Argov E, Agmon R (2011) Aerobic fitness and multidomain cognitive function in advanced age. Int Psychogeriatr 23(1):114–124. ▶ https://doi.org/10.1017/s1041610210000797 (Epub 22 Jun 2010)

Olsen RH, Thomsen C, Booth FW, Pedersen BK (2008) Metabolic responses to reduced daily steps in healthy nonexercising men. JAMA 299:1261–1263

Pagano AF, Demangel R, Brioche T, Jublanc E, Bertrand-Gaday C, Candau R, Dechesne CA, Dani C, Bonnieu A, Py G, Chopard A (2015) Muscle regeneration with Intermuscular Adipose Tissue (IMAT) accumulation is modulated by mechanical constraints. PLoS One 10(12):e0144230. ▶ https://doi.org/10.1371/journal.pone.0144230 (eCollection 2015)

Pagano AF, Brioche T, Arc-Chagnaud C, Demangel R, Chopard A, Py G (2018) Short-term disuse promotes fatty acid infiltration into skeletal muscle. J Cachexia Sarcopenia Muscle 9(2):335–347. ▶ https://doi.org/10.1002/jcsm.12259 (Epub 16 Dec 2017)

Pedersen BK (2007) Body mass index-independent effect of fitness and physical activity for all-cause mortality. Scand J Med Sci Sports 17(3):196–204 (Epub 5 Mar 2007)

Pedersen BK (2009) The diseasome of physical inactivity and the role of myokines in muscle-fat cross talk. J Physiol 587:5559–5568

Pedersen BK (2013) Muscle as a secretory organ. Compr Physiol 3(3):1337–1362. ▶ https://doi.org/10.1002/cphy.c120033

Peng B, Chen Z, Ma L, Dai Y (2015) Cerebral alterations of type 2 diabetes mellitus on MRI: a pilot study. Neurosci Lett 8(606):100–105. ▶ https://doi.org/10.1016/j.neulet.2015.08.030 (Epub 22 Aug 2015)

Petersen AM, Pedersen BK (2005) The anti-inflammatory effect of exercise. J Appl Physiol 98(4):1154–1162

Prior SJ, Blumenthal JB, Katzel LI, Goldberg AP, Ryan AS (2014) Increased skeletal muscle capillarization after aerobic exercise training and weight loss improves insulin sensitivity in adults with IGT. Diabetes Care 37(5):1469–1475. ▶ https://doi.org/10.2337/dc13-2358 (Epub 4 Mar 2014)

Qi N, Cui Y, Liu JC, Yu M, Teng GJ (2017) Follow-up of resting-state brain function with magnetic resonance imaging in patients with type 2 diabetes mellitus. (Article in Chinese; Abstract available in Chinese from the publisher) Zhonghua Yi Xue Za Zhi 97(39):3057–3061. ▶ https://doi.org/10.3760/cma.j.issn.0376-2491.2017.39.004

Ratel S, Blazevich AJ (2017) Are prepubertal children metabolically comparable to well-trained adult endurance athletes? Sports Med 47(8):1477–1485. ▶ https://doi.org/10.1007/s40279-016-0671-1

Reeves ND, Najafi B, Crews RT, Bowling FL (2013) Aging and type 2 diabetes: consequences for motor control, musculoskeletal function, and whole-body movement. J Aging Res 2013:508756

Sofi F, Valecchi D, Bacci D, Abbate R, Gensini GF, Casini A, Macchi C (2011) Physical activity and risk of cognitive decline: a meta-analysis of prospective studies. J Intern Med 269(1):107–117. ▶ https://doi.org/10.1111/j.1365-2796.2010.02281x (Epub 10 Sep 2010)

Syrenicz A, Garanty-Bogacka B, Syrenicz M, Gebala A, Walczak M (2006a) Low-grade systemic inflammation and the risk of type 2 diabetes in obese children and adolescents. Neuro Endocrinol Lett 27(4):453–458

Syrenicz A, Garanty-Bogacka B, Syrenicz M, Gebala A, Dawid G, Walczak M (2006b) Relation of low-grade inflammation and endothelial activation to blood pressure in obese children and adolescents. Neuro Endocrinol Lett 27(4):459–464

Tuttle LJ, Sinacore DR, Cade WT, Mueller MJ (2011) Lower physical activity is associated with higher intermuscular adipose tissue in people with type 2 diabetes and peripheral neuropathy. Phys Ther 91:923–930

Valdivieso P, Franchi MV, Gerber C, Flück M (2018) Does a better perfusion of deconditioned muscle tissue release chronic low back pain? Front Med (Lausanne) 5:77. ▶ https://doi.org/10.3389/fmed.2018.00077 (eCollection 2018)

Wrobel JS, Najafi B (2010) Diabetic foot biomechanics and gait dysfunction. J Diabetes Sci Technol 4:833–845

Yoshimura Y, Wakabayashi H, Bise T, Tanoue M (2018) Prevalence of sarcopenia and its association with activities of daily living and dysphagia in convalescent rehabilitation ward inpatients. Clin Nutr 37(6 Pt A):2022–2028. ▶ https://doi.org/10.1016/j.clnu.2017.09.009 (Epub 23 Sep 2017)

Schmerz als Leistung des Gehirns – Komponenten des Schmerzes

7.1 Schmerzen – Schutzfunktion oder eigenständige Erkrankung? – 167

7.2 Multidimensionale Komponenten von Schmerz – 168

7.3 Neuromatrix und Neurosignatur – 170

7.4 Schmerz und kognitive Leistungen – 170

7.5 Die „pain matrix" – 171

7.6 Periaquäduktales Grau (PAG) – 172

7.7 Das Gehirn bei chronischen Schmerzen – 173
7.7.1 Chronischer Schmerz als eigenständige Erkrankung des Gehirns – 173
7.7.2 Chronisch degenerative Erkrankungen des myoskelettalen Systems – 174
7.7.3 Gehirn – Schmerz: Temporomandibuläre Störungen (TMD) – 175
7.7.4 Gehirn – Schmerz: Fibromyalgiesyndrom – 175
7.7.5 Gehirn – Schmerz: Chronisches regionales Schmerzsyndrom – 176
7.7.6 Gehirn – Schmerz: Viszerale Erkrankungen – 177
7.7.7 Gehirn – Kopfschmerzen – 177
7.7.8 Gehirn – Schmerz: Schädel-Hirn-Traumen – 178
7.7.9 Gehirn – Schmerz: Phantomschmerz – 179
7.7.10 Gehirn – Schmerz: Neurodegeneration – 180
7.7.11 Gehirn – Schmerz: Metabolisches Syndrom – 180

© Springer-Verlag GmbH Deutschland, ein Teil von Springer Nature 2020
W. Laube, *Sensomotorik und Schmerz*, https://doi.org/10.1007/978-3-662-60512-7_7

7.7.12	Gehirn, peripheres Nervensystem und Schmerz: Diabetes mellitus Typ II – 181
7.8	**Gehirn und Alter – 186**
7.8.1	Gehen – 186
7.8.2	Gehirn und Alter: Kardiovaskuläre und metabolische Erkrankungen – 188
7.8.3	Gehirn und Alter: Schmerzempfindung – 189
	Literatur – 190

Das Schmerzsystem erkennt potenzielle und erfolgte Schäden und fungiert immer im Kontext mit der aktuellen Situation. Am Schmerz sind nahezu alle Hirnstrukturen, die „pain matrix", beteiligt, in der alle sensomotorischen Strukturen vertreten sind. Es gibt kein Schmerzzentrum, sondern die sensorisch-diskriminative, psychomotorische, affektiv-emotional, bewertend-kognitive und neurovegetative Komponente.

Chronische Schmerzen veranlassen Maladaptationen der „pain matrix" und generieren so eine Gehirnerkrankung, in die die höchsten Gehirnleistungen einbezogen sind. Veränderungen der „pain matrix" und ihrer Funktion sind bei vielen Erkrankungen und auch nach Verletzungen bekannt.

Der Diabetes schädigt ausgeprägt auch die zerebralen Strukturen und Funktionen mit Konsequenzen für die Sensomotorik, die Kognition und den Schmerz. Die Auswirkungen des Alters auf die Schmerzverarbeitung sind bisher ungenügend aufgeklärt. Befunde weisen auf eine verringerte Modulation des Schmerzes hin.

7.1 Schmerzen – Schutzfunktion oder eigenständige Erkrankung?

Das Schmerzsystem ist primär lebenswichtig, denn es sorgt für das Erkennen von potenziell gewebeschädigenden Gewebebedingungen bzw. Strukturveränderungen, oder es meldet eingetretene Schädigungen (IASP 1979). Unter gesunden Funktionsbedingungen fungiert es immer im Kontext mit der aktuellen Handlungssituation. Das bedeutet, der präfrontale Cortex (PFC) ordnet potenzielle oder eingetretene Schäden in Abhängigkeit von ihrem Umfang, der Intensität und dem Schädigungsort implizit der aktuellen Situation unter (PFC: ist eine Bagatelle) oder in diese ein (PFC: ist gravierend). Sie schränken situativ entweder die laufende Handlung nicht bzw. nur unbedeutend ein, oder es kann auch die Entscheidung getroffen werden, dass trotz intensiver Schmerzen die sensomotorische Handlung durch z. B. einen Sportler zu ende führen wird. Ist der Schmerz überaus bedeutend und funktionell einschränkend, fällt die Entscheidung, die Handlung ganz auf die Einschränkung oder die Vermeidung der potenziellen Gefahr bzw. auf die Minimierung der Schädigung auszurichten. Somit prägen Schmerzinformationen das Verhaltensmuster immer in Relation zu ihrer impliziten Bewertung, und das Individuum agiert zunächst spontan und intuitiv und bei gravierenden Störungen dann auch unmittelbar folgend kognitiv. Das aktuell Lebenswichtige bzw. die Bewertung im Kontext der Situation steht im Vordergrund. Hierfür ist das Schmerzsystem hochgradig redundant organisiert. Die Informationen werden verteilt in verschiedenen parallelen Kanälen verarbeitet („distributed processing"; Wang et al. 2003; Chapman 2005).

> Das Schmerzsystem lernt, indem es in Form von situationsabhängigen strukturellen Verknüpfungen der beteiligten neuronalen Netzwerke das Ereignis, die vorhanden gewesenen Umgebungsbedingungen und die sensomotorischen, neurovegetativen, affektiven und emotionalen Reaktionen miteinander in Beziehung setzt.
> Daraus resultiert Gedächtnis, also die Erfahrung über die Bedeutung und den Gefährdungsgrad der schmerzauslösenden Situation für den Organismus.

So löst bei einem Schmerzpatienten mit einer instabilen Angina pectoris (Lenz et al. 1994) bzw. mit panischen Schmerzattacken (Lenz et al. 1995) die Stimulation von Neuronen des Ncl. ventrocaudalis des Thalamus („thalamic principal somatosensory nucleus"; Vc) die klinischen Empfindungen der Angina bzw. die Thoraxschmerzen inklusive der intensiven affektiven Reaktionen aus. Die stimulationsbedingten Schmerzen wurden aber nur bei jenen Patienten mit den affektiven Reaktionen verbunden, welche vorher diese Symptome auch erlebt und damit ein adäquates neuronales Netzwerk ausgebildet hatten. Diese Ergebnisse stimmen mit denen infolge stimulationsbedingter Aktivierung limbischer Strukturen überein, die über den Cortex mit dem Ncl. ventrocaudalis verknüpft sind und durch vorausgehende Erfahrungen an der affektiven Schmerzkomponente beteiligt sind (Lenz et al. 1995).

> Es entstehen situations- bzw. symptombedingt neuronale Verknüpfungen als strukturelle Basis der klinischen Symptomatik und der verschiedenen Schmerzkomponenten. Folglich ergibt sich daraus einerseits die Möglichkeit, ähnlichen Situationen auszuweichen oder grundsätzliche Verhaltenskonsequenzen zu generieren. Andererseits beeinflussen chronische Schmerzen letztendlich sogar auch solche kortikalen Netzwerke, welche primär mit dem Schmerz nicht verknüpft sind oder diesen generieren (Apkarian et al. 2004; Acerra und Mosley 2005). Chronischer Schmerz bedeutet Umstrukturierung des Gehirns, indem sich die Verknüpfungen zwischen den kortikalen Netzwerken verändert haben (zentrale Sensibilisierung).

Betroffen ist u. a. auch das „default mode network" (DMN; Ruhezustandsnetzwerk; Raichle et al. 2001). Es bildet sich aus synchron aktiven kortikalen Bereichen, welche in Ruhe miteinander konstant vernetzt sind. Es vermindert seine Aktivität während der Beanspruchung. Zum Netzwerk zählen der mediale präfrontale Cortex, der Praecuneus, Teile des Gyrus cinguli, der Lobulus parietalis superior und der Hippocampus. Bei chronischen LBP-Patienten liegt gegenüber gesunden Personen eine reduzierte Deaktivierung einiger Anteile des DMN infolge visueller Aufmerksamkeitsaufgaben vor, obwohl beide Gruppen die Aufgabe gleich gut ausführen. Daraus wird zum einen eine ausgedehnte Auswirkung der chronischen Schmerzen auf die Gehirnfunktionen überhaupt und zum zweiten eine Mitursache für kognitive und Verhaltensbeeinträchtigungen bei chronischen Schmerzpatienten geschlussfolgert (Baliki et al. 2008).

7.2 Multidimensionale Komponenten von Schmerz

Der Schmerz ist ein „unangenehmes Sinnes- und Gefühlserlebnis, das mit aktueller oder potenzieller Gewebeschädigung …" (IASP 1979) einhergeht. Diese seit langer Zeit bestehende Definition belegt schon eindeutig, dass Schmerz von den neurophysiologischen Prozessen der Kognition, des bewussten Erkennens, Bewertens und Erlebens bestimmt wird. Daraus ergibt sich zwingend eine Beteiligung der höchsten Ebenen des Gehirns an der Schmerzentstehung und Schmerzunterhaltung. Darin eingebunden muss auch das Cortexgebiet sein, welches für Einschätzungen, Entscheidungen und Handlungen steht und die oberste Instanz der Sensomotorik (primärer, prämotorischer Cortex einschließlich frontales Augenfeld, supplementär motorischer frontaler Cortex – gemeinsam mit dem somatosensorischen Cortex) und des Verhaltens (präfrontaler Cortex: situationsgerechte Handlungsplanungen, -regulationen, Antizipation, Problemlösungen, Arbeitsgedächtnis) ist. Der präfrontale Cortex wird deshalb auch als „Vorstandsvorsitzender" („supervisory attentional system") bezeichnet.

> 1. Schmerzen basieren nicht zwingend nur auf bereits eingetretenen Schädigungen, sondern auch oder sogar häufiger auf geweblichen, biochemischen und neurogenen peripheren und zentralen funktionellen „Borderline"-Bedingungen oder Funktionen. Schmerzen charakterisieren unter gesunden Bedingungen den Weg von der physiologischen zur pathophysiologischen Bedingung oder Funktion.
> 2. Geht die pathophysiologische Funktion systematisch in morphologische Schädigungen über und werden diese konsolidiert, wie es langfristig bei den chronisch

degenerativen Erkrankungen („diseasome of physical inactivity") der Fall ist, dann kann das mit einem chronischen Schmerz vergesellschaftet sein. In der Weiterentwicklung resultiert bei einem bestimmten Prozentsatz der Personen eine selbstständige Schmerzerkrankung. Im Rahmen dieser Entwicklung ist der Schmerz dann kein Warnsignal mehr, wie es beim akuten Schmerz infolge einer Verletzung der Fall ist.

Daraus ergibt sich, dass der chronische Schmerz primär auf einer Funktions- und nachfolgenden Strukturstörung beruht. Die resultierenden nozizeptiven Afferenzen verändern in enger integraler Kombination mit den neurophysiologisch determinierten Persönlichkeitseigenschaften und den neuropsychologisch zu verarbeitenden Lebensumständen das plastische Gehirn fortschreitend strukturell und funktionell. Die Dysfunktion mit geänderter struktureller Konnektivität und die resultierenden abweichenden Interaktionen zwischen den neuronalen Netzwerken äußern sich klinisch als chronischer Schmerz. Insgesamt wird daraus sichtbar, dass Schmerz die folgenden Komponenten hat bzw. haben kann:
— sensorisch-diskriminative Komponente,
— psychomotorische Komponente,
— affektiv-emotionale Komponente,
— bewertende-kognitive Komponente,
— neurovegetative Komponente.

In den Schmerzen sind somit somatosensorisch vermittelte neuronale Leistungen für die Intensität, Qualität und Lokalisation, negative emotionale und aversive Empfindungen und sich daraus ergebende Veränderungen des Lebensstils integriert. Das Verhalten ist das Ergebnis einer erlernten Kombination aus konkreten Lebensaktivitäten und durch sie provozierten Schmerzen.

> Schmerz ist das neurophysiologische Ergebnis sensorischer und neurovegetativer Prozesse sowie auch von solchen, die zu kognitiven Verarbeitungsleistungen und emotionalen und affektiven Reaktionen führen. Es sind sowohl physiologische als auch neuropsychologische Komponenten der höchsten bewusstwerdenden Verarbeitungsebenen wie der Aufmerksamkeit, Angst, Ergebnisvorwegnahme und Empathie integriert bzw. sogar wesentlich. Es spielen Lernprozesse im Kontext aktueller Situationen eine wesentliche Rolle. Nach Loeser (1980) sind es die Nozizeption („nociceptive"), die sensorisch-diskriminative („sensory-discriminatory"), die motivationell-affektive („motivo-affective") Komponente und die kognitive Verhaltenskomponente („cognitive-behavioral"). Diese müssen durch eine neurovegetative Komponente ergänzt werden, denn intensive Schmerzen führen zum Anstieg des Blutdrucks und der Herzschlagfrequenz und können mit verstärkter Schweißproduktion einhergehen. Im Weiteren wird die Schmerzwahrnehmung durch die soziokulturellen Bedingungen, Erfahrungen und Lernprozesse und somit von einem konditionierten oder auch dekonditionierten Verhalten und von Erwartungen geprägt. In diesem Zusammenhang ist gut bekannt, dass aus physiologischen bzw. pathophysiologischen Aspekten einerseits das offensichtliche Vorhandensein von nozizeptiven Afferenzen nicht zwingend eine Schmerzempfindung auslöst, andererseits ihr Fehlen beim Phantomschmerz dennoch mit teils intensiven Schmerzen verbunden sein kann, und dass Schmerz auch einen kulturellen Hintergrund hat.

7.3 Neuromatrix und Neurosignatur

Melzack (2001) beschreibt die Schmerzempfindung im Rahmen einer „Neuromatrixtheorie". Er fasst zusammen, dass es sich um eine multidimensionale Erfahrung handelt, die durch typische neuronale Muster, die er als „Neurosignatur" bezeichnet, erzeugt werden. Die Neurosignatur wird nicht durch ein einzeln benennbares Neuronennetzwerk verantwortet und ist somit nicht primär schmerzspezifisch, aber immer am Schmerz beteiligt. Sie ist das Aktivitätsmuster weit verbreitet tätiger und funktionell variabel integrierter Netzwerke des nichtbewussten und bewussten Bereiches. Melzack kennzeichnet diese neuronalen Aktivitätsmuster als „körpereigene Neuromatrix". Ihre „Neurosignatur" basiert grundlegend auf der neuronalen Vernetzungsstruktur auf genetischer Grundlage. Sie wird aber auf der Basis der Neuroplastizität durch systematische oder häufig wiederkehrende synaptische Eingänge und durch kognitiv relevante neurophysiologische Funktionsanforderungen für das Bewältigen von Situationen und Ereignissen und ihren Wechselbeziehungen geprägt. Somit bestehen auch enge Beziehungen zu den Netzwerken der Stressbewältigung. Unter gesunden Verhältnissen steht die Neuromatrix für die Homöostase. So ist die Neuromatrix im Sinn der primären Definition auch nicht nur für die Schmerzempfindung verantwortlich, sondern vielmehr ein neuronales Aktivitätsmuster („body-self neuromatrix"), das ein Ganzkörper- und Selbstgefühl, also die Körperwahrnehmung, erzeugt (Melzack 2005).

> Schmerzen werden vom „gesamten Gehirn" vertreten! Chronische Schmerzen sind dann eine Erkrankung des Gehirns auf der Basis pathophysiologisch verarbeiteter nozizeptiver Informationen in Kombination mit den höchsten Gehirnleistungen.

7.4 Schmerz und kognitive Leistungen

Die kognitive Schmerzkomponente drückt Dysfunktionen der entsprechenden neuronalen Netzwerke selbst sowie der Interaktionen zwischen ihnen aus. So ist es inzwischen allgemein anerkannt, dass die Schmerzempfindung unter Einbeziehung der kortikalen Bereiche des Bewusstwerdens und des bewussten Handelns zustandekommt (Treede et al. 1999). Die folgenden kortikalen Strukturen sind eingebunden: präfrontaler Cortex (PFC), SI und SII, MI, parietales Operculum (Hirnareale des Frontal-, Parietal-, Temporallappens; bedecken die Insel), Inselcortex und anteriorer Gyrus cinguli (limbisches System).

Der dorsale PFC ist in das Schmerzgeschehen besonders einbezogen. Ihm wird eine Schlüsselstellung bei den Schmerzerfahrungen, bei deren Modulation und ihren Wechselbeziehungen zugeschrieben (Seminowicz und Moayedi 2017).

Der orbitomediale und der dorsomediale präfrontale Cortex, der anteriore und posteriore Gyrus cinguli und der Precuneus (Cortex zwischen Okzipetallappen und Lobulus paracentralis) sind entscheidende Strukturen für mehrere Funktionen. Erstens sind sie die Generatoren des eigenen Körpermodells. Zweitens arbeiten sie zugleich als Zentrale für das DMN (wird in Ruhe ohne Anforderungen aktiv; ermöglicht reizunabhängiges Denken) als auch für das „salience network" (Reize werden herausgehoben und deshalb dem Bewusstsein zugänglicher). Drittens sind sie in großen Teilen identisch mit der „pain matrix". Daraus ergeben sich logisch Zusammenhänge zwischen der Schmerzempfindung und der körperlichen Selbstwahrnehmung und -repräsentation. Somit vertreten diese Hirnregionen auch die kognitive Komponente des Schmerzes.

Die Schmerzmatrix schließt also auf der höchsten Ebene solche kortikalen Strukturen ein, die sensorische und affektive Informationen verarbeiten. Als letzte Instanz der unbewussten Ebenen ist der Thalamus eine Schlüsselstruktur. Er ist für alle somatosensorischen Afferenzen das Tor zum Cortex, und er ist in die Verarbeitung von Informationen aus verschiedenen kortikalen Regionen im Rahmen der Basalganglienschleifen eingebunden. Diese Informationen sind sowohl für motorische wie auch für kognitive Leistungen relevant (vgl. ▶ Kap. 2). Die Aktivität des MI moduliert die funktionellen Verknüpfungen der sensorischen Netzwerke und die Informationen dieser Netzwerke bestimmen wiederum das motorische Handlungsprogramm. Der dorsolaterale präfrontale Cortex koordiniert die sensorischen und affektiven Netzwerke. Er scheint damit auch eine Rolle bei der Schmerzmodulation im Sinne der Schmerztoleranz zu spielen (Sankarasubramanian et al. 2017).

7.5 Die „pain matrix"

Die Möglichkeit, mittels PET oder fMRT die neuronalen Aktivierungen auf schmerzhafte Stimuli sichtbar zu machen, war revolutionierend. So konnte dargestellt werden, dass umfangreiche Cortexareale wie der frontale Cortex, der SI und SII, das parietale Operculum, der Gyrus cinguli, der Inselcortex, die Amygdala, der Thalamus und die Brücke (Peyron et al. 2000; Apkarian et al. 2005) auf Schmerzreize reagieren. Deshalb wurden diese Strukturen dann auch als „pain matrix" (Ingvar 1999; Brooks und Tracey 2005; Boly et al. 2008) bezeichnet. Thalamus und Brücke verarbeiten und verteilen Afferenzen auf verschiedene höhere Ebenen. Sensorisch-diskriminativ fungieren der SI, SII und der inferiore parietale Lappen. Die letztgenannte Struktur steht hierbei wahrscheinlich auch für die räumliche Empfindung und Aufmerksamkeit (Seifert et al. 2010). Affektive Leistungen erbringen der anteriore cinguläre und der Inselcortex. Die Insel ist zugleich an der Empfindung der Schmerzintensität beteiligt (Apkarian et al. 2005; Neugebauer et al. 2009) und ist funktionell somit ein sensorisch-diskriminativer „Agonist" des SI und SII. Die Amygdala hat einen Anteil an negativen Emotionen auf nozizeptive Afferenzen und verknüpft die ablehnende Haltung mit der Umgebungssituation. Diese Aufgabe kann sie ausführen, weil sie nozizeptive Informationen über den Weg von spinal über den Ncl. parabrachialis zur Amygdala und polymodale somatosensorische Informationen aus kortikalen und thalamischen Quellen erhält. Als Modulatoren der „pain matrix" sind der dorsolaterale präfrontale Cortex und weitere Regionen des Frontalcortex (Apkarian et al. 2005; Tracey 2005) sowie auch der Motorcortex aktiv.

Aus dem Hinterhorn gelangen die sensorischen Afferenzen über den Tr. spinothalamicus zu verschiedenen Kernen des Thalamus, die dann mit differenten Cortices kommunizieren. Nach ihrer Verschaltung und zugleich Verarbeitung werden sie über die thalamokortikalen Projektionen an die somatosensorischen Cortices weitergeleitet. Sie realisieren die sensorisch-diskriminative Schmerzempfindung, indem der Schmerzort oder -bereich, die -qualität und das zeitliche Auftreten der Empfindungen verbal ausdrückbar werden können. Des Weiteren projizieren die Thalamuskerne zum anterioren Gyrus cinguli. Aus dieser Verbindung ergeben sich die affektive oder auch die kognitiv-evaluative Schmerzempfindung. Ebenso wird der Inselcortex informiert. Er vermittelt sowohl nicht schmerzhafte als auch schmerzhafte thermische Empfindungen, aber auch affektive Reaktionen wie Erregtheit und psychische Angespanntheit.

Bei der Aktivierung schmerzrelevanter Gehirnregionen kann anhand von MRT-gestützten Daten eine Rangordnung gefunden werden. Während der Phase der Antizipation von aufeinanderfolgenden voraussichtlich schmerzhaften oder nicht schmerzhaften Ereignissen haben offensichtlich das periaquäduktale Grau und der orbitofrontale Cortex eine Funktion für deren Diskriminierung. Während schmerzhafter Stimulationen erbringen der primäre somatosensorische, der anteriore Insel-, der dorso- und ventrolaterale präfrontale sowie der präfrontale Cortex Leistungen für die Schmerzdiskrimination. Die „genaueste" Schmerzwahrnehmung resultiert aber erst aus der komplexen Aktivität der Strukturen, die als „pain matrix" bezeichnet werden (Brodersen et al. 2012).

7.6 Periaquäduktales Grau (PAG)

Das PAG ist vielfältigst vernetzt. Es erhält Inputs von den Strukturen der „pain matrix" wie dem präfrontalen (Entscheidungsebene) und Inselcortex (Empathie, emotionale Bewertung von Schmerzen, auditives sprachvermitteltes Denken, Anteil am Gleichgewichtssinn) und der Amygdala (limbisches System: Emotionen). Seinerseits bestehen Verbindungen zu Thalamus, Hypothalamus, Hirnstamm und den Rückenmarksegmenten. Mantyh (1983) stellte diese vielfältigen Verknüpfungen des PAG dar. Er konnte Projektionen zu mehreren Kernen des Thalamus und Hypothalamus, zur Zona incerta, die ihrerseits mit dem Cortex, dem Zwischenhirn, den Basalganglien, dem Hirnstamm und dem Rückenmark kommuniziert, und zur Formatio reticularis des Hirnstamms im Bereich des Mittelhirns aufzeigen.

Die Projektionen zum Thalamus beteiligen sich am sensorischen Eingang, und diejenigen zum Hypothalamus lassen die Interaktionen zu den neurovegetativen und neurohumoralen Regulationen entstehen. Über die Formatio reticularis werden Wechselbeziehungen zu den dortigen Neuronennetzen des Herz-Kreislauf- und Atemzentrums, des aufsteigenden retikulären Aktivierungssystems und zu denen der sensomotorischen Leistungen des extrapyramidalen Systems (posturale Regulationen) hergestellt. Die Emotionen werden aufgrund der Bahn zum Ncl. accumbens beeinflusst.

> Das PAG erhält von kortikal abgestimmt und geregelt die somatosensorischen Eingänge. Unter physiologischen Funktionsbedingungen übernimmt es damit situations- bzw. aktivitätsgerecht die deszendierende Kontrolle des Eingangs nozizeptiver Afferenzen im Rückenmark und entscheidet über das Vorhandensein oder die Ausprägung von Schmerzen.

Die endogene Analgesie ist eine wesentliche Funktion (Behbehani 1995). Es kann aber auch zum Hervorheben von Schmerzinformationen kommen (saliente Funktion). Ebenso spielt das PAG eine Rolle beim Entstehen von Gefühlen wie Besorgnis, Beunruhigung, Angst und einem aversiven Verhalten, wie MRT-Untersuchungen belegen (Linnman et al. 2012). Es liefert Leistungen für überlebenswichtige Funktionen wie Bewältigungsstrategien mit aktivem und passivem Abwehrverhalten, aber auch für Risikoeinschätzungen. Neuerdings konnte belegt werden, dass das PAG auch Mitverantwortung am konsumierenden Verhalten wie der Nahrungsaufnahme und an in diesem Rahmen vorhandenen belohnungsbedingten Verhaltenskomponenten hat. Des Weiteren gibt es Hinweise einer Beteiligung an Emotionen und Motivationen (Motta et al. 2017; Tryon und Mizumori 2018). Für die notwendigen Entscheidungen zur Bewältigung von bedrohlichen Ereignissen ist das PAG mit präfrontalen, hippokampalen, amygdalären und mesenzephalen Neuronennetzwerken verbunden. Hierbei sind die entscheidungsrelevanten Strukturen wie der dorsomediale präfrontale Cortex für die kontextabhängige Angstdiskrimination (Rozeske et al. 2018) und die Amygdala (Temporallappen, Teil des limbischen Systems) einbezogen. Die Amygdala steht für die emotionale Bewertung, das Wiedererkennen und kann somit Situationen u. a. als gefährlich analysieren (Janak et al. 2015). Für die Verarbeitung von Informationen, die Belohnungen anzeigen, steht u. a. das Mittelhirn mit der Area tegmentalis ventralis (VTA, Ntamati et al. 2018). Die Verbindungen zwischen PAG und VTA als Teil des mesolimbischen Systems (Projektionen zu limbischen Strukturen wie dem Ncl. accumbens und der Amygdala) kombinieren die Reaktionen auf Bedrohung und Schmerz mit einer Abneigung und mit Emotionen im Rahmen endogener Belohnungen.

Differente Anteile des PAG projizieren zu verschiedenen Kernen des Ncl. parabrachiales der Brücke (Krout et al. 1998). Ein Kern ist u. a. eine nozizeptive Schaltstation für spinale Afferenzen aus dem Rückenmark (Lamina I, V, VIII), und er kommuniziert dann aufsteigend mit Hypothalamusbereichen für zielgerichtete Basisverhaltensweisen und mit der Amygdala. Auf Schmerzreize besteht in der synaptischen Verknüpfung zur Amygdala eine ausgeprägte Neuroplastizität. So verursachen kurze schmerzhafte Stimulationen ohne Schädigungen lang andauernde synaptische Veränderungen, vergleichbar einer Langzeitpotenzierung. Der Eingang späterer Schmerzreize wird dadurch gefördert und kann ein verstärktes Vermeidungsverhalten bewirken (Kissiwaa et al. 2018).

Für grundlegende Verhaltenskomponenten projiziert das PAG zum Hypothalamus und dem Ncl. parabrachialis (Arousal, Blutzuckerkontrolle, Thermoregulation) in der Brücke (Krout et al. 1998). Mit der erregenden Projektion des lateralen Hypothalamus zum PAG kann auch dessen analgetische Wirkung erklärt werden (Behbehani et al. 1988). Auch hyper- oder hypotensive und chronotrope kardiovaskuläre Regulation laufen unter Mitwirkung des PAG ab.

> Aus den vielfältigen Vernetzungen des PAG resultiert, dass es als viszeraler, nozizeptiver, neurovegetativer, neurohumeraler und kognitiver Integrator fungiert.

7.7 Das Gehirn bei chronischen Schmerzen

Der dorsolaterale PFC ist eine heterogene Schlüsselregion für kognitive und affektive Leistungen, und er erhält dafür vorverarbeitete sensorische Informationen. Chronische Schmerzen gehen in dieser „führenden Hirnstruktur" mit einer intensiveren Aktivität, aber auch mit strukturellen Veränderungen einher.

Mit der unabdingbaren Beteiligung der höchsten bewussten Ebene am Schmerzgeschehen wird zugleich deutlich, dass der chronische Schmerz stets mit veränderten Funktionen, funktionellen Verknüpfungen und Interaktionen in und zwischen allen relevanten Hirnregionen einhergehen muss. Die funktionellen Veränderungen münden zeitabhängig in plastischen Veränderungen der grauen wie der weißen Substanz. So belegen viele MRT-Untersuchungen Reduzierungen des Volumens der grauen Substanz im PFC, in den Basalganglien, den Cortices des limbischen Systems, im Thalamus und im Hirnstamm (Davis und Moayedi 2013). Auch ist teilweise ein größeres Volumen der grauen Substanz in bestimmten Arealen festgestellt worden. Die Veränderungen der Volumina werden verschiedenen Ursachen zugeordnet. Es ist noch nicht ausreichend geklärt, ob diese Folgen einer numerischen oder „nur" einer zellulären Atrophie des Nervengewebes zuzuordnen sind, das Ergebnis des Vernetzungsverlustes oder einer Gewebeschädigung mit Strukturverlusten darstellen oder ob es sich um Veränderungen des Flüssigkeitsgehalts oder des Blutvolumens handelt.

7.7.1 Chronischer Schmerz als eigenständige Erkrankung des Gehirns

Schmerzen können einer bestimmten neuronalen „Aktivitätsmatrix" der Netzwerke zugeschrieben werden. Auf der Basis der intrinsischen dynamischen spontanen Interaktionen zwischen den neuronalen Netzwerken des Gehirns und der gleichartigen Fluktuationen der Aufmerksamkeit und der Variabilität des Schmerzempfindens führten Kucyi und Davis (2015) das Konzept des **„dynamic pain connectome"** ein. Da selbst verschiedene Schmerzen zu ähnlichen strukturellen und funktionellen Veränderungen im Gehirn führen, sehen Tracey und Bushnell (2009) damit auch die Zeit reif, den chronischen Schmerz als eigenständige Erkrankung des ZNS anzusehen.

> Chronische Schmerzinformationen veranlassen Maladaptationen des Gehirns. Sie sind die Grundlage der subjektiven Schmerzempfindung und eines geänderten bzw. gestörten Verhaltens und lassen eine eigenständige ZNS-Erkrankung entstehen.

Ergebnisse über Veränderungen der „pain matrix"-Struktur und -Funktion liegen bei verschiedenen Erkrankungen und auch nach Verletzungen vor. Diese betreffen Personen mit Coxarthrose (Rodriguez-Raecke et al. 2009), chronischen temporomandibulären Schmerzen (Moayedi et al. 2011), Fibromyalgie (Hsu et al. 2009; Sawaddiruk et al. 2017; Pamfil und Choy 2018), CRPS (Strauss et al. 2015; Büntjen et al. 2017), Kopfschmerzen und Migräne (Chong et al. 2017), nach traumatischen Hirnschädigungen (Leung et al. 2016; Borsook 2012; Defrin 2014), nach Verletzungen mit Verlusten von Gliedmaßen und Phantomschmerz (Foell et al. 2014; Kuffler 2018), bei Neurodegenerationen (Borsook 2012), bei viszeralen Schmerzen (Bouwense et al. 2013), beim metabolischen Syndrom (Bora et al. 2018) und beim Diabetes mellitus (Araki et al. 1994; Kooistra et al. 2013).

Der chronische Schmerz ist ein Ergebnis von Funktions- und Strukturstörungen der „pain matrix".

7.7.2 Chronisch degenerative Erkrankungen des myoskelettalen Systems

Im Endstadium einer Gonarthrose finden sich im MRT regionsspezifisch verminderte Volumina der grauen Substanz und beeinträchtigte neuronale Faserverbindungen (fraktionelle Anisotropie) in den schmerzrelevanten Hirnstrukturen. Sechs Monate nach der Totalendoprothese verbessert sich die Integrität der weißen Substanz wieder. Die Ergebnisse der quantitativen Schmerztestung können präoperativ als beeinträchtigte Schmerzhemmung interpretiert werden, was sich postoperativ auch zurückbilden kann. Eine Beziehung zwischen den MRT-Befunden und sensorischen Tests kann nicht gefunden werden bzw. ist nur minimal ausgeprägt (Lewis et al. 2018). Bei Patienten mit Gonarthrose ist die Volumenminderung der grauen Substanz gegenüber Gleichaltrigen etwa zweifach größer. Dies betrifft bilateral den orbitalen frontalen Cortex, den PFC sowie den Gyrus prae- und postcentralis. Auch klinische Testergebnisse zur Einschätzung der Depression, der Angst und der kognitiven Leistungen gehen damit parallel und entsprechen den betroffenen Hirnregionen (Liao et al. 2018).

Im Endstadium einer primären Coxarthrose finden sich bei 32 Patienten in vielen Anteilen der „pain matrix" Minderungen der grauen Substanz (anteriorer cingulärer cortex (ACC), rechter Inselcortex, Operculum, dorsolateraler PFC, Amygdala, Hirnstamm). 10 der 32 Patienten wurden 6 Wochen und 4 Monate nach der Totalendoprothese bei Schmerzfreiheit nachuntersucht. In den MRTs konnte erneut eine Zunahme der grauen Substanz gefunden werden. Mit dieser Reversibilität sind die strukturellen Veränderungen nicht einer Strukturzerstörung zuzuschreiben, sondern schmerzbedingten plastischen Vorgängen (Rodriguez-Raecke et al. 2009).

Die schmerzbedingten Konsequenzen für die kortikale Erregbarkeit (TMS) scheinen aber bei den verschiedenen Schmerzsyndromen z. B. des Kniegelenkes nicht einheitlich zu sein. So ist kortikale Erregbarkeit bei Patienten mit einer klar definierbaren Patellarsehnenenthesopathie höher als bei Patienten mit generellen, nicht lokalisierbaren Schmerzen um die Patella und bei gesunden Personen. Der nicht lokalisierbare Schmerz wiederum provoziert keine Veränderungen gegenüber Gesunden (Rio et al. 2016).

7.7.3 Gehirn – Schmerz: Temporomandibuläre Störungen (TMD)

Patienten mit chronischen temporomandibulären Schmerzen (Moayedi et al. 2011) weisen eine Verdickung des SI, des frontalen Polbereichs des PFC und des ventrolateralen PFC auf. Dies ist mit den Schmerzen und einer kognitiven Schwerfälligkeit vereinbar. Feststellbar sind weiterhin eine positive Beziehung zwischen der grauen Substanz des Thalamus und der Dauer der Schmerzen, eine negative Beziehung zwischen der Dicke des MI und des anterioren und medialen Gyrus cinguli zur Schmerzintensität und des orbitofrontalen Cortex zu den schmerzbedingten Unannehmlichkeiten. Die Autoren konnten aber auch eine Prädisposition bei den TMD-Patienten bei vorligendem Neurotizismus, charakterisiert durch emotionaler Labilität, Gehemmt- und Schüchternheit, aufzeigen. Im Gegensatz zur negativen Beziehung bei den gesunden Personen war bei den Patienten eine abnorme positive Beziehung zwischen dem Neurotizismus und der Dicke des orbitofrontalen Cortex festzustellen.

7.7.4 Gehirn – Schmerz: Fibromyalgiesyndrom

Die Ursachen der Schmerzen bei der Fibromyalgie sind bei Weitem noch nicht aufgeklärt. Es spielen viele Mechanismen eine Rolle.

> Bei der Fibromyalgie liegt eine **periphere Sensibilisierung** mit Veränderungen an den Sensoren wichtiger nozizeptiver Systeme in der Haut und Muskulatur („vanilloid receptor", „purino-receptor", „acid-sensing ion channel receptor") vor, die u. a. durch Entzündungsmediatoren und den NGF vermittelt wird. Dazu kommt eine **zentrale Sensibilisierung** mit pathologischem Wind-up-Mechanismus, mit einer veränderten absteigenden Schmerzhemmung, abweichender Schmerzmodulation und Verarbeitung des nozizeptiven Inputs mit Folgen für die verschiedenen Komponenten des Schmerzes (Sawaddiruk et al. 2017). Die morphologischen Strukturabweichungen betreffen die weiße wie die graue Substanz.

Der ACC ist wesentlich an der Schmerzmodulation beteiligt und bei Fibromyalgiepatienten gegenüber gesunden Personen eine sehr auffällige Hirnstruktur mit sowohl funktionellen und strukturellen Veränderungen. Hier wurden eine reduzierte kortikale Dicke, verminderte Volumina und geringere funktionelle regionale Kohärenzen gefunden. Diese morphologischen Zeichen sind mit der Dauer der Schmerzerkrankung ausgeprägter (Jensen et al. 2013). Gegenüber Gesunden ist die graue Substanz im anterioren Inselcortex gemindert, aber nur wenn gleichzeitig eine affektive Störung vorliegt. Die Patienten ohne affektive Störung unterschieden sich nicht von den Gesunden. Da der Volumenverlust des Inselcortex negativ mit der Angst korreliert, wird er auch als Quelle der affektiven Störung angesehen (Hsu et al. 2009). Den Minderungen der grauen Substanz stehen aber auch Volumenzunahmen gegenüber (Hsu et al. 2009; Jensen et al. 2013).

Die Reduzierung der weißen Substanz (Leitungsbahnen) u. a. auch im ACC beeinträchtigt den Informationsaustausch und damit die funktionellen Verknüpfungen verschiedener neuronaler Netzwerke. Entsprechend kommt es zu Dysfunktionen. Pamfil und Choy (2018) ziehen aus den Ergebnissen verschiedener bildgebender Verfahren die Schlussfolgerung, dass die Fibromyalgie vorrangig mit Dysfunktionen in der Konnektivität des DMN einhergeht.

> Die pathophysiologische Dysfunktion der Schmerzhemmung wird als Schlüsselfunktion bei der Fibromyalgie angesehen.

Des Weiteren können eine verminderte Aktivität des Thalamus und Ncl. caudatus und eine reduzierte regionale Durchblutung im Thalamus und Tegmentum pontis gefunden werden. Mittels PET konnten mehrheitlich Durchblutungsminderungen nachgewiesen werden, zudem eine reduzierte Bindungskapazität der µ-Opioidrezeptoren mit der Folge einer inadäquaten endogenen Schmerzhemmung, die auch in weiteren Untersuchungen gezeigt werden konnte. Besonders betroffen sind Strukturen (ACC, Ncl. accumbens, Amygdala), die bevorzugt mit Schmerz und Depression im Zusammenhang stehen. Die komplexen Störungen der Konnektivität mit Verstärkungen und Reduzierungen im gesamtem Schmerznetzwerk bestehen auch während der körperlichen Ruhezeit. So können auch in diesem Zeitabschnitt ablaufende kognitive Aktivitäten die Ruheschmerzen fördern (Cifre et al. 2012).

7.7.5 Gehirn – Schmerz: Chronisches regionales Schmerzsyndrom

Die Pathophysiologie des klinischen Bildes CRPS, bestehend aus Schmerz, Dysfunktion und resultierender Behinderung, ist bisher unzureichend verstanden (Marinus et al. 2011).

CRPS-Patienten haben gegenüber Gesunden einen Verlust der Cortexdicke des rechten dorsolateralen und des linken ventromedialen präfrontalen Cortex. Diese strukturellen Defizite können mit den exekutiven Dysfunktionen und der enthemmten Schmerzwahrnehmung in Verbindung gebracht werden (Lee et al. 2015).

Eine Metaanalyse von Di Pietro et al. (2013) kann für den MI keine sicheren strukturellen Veränderungen aufzeigen. Hinsichtlich der Repräsentation, der Reaktivität und des Glukosestoffwechsels gab es keine ausreichenden Ergebnisse. Es scheint aber eine bilaterale Disinhibition des MI für die obere Extremität vorzuliegen. Entsprechend motorisch evozierter Potenziale ist die intrakortikale Hemmung mit kurzer Latenz auf der betroffenen Seite enthemmt, und die SI-Funktionsänderung bewirkt eine Reduzierung der räumlichen taktilen Auflösung. So verursacht das CRPS eine geminderte räumliche Auflösung der Daumenspitze der betroffenen Seite (SI), was mittels Anästhesie der Unterarmhaut gebessert werden kann. Die intrakortikale Hemmung (MI, motorisch evozierte Potenziale) und damit die motorische Funktion der Hand werden günstiger. Die Schmerzintensität bleibt bei dieser Intervention aber unbeeinflusst. So kann ein geändertes kutanes Afferenzmuster aus der Nachbarregion des CRPS-Geschehens die pathophysiologische Funktion des MI und SI positiv verändern (Strauss et al. 2015).

> Chronische Schmerzsyndrome wie auch das CRPS-Syndrom sind mit einer Reorganisation des SI und einer verminderten Größe des Homunculus verbunden. Häufig kommt es zur Ausbreitung der Schmerzempfindung im Sinne einer Allodynie.

Während einer Allodynie z. B. im Migräneanfall führt eine mechanische, aber auch eine thermische Hautreizung des Handrückens zur verstärkten Durchblutung bilateral im posterioren Thalamus, aber nicht im freien Intervall. Im Ergebnis erreichen die Afferenzen im Anfall den ipsi- und kontralateralen Cortex. Dies passt zu tierexperimentellen Ergebnissen. Eine chemische Sensibilisierung der Dura veranlasst Neurone im posterioren Thalamus zur langandauernden Hypererregbarkeit auch auf nicht schmerzhafte Reize an den Pfoten. Sie werden nach der Sensibilisierung dann sogar so wirksam wie schmerzhafte Reize (Burstein et al. 2010).

Für den SI zeigten Büntjen et al. (2017) bei einem Patienten (59 Jahre) nach Ausbreitung des CRPS von der rechten oberen Extremität auf die linke und später auch auf das rechte Bein unter taktiler Stimulation volar beidseits und des Fußrückens im MRT immer auch Reaktionen im linken SI der primär betroffenen rechten Seite. Damit verursachten taktile somatosensorische Stimuli an verschiedenen betroffenen Körperregionen immer auch pathophysiologische Reaktionen im SI der primär erkrankten Region. Die Stimulation des noch nicht einbezogenen linken Beines führte zu physiologischen Antworten des entsprechenden rechten SI. Die Autoren schreiben dem SI eine Schlüsselrolle bei der Ausweitung des CRPS zu. Dieser Befund unterstreicht auch eine erweiterte physiologische Sichtweise zur Verarbeitung taktiler Reize. Klassisch repräsentiert der SI die taktilen und haptischen Wahrnehmungen durch Reizung der Hautsensoren jeweils auf der Körpergegenseite und beide SII generieren gemeinsam die Wahrnehmungen bei beidseitig einwirkenden Reizungen der Oberflächensensibilität. Die primäre kontralaterale und die dann erst später nachfolgende Informationsverarbeitung für die Koordination präziser bilateraler motorischer Hand-Finger-Aktivitäten müsste eigentlich wegen der sequenziellen Bearbeitung zu zeitlich-koordinativen Abstimmungsproblemen führen. Diese sind bei gutem Lernstand aber nicht vorhanden. Tamè et al. (2016) gehen deshalb neuerdings davon aus, dass der gleichseitige SI über das Corpus callosum auch unmittelbar die taktilen Informationen erhält. Dadurch wird in Abhängigkeit vom Anspruch der Aufgabe (Tamè und Holmes 2016) die sehr gut koordinierte bilaterale Funktion ermöglicht. Für die Diskriminierung hat der SI offensichtlich auch die Möglichkeit der Kurzzeitspeicherung taktiler Reize.

Es liegt der nicht unbedingt erwartete Befund vor, dass bei CRPS-Patienten die Repräsentation des SI auf der gesunden Seite größer als auf der betroffenen ist, aber in Relation zu gesunden Personen kein Unterschied besteht (Di Petro et al. 2015). Dies scheint aber kein Ergebnis der kompensatorisch verstärkten Nutzung zu sein. Es konnte keine Beziehung zwischen der Größe der Repräsentation und der Nutzung und Funktion der betroffenen Hand wie auch zur Dauer des Schmerzsyndroms und damit zur Schwere der Beeinträchtigung aufgedeckt werden (Di Pietro et al. 2016).

Die Repräsentation der betroffenen Hand schrumpft. Sie nähert sich der der Unterlippe an, und das Ausmaß ist mit der Schmerzintensität (McGill Fragebogen, r = 0,79) und der mechanischen Hyperalgesie (0,86) korreliert. Aus der Hyperalgesie resultiert die beste Prognose der plastischen Veränderungen (Maihöfner et al. 2003). Wenn es gelingt, die Schmerzsymptomatik erfolgreich zu behandeln, dann können sich die Veränderungen des SI mit der klinischen Verbesserung auch zurückbilden (Maihöfner et al. 2004).

> Insgesamt liegen zum CRPS sehr unterschiedliche Daten hinsichtlich der Veränderungen des Homunculus und bevorzugt zu den Aktivierungen des SI vor. So war in Untersuchungen der Durchblutung oder bei schmerzhaften Stimulationen der betroffene SI geringer, unverändert, aber auch intensiver aktiv gefunden worden.

7.7.6 Gehirn – Schmerz: Viszerale Erkrankungen

Die Schmerzen bei einer chronischen Pankreatitis, geprüft anhand des Erkennens und der Toleranz gegenüber Druck und elektrischer Stimuli sowie der konditionierten Schmerzmodulation auf Kälte (Schmerz gegen Schmerz, CPM, „counterirritation"), müssen nach dem Abgleich mit gesunden Personen als das Ergebnis einer veränderten zentralen Verarbeitung nozizeptiver Afferenzen betrachtet werden (Bouwense et al. 2013).

7.7.7 Gehirn – Kopfschmerzen

Die MRT-Bildgebung bei Personen mit Migräne, Spannungskopfschmerz und unklassifizierbarem Kopfschmerz belegt ein verbreitetes Auftreten von Abnormalitäten.

Im Vordergrund stehen Hyperintensitäten der weißen Substanz (Honningsvåg et al. 2016), die Demyelinisierungen und axonale Verluste widerspiegeln. Damit liegen vorrangig Probleme der Vernetzung und der Interaktionen zwischen den neuronalen Netzwerken zugrunde. Bei Personen im mittleren Alter mit Spannungs- und solchen mit neu auftretenden Kopfschmerzen ist die Wahrscheinlichkeit des Auffindens von Störungen der weißen Substanz deutlich gehäufter. Dagegen beeinflussen Migräne und ein nicht klassifizierbarer Kopfschmerz nicht die Wahrscheinlichkeit, dass es große Hyperintensitäten der weißen Substanz gibt (Honningsvåg et al. 2018). Die Analyse des Volumens und der Form des Ncl. accumbens, der Amagdala, des Ncl. caudatus, des Pallidum, des Putamen und des Thalamus bei 1006 50- bis 66-Jährigen belegt keine Unterschiede für den Ncl. accumbens. Geringe, aber dennoch signifikante Differenzen wurden gegenüber Gesunden für das Volumen des Ncl. caudatus und das Putamen und bei der Form des Putamens gefunden. Das Putamenvolumen korreliert eng mit Demyelinisierungen und Axonverlusten der weißen Substanz (Husøy et al. 2018). So gibt es nur geringe oder keine strukturellen Veränderungen durch den Kopfschmerz. Studien fanden bei Personen mit Kopfschmerzen mehr dilatierte perivaskuläre Räume als bei Personen ohne Kopfschmerzen. Ein signifikanter Befund im Bereich der Basalganglien und der weißen Substanz der Hemisphären konnte bei den 1006 Patienten zwischen 50 und 65 Jahren aber nicht objektiviert werden. Es gab auch keinen Unterschied zwischen Langzeitpatienten und Gesunden (Husøy et al. 2016).

Im Gegensatz zu spärlichen Ergebnissen für strukturelle zerebrale Veränderungen sind die funktionellen hervorzuheben. Mittels MRT-Bildgebung im Ruhezustand kann man die funktionellen Verknüpfungen und somit die Netzwerkorganisation zwischen den Gehirnregionen sichtbar machen.

> Bei Menschen mit Migräne, Trigeminusschmerzen und Schmerzen durch Medikamentenabusus lassen sich ausgeprägte pathophysiologische funktionelle Verhältnisse in den Verknüpfungen nachweisen (Chong et al. 2017). Dies betrifft die „pain matrix", das DMN, die Netzwerke der Sensomotorik, der Aufmerksamkeit, des limbischen und visuellen Systems, der exekutiven Funktionen und diejenigen für das Hervorheben von Auffälligkeiten („salience").

7.7.8 Gehirn – Schmerz: Schädel-Hirn-Traumen

Nach Schädel-Hirn-Traumen ohne oder mit einer Bewusstlosigkeit von maximal 30 min und nachfolgenden Kopfschmerzen sind zentrale Ursachen für die Schmerzempfindung vorhanden (Leung et al. 2016). Nach dem Hirntrauma ist gegenüber gesunden Personen die supraspinale Modulation affektiver Reaktionen gemindert. Dies scheint aber auch eine grundsätzliche Situation bei chronischen Schmerzen zu sein. Hierbei bestehen Dysbalancen und/oder Störungen des geordneten Zusammenspiels zwischen den modulatorischen Leistungen und den affektiven Reaktionen auf den Schmerz (Leung et al. 2014; Schmidt-Wilcke et al. 2014). Es liegen Aktivitätsdefizite des präfrontalen Cortex für kognitive Leistungen (Gosselin et al. 2012) vor.

Coppieters et al. (2017) belegen reduzierte Volumina der grauen Substanz in kognitiven und schmerzrelevanten Regionen („left pars orbitalis, left amygdala, left rostral middle frontal cortex, lateral orbitofrontal cortex bilateral, insula bilateral, left precuneus, left thalamus, left postcentral cortex, right medial orbitofrontal cortex, right rostral anterior cingulate cortex, and right posterior cingulate cortex") bei Personen mit chronischen Nackenschmerzen infolge von Schleudertrauma im Vergleich zu Personen mit solchen Schmerzen ohne Trauma und zu gesunden Personen. Die kognitiven Defizite einschließlich der maladaptierten Schmerzkognition, die zentrale Sensibilisierung und die lokale Hyperalgesie konnten bei den Schleudertraumapatienten mit moderater Stärke mit den geminderten Cortexvolumina in Verbindung gesetzt werden. Die Kausalität sehen die Autoren damit aber nicht bewiesen.

> Einen chronischen posttraumatischen Kopfschmerz kann man als das Resultat der Zerstörung intra- und perikranialen Gewebes mit nachfolgender Sensibilisierung ansehen. Ohne es gegenseitig auszuschließen, ist es auch ein zentraler Schmerz infolge der Schädigung der supraspinalen Hirnstrukturen der "pain matrix" (Defrin 2014).

7.7.9 Gehirn – Schmerz: Phantomschmerz

Eine Amputation entspricht einer Deafferenzierung und führt häufig zu Phantomschmerzen. Die bis zum Ereignis auf der Grundlage der Somatotopie mit Informationen versorgten SI-Bereiche werden funktionslos. Daraus entwickelt sich eine maladaptive plastische Reorganisation. Das bedeutet, die intakt mit Afferenzen verknüpften Areale weiten sich strukturell und funktionell in bzw. auf die deafferenzierten Areale aus. Der Betrag der Änderungen wurde ausgeprägt mit der Intensität des Phantomschmerzes korreliert gefunden ($r = 0{,}93$, Flor et al. 1995). Für die maladaptive Plastizität des SI sprechen hochwertige Studien des ersten Review-Qualitätslevels, aber auch Längsschnittuntersuchungen des zweiten Levels. Die maladaptive Plastizität wurde zusätzlich in weiteren Gehirnstrukturen gefunden. Es gibt aber auch Quellen, die für einen gegenteiligen Effekt sprechen, indem sie keine Beziehung zwischen Reorganisation und Schmerz aufzeigen oder die Wirkung von Interventionen nicht klar dem Schmerz zuordnen können (Review Jutzeler et al. 2015). Daraus wurde das alternative Konzept einer „unterbrochenen funktionellen interhemisphärischen kortikalen Verknüpfung der Repräsentation" ehemals gleicher Körperanteile entwickelt. Es basiert auf der nicht mehr vorhandenen Kopplung der motorischen Funktionen beider Körperanteile. Des Weiteren besteht ein Zusammenhang zwischen der Schmerzintensität und der Minderung der interhemisphärischen Konnektivität, aber auch der funktionellen Isolation des „Phantomcortex" durch den Schmerz selbst (Makin et al. 2013). Der Phantomschmerz wird hier als eine Kombination aus dem Verlust von somatischen Afferenzen und den Schmerzen angesehen. Der sensorische Verlust unterbricht die lokalen kortikalen Repräsentationen. Auf dieser Grundlage wird der Schmerz durch noziceptive Afferenzen, aber auch durch ein geändertes Muster der „pain matrix" getriggert. Er beeinflusst die vorhandene lokale Repräsentation. Unterstützt wird dieses Konzept auch durch die weiterhin nachweisbare Repräsentation einer Phantomextremität im SI (Bogdanov et al. 2012). Damit kann der Schmerz aber auch mit der noch vorhandenen neuronalen Struktur des amputierten Körperteils im Zusammenhang stehen und vielleicht weniger mit der strukturellen und funktionellen Expansion benachbarter Cortexgebiete. Letztere wurde aber ebenfalls gefunden. Auch Faktoren wie der sensomotorische Trainingszustand der verbliebenen Extremität spielen offensichtlich eine große Rolle, so die Tatsache, dass Personen nach der Amputation der dominanten Hand durch intensives Training mit der anderen Hand beim Zeichnen gegenüber Kontrollpersonen sogar ein höheres Niveau der Qualität der Zeichnung, gesteuert durch die linke Hemisphäre, und der Schnelligkeit und der erforderlichen Zeit dafür, gesteuert durch die rechte Hemisphäre, erreichen können (Philip und Frey 2014). Sie haben sich damit einen sensomotorischen Leistungsstand antrainiert, der zuvor der dominanten Hand vorbehalten war.

> Die Phantomschmerzen basieren insgesamt auf einer geminderten Konnektivität zwischen den Netzwerken beider Hemisphären und zwischen den Netzwerken der sensorischen Informationsverarbeitung mit denen für die Organisation der motorischen Efferenzen (Scibilia et al. 2018) sowie auf Veränderungen im Sinn der maladaptiven Plastizität (Flor et al. 1995).

7.7.10 Gehirn – Schmerz: Neurodegeneration

Es wird immer sichtbarer, dass ein durch traumatische Gehirnschädigung oder auch durch Entzündungen oder Neurodegenerationen verursachter Schmerz sehr häufig mit plastischen maladaptiven Veränderungen in den verantwortlichen Netzwerken einhergeht und dadurch zentralisiert wird. Die Hirnstrukturen werden mit entsprechenden Folgen für das Verhalten hochgradig verändert (Borsook 2012), und zur Verletzung oder Erkrankung kommt die Schmerzkrankheit hinzu.

7.7.11 Gehirn – Schmerz: Metabolisches Syndrom

Das metabolische Syndrom steht für abdominelle Adipositas, arterielle Hypertonie, Dyslipidämie und Insulinresistenz.
Eine Konsequenz des metabolischen Syndroms sind hypertonie- und „low grade"-entzündungsbedingte Gefäßschädigungen. Für das Gehirn bedeuten diese Schädigungen eine erhöhte Inzidenz tiefer und infratentorieller Mikroblutungen. An ihrem Auftreten haben bevorzugt der Blutdruck und der BMI einen robusten Anteil (Mitaki et al. 2018). Im langfristigen Ergebnis gehen die funktionellen und die daraus folgenden strukturellen Schädigungen des Gehirns fortschreitend parallel mit den gefäßbedingten Gewebeschäden und beeinflussen gemeinsam die Hirnfunktionen.

Normalgewichtige generieren auf ein Nahrungsangebot im Nüchtern- wie im gesättigten Zustand eine geringere Aktivierung von Hirnstrukturen für die Nahrungsaufnahme. Stark adipöse Frauen zeigen dagegen schon vor dem Essen, aber auch danach höhere Aktivitäten im Putamen, im Claustrum und in der Insula, die an der Regulation der Nahrungsaufnahme beteiligt sind (Hogenkamp et al. 2016). Welchen Einfluss dieser Befund auf die Menge der Nahrungsaufnahme hat, bleibt aber noch zu untersuchen. Es weisen aber weitere Ergebnisse zusätzlich darauf hin, dass die Adipositas allein bereits ein Zeichen funktioneller hirnorganischer Veränderungen ist. Als pathophysiologische Adaptation kennzeichnen diese Veränderungen eine geminderte Reaktion des Belohnungssystems auf Nahrung.

> Das Übergewicht kann als ein Entwicklungsstadium der Adipositas selbst, aber auch des Diabetes angesehen werden, obwohl bei Weitem nicht alle, aber immer mehr Adipöse den Krankheitsstatus Diabetes erreichen.

Bei Adipösen ohne Prädiabetes ist das zum Belohnungssystem gehörende Putamen im Nüchternzustand weniger aktiviert. In der nächsten Krankheitsstufe, Adipositas mit Prädiabetes, liegt dieser Befund aber vor, und er ist um die geminderte Aktivität der „salience"- und belohnungsrelevanten Insula auch nach der Nahrungsaufnahme erweitert (Farr und Mantzoros 2017).

> Das chronische Übergewicht mit Übergang zur Adipositas scheint zunächst als Ursache der Funktionsänderung im Gehirn zu wirken, die im Verlauf zur Ursache der weiteren Gewichtszunahme, der Entwicklung des metabolischen Syndroms und des Diabetes wird.

Das metabolische Syndrom geht auch ohne den Diabetes bereits mit einem geringeren Gehirnvolumen einher, und die Störung des Glukosestoffwechsels, die abdominelle Adipositas und die erhöhten Triglyceridwerte gehen in die gleiche Richtung. Die arterielle Hypertonie verursacht vermehrt zerebrale Infarkte und Läsionen der weißen Substanz („white matter hyperintensities"). Letztere Schädigungen sind mit kognitiven und psychomotorischen Veränderungen assoziiert (Tiehuies et al. 2014).

> Übergewicht bzw. Adipositas sind signifikant mit einer beeinträchtigten Neurokognition verbunden.

Bei älteren Menschen (65,4 ± 6,7 Jahre; Widya et al. 2015) stehen die Menge des viszeralen Fetts und die maximale Dicke der grauen wie der weißen Substanz in einer inversen Beziehung. Das subkutane Fett ist nach der statistischen Korrektur durch die Biasfaktoren BMI, dem Blutdruck, dem Rauchen, der Dosierung von Statinen und dem Diabetes Typ II nicht mit den zerebralen Befunden korreliert.

> Das viszerale Fett spielt mit seiner hormonellen proentzündlichen Aktivität (TNF-α) offensichtlich die Hauptrolle auch für die Veränderungen im Gehirn.

Die MRT-gestützte Untersuchung der Gehirnstruktur (Volumen, Läsionen der weißen Substanz, Infarkte, Mikroblutungen) von Personen in der frühen Entwicklungsphase des metabolischen Syndroms (Sala et al. 2014) offenbart Minderungen der grauen und weißen Substanz sowie auch ein gesteigertes Diffusionsvermögen der grauen Substanz, wobei die Stoffwechsel- und Blutdruckparameter unabhängige Faktoren sind.

Personen mit metabolischem Syndrom haben regional signifikant geminderte kortikale Schichtdicken links inferior parietal, des Gyrus frontalis medialis und lateral okzipital wie auch rechts präzentral. Laut einer speziellen multivariaten Korrelationsanalyse sind hieran die Merkmale Taillenumfang, HDL-C, Triglyceride und der Glukosespiegel signifikant beteiligt. Insbesondere zeigten sich auch signifikant der diastolische, aber nicht der systolische Blutdruck und das Alter mit der Gehirnatrophie verbunden (Schwarz et al. 2017).

Personen mit gleichzeitigen bipolaren Störungen weisen ausgeprägtere Abnormalitäten in der zerebralen Bildgebung gegenüber Normalpersonen auf. Zugleich korreliert die kognitive Beeinträchtigung mit den Merkmalen des metabolischen Syndroms wie der arteriellen Hypertonie, der Dyslipidämie und des Diabetes Typ II (Bora et al. 2018).

> Das metabolische Syndrom geht mit eindeutigen zerebralen Maladaptationen einher. Die Ergebnisse verweisen ursächlich auf die „low grade systemic inflammation", später als „meta-inflammation" bezeichnet, als Grundlage der „diseasome of phyical inactivity" (Pedersen 2009) hin.

7.7.12 Gehirn, peripheres Nervensystem und Schmerz: Diabetes mellitus Typ II

7.7.12.1 Autonome und somatische Neuropathie (PNP) als Hauptkomplikation

Eine charakteristische, sehr bedeutsame und einschneidende Komplikation des Diabetes mellitus Typ II ist die mehr oder weniger symmetrische PNP. Sie entwickelt sich absolut bevorzugt im Bereich der unteren Extremitäten durch die zerstörerische „Verzuckerung" der Strukturen der Leitungsbahnen. Auf dieser Grundlage zeichnet sich die Entwicklung der PNP durch die Störung vieler Stoffwechselwege und der endoneuralen (Schicht lockeren Bindegewebes, umhüllt die einzelnen Nervenfasern und die zugehörigen Schwann-Zellen innerhalb eines peripheren Nerven) mikrovaskulären Versorgung aus. Die Durchblutungsstörung ist sehr eng mit der Schwere der PNP verbunden, und sie wird im fortgeschrittenen bzw. im Endstadium zur Ursache des diabetischen Fußes mit Ulzerationen. Von der PNP sind klinisch ca. 50–65 % aller Patienten (Young et al. 1993; Skopljak et al. 2014) betroffen. Infolge der Small-fiber-NP sind ca. 30–40 % stark von Schmerzen geplagt, und die Large-fiber-NP sorgt für die sensomotorischen Störungen.

> Die Neuropathie der gering myelinisierten Aδ- und der unmyelinisierten C-Fasern sind die frühesten neurologischen Zeichen, die sich aber bereits schon mit der Glukosetoleranzstörung im Vorfeld der Diagnose Diabetes entwickeln.

Die diabetische autonome Neuropathie (Teil der Small-fiber-Neuropathie; Aδ-, B- und C-Fasern) kann grundsätzlich alle vom autonomen Nervensystem geregelten Organsysteme beeinträchtigen. Sehr frühzeitig, in der Regel lange latent und vor der Beeinträchtigung anderer Organsysteme ist die parasympathische Funktionskontrolle des Herzens betroffen. Das Ergebnis sind eine erhöhte Herzschlagfrequenz, deren verminderte Reaktion auf die Atmung (respiratorische Sinusarrhythmie), aber auch Herzrhythmusstörungen. Aus dem Befall der vasomotorischen Nervenfasern resultieren Störungen der Blutdruckregulation. Gleichfalls kann eine myovaskuläre Denervierung, die sich auch klinisch mit Muskelbeschwerden äußert, nachgewiesen werden (Dori et al. 2015), und die Trophik der Haut leidet. Häufig entwickelt sich bei Diabetikern auch eine autonome Funktionsstörung des Magen-Darm- (abdominelle Schmerzen, Völlegefühl, Blähungen, Diarrhoe, Obstipation) und des Urogenitaltrakts (Miktions-, erektile Störungen). Je nach Entwicklungsstadium kommt es zur Dämpfung bis zum Verlust der viszeralen Schmerzempfindung.

Die Neuropathie der somatischen C-Fasern („small fibers") gehört bereits zur frühen Entwicklungsphase des Diabetes und betrifft die sehr wenig bis unmyelinisierten Fasern (vgl. oben). Diese Fasern vertreten die Nozi-, Thermo-, Chemo- und auch Mechanorezeption. Der Verlust der nicht myelinisierten Axone korreliert mit der Denervierung der Gefäße und der Haut (Dori et al. 2016). Die intradermale Nervenfaserdichte in Hautbiopsien wird ab einer Erkrankungsdauer von ca. fünf Jahren von proximal nach distal geringer (Pittenger et al. 2004). Der Verlust zeigt zugleich eine Reduzierung der Regenerationsfähigkeit der Nervenfasern an, die wieder bei Diabetikern mit neuropathischen Symptomen am geringsten ist (Polydefkis et al. 2004). Die Nervenfaserdichte ist weniger schwer auch schon bei verminderter Glukosetoleranz nachweisbar (Sumner et al. 2003) und kann selbst schon bei Diabetikern ohne klinische und elektrophysiologische Krankheitszeichen gefunden werden (Umapathi et al. 2007). Das Ergebnis der Strukturzerstörungen sind neuropathisch brennende Schmerzen, Störungen der Temperaturempfindung, kutane Missempfindungen wie z. B. Kribbeln, Ameisenlaufen und „Elektrisieren" bis hin zum völligen Verlust der Empfindungen. Als eine semiquantitative diagnostische Methode der Small-fiber-NP gilt u. a. die Testung der Temperaturempfindung.

Die Neuropathie der stark myelinisierten afferenten A-Fasern („large fibers") verantwortet den fortschreitenden Abfall der Informationsleitungsgeschwindigkeiten und den qualitativen und quantitativen Verlust von Informationen der Mechanosensoren (Muskelspindeln, Golgi-Apparate; Proportionalsensoren: Ruffini, Merkel; Beschleunigungssensoren: Meissner, Pacini) für den Haltungs-, Stellungs-, Kraft- und Bewegungssinn. Der Zusammenhang des Verlustes der myelinisierten Axone mit dem des Vibrationssinns und der Sensorfunktionen konnte inzwischen auch gemessen werden (Dori et al. 2016). Das bedeutet, die Afferenzen für die Auslösung der Reflexe und des Vibrationsempfindens werden fortlaufend reduziert und bleiben letztendlich ganz aus. Damit ist auch das Afferenzmuster der Oberflächen- und Tiefensensibilität (Propriorezeption) als Informationsbasis für die statischen posturalen Regulationen von Körperhaltungen und für die dynamischen Gleichgewichtsregulationen während aller Körperhaltungen und den Bewegungen betroffen. Häufig wirkt sich für die Haltungs- und Bewegungsregulation zusätzlich die Retinopathie stark nachteilig aus. Im Ergebnis werden insgesamt die Orientierung und somit die Sturzgefahr deutlich erhöht (MacGilchrist et al. 2009). Etwa 35 % der Patienten über 55 Jahre stürzen mindestens einmal jährlich (MacGilchrist et al. 2010), und die damit verbundene Verletzungshäufigkeit ist ca. um den Faktor 15 erhöht (Cavanagh et al. 1992). Die reduzierte posturale Stabilität wird sogar zum unabhängigen Risikofaktor für Stürze bei Diabetikern mit PNP (Richardson und Hurvitz 1995). Im efferenten Bereich des sensomotorischen Systems sind die Axone der Motoneurone betroffen. Diese efferente Neuropathie führt fortschreitend zur Muskelschwäche aus Gründen sowohl der Muskelatrophie als auch des Muskelfaseruntergangs. Die Muskelfasern werden durch Binde- und Fettgewebe ersetzt. Als eine semiquantitative diagnostische Methode zum Erkennen der Large-fiber-NP wird die Vibrationsempfindung (Stimmgabel) genutzt.

> Die PNP beeinträchtigt letztendlich irreversibel alle Leistungen der Ziel- und bevorzugt der Stützsensomotorik des sensomotorischen Systems und die der neurovegetativen Regulationen.

7.7.12.2 Neuropathie: Leben an der biologischen Existenzgrenze

Bei Diabetikern mit schmerzhafter PNP im Alter von $57{,}0\pm5{,}1$ bzw. $58{,}4\pm6$ Jahren (Kluding et al. 2012; Yoo et al. 2015) ist der aerobe Energiestoffwechsel exzessiv dekonditioniert. Bei diesen Patientengruppen muss von einer maximalen aeroben Kapazität von deutlich unter 20 ml/kg/min ($16{,}0\pm3{,}8$ bzw. $17{,}2\pm5{,}0$ ml/kg/min) ausgegangen werden. Entsprechend ist das metabolische Syndrom mit $24{,}0\pm4{,}3$ und $25{,}0\pm4{,}0$ ml/kg/min ($48{,}0\pm9{,}0$ Jahre bzw. 52 ± 11 Jahre; Yokota et al. 2013, 2017) eine eindeutige Entwicklungsvorstufe des Diabetes mit bereits hochgradiger Einschränkung der aeroben Kapazität.

> Diabetiker mit PNP leben hinsichtlich der aeroben Kapazität an der biologischen Existenzgrenze, was die Belastbarkeit und Regenerationsfähigkeit gravierend reduziert und u. a. den diabetischen Fuß begründet und die Ulkusheilung ausgeprägt kompliziert.

Ein aerobes Training über 16 Wochen hebt die aerobe Kapazität marginal, aber dennoch signifikant um 1 ml/kg/min an. Dieser extrem geringe Anstieg nach vier Monaten Training belegt zugleich die ausgeprägt geringe Trainierbarkeit dieser Diabetiker. Deren biologische Grundlagen müssen durch das Training als einzig mögliche therapeutische Möglichkeit erst einmal erneut wieder aktiviert und aufgebaut werden. Deshalb benötigen die angestrebten Therapiewirkungen einen wesentlich verlängerten Zeitraum. Obwohl der sehr geringe Zuwachs an aerober Kapazität zwar ohne Einfluss auf die absolute Schmerzintensität geblieben war, so reduzierte das Training dennoch die Schmerzinterferenz beim Gehen und bei den weiteren Aktivitäten des täglichen Lebens (Yoo et al. 2015). Bereits nach zehn Wochen progressivem Ausdauer- und Krafttraining kann laut visueller Analogskala und dem Michigan-Neuropathiefragebogen eine sichere Reduzierung der schweren Schmerzattacken erreicht werden. Ebenso fallen der HbA1c-Wert und die Herzschlagfrequenz in physischer Ruhe ab. Die bei diesen Patienten vorhandene exzessiv verminderte intradermale Nervenfaserdichte (Zeichen der Small-fiber-NP) lässt als Ergebnis der positiven trainingsbedingten plastischen Reaktionen in den Hautbiopsien des Ober-, aber noch nicht des Unterschenkelbereiches einen Anstieg erkennen (Kluding et al. 2012).

7.7.12.3 Degeneration der multifunktionellen Nozizeptoren

Die nozizeptiven C-Fasern haben eine dreifache Funktion, indem sie
1. Noziafferenzen für die Schmerzempfindung generieren,
2. über einen Axonreflex (über Kollateralen des Axons ohne synaptische Übertragung ausgelöst) die Freisetzung vasodilatatorischer Substanzen und somit eine neurogene Vasodilatation (z. B. Rötung und Schwellung um eine schmerzhafte Verletzung) vermitteln und
3. Neuropeptide für die Auslösung einer neurogenen Entzündung freisetzen.

Hierbei gilt, dass gering intensive (frequente) Entladungen der Nozizeptoren noch keine Schmerzempfindung auslösen (Torebjork und Hallin 1974), aber bereits eine Vasodilatation hervorrufen. Steigt die Aktivität derselben Nozizeptoren an, so dass es dann auch zur Schmerzempfindung kommt (Torebjork und Hallin 1974), wird die Vasodilatation nicht weiter verstärkt (Parkhouse und Le Quesne 1988).

> Nozizeptoren sind unter physiologischen Bedingungen auch Regulatoren der Durchblutungssituation.

Üblicherweise kommt es bei ansonsten Gesunden im Bereich einer Verletzung infolge der peripheren Sensibilisierung der dort vorhandenen Nozizeptoren zur primären und kontralateral durch eine zentrale Sensibilisierung zur sekundären Hyperalgesie auf mechanische Reize. Eine Verletzung tiefer Gewebe spielt gegenüber einer alleinigen Verletzung nur der Haut eine deutlich größere Rolle bei der Auslösung des schmerzbedingten Schutzverhaltens. Gleichfalls führen tiefe Gewebeverletzungen zu einer deutlich höheren und länger andauernden Spontanaktivität von Nozizeptoren (Xu und Brennan 2010).

Die sekundäre Hyperalgesie kann man bei Diabetikern mit nicht schmerzenden Fußulzerationen wahrscheinlich durch den Verlust der Nozizeptoren oder auch aufgrund einer defizitären peripheren und/oder zentralen Sensibilisierung nicht mehr finden. Es liegt sogar eine Hypoalgesie vor (Wienemann et al. 2012). Die intradermale Nervenfaserdichte und damit auch die Dichte der Nozizeptoren sind bei der PNP reduziert. Anhand des Mangels bzw. des Fehlens kann ein Sensibilisierungsprozess gar nicht mehr stattfinden. Natürlich besteht damit auch ein adäquat hohes Defizit für das Freisetzen von Neuropeptiden für den neurogenen Entzündungsprozess (Parkhouse und Le Quesne 1988; Walmsley und Wiles 1991). Daraus resultiert eine stark geminderte, durch nozizeptive C-Fasern vermittelte neurogene Entzündung, die sich eben auch schon vor dem Befall der myelinisierten („large") Fasern entwickelt (Walmsley und Wiles 1991).

> Bei einer diabetischen Ulzeration der Fußsohle ist keine ausreichende Aktivierung sowie Sensibilisierung der Haut-, Muskel- und bei sehr tiefen Wunden auch der Knochennozizeptoren mehr vorhanden. Im Ergebnis werden im fortgeschrittenen Stadium solche Schäden mangels Schmerzen nicht bemerkt.

7.7.12.4 Schmerz und periphere Polyneuropathie

Wesentliche Ursachen für eine generalisierte periphere PNP sind der Prädiabetes, der Diabetes und weitere metabolische Dysfunktionen.

Der diabetische neuropathische Schmerz basiert auf der Erkrankung des somatosensorischen Systems unter Einschluss der Aß-, Aδ- und C-Fasern und der schmerzrelevanten zentralen (Rückenmark, Gehirn) Neuronennetze. Die Hyperglykämie generiert die nervalen Dysfunktionen und Zerstörungen und führt u. a. zur peripheren und zentralen Übererregbarkeit der neuronalen Strukturen des Schmerzes (Greig et al. 2014). Die diabetische periphere PNP bedeutet somit eine stoffwechselbedingte Veränderung der strukturellen und damit auch der elektrischen Eigenschaften der sensorischen Nervenbahnen und Neuronennetze. Diese führt zur Dysbalance zwischen den aktivierenden und hemmenden Signalwegen. Von diesen krankhaften plastischen Veränderungen ist auch das hemmende absteigende Schmerzkontrollsystem betroffen. Generell kann man heute sagen, peripher wie zentral sind Erregung und Erregungsbahnung (also Aktivierung) verstärkt. Dem steht ein Verlust an Hemmung gegenüber, so dass in der Bilanz eine Übererregbarkeit resultiert. Mit dem Fortschreiten der plastischen Veränderungen im Nervensystem entsteht die Chronifizierung des Schmerzes, und der Schmerz wird therapieresistenter. Wesentlich dürften daran auch die Spontanaktivitäten der nozizeptiven C-Faserendigungen beteiligt sein (Serra et al. 2012; Kleggetveit et al. 2012). Der verstärkte afferente nozizeptive Zustrom und die erhöhte Erregbarkeit der spinalen sensorischen Neurone im Hinterhorn, auf welche auch niederschwellige mechanorezeptive Afferenzen umschalten, führen dazu, dass nozizeptive Neurone (2. Ordnung) verstärkt aktiviert werden. Damit vergrößern diese nozizeptiven Neurone ihr rezeptives Feld, und bisherige periphere Stimuli generieren eine ausgeprägtere Antwort. Hier spricht man dann von einer zentralen Sensibilisierung (Baron et al. 2013).

7.7.12.5 Schmerz und zentrale Polyneuropathie

Die komplexen Stoffwechselstörungen des Diabetes mellitus wirken sich nicht nur auf die peripheren neuronalen Strukturen, die Muskulatur und das kardiovaskuläre System aus.

> Es dürfen nicht nur die peripheren neurologischen Beeinträchtigungen betrachtet werden, weil
> 1. auch die Gehirnstrukturen den Veränderungen durch den diabetischen Stoffwechsel unterliegen und zusätzlich
> 2. die zeitgleich vorhandenen Wirkungen der sekundär vorliegenden physischen Inaktivität auftreten und
> 3. die Erkrankung und die Inaktivität gemeinsam die strukturellen und funktionellen Ab- und Umbauprozesse des Alterns beschleunigen.

Das Gehirn ist in den Krankheitsprozess intensiv einbezogen. Kim et al. (2016) sprechen von einer zentralen PNP. Die neuronalen Netzwerkeigenschaften und ihre Integration sind verändert, und Neuronenverluste führen zur Verringerung der grauen und weißen Substanz. An diesen Ergebnissen sind direkt und indirekt auch die Störungen der Durchblutung beteiligt. Insgesamt ergeben sich eine Verlangsamung der Informationsverarbeitung und kognitive Beeinträchtigungen (Reijmer et al. 2013). So wird das Gehirn systematisch und fortschreitend selbst ohne die Klinik einer Demenz funktionell und strukturell geschädigt, und entsprechend bauen alle kognitiven Leistungen ab. 60- bis 80-jährige Diabetiker haben signifikant häufiger eine zerebrale Atrophie. Die Häufigkeit betrug 41 %, 60 % und 92 % in der 6.–8. Lebensdekade, wogegen in denselben Lebenszeiträumen nur 20 %, 39 % und 57 % der Nichtdiabetiker davon betroffen waren. Erstaunlicherweise bestand in dieser Population (159 Diabetiker, 2566 Kontrollpersonen) kein Unterschied in der Inzidenz zerebrovaskulärer Störungen (Araki et al. 1994).

Die verstärkte progressive Atrophie des Gehirns gegenüber gleichaltrigen Nicht-Diabetikern geht mit der Progression der Leistungsminderung im Stroop-Test (Test zur Fähigkeit, kognitive Konfliktsituationen zu bewältigen) und dem Bilder-Lern-Test einher, und dies zeigt sich auch im Längsschnitt (van Elderen et al. 2010).

Die Atrophie des Gehirns wird bereits in der Phase des metabolischen Syndroms durch vaskulär bedingte Läsionen begleitet (Mitaki et al. 2018). Bei den Teilnehmern der Second Manifestations of Arterial Disease-Magnetic Resonance-Studie (Patienten mit symptomatischen artheriosklerotischen Erkrankungen) wurde deutlich, dass die Diabetiker die geringeren Gesamtvolumina des Gehirns sowie der grauen Substanz aufweisen. Die Ventrikelvolumina waren größer und stiegen im Follow-up über $3,9 \pm 0,4$ Jahre auch weiter schneller an. Auch der Umfang der Läsionen der weißen Substanz war größer, ebenso wie die Inzidenz für Infarkte. Die kognitive Leistung war aber ähnlich. Der zusätzlich vorhandene Diabetes beschleunigt somit die Hirnatrophie und die vaskulären Schädigungen (Kooistra et al. 2013).

Die klinischen Schweregrade des Diabetes ohne und mit milder kognitiver Beeinträchtigung spiegeln sich in den MRT-Befunden wider. Die kognitiv schlechtere Funktion ist durch ein geringeres Volumen der grauen Substanz insbesondere des rechten temporalen Lobus und im subkortikalen Bereich gekennzeichnet. Dagegen sind das Volumen der weißen Substanz, die Konnektivität und die vaskulären Läsionen vergleichbar. In der Schlussfolgerung ist vorrangig die Cortexatrophie für die kognitiven Funktionsminderungen verantwortlich (Groeneveld et al. 2018). Diabetiker mit milder kognitiver Beeinträchtigung gegenüber Diabetikern ohne kognitive Beeinträchtigung haben Defizite in verschiedenen Bereichen der Kognition und auch im episodischen Gedächtnis und weisen abnormale Veränderungen mit intensiverer oder geminderter Konnektivität im DMN auf. Diese abweichenden funktionellen Verknüpfungsmuster können auch als Risikomarker für das frühe Erkennen der Alzheimer-Erkrankung genutzt werden (Qi et al. 2017).

> Der diabetische Stoffwechsel schädigt ausgeprägt die Struktur und Funktion des Gehirns mit Konsequenzen für die Sensomotorik und die Kognition.

7.8 Gehirn und Alter

7.8.1 Gehen

Stehen, Gehen, Laufen, Hüpfen und alle anderen sensomotorischen Fertigkeiten werden während der ontogenetischen Entwicklung im Kindes- und Jugendalter durch bewegungsbedingte Realisation der biologischen Voraussetzungen bzw. Anlagen (Fähigkeiten) über sehr viele Wiederholungen relativ leicht entwickelt oder durch Lernen erworben, qualifiziert, stabilisiert und später erhalten. Viele dieser grundlegenden sensomotorischen Fertigkeiten werden stark automatisiert, so dass der missverständliche Eindruck entsteht, sie würden ohne Kognition ausgeführt. In der Sportwissenschaft ist die Bewegung der „freien Verfügbarkeit" das Äquivalent. Solche weiterhin willkürlichen Bewegungen bedürfen kaum noch der Aufmerksamkeit, um sie sicher, präzise unter den verschiedensten Umgebungsbedingungen ausführen zu können.

Aus MRT-Untersuchungen lässt sich ableiten, dass mit fortschreitendem Alter sensomotorische Leistungen einschließlich der grundlegenden Leistungen wie Gehen immer mehr von einer „automatischen" wieder in eine „kontrollierte" Handlung zurückgeführt werden. Als „automatisch" gilt eine Bewegung, die ohne nennenswerte Aufmerksamkeit ausgeführt wird, und als „kontrolliert", wenn eine bewusste Konzentration auf Bewegungsdetails erforderlich ist bzw. vorliegen muss (Schneider und

Shiffrin 1977). Dass das scheinbar völlig automatische Gehen mit dem Alter wieder mehr unter die Kontrolle der höheren, bewussten Nerventätigkeit gestellt wird, kann einfach nachgewiesen werden. Wird die Zeit für 10 m mit einfachen Rechenaufgaben ermittelt, dann erhöht sich bei 407 Patienten im Alter von $69{,}5 \pm 10{,}1$ Jahren die Gehzeit gegenüber dem alleinigen Gehen deutlich von $15{,}1 \pm 8{,}5$ s um $4{,}7 \pm 4{,}8$ s auf $19{,}8 \pm 11{,}6$ s (Laube und Heymann 2012).

Der PFC hat die Schlüsselfunktion für die kognitive Kontrolle der Lokomotion und aller weiteren sensomotorischen Handlungen. In diesem Kontext werden bei älteren Menschen höchste Hirnregionen, die die Aufmerksamkeit generieren und im Verbund somatosensorische, visuelle und vestibuläre Informationen verarbeiten, verstärkt aktiv. Der Umfang der aktivierten Hirnregionen wird größer (Heunickx et al. 2008; Zwergal et al. 2012; Allali et al. 2014). So werden im Alter im Sinne der Kompensation neben den direkt für die sensomotorische Leistung verantwortlichen Hirnregionen auch vermehrt funktionell übergeordnete motorische Regionen wie solche des frontalen Cortex einbezogen. Hier besteht eine positive Relation zwischen der Aktivierung dieser höheren Funktionsbereiche und der sensomotorischen Leistung (Heuninckx et al. 2008). Ältere Menschen kompensieren über eine zusätzliche Rekrutierung höherer Zentren die altersbedingten Veränderungen im Gehirn. Das Gehirn aktiviert die Hirnregionen nach zwei Modi: Erstens reduziert sich mit fortschreitendem Alter die kortikal hemmende reziproke Interaktion zwischen den sensorischen Systemen, was zweitens eine intensivere multisensorische kortikale Kontrolle benötigt (Zwergal et al. 2012). Die vermehrte gerichtete Aufmerksamkeit resultiert aus ihrer Funktion als gezielter und selektiver Auswahlmechanismus für die handlungsrelevanten sensorischen Informationen (Abb. 2.5). Während der mentalen Vorstellung des Gehens werden bei jungen ($27 \pm 3{,}6$ Jahre) und älteren ($66 \pm 3{,}5$ Jahre) Menschen bilateral der supplementär motorische Cortex, der MI, der rechte PFC und das Cerebellum aktiv. Altersabhängig intensiver werden der rechte supplementär motorische, der rechte orbitofrontale und der linke dorsolaterale frontale Cortex einbezogen. Die Funktion des linken Hippocampus ist signifikant durch den Schwierigkeitsgrad der Aufgabe geprägt. Beim Gehen haben also der dorsolaterale frontale Cortex mit seiner Leistung für die exekutiven Funktionen und der Hippocampus mit seiner Funktion für die räumliche Orientierung und das Gedächtnis einen wichtigen Anteil (Allali et al. 2014).

> Gehen ist in jedem Alter eine willkürliche sensomotorische Aktivität mit in der Jugend sehr hohem „automatischem" und dann wieder fortschreitend ansteigendem kognitiv kontrolliertem Hintergrund.

Wird der Sauerstoffverbrauch bei klinisch gesunden Menschen beim Gehen mit Unterhaltung („motor-cognitive interference") diagnostiziert, dann erhöht er sich im PFC bei jungen (19–29 Jahre) wie alten (69–88 Jahre; sehr guter Mini-Mental Score) Menschen in Relation zum ausschließlichen Gehen. Der Anstieg bei den Älteren ist allerdings geringer (Holtzer et al. 2011). Der geringere Sauerstoffverbrauch spricht für eine geringere Beanspruchung für diese Aufgabe, was im Altersgang aber auch für eine geringere Effizienz der Funktion spricht. Die Intensität der empfundenen Anstrengung reduziert die Schrittgeschwindigkeit beim Gehen mit mentalen Anforderungen („dual-task") bei den Männern und weniger ausgeprägt bei den Frauen. Der Anstieg der Oxygenierung im PFC ist aber bei ansteigender Anstrengung geschlechtsabhängig beeinflusst, indem er bei den Männern geringer ausfällt. Dies könnte ein Hinweis auf eine höhere altersbedingte Hirnatrophie bei den Männern sein, wodurch es zu einer Entkopplung zwischen dem Verhalten und den MRT-Befunden kommt (Holtzer et al. 2017).

Auch wenn bei Mitaki et al. die kognitive Funktion bei der Gleichzeitigkeit von arteriosklerosebedingten Erkrankungen und Diabetes nicht wesentlich unterschiedlich war, so zeigt sich der Unterschied bei Mulitasking-Aufgaben. Beim Gehen mit gleichzeitigem Unterhalten ist gegenüber dem alleinigen Gehen und einer kognitiven Interferenzaufgabe (Alpha) die Sauerstoffversorgung im PFC älterer Menschen (76,8 ± 6,7 Jahre) ohne Diabetes höher. Die Menschen dieser Altersgruppe mit Diabetes zeigen als Merkmal einer neuronalen Leistungsminderung höhere Sauerstofflevel beim qualitativ schlechteren Bewältigen der kognitiven Interferenzaufgabe. Die motorischkognitive Leistung Gehen mit Unterhaltung zeigte dagegen als Zeichen der Limitierung der kognitiven Kapazitäten geringere Sauerstoffwerte (Holtzer et al. 2018). Der Bedarf einer umfänglicheren Einbeziehung kortikaler Regionen ist die logische kompensatorische Konsequenz für eine noch ausreichende sensomotorische Leistung.

> Bewegungen sind die wichtigsten Reize für die Hirnentwicklung, die Erhaltung der Hirnfunktion und besonders klinisch relevant im dritten Drittel des Lebens für die Erhaltung der Mobilität.

7.8.2 Gehirn und Alter: Kardiovaskuläre und metabolische Erkrankungen

Mit Hilfe des allostatischen Index, einem quantitativen Ausdruck des chronischen Stresses (McEwen 2007), kann die lang andauernde und wiederkehrende Beanspruchung der Organsysteme auf überhöhte psychophysiologische Anforderungen ausgedrückt werden. Die Höhe dieses Index, das Risiko eines zerebralen Insults (Framingham Stroke Risk), ein metabolisches Syndrom und noch ausgeprägter ein Diabetes mellitus sind Marker einer verminderten Dichte der grauen Hirnsubstanz. Das Insultrisiko steht zusätzlich für eine Störung der Integrität der weißen Substanz (Zsoldos et al. 2018). Überhöhte psychophysische und psychologische Beanspruchungen leisten somit einen Beitrag sowohl zur Entstehung kardiovaskulärer und von Stoffwechselerkrankungen und beeinflussen negativ den Zeitverlauf des Alterungsprozesses. Die absoluten Belastungen pro Zeit, deren Dauer sowie auch die Relation von Belastung und Erholung sind in der Lebensspanne Merkmale, die Krankheiten und den Alterungsprozess begünstigen oder auch präventiv beeinflussen können. Hierbei ist zu beachten, dass die individuelle Belastbarkeit interindividuell variabel und zugleich das Produkt eines systematischen Zyklus Belastung – Beanspruchung – Adaptation, also erworben, ist.

> So geht auch bei älteren Personen (77,6 ± 3,2 Jahre) der Verlust von Myelin und anderen zellulären Strukturen im Gehirn („magnetization transfer ratio", MTR) mit den Ergebnissen kognitiver Tests parallel, und er zeigt allgemein ein erhöhtes Risiko kardiovaskulärer Erkrankungen an (Sala et al. 2015). Eine multiple neuropsychologische Diagnostik lässt die Schlussfolgerung zu, dass die Schäden bevorzugt periventrikulär und weniger subkortikal auftreten und dass sie bei 95 % der Menschen zwischen 60 und 89 Jahren zu finden sind (de Groot et al. 2000). Der Entwicklungsbeginn liegt demnach in der frühen bis mittleren Altersspanne.

Die Geschwindigkeit von kognitiven Leistungen scheint gegenüber denen mit Gedächtnisanforderungen mehr betroffen zu sein. Eine Längsschnittstudie über im Mittel 7,3 Jahre konnte darstellen, dass bei einer starken Ausprägung der Läsionen der weißen Substanz ein schnellerer Abbau der Kognition zu erwarten ist. Nach der Adjustierung (Alter, Geschlecht, Bildung, Depression, Hirnatrophie, Infarkte) waren die Personen mit ausgeprägter periventrikulärer Störung der weißen Substanz stärker betroffen, und der kognitive Verlust trat ca. dreimal schneller auf, als es dem Mittel einer Gruppe von 563 Personen entsprach (de Groot et al. 2002).

> Wird die individuelle Belastbarkeit chronisch überschritten, hat dies nachteilige Folgen für die Erhaltung bzw. die Störung der Organstrukturen und -funktionen. Dies trifft auch für das Gehirn zu.

7.8.3 Gehirn und Alter: Schmerzempfindung

Das Alter hat Konsequenzen für die peripheren und zentralen Mechanismen des Schmerzes, aber die Datenlage zur Auswirkung des Alters auf die Schmerzsensitivität ist sehr variabel. Sie rangiert zwischen reduziert, unbeeinflusst bis erhöht. Es ist aber gut bekannt, dass ältere Menschen eine geminderte Schmerztoleranz gegenüber experimentellen Reizen aufweisen. Hierfür werden anatomische, physiologische und biochemische Ursachen u. a. mit Auswirkungen auf die Plastizität der somatosensorischen Bahnen gesehen.

Es gilt zu beachten, dass die bisher beschriebenen komplexen Veränderungen des SMS natürlich auch für die Schmerzen hoch relevant sind. Der Alterungsprozess führt zur Reduzierung der Anzahl der Sensoren, die Leitungswege werden langsamer, die Neuronen- und bevorzugt die Vernetzungsverluste mindern die Konnektivität und ändern den Verarbeitungsmodus in und zwischen den Netzwerken, und die relative physische Inaktivierung und damit Dekonditionierung gemeinsam mit der Sarkopenie (Laube und Heymann 2012) verursachen biochemische Gewebeverhältnisse, welche die Versorgung, Regeneration und Kompensationsfähigkeit der Gewebe verschlechtern.

> **Alle zerebralen Strukturen, die für die Sensomotorik verantwortlich sind, sind entweder selbst Teil der „pain matrix"**
> **oder intensiv mit ihnen vernetzt. Somit verändern sich die Sensomotorik und die peripheren und zentralen Mechanismen.**

Deshalb sind auch die pathophysiologischen Veränderungen, die der Entstehung neuropathischer Schmerzen zugrunde liegen, und diejenigen, die mit altersbedingten Veränderungen der Nozizeption zusammenhängen, sehr ähnlich. Entsprechend sind die molekularen und zellulären Mechanismen der chronischen Schmerzentstehung von denen, die altersbedingt ablaufen nicht immer eindeutig zu trennen und weisen überlappende Merkmale auf. Die serotonerge und noradrenerge Beeinflussung der Hinterhornneurone nimmt ab und in der Konsequenz auch die Schmerzhemmung. Da das Nervengewebe hoch plastisch ist, entsteht auf dieser Grundlage auch eine strukturelle Modifikation der spinalen Verarbeitung der nozizeptiven Afferenzen. Hinzu kommen komplexe Änderungen der Rezeptoren, der Neurotransmittersysteme, der Gliazellen, der trophischen Situation des Gewebes und weitere Konsequenzen auf molekularer und zellulärer Ebene. Auf der höchsten ZNS-Ebene werden die emotionalen und affektiven Prozesse beeinflusst, welche u. a. die Schmerztoleranz mindern. Die mit den Sensorverlusten auch einhergehende somatische und nozizeptive Informationsverarbeitung kann die Sensitivität mindern, aber bei erhöhter altersbedingter Erregbarkeit auch die Aktivierung auf überschwellige Reize stärken.

Aus dem Alterungsprozess resultiert eine höhere Empfindlichkeit der nozizeptorischen Neurone im Gg. spinale. Es sind eine Reihe von Genen beeinflusst, die u. a. auch die Ausprägung von Determinanten der nozizeptorischen Erregbarkeit bestimmen. Dies kann ein Mechanismus der gesteigerten Schmerzsensitivität (Mis et al. 2018) über die vermehrte Generierung von Afferenzen sein.

Inwiefern die Schmerzempfindlichkeit mit der im Gehirn verbreiteten altersbedingten Atrophie der grauen Substanz unter Einbeziehung der Strukturen der „pain matrix" zu tun hat, ist bisher nicht gut bekannt. Die ausgeprägtesten strukturellen Minderungen finden sich im PFC und dem Hippocampus und weniger in den relevanten Hirnstammstrukturen und funktionell werden auf Schmerzreize das Striatum und die Insel weniger aktiv (Farrell 2012).

> Die Auswirkungen der Altersveränderungen auf die Verarbeitung von Schmerzafferenzen sind bisher nur ungenügend bekannt. Werden die Reaktionen von jungen (26 ± 3 Jahren) und alten (79 ± 4 Jahren) Personen auf schmerzhaften Druck verglichen, so ergeben sich aus den Aktivitätsmustern eine intensivere Aktivität des kontralateralen Striatums (Putamen, Nc. caudatus, Cole et al. 2010). Das ventrale Striatum ist das Belohnungszentrum des Gehirns. Es muss neuerdings auch mit dem Schmerz in Verbindung gebracht werden. Diese Befunde bei jungen und alten Menschen können als eine verringerte striatrale Modulation des Schmerzes eingeordnet werden.

Literatur

Acerra NE, Moseley GL (2005) Dysynchiria: watching the mirror image of the unaffected limb elicits pain on the affected side. Neurology 65(5):751–753

Allali G, van der Meulen M, Beauchet O, Rieger SW, Vuilleumier P, Assal F (2014) The neural basis of age-related changes in motor imagery of gait: an fMRI study. J Gerontol A Biol Sci Med Sci 69(11):1389–1398. ▶ https://doi.org/10.1093/gerona/glt207 (Epub 24 Dec 2013)

Apkarian AV, Sosa Y, Sonty S, Levy RM, Harden RN, Parrish TB, Gitelman DR (2004) Chronic back pain is associated with decreased prefrontal and thalamic gray matter density. J Neurosci 24(46):10410–10415

Apkarian AV, Bushnell MC, Treede RD, Zubieta JK (2005) Human brain mechanisms of pain perception and regulation in health and disease. Eur J Pain 9(4):463–484 (Epub 21 Jan 2005)

Araki Y, Nomura M, Tanaka H, Yamamoto H, Yamamoto T, Tsukaguchi I, Nakamura H (1994) MRI of the brain in diabetes mellitus. Neuroradiology 36(2):101–3

Baliki MN, Geha PY, Apkarian AV, Chialvo DR (2008) Beyond feeling: chronic pain hurts the brain, disrupting the default-mode network dynamics. J Neurosci 28(6):1398–1403

Baron R, Hans G, Dickenson AH (2013) Peripheral input and its importance for central sensitization. Ann Neurol 74:630–636 (PubMed: 24018757)

Behbehani MM (1995) Functional characteristics of the midbrain periaqueductal gray. Prog Neurobiol 46:575–605. ▶ https://doi.org/10.1016/0301-0082(95)00009-k

Behbehani MM, Park MR, Clement ME (1988) Interactions between the lateral hypothalamus and the periaqueductal gray. J Neurosci 8(8):2780–2787

Bogdanov S, Smith J, Frey SH (2012) Former hand territory activity increases after amputation during intact hand movements, but is unaffected by illusory visual feedback. Neurorehabil Neural Repair 26:604–615

Boly M, Faymonville ME, Schnakers C, Peigneux P, Lambermont B, Phillips C, Lancellotti P, Luxen A, Lamy M, Moonen G, Maquet P, Laureys S (2008) Perception of pain in the minimally conscious state with PET activation: an observational study. Lancet Neurol 7(11):1013–1020. ▶ https://doi.org/10.1016/s1474-4422(08)70219-9 (Epub 3 Oct 2008)

Bora E, McIntyre RS, Ozerdem A (2018) Neurococognitive and neuroimaging correlates of obesity and components of metabolic syndrome in bipolar disorder: a systematic review. Psychol Med:1–12. ▶ https://doi.org/10.1017/s0033291718003008 (Epub ahead of print)

Borsook D (2012) Neurological diseases and pain. Brain 135(Pt 2):320–344. ▶ https://doi.org/10.1093/brain/awr271 (Epub 8 Nov 2011)

Bouwense SA, Olesen SS, Drewes AM, Frøkjær JB, van Goor H, Wilder-Smith OH (2013) Is altered central pain processing related to disease stage in chronic pancreatitis patients with pain? An exploratory study. PLoS One 8(2):e55460. ▶ https://doi.org/10.1371/journal.pone.0055460 (Epub 6 Feb 2013)

Brodersen KH, Wiech K, Lomakina EI, Lin CS, Buhmann JM, Bingel U, Ploner M, Stephan KE, Tracey I (2012) Decoding the perception of pain from fMRI using multivariate pattern analysis. Neuroimage 63(3):1162–1170. ▶ https://doi.org/10.1016/j.neuroimage.2012.08.035 (Epub 18 Aug 2012. PDF)

Brooks J, Tracey I (2005) From nociception to pain perception: imaging the spinal and supraspinal pathways. J Anat 207(1):19–33

Büntjen L, Hopf JM, Merkel C, Voges J, Knape S, Heinze HJ, Schoenfeld MA (2017) Somatosensory misrepresentation associated with chronic pain: spatiotemporal correlates of sensory perception in a patient following a complex regional pain syndrome spread. Front Neurol 8:142. ▶ https://doi.org/10.3389/fneur.2017.00142 (eCollection 2017)

Burstein R, Jakubowski M, Garcia-Nicas E, Kainz V, Bajwa Z, Hargreaves R, Becerra L, Borsook D (2010) Thalamic sensitization transforms localized pain into widespread allodynia. Ann Neurol 68(1):81–91. ▶ https://doi.org/10.1002/ana.21994

Cavanagh P, Derr J, Ulbrecht S, Maser R, Orchard J (1992) Problems with gait and posture in neuropathic patients with insulin-dependent diabetes mellitus. Diabet Med 9:469–474

Chapman CR (2005) Pain perception and assessment. Minerva Anestesiol 71(7–8):413–417

Chong CD, Schwedt TJ, Hougaard A (2017) Brain functional connectivity in headache disorders: a narrative review of MRI investigations. J Cereb Blood Flow Metab:271678X17740794. ▶ https://doi.org/10.1177/0271678x17740794 (Epub ahead of print)

Cifre I, Sitges C, Fraiman D, Muñoz MÁ, Balenzuela P, González-Roldán A, Martínez-Jauand M, Birbaumer N, Chialvo DR, Montoya P (2012) Disrupted functional connectivity of the pain network in fibromyalgia. Psychosom Med 74(1):55–62. ▶ https://doi.org/10.1097/PSY.0b013e3182408f04 (Epub 2011 Dec 30)

Cole LJ, Farrell MJ, Gibson SJ, Egan GF (2010) Age-related differences in pain sensitivity and regional brain activity evoked by noxious pressure. Neurobiol Aging 31(3):494–503. ▶ https://doi.org/10.1016/j.neurobiolaging.2008.04.012 (Epub 29 May 2008)

Coppieters I, De Pauw R, Caeyenberghs K, Danneels L, Kregel J, Pattyn A, Meeus M, Cagnie B (2017) Decreased regional grey matter volume in women with chronic whiplash-associated disorders: relationships with cognitive deficits and disturbed pain processing. Pain Physician 20(7):E1025–E1051

Davis KD, Moayedi M (2013) Central mechanisms of pain revealed through functional and structural MRI. J Neuroimmune Pharmacol 8(3):518–534. ▶ https://doi.org/10.1007/s11481-012-9386-8 (Epub 24 Jul 2012)

de Groot JC, de Leeuw FE, Oudkerk M, van Gijn J, Hofman A, Jolles J, Breteler MM (2000) Cerebral white matter lesions and cognitive function: the Rotterdam Scan Study. Ann Neurol 47(2):145–151

De Groot JC, De Leeuw FE, Oudkerk M, Van Gijn J, Hofman A, Jolles J, Breteler MM (2002) Periventricular cerebral white matter lesions predict rate of cognitive decline. Ann Neurol 52(3):335–341

Defrin R (2014) Chronic post-traumatic headache: clinical findings and possible mechanisms. J Man Manip Ther 22:36–44

Di Pietro F, McAuley JH, Parkitny L, Lotze M, Wand BM, Moseley GL, Stanton TR (2013) Primary motor cortex function in complex regional pain syndrome: a systematic review and meta-analysis. J Pain 14(11):1270–1288. ▶ https://doi.org/10.1016/j.jpain.2013.07.004 (Epub 12 Sep 2013)

Di Pietro F, Stanton TR, Moseley GL, Lotze M, McAuley JH (2015) Interhemispheric somatosensory differences in chronic pain reflect abnormality of the healthy side. Hum Brain Mapp 36(2):508–518. ▶ https://doi.org/10.1002/hbm.22643 (Epub 26 Sep 2014)

Di Pietro F, Stanton TR, Moseley GL, Lotze M, McAuley JH (2016) An exploration into the cortical reorganisation of the healthy hand in upper-limb complex regional pain syndrome. Scand J Pain 13:18–24. ▶ https://doi.org/10.1016/j.sjpain.2016.06.004 (Epub 2 Jul 2016)

Dori A, Lopate G, Keeling R, Pestronk A (2015) Myovascular innervation: axon loss in small-fiber neuropathies. Muscle Nerve 51(4):514–521. ▶ https://doi.org/10.1002/mus.24356 (Epub 24 Feb 2015)

Dori A, Lopate G, Choksi R, Pestronk A (2016) Myelinated and unmyelinated endoneurial axon quantitation and clinical correlation. Muscle Nerve 53(2):198–204. ▶ https://doi.org/10.1002/mus.24740 (Epub 8 Aug 2015)

Farr OM, Mantzoros CS (2017) Obese individuals with more components of the metabolic syndrome and/or prediabetes demonstrate decreased activation of reward-related brain centers in response to food cues in both the fed and fasting states: a preliminary fMRI study. Int J Obes (Lond) 41(3):471–474. ▶ https://doi.org/10.1038/ijo.2016.231 (Epub 2016 Dec 26)

Farrell MJ (2012) Age-related changes in the structure and function of brain regions involved in pain processing. Pain Med 13(Suppl 2):S37–43. ▶ https://doi.org/10.1111/j.1526-4637.2011.01287x

Flor H, Elbert T, Knecht S, Wienbruch C, Pantev C, Birbaumer N, Larbig W, Taub E (1995) Phantom-limb pain as a perceptual correlate of cortical reorganization following arm amputation. Nature 375(6531):482–484

Foell J, Bekrater-Bodmann R, Diers M, Flor H (2014) Mirror therapy for phantom limb pain: brain changes and the role of body representation. Eur J Pain 18(5):729–739. ▶ https://doi.org/10.1002/j.1532-2149.2013.00433.x (Epub 10 Dec 2013)

Gosselin N, Chen JK, Bottari C, Petrides M, Jubault T, Tinawi S, de Guise E, Ptito A (2012) The influence of pain on cerebral functioning after mild traumatic brain injury. J Neurotrauma 29(17):2625–2634. ▶ https://doi.org/10.1089/neu.2012.2312 (Epub 31 Oct 2012)

Greig M, Tesfaye S, Selvarajah D, Wilkinson ID (2014) Insights into the pathogenesis and treatment of painful diabetic neuropathy. Handb Clin Neurol 126:559–578. ▶ https://doi.org/10.1016/b978-0-444-53480-4.00037-0

Groeneveld O, Reijmer Y, Heinen R, Kuijf H, Koekkoek P, Janssen J, Rutten G, Kappelle L, Biessels G, COG-ID Study Group (2018) Brain imaging correlates of mild cognitive impairment and early dementia in patients with type 2 diabetes mellitus. Nutr Metab Cardiovasc Dis. pii:S0939-4753(18)30245-X. ▶ https://doi.org/10.1016/j.numecd.2018.07.008 (Epub ahead of print)

Heuninckx S, Wenderoth N, Swinnen SP (2008) Systems neuroplasticity in the aging brain: recruiting additional neural resources for successful motor performance in elderly persons. J Neurosci 28(1):91–99. ▶ https://doi.org/10.1523/jneurosci.3300-07.2008

Hogenkamp PS, Zhou W, Dahlberg LS, Stark J, Larsen AL, Olivo G, Wiemerslage L, Larsson EM, Sundbom M, Benedict C, Schiöth HB (2016) Higher resting-state activity in reward-related brain circuits in obese versus normal-weight females independent of food intake. Int J Obes (Lond) 40(11):1687–1692. ▶ https://doi.org/10.1038/ijo.2016.105 (Epub 7 Jun 2016)

Holtzer R, Mahoney JR, Izzetoglu M, Izzetoglu K, Onaral B, Verghese J (2011) fNIRS study of walking and walking while talking in young and old individuals. J Gerontol A Biol Sci Med Sci 66(8):879–887. ▶ https://doi.org/10.1093/gerona/glr068 (Epub 17 May 2011)

Holtzer R, Schoen C, Demetriou E, Mahoney JR, Izzetoglu M, Wang C, Verghese J (2017) Stress and gender effects on prefrontal cortex oxygenation levels assessed during single and dual-task walking conditions. Eur J Neurosci 45(5):660–670. ▶ https://doi.org/10.1111/ejn.13518 (Epub 19 Jan 2017)

Holtzer R, George CJ, Izzetoglu M, Wang C (2018) The effect of diabetes on prefrontal cortex activation patterns during active walking in older adults. Brain Cogn 125:14–22. ▶ https://doi.org/10.1016/j.bandc.2018.03.002 (Epub 25 May 2018)

Honningsvåg LM, Hagen K, Håberg A, Stovner LJ, Linde M (2016) Intracranial abnormalities and headache: a population-based imaging study (HUNT MRI). Cephalalgia 36(2):113–121. ▶ https://doi.org/10.1177/0333102415583147 (Epub 20 Apr 2015)

Honningsvåg LM, Håberg AK, Hagen K, Kvistad KA, Stovner LJ, Linde M (2018) White matter hyperintensities and headache: a population-based imaging study (HUNT MRI). Cephalalgia 38(13):1927–1939. ▶ https://doi.org/10.1177/0333102418764891 (Epub 11 Mar 2018)

Hsu MC, Harris RE, Sundgren PC, Welsh RC, Fernandes CR, Clauw DJ, Williams DA (2009) No consistent difference in gray matter volume between individuals with fibromyalgia and age-matched healthy subjects when controlling for affective disorder. Pain 143(3):262–267. ▶ https://doi.org/10.1016/j.pain.2009.03.017 (Epub 16 Apr 2009)

Husøy AK, Indergaard MK, Honningsvåg LM, Håberg AK, Hagen K, Linde M, Gårseth M, Stovner LJ (2016) Perivascular spaces and headache: a population-based imaging study (HUNT-MRI). Cephalalgia 36(3):232–239. ▶ https://doi.org/10.1177/0333102415587691 (Epub 29 May 2015)

Husøy AK, Pintzka C, Eikenes L, Håberg AK, Hagen K, Linde M, Stovner LJ (2018) Volume and shape of subcortical grey matter structures related to headache: a cross-sectional population-based imaging study in the Nord-Trøndelag Health Study. Cephalalgia:333102418780632. ▶ https://doi.org/10.1177/0333102418780632 (Epub ahead of print)

Ingvar M (1999) Pain and functional imaging. Philos Trans R Soc Lond B Biol Sci 354(1387):1347–1358

International Association for Study of Pain (1979) Pain terms: a list with definitions and notes on usage. Recommended by the IASP Subcommittee on Taxonomy. Pain 6:248–252

Janak PH, Tye KM (2015) From circuits to behaviour in the amygdala. Nature 517(7534):284–92. ▶ https://doi.org/10.1038/nature14188

Jensen KB, Srinivasan P, Spaeth R, Tan Y, Kosek E, Petzke F, Carville S, Fransson P, Marcus H, Williams SC, Choy E, Vitton O, Gracely R, Ingvar M, Kong J (2013) Overlapping structural and functional brain changes in patients with long-term exposure to fibromyalgia pain. Arthritis Rheum 65(12):3293–3303. ▶ https://doi.org/10.1002/art.38170

Jutzeler CR, Curt A, Kramer JL (2015) Relationship between chronic pain and brain reorganization after deafferentation: a systematic review of functional MRI findings. Neuroimage Clin 2015(9):599–606. ▶ https://doi.org/10.1016/j.nicl.2015.09.018 (eCollection 2015)

Kim DJ, Yu JH, Shin MS, Shin YW, Kim MS (2016) Hyperglycemia reduces efficiency of brain networks in subjects with type 2 diabetes. PLoS One 11(6):e0157268. ▶ https://doi.org/10.1371/journal.pone.0157268 (eCollection 2016)

Kissiwaa SA, Bagley EE (2018) Central sensitization of the spino-parabrachial-amygdala pathway that outlasts a brief nociceptive stimulus. J Physiol. ▶ https://doi.org/10.1113/jp273976 (Epub ahead of print)

Kleggetveit IP, Namer B, Schmidt R, Helås T, Rückel M, Ørstavik K, Schmelz M, Jørum E (2012) High spontaneous activity of C-nociceptors in painful polyneuropathy. Pain 153(10):2040–2047. ▶ https://doi.org/10.1016/j.pain.2012.05.017

Kluding PM, Pasnoor M, Singh R, Jernigan S, Farmer K, Rucker J, Sharma NK, Wright DE (2012) The effect of exercise on neuropathic symptoms, nerve function, and cutaneous innervation in people with diabetic peripheral neuropathy. J Diabetes Complications 26(5):424–429. ▶ https://doi.org/10.1016/j.jdiacomp.2012.05.007 (Epub 18 Jun 2012)

Kooistra M, Geerlings MI, Mali WP, Vincken KL, van der Graaf Y, Biessels GJ, SMART-MR Study Group (2013) Diabetes mellitus and progression of vascular brain lesions and brain atrophy in patients with symptomatic atherosclerotic disease. The SMART-MR study. J Neurol Sci 332(1–2):69–74. ▶ https://doi.org/10.1016/j.jns.2013.06.019 (Epub 2013 Jul 6)

Krout KE, Jansen AS, Loewy AD (1998) Periaqueductal gray matter projection to the parabrachial nucleus in rat. J Comp Neurol 401(4):437–454

Kucyi A, Davis KD (2015) The dynamic pain connectome. Trends Neurosci 38(2):86–95. ▶ https://doi.org/10.1016/j.tins.2014.11.006 (Epub 22 Dec 2014)

Kuffler DP (2018) Origins of phantom limb pain. Mol Neurobiol 55(1):60–69. ▶ https://doi.org/10.1007/s12035-017-0717-x

Laube W (2008) Sensorik, sensomotorisches System und Alterungsprozess. In: van den Berg F, Wulf D (Hrsg) Angewandte Physiologie, vol 6. Alterungsprozesse und das Alter verstehen. Thieme, Stuttgart, S 169–194

Laube W (2009) Physiologie des Alterungsprozesses. In: Laube W (Hrsg) Sensomotorisches System. Thieme, Stuttgart, S 339–374

Laube W, von Heymann W (2012) Das sensomotorische System und die Auswirkungen der Physiologie des Alterungsprozesses. Zugrunde liegende Mechanismen sowie präventive und therapeutische Möglichkeiten. Man Med 50:223–234. ▶ https://doi.org/10.1007/s00337-012-0901-z

Lee DH, Lee KJ, Cho KI, Noh EC, Jang JH, Kim YC, Kang DH (2015) Brain alterations and neurocognitive dysfunction in patients with complex regional pain syndrome. J Pain 16(6):580–586. ▶ https://doi.org/10.1016/j.jpain.2015.03.006 (Epub 1 Apr 2015)

Lenz FA, Gracely RH, Hope EJ, Baker FH, Rowland LH, Dougherty PM, Richardson RT (1994) The sensation of angina can be evoked by stimulation of the human thalamus. Pain 59(1):119–125

Lenz FA, Gracely RH, Romanoski AJ, Hope EJ, Rowland LH, Dougherty PM (1995) Stimulation in the human somatosensory thalamus can reproduce both the affective and sensory dimensions of previously experienced pain. Nat Med 1(9):910–913

Leung A, Shukla S, Li E, Duann JR, Yaksh T (2014) Supraspinal characterization of the thermal grill illusion with fMRI. Mol Pain 10:18. ▶ https://doi.org/10.1186/1744-8069-10-18

Leung A, Shukla S, Yang E, Canlas B, Kadokana M, Heald J, Davani A, Song D, Lin L, Polston G, Tsai A, Lee R (2016) Diminished supraspinal pain modulation in patients with mild traumatic brain injury. Mol Pain 12. pii:1744806916662661. ▶ https://doi.org/10.1177/1744806916662661 (Print 2016)

Lewis GN, Parker RS, Sharma S, Rice DA, McNair PJ (2018) Structural brain alterations before and after total knee arthroplasty: A Longitudinal assessment. Pain Med 19(11):2166–2176. ▶ https://doi.org/10.1093/pm/pny108

Liao X, Mao C, Wang Y, Zhang Q, Cao D, Seminowicz DA, Zhang M, Yang X (2018) Brain gray matter alterations in chinese patients with chronic knee osteoarthritis pain based on voxel-based morphometry. Medicine (Baltimore) 97(12):e0145. ▶ https://doi.org/10.1097/MD.0000000000010145

Linnman C, Moulton EA, Barmettler G, Becerra L, Borsook D (2012) Neuroimaging of the periaqueductal gray: state of the field. Neuroimage 60(1):505–522. ▶ https://doi.org/10.1016/j.neuroimage.2011.11.095 (Epub 14 Dec 2011)

Loeser JD (1980) Perspectives on pain. In: Turner P, Padgham C, Hedges A (Hrsg) Clinical pharmacology & therapeutics. Palgrave Macmillan, London, S 313–316

MacGilchrist C, Paul L, Ellis B, Howe T, Kennon B, Godwin J (2009) Lower-limb risk factors for falls in people with diabetes mellitus. Diabet Med 27:162–168

MacGilchrist C, Paul L, Ellis BM, Howe TE, Kennon B, Godwin J (2010) Lower-limb risk factors for falls in people with diabetes mellitus. Diabet Med 27(2):162–168

Maihöfner C, Handwerker HO, Neundörfer B, Birklein F (2003) Patterns of cortical reorganization in complex regional pain syndrome. Neurology 61(12):1707–1715

Maihöfner C, Handwerker HO, Neundörfer B, Birklein F (2004) Cortical reorganization during recovery from complex regional pain syndrome. Neurology 63(4):693–701

Makin TR, Scholz J, Filippini N, Henderson Slater D, Tracey I, Johansen-Berg H (2013) Phantom pain is associated with preserved structure and function in the former hand area. Nat Commun 4:1570. ▶ https://doi.org/10.1038/ncomms2571 (PDF)

Mantyh PW (1983) Connections of midbrain periaqueductal gray in the monkey. I. Ascending efferent projections. J Neurophysiol 49(3):567–581

Marinus J, Moseley GL, Birklein F, Baron R, Maihöfner C, Kingery WS, van Hilten JJ (2011) Clinical features and pathophysiology of complex regional pain syndrome. Lancet Neurol 10(7):637–648. ▶ https://doi.org/10.1016/s1474-4422(11)70106-5

McEwen BS (2007) Physiology and neurobiology of stress and adaptation: central role of the brain. Physiol Rev 87(3):873–904

Melzack R (2001) Pain and the neuromatrix in the brain. J Dent Educ 65(12):1378–1382

Melzack R (2005) Evolution of the neuromatrix theory of pain. The Prithvi Raj Lecture: presented at the third World Congress of World Institute of Pain, Barcelona 2004. Pain Pract 5:85–94

Mis MA, Rogers MF, Jeffries AR, Wilbrey AL, Chen L, Yang Y, Dib-Hajj S, Waxman SG, Stevens EB, Randall AD (2018) Differential aging-related changes in neurophysiology and gene expression in IB4-positive and IB4-negative nociceptive neurons. Aging Cell:e12795. ▶ https://doi.org/10.1111/acel.12795 (Epub ahead of print)

Mitaki S, Takayoshi H, Nakagawa T, Nagai A, Oguro H, Yamaguchi S (2018) Metabolic syndrome is associated with incidence of deep cerebral microbleeds. PLoS One 13(3):e0194182. ▶ https://doi.org/10.1371/journal.pone.0194182 (eCollection 2018)

Moayedi M, Weissman-Fogel I, Crawley AP, Goldberg MB, Freeman BV, Tenenbaum HC, Davis KD (2011) Contribution of chronic pain and neuroticism to abnormal forebrain gray matter in patients with temporomandibular disorder. Neuroimage 55(1):277–286. ▶ https://doi.org/10.1016/j.neuroimage.2010.12.013 (Epub 13 Dec 2010)

Motta SC, Carobrez AP, Canteras NS (2017) The periaqueductal gray and primal emotional processing critical to influence complex defensive responses, fear learning and reward seeking. Neurosci Biobehav Rev 76(Pt A):39–47. ▶ https://doi.org/10.1016/j.neubiorev.2016.10.012

Neugebauer V, Galhardo V, Maione S et al (2009) Forebrain pain mechanisms. Brain Res Rev 60:226–242

Ntamati NR, Creed M, Achargui R, Lüscher C (2018) Periaqueductal efferents to dopamine and GABA neurons of the VTA. PLoS One 13(1):e0190297. ▶ https://doi.org/10.1371/journal.pone.0190297 (eCollection 2018)

Pamfil C, Choy EHS (2018) Functional MRI in rheumatic diseases with a focus on fibromyalgia. Clin Exp Rheumatol 36 Suppl 114(5):82–85 (Epub 1 Oct 2018)

Parkhouse N, Le Quesne PM (1988) Impaired neurogenic vascular response in patients with diabetic and neuropathic foot lesions. New Engl J Med 318:1306–1309

Pedersen BK (2009) The diseasome of physical inactivity and the role of myokines in muscle-fat cross talk. J Physiol 587:5559–5568

Peyron R, Laurent B, García-Larrea L (2000) Functional imaging of brain responses to pain. A review and meta-analysis. Neurophysiol Clin 30(5):263–288

Philip BA, Frey SH (2014) Compensatory changes accompanying chronic forced use of the non-dominant hand by unilateral amputees. J Neurosci 34(10):3622–3631. ▶ https://doi.org/10.1523/jneurosci.3770-13.2014

Pittenger GL, Ray M, Burcus NI, McNulty P, Basta B, Vinik AI (2004) Intraepidermal nerve fibers are indicators of small-fiber neuropathy in both diabetic and nondiabetic patients. Diabetes Care 27:1974–1979 (PubMed: 15277426)

Polydefkis M, Hauer P, Sheth S, Sirdofsky M, Griffin JW, McArthur JC (2004) The time course of epidermal nerve fibre regeneration: studies in normal controls and in people with diabetes, with and without neuropathy. Brain 127:1606–1615 (PubMed: 15128618)

Qi D, Wang A, Chen Y, Chen K, Zhang S, Zhang J, Li X, Ai L, Zhang Z (2017) Default mode network connectivity and related white matter disruption in type 2 diabetes mellitus patients concurrent with amnestic mild cognitive impairment. Curr Alzheimer Res 14(11):1238–1246. ▶ https://doi.org/10.2174/1567205014666170417113441

Raichle ME, MacLeod AM, Snyder AZ, Powers WJ, Gusnard DA, Shulman GL (2001) Default mode of brain function. Proc Natl Acad Sci USA 98(2):676–682

Reijmer YD, Leemans A, Brundel M, Kappelle LJ, Biessels GJ, Utrecht Vascular Cognitive Impairment Study Group (2013) Disruption of the cerebral white matter network is related to slowing of information processing speed in patients with type 2 diabetes. Diabetes 62(6):2112–2115. ▶ https://doi.org/10.2337/db12-1644 (Epub 24 Jan 2013)

Richardson J, Hurvitz E (1995) Peripheral neuropathy: a true risk factor for falls. J Gerontol 50A(4):M211–M215

Rio E, Kidgell D, Moseley GL, Cook J (2016) Elevated corticospinal excitability in patellar tendinopathy compared with other anterior knee pain or no pain. Scand J Med Sci Sports 26(9):1072–1079. ▶ https://doi.org/10.1111/sms.12538 (Epub 15 Sep 2015)

Rodriguez-Raecke R, Niemeier A, Ihle K, Ruether W, May A (2009) Brain gray matter decrease in chronic pain is the consequence and not the cause of pain. J Neurosci 29(44):13746–50. ▶ https://doi.org/10.1523/JNEUROSCI.3687-09.2009

Rozeske RR, Jercog D, Karalis N, Chaudun F, Khoder S, Girard D, Winke N, Herry C (2018) Prefrontal-periaqueductal gray-projecting neurons mediate context fear discrimination. Neuron 97(4):898–910.e6. ▶ https://doi.org/10.1016/j.neuron.2017.12.044 (Epub 3 Feb 2018)

Sala M, de Roos A, van den Berg A, Altmann-Schneider I, Slagboom PE, Westendorp RG, van Buchem MA, de Craen AJ, van der Grond J (2014) Microstructural brain tissue damage in metabolic syndrome. Diabetes Care 37(2):493–500. ▶ https://doi.org/10.2337/dc13-1160 (Epub 2 Oct 2013)

Sala M, de Roos A, Blauw GJ, Middelkoop HA, Jukema JW, Mooijaart SP, van Buchem MA, de Craen AJ, van der Grond J (2015) Association between changes in brain microstructure and cognition in older subjects at increased risk for vascular disease. BMC Neurol 7(15):133. ▶ https://doi.org/10.1186/s12883-015-0396-z

Sankarasubramanian V, Cunningham DA, Potter-Baker KA, Beall EB, Roelle SM, Varnerin NM, Machado AG, Jones SE, Lowe MJ, Plow EB (2017) Transcranial direct current stimulation targeting primary motor versus dorsolateral prefrontal cortices: proof-of-concept study investigating functional connectivity of thalamocortical networks specific to sensory-affective information processing. Brain Connect 7(3):182–196. ▶ https://doi.org/10.1089/brain.2016.0440

Sawaddiruk P, Paiboonworachat S, Chattipakorn N, Chattipakorn SC (2017) Alterations of brain activity in fibromyalgia patients. J Clin Neurosci 38:13–22. ▶ https://doi.org/10.1016/j.jocn.2016.12.014 (Epub 10 Jan 2017)

Schneider W, Shiffrin RM (1977) Controlled and automatic human information processing. I. Detection, search, and attention. Psychol Rev 84:1–66

Scibilia A, Conti A, Raffa G, Granata F, Abbritti RV, Priola SM, Sindorio C, Cardali S, Germanò A (2018) Resting-state fMR evidence of network reorganization induced by navigated transcranial magnetic repetitive stimulation in phantom limb pain. Neurol Res 40(4):241–248. ▶ https://doi.org/10.1080/01616412.2018.1429203 (Epub 30 Jan 2018)

Schmidt-Wilcke T, Kairys A, Ichesco E, Fernandez-Sanchez ML, Barjola P, Heitzeg M, Harris RE, Clauw DJ, Glass J, Williams DA (2014) Changes in clinical pain in fibromyalgia patients correlate with changes in brain activation in the cingulate cortex in a response inhibition task. Pain Med 15(8):1346–58. ▶ https://doi.org/10.1111/pme.12460 (Epub 2014 Jul 4)

Schwarz NF, Nordstrom LK, Pagen LHG, Palombo DJ, Salat DH, Milberg WP, McGlinchey RE, Leritz EC (2017) Differential associations of metabolic risk factors on cortical thickness in metabolic syndrome. Neuroimage Clin 17:98–108. ▶ https://doi.org/10.1016/j.nicl.2017.09.022 (eCollection 2018)

Seifert F, Fuchs O, Nickel FT, Garcia M, Dörfler A, Schaller G, Kornhuber J, Sperling W, Maihöfner C (2010) A functional magnetic resonance imaging navigated repetitive transcranial magnetic stimulation study of the posterior parietal cortex in normal pain and hyperalgesia. Neuroscience 170(2):670–677. ▶ https://doi.org/10.1016/j.neuroscience.2010.07.024 (Epub 17 Jul 2010)

Seminowicz DA, Moayedi M (2017) The dorsolateral prefrontal cortex in acute and chronic pain. J Pain 18:1027–1035

Serra J, Bostock H, Solà R, Aleu J, García E, Cokic B, Navarro X, Quiles C (2012) Microneurographic identification of spontaneous activity in C-nociceptors in neuropathic pain states in humans and rats. Pain 153(1):42–55. ▶ https://doi.org/10.1016/j.pain.2011.08.015 (Epub 10 Oct 2011)

Skopljak A, Sukalo A, Batic-Mujanovic O, Muftic M, Tiric-Campara M, Zunic L (2014) Assessment of diabetic polyneuropathy and plantar pressure in patients with diabetes mellitus in prevention of diabetic foot. Med Arch 68(6):389–393. ▶ https://doi.org/10.5455/medarh.2014.68.389-393 (Epub 16 Dec 2014)

Strauss S, Grothe M, Usichenko T, Neumann N, Byblow WD, Lotze M (2015) Inhibition of the primary sensorimotor cortex by topical anesthesia of the forearm in patients with complex regional pain syndrome. Pain 156(12):2556–2561. ▶ https://doi.org/10.1097/j.pain.0000000000000324

Sumner CJ, Sheth S, Griffin JW, Cornblath DR, Polydefkis M (2003) The spectrum of neuropathy in diabetes and impaired glucose tolerance. Neurology 60:108–111 (PubMed: 12525727)

Tamè L, Holmes NP (2016) Involvement of human primary somatosensory cortex in vibrotactile detection depends on task demand. Neuroimage 138:184–196. ▶ https://doi.org/10.1016/j.neuroimage.2016.05.056 (Epub 24 May 2016)

Tamè L, Braun C, Holmes NP, Farnè A, Pavani F (2016) Bilateral representations of touch in the primary somatosensory cortex. Cogn Neuropsychol 33(1–2):48–66. ▶ https://doi.org/10.1080/02643294.2016.1159547 (Epub 17 Jun 2016)

Tiehuis AM, van der Graaf Y, Mali WP, Vincken K, Muller M, Geerlings MI, SMART Study Group (2014) Metabolic syndrome, prediabetes, and brain abnormalities on mri in patients with manifest arterial disease: the SMART-MR study. Diabetes Care 37(9):2515–2521. ► https://doi.org/10.2337/dc14-0154 (Epub 19 Jun 2014)

Torebjork HE, Hallin RG (1974) Identification of afferent C units in intact human skin nerves. Brain Res 67:387–403

Tracey I (2005) Nociceptive processing in the human brain. Curr Opin Neurobiol 15:478–487

Tracey I, Bushnell MC (2009) How neuroimaging studies have challenged us to rethink: is chronic pain a disease? J Pain 10(11):1113–1120. ► https://doi.org/10.1016/j.jpain.2009.09.001

Treede RD, Kenshalo DR, Gracely RH, Jones AK (1999) The cortical representation of pain. Pain 79(2–3):105–111

Tryon VL, Mizumori SJY (2018) A novel role for the periaqueductal gray in consummatory behavior. Front Behav Neurosci 12:178. ► https://doi.org/10.3389/fnbeh.2018.00178 (eCollection 2018)

Umapathi T, Tan WL, Loke SC, Soon PC, Tavintharan S, Chan YH (2007) Intraepidermal nerve fiber density as a marker of early diabetic neuropathy. Muscle Nerve 35:591–598 (PubMed: 17221881)

van Elderen SG, de Roos A, de Craen AJ, Westendorp RG, Blauw GJ, Jukema JW, Bollen EL, Middelkoop HA, van Buchem MA, van der Grond J (2010) Progression of brain atrophy and cognitive decline in diabetes mellitus: a 3-year follow-up. Neurology 75(11):997–1002. ► https://doi.org/10.1212/wnl.0b013e3181f25f06

Walmsley D, Wiles PG (1991) Early loss of neurogenic inflammation in the human diabetic foot. Clin Sci (Lond) 80:605–610

Wang JY, Luo F, Chang JY, Woodward DJ, Han JS (2003) Parallel pain processing in freely moving rats revealed by distributed neuron recording. Brain Res 992(2):263–271

Widya RL, Kroft LJ, Altmann-Schneider I, van den Berg-Huysmans AA, van der Bijl N, de Roos A, Lamb HJ, van Buchem MA, Slagboom PE, van Heemst D, van der Grond J, Leiden Longevity Study Group (2015) Visceral adipose tissue is associated with microstructural brain tissue damage. Obesity (Silver Spring) 23(5):1092–1096. ► https://doi.org/10.1002/oby.21048

Wienemann T, Chantelau EA, Richter A (2012) Pressure pain perception at the injured foot: the impact of diabetic neuropathy. J Musculoskelet Neuronal Interact 12(4):254–261

Xu J, Brennan TJ (2010) Guarding pain and spontaneous activity of nociceptors after skin versus skin plus deep tissue incision. Anaesthesiology 112:153–164

Yokota T, Kinugawa S, Yamato M, Hirabayashi K, Suga T, Takada S, Harada K, Morita N, Oyama-Manabe N, Kikuchi Y, Okita K, Tsutsui H (2013) Systemic oxidative stress is associated with lower aerobic capacity and impaired skeletal muscle energy metabolism in patients with metabolic syndrome. Diabetes Care 36(5):1341–1346. ► https://doi.org/10.2337/dc12-1161 (Epub 7 Feb 2013)

Yokota T, Kinugawa S, Hirabayashi K, Suga T, Takada S, Omokawa M, Kadoguchi T, Takahashi M, Fukushima A, Matsushima S, Yamato M, Okita K, Tsutsui H (2017) Pioglitazone improves whole-body aerobic capacity and skeletal muscle energy metabolism in patients with metabolic syndrome. J Diabetes Investig 8(4):535–541. ► https://doi.org/10.1111/jdi.12606 (Epub 31 Jan 2017)

Yoo M, D'Silva LJ, Martin K, Sharma NK, Pasnoor M, LeMaster JW, Kluding PM (2015) Pilot study of exercise therapy on painful diabetic peripheral neuropathy. Pain Med 16(8):1482–1489. ► https://doi.org/10.1111/pme.12743 (Epub 20 Mar 2015)

Young MJ, Boulton AJM, Macleaod AF, Williams DDR, Sonkesn PH (1993) A multicentre study of the prevalence of diabetic peripheral neuropathy in the United Kingdom hospital population. Diabetologia 36(2):150–154

Zsoldos E, Filippini N, Mahmood A, Mackay CE, Singh-Manoux A, Kivimäki M, Jenkinson M, Ebmeier KP (2018) Allostatic load as a predictor of grey matter volume and white matter integrity in old age: the Whitehall II MRI study. Sci Rep 8(1):6411. ► https://doi.org/10.1038/s41598-018-24398-9

Zwergal A, Linn J, Xiong G, Brandt T, Strupp M, Jahn K (2012) Aging of human supraspinal locomotor and postural control in fMRI. Neurobiol Aging 33(6):1073–1084. ► https://doi.org/10.1016/j.neurobiolaging.2010.09.022 (Epub 3 Nov 2010)

Sensomotorik und antinoziceptive Systeme und deren Kapazität

8.1		Schmerzen: Komplexer integraler peripherer und zentraler Mechanismus – 198
8.1.1		Peripheres und zentrales nozizeptives System und Sensomotorik – 199
8.1.2		Nozizeption – 200
8.1.3		Default Mode Network, Resilience (Belastbarkeit) und Schmerz – 203
8.1.4		Endogene Schmerzmodulation – 203
8.1.5		Endogene Schmerzhemmsysteme – 204
8.1.6		Opioide: Placebo und Nebenwirkung exogener Gabe – 211
8.2		Schmerzhemmung durch konkurrierende Schmerzreize – „counterirritation" bzw. „conditioned pain modulation" – 212
8.3		„conditioned pain modulation" und „exercise-induced hypoalgesia" – 212
8.3.1		CPM – 213
8.3.2		EIH – 214
8.3.3		CPM und EIH im Vergleich – 216
8.4		Sensomotorische Aktivität, chronischer Schmerz und Schmerzhemmung – 216
8.4.1		EIH und Alter – 216
8.4.2		EIH bei intermittierenden Schmerzen – 217
8.4.3		EIH und CPM bei chronischen Schmerzpatienten – 217
8.4.4		Antinozizeptive Effekte: neuronal – antiinflammatorisch – 219
		Literatur – 219

© Springer-Verlag GmbH Deutschland, ein Teil von Springer Nature 2020
W. Laube, *Sensomotorik und Schmerz*, https://doi.org/10.1007/978-3-662-60512-7_8

Die Schmerzwahrnehmung, -modulation und -toleranz ist eine Gehirnleistung. Hemmsysteme modifizieren die Prozesse im unbewussten und bewussten Bereich. Die Antinozizeption erfolgt bereits als Teil des motorischen Programms. Sport steigert die Kapazität der Schmerzmodulation und -hemmung, wobei die Belastungsintensität sehr bedeutsam ist. Die physische Kondition ist eine Determinante der Schmerzhemmung. Sie geht vom PFC, MI, dem Dienzephalon, dem Hirnstamm, dem Locus coeruleus und dem PAG aus. Auch Testosteron ist mit ihr verknüpft.

Die Kapazität der Schmerzhemmung ergibt sich aus der „conditioned pain modulation" (CPM), einem „Schmerz-hemmt-Schmerz-Mechanismus" und der „exercise induced hypoalgesia" (EIH). Beide Mechanismen interagieren. Die EIH ist bei Gesunden sicher durch ermüdendes Training auslösbar. Die Alterung mindert die Kapazität. Liegt eine CPM vor, reagieren Patienten wie Gesunde. Eine abnorme CPM diagnostiziert eine Dysfunktion auch der EIH. Grundsätzlich besteht aber Konsensus für die Belastungstherapie.

> Es ist inzwischen gut belegt, dass physische Beanspruchung die Schmerzempfindung reduziert, in direkter Kopplung die Stimmung steigert und gleichlaufend antidepressiv wirkt und Stressrektionen mildert. Entsprechend ist und sollte die regelmäßige physische Belastung immer mehr zu einem wichtigen ursächlich wirkenden präventiven Instrument gehören. Training muss nicht nur unter dem Leistungs-, sondern auch unter dem Schmerzaspekt betrachtet werden. Somit verschieben physische Belastungen die therapeutischen Interventionen auch in die nichtpharmakologische Richtung (Bement und Sluka 2016; Dowell und Haegerich 2016). Hinzu kommt auch, dass Pharmaka das Schmerzsyndrom nicht ursächlich, sondern nur symptomatisch behandeln.

Bei Gesunden führt physische Beanspruchung zur Minderung der Schmerzempfindlichkeit. Es wird sicher eine belastungsbedingte Hypoalgesie (EIH) ausgelöst. Dies trifft auch für viele chronische Schmerzzustände wie z. B. LBP, Osteoarthritis, muskuloskelettale Schmerzen und je nach Krankheitsstadium auch für die Fibromyalgie zu. Liegt eine ausgeprägte Chronifizierung vor, kann aber auch das Gegenteil provoziert werden. Hierzu gehört auch wieder die Fibromyalgie als Schmerzerkrankung, bei der es nicht zur Aktivierung schmerzhemmender Mechanismen durch die kontrahierende Muskulatur kommen muss (Lannersten und Kosek 2010). In die beanspruchungsbedingte Hypoalgesie ist das Opioidsystem eingebunden, und die physiologische Muskelermüdung ist auch immer gleichbedeutend mit einer Reduzierung der kortikalen Erregbarkeit. Letzteres verursacht eine geminderte zeitliche Summation von Schmerzreizen z. B. nach ausreichend intensiven aeroben und Kraftbelastungen. Systematisches intensives Training steigert bei Gesunden die Kapazität der zentralen Schmerzhemmung, messbar an der „conditioned pain modulation" (CPM). So führen systematische physische Anstrengungen zu Adaptationen, die eine Bilanzverschiebung zugunsten einer gesteigerten Schmerzhemmung und eine erhöhte Schmerztoleranz bedingen.

8.1 Schmerzen: Komplexer integraler peripherer und zentraler Mechanismus

Die Wahrnehmung von Schmerzen, aber auch die Unterdrückung von Schmerzen sind Leistungen des Gehirns. Die Möglichkeit, Schmerzen überhaupt und hinsichtlich Intensität, Qualität und Dauer sowie auch im Kontext wahrzunehmen, kann auf allen unwillkürlichen Ebenen von der Generierung der nozizeptiven Afferenzen durch die adäquaten Sensoren (Neuronen im Gg. spinale und trigeminale) über die Schalt- und Verarbeitungsstellen im Rückenmark, den Hirnstamm und den Thalamus bis hin zu den zentralen kognitiven Mechanismen des Bewusstwerdens, der Emotionen und der Affekte beeinflusst werden. Hierfür gibt es eine Reihe von endogenen segmentalen und deszendierenden neuronalen Systemen, welche die Verarbeitung der Afferenzen im unbewussten Bereich und die Prozesse der Schmerzwahrnehmung hemmend, aber auch vermittelnd beeinflussen. Daraus ergeben sich Quellen der Schmerzentwicklung und -unterhaltung auf allen Ebenen von peripher bis zentral, aber ebenso Ansatzpunkte für die Therapie.

> Der chronische Schmerz schließt periphere und zentrale Sensibilisierungen wie auch Störungen der Schmerzmodulation ein. Letzteres bedeutet auch eine Dysbalance zwischen deszendierenden bahnenden und hemmenden Aktivitäten.

8.1.1 Peripheres und zentrales nozizeptives System und Sensomotorik

Die peptidergen freien nozizeptiven Nervenendigungen interagieren mit dem umgebenden Gewebe. Sie speichern Substanz P und CGRP. Mit der Freisetzung dieser Substanzen entsteht eine „neurogene Entzündung" (Schaible et al. 2005). Zugleich können die bei Gewebeentzündungen freigesetzten Entzündungsmediatoren die Nozizeptoren sensibilisieren, indem aktive Sensoren ihre Reizschwellen vermindern und sogenannte schlafende Nozizeptoren die Funktion aufnehmen (Gold und Gebhart 2010; Schaible und Richter 2004). Auf gleich intensive nozizeptive, aber auch auf bisher nicht nozizeptive Reize entstehen mehr bzw. nun zusätzliche nozizeptive Afferenzen aus dem betroffenen Gewebe (**periphere Sensibilisierung**). Die Neurone aller freien Nervenendigungen befinden sich im Gg. spinale und Gg. trigeminale. Im Hinterhorn des Rückenmarks erfolgen die Umschaltung auf Neurone der verschiedenen Laminae (II: C-Afferenzen; I und V: Aσ-Afferenzen) und die Weiterleitung z. B. über die Vorderseitenstrangbahn nach supraspinal u. a. zum Thalamus, der „Eintrittspforte" zum Cortex. Die afferenten nozizeptiven Bahnen sind über Kollateralen und Verschaltungen mit dem absteigenden Schmerzmodulationssystem („descending pain modulation"; Botenstoffe: Opiate, Serotonin, GABA) vernetzt. Darüber kann auch die spinale Signalübertragung auf das zweite Neuron der Bahnkette beeinflusst werden.

> Bei bestehender Sensibilisierung ist das primäre Afferenzmuster intensiver, die synaptischen Übertragungsprozesse werden entsprechend häufiger (zeitliche Summation an einer Synapse; räumliche Summation durch Divergenz), und die nachgeschalteten Neurone ändern daraufhin ihre Übertragungs- und Verarbeitungseigenschaften. Die nozizeptiven Afferenzen werden wirksamer.

Das nachgeordnete Neuron im Hinterhorn antwortet durch die Sensibilisierung nun häufiger, und in der Kette des Bahnsystems einschließlich den vernetzten Neuronenpopulationen setzt sich dies bis in die bewussten Bereiche der Schmerzverarbeitung fort (**zentrale Sensibilisierung**). Das Endergebnis der intensivierten nozizeptiven Afferenzen aus dem Gewebe, der veränderten Funktionseigenschaften der Neuronen der Kette sowie der verarbeitenden Gehirnstrukturen inklusive ihrer Interaktionen ist die Hyperalgesie (Anstieg der Empfindlichkeit auf bisher schmerzhafte Reize) und in der höchsten Steigerungsform die Allodynie (bisher nicht schmerzhafte Reize führen zur Schmerzempfindung). Es handelt sich dann um den „pathophysiologischen nozizeptiven Schmerz" (Schaible et al. 2011).

> Schmerzreize führen zu Aktivitäten in ZNS-Strukturen, welche aus der Sensomotorik sehr gut bekannt sind. Die Strukturen des nozizeptiven und

des sensomotorischen Systems sind hochgradig übereinstimmend bzw. intensiv miteinander vernetzt.
Dreht man die integrale Vernetzung von Nozizeption und Sensomotorik zugunsten der Letzteren um, dann werden Bewegungen zum ursächlichen Schmerztherapeutikum.

Mittels PET oder fMRT wurden die folgenden sensomotorisch relevanten Hirnstrukturen identifiziert:
- der präfrontale Cortex („Supervisory Attentional System" [SAS], Handlungsregulation),
- der primäre (SI) und der sekundäre (SII) somatosensorische Cortex (somatischer und nozizeptiver Homunculus),
- der Motorcortex,
- der supplementär motorische Cortex (Bewegungsvorbereitung und -einleitung, Cui und Deeke 1999; sensomotorisches Lernen: Halsband und Lange 2004),
- der Inselcortex (Gleichgewichtsregulation, Brand und Dietrich 2004; u. a. emotionale Schmerzbewertung),
- der Gyrus cinguli (mit Thalamus und Neocortex verknüpft, Teil des limbischen Systems; motorische Kontrolle, Lernen, Gedächtnis, Emotion, Motivation, Belohnung, Antizipation, Aufmerksamkeit, Arbeitsgedächtnis),
- der Thalamus (Modulation der Ein- und Ausgänge des Cortex, Schaltstation der Hinter- und Vorderseitenstrangbahn),
- der Hippocampus (Kurz- und Langzeitgedächtnis, Emotionen),
- die Amygdala (emotionale Bewertung und Wiedererkennung),
- der Hirnstamm (u. a. Ncl. ruber, hoch wichtige Verarbeitungsstationen des extrapyramidalen Systems, mit Kleinhirn vernetzt) und
- das Kleinhirn (vgl. Bingel et al. 2004; Yunhai et al. 2006, u. a.).

Für die Generierung von Schmerzen sind die peripheren Veränderungen eine Voraussetzung, aber die spinalen und insbesondere die thalamokortikalen Verarbeitungsprozesse sind essenziell (Schaible et al. 2011; Treede et al. 1999; Vogt 2005).

8.1.2 Nozizeption

Die nozizeptiven Neurone im Gg. spinale oder trigeminale besitzen entweder Aδ- oder C-Axone. Die **Aδ-Faser-Nozisensoren** können in Typ I und II unterteilt werden. Die hochschwelligen mechanischen **Typ-I-Sensoren** sind polymodal und reagieren auch auf chemische und thermische (>50°) Stimuli. Ihre Afferenzen vermitteln zentral den **ersten Schmerz** auf mechanische Reize. Sie werden durch Gewebezerstörungen sensibilisiert. Die auf mechanische Reize noch deutlich intensiver, aber auf Hitze geringerschwellig reagierenden **Typ-II-Sensoren** vermitteln den **ersten Schmerz auf Hitzereize**.

Die absolut meisten **C-Faser-Nozisensoren** sind gleichfalls polymodal und bedingen den schlecht lokalisierbaren und eher dumpfen sogenannten **zweiten Schmerz**. Die adäquaten Reize sind different. Es können Sensoren unterschieden werden, die auf noxische mechanische und thermische Reize und die auf thermische und chemische, aber nicht auf mechanische Reize reagieren. Hitzesensitive, aber mechanisch insensitive Nozisensoren sind die „silent nociceptors", die nur infolge von Gewebeschädigungen dann auch eine Empfindlichkeit auf mechanische Reize ausbilden. Primär sind chemische Stimuli für sie der adäquate Reiz, weshalb sie möglicherweise eine Rolle bei entzündungsbedingten chemischen Milieuänderungen spielen können. Die C-Faser-Nozisensoren sind neben der Differenzierungsmöglichkeit über die adäquaten Reize und die Erregungsschwellen in weiteren Eigenschaften sehr heterogen. Eine peptiderge Faserpopulation produziert Substanz P und CGRP und besitzt einen Rezeptor für den NGF. Des Weiteren gibt es Unterschiede in Membranstrukturen (Kanäle), wodurch die Sensoren auf den pH-Wert und verschiedene biochemische Substanzen empfindlich sind. Die Heterogenität der C-Faser-Sensoren steht somit auch für die verschiedensten Schmerzursachen und -modalitäten.

Des Weiteren gehören zur C-Faser-Sensorpopulation nicht nur Nozisensoren. Hier gibt es auch Sensoren, die für mechanische, aber nicht für thermische und chemische Reize sensibel sind.

Ebenso produzieren die Neurone im Gg. spinale oder trigeminale Neurotransmitter bzw. Neuropeptide, die per Axontransport über ihre pseudounipolaren Fortsätze nach peripher und/oder zentral gelangen und dort freigesetzt werden. Entsprechend können sie an der zentralen Synapse im Hinterhorn und am peripheren Ende freigesetzt werden. Das nozizeptive Neuron hat damit eine **duale Funktion:** erstens die Generierung und Leitung von Afferenzen und zweitens die biochemisch vermittelte Beeinflussung des Zielgewebes sowie bahnende oder hemmende Regulationen im Hinterhorn. Im Zielgewebe können SP und CGRP die neurogene Entzündung hervorrufen. Andererseits sind sowohl das periphere als auch das zentrale Faserende auch Ziel von Substanzen, die dessen Sensibilität regulieren können.

Die nozizeptiven Neurone projizieren mit den Neurotransmittern L-Glutamat, Glycin und dem Neuropeptid Substanz P in Abhängigkeit von ihren Eigenschaften und den adäquaten Reizen zu Neuronen der Laminae I bis V des Hinterhorns. In der Lamina I und II liegen Neurone für nozizeptive Afferenzen von peptidergen und nicht peptidergen Sensorneuronen, in die Lamina III und IV gelangen die somatischen Afferenzen (Aβ), und in der Lamina V befinden sich die WDR-Neurone, auf welche nozizeptive und nicht nozizeptive (Aβ, Aδ, C) Afferenzen wie auch solche aus dem viszeralen Bereich konvergieren. Aus dieser **Konvergenz** entsteht der **„referred pain."** Die WDR-Neurone sind Ziel von efferenten Bahnen von den Raphe-Kernen, vom PAG und von der Formatio reticularis. Mittels des Neurotransmitters Serotonin erfolgt eine neuronale Hemmung, oder diese entsteht mittels Endorphinen.

Vorrangig in der Lamina I und V befinden sich die Projektionsneurone des Tr. spinothalamicus (zum Ncl. ventralis posterolateralis), des Tr. spinoreticulothalamicus bzw. des Tr. spinoparabrachialis (dorsolaterale Brücke). Über die Formatio reticularis bestehen Verbindungen zum Hypothalamus mit Konsequenzen für neurohumerale und neurovegetative Reaktionen. Die im Hirnstamm liegenden autonomen Regulationszentren des Respirationstrakts und des Herz-Kreislauf-Systems werden auch direkt beeinflusst, wodurch bei intensiven Schmerzen die Atem-, die Herzschlagfrequenz und der Blutdruck ansteigen. Ebenso wird die verstärkte Schweißproduktion vermittelt. Der parabrachiale Komplex hat wieder Verbindungen zur Amygdala, die als Teil des limbischen Systems für Aufmerksamkeit, schmerzbedingte Aversionen und Emotionen steht. Des Weiteren erreichen die Informationen das im Mittelhirn angesiedelte PAG.

> **Vom Hirnstamm über den Thalamus erreichen die Informationen den Cortex, ohne dass es eine spezifische Lokalisation für den Schmerz gibt (Apkarian et al. 2005). Entsprechend den verschiedenen Komponenten des Schmerzes (vgl. ► Kap. 7) werden direkt oder indirekt die Strukturen der „pain matrix" aktiviert, der Schmerz wird empfunden und mit Verhalten gekoppelt.**

Das interne Muster des zerebralen Erregungsstatus spielt für die Schmerzempfindung eine ausgeprägte Rolle. Die Qualität der Stresssituation kann deshalb eine völlig differente

Schmerzreaktion auslösen. Ist der Stress akut und besteht eine erwartete Schmerzlinderung, kann daraus sogar Analgesie werden (Wager und Atlas 2015). Eine stressinduzierte Analgesie wird von absteigenden hemmenden Projektionen von der Amygdala und dem PAG über die RVM ausgelöst (Wiedenmayer et al. 2000; Bellgowan et al. 1998).

> An der Analgesie sind im Zusammenspiel zwischen Stressintensität, Alter, Geschlecht, Schmerz- und Stresserfahrungen und Persönlichkeit opioide, aber auch nichtopioide Mechanismen beteiligt (Butler und Finn 2009). Im Gegensatz dazu führt die Kombination von chronischem Stress und Besorgnis bis Ängstlichkeit zur Verstärkung des Schmerzes (Jennings et al. 2014).
> Menschen mit einer sehr guten Kapazität der endogenen konditionierten Schmerzmodulation (CPM: „counterirritation", Schmerz hemmt Schmerz) durch regelmäßige sportliche Aktivität weisen offensichtlich zugleich eine geringe Schmerzsummation auf.

Bevor also die Schmerzafferenzen zu Empfindungen oder Wahrnehmungen werden, sind sie auf allen Ebenen des peripheren wie zentralen Nervensystems bearbeitet worden.

> Der sehr gut beeinflussbare Konditionierungszustand ist eine hoch wichtige Determinante für die Systeme der Schmerzhemmung und -bahnung sowie für ihre Interaktionen.

So kann die Kapazität der neuronalen Schmerzhemmung (CPM) anhand der objektiv mit einem Accelerometer gemessenen Zeit der Inaktivität bzw. der physischen Aktivität vorausgesagt werden. Die Intensität der körperlichen Aktivität ist hierbei von hoher Bedeutung. Ein mäßiges bis intensives Training prognostiziert im quantitativen Summationstest eine fortschreitend geringere Schmerzsummation (Naugle et al. 2017), also eine geminderte Schmerzempfindung und eine höhere Schmerztoleranz.

Hervorzuheben ist, dass diese Gehirnstrukturen auch zugleich der Ursprung der endogenen Schmerzhemmmechanismen sind. Hierzu gehören sowohl Funktionskreise auf spinaler Ebene, im Hirnstamm (periaquäduktales Grau, Raphe-Kerne), im Thalamus (reziproke Verknüpfung zum Cortex) und im Cortex selbst. So ist die elektrische Stimulation des MI auch eine wirksame Therapieform, um intensivste therapieresistente zentrale und neuropathische Schmerzsyndrome zu behandeln (Brown 2001; Hosomi et al. 2008). Die Stimulation des MI sorgt über den Thalamus als Schlüsselschaltstelle (Ncl. reticularis und Zona inertia der Formatio reticularis des Mesencephalon) mit seinen komplexen Verschaltungen zum orbitofrontalen Cortex, zum Gyrus cinguli und zum Hirnstamm für die Aktivierung der absteigenden endogenen Schmerzhemmsysteme (García-Larrea et al. 1999; Pagano et al. 2011; Lucas et al. 2011).

> Unter physiologischen Bedingungen besteht für den spinalen Schmerzeingang und die dortige Verarbeitung eine Balance zwischen der supraspinalen hemmenden und bahnenden Beeinflussung. Diese Balance ist z. B. bei Patienten mit muskuloskelettalen Schmerzen (z. B. Osteoarthritis) insuffizient (Kosek und Ordeberg 2000; Quante et al. 2008), und zugleich kann sich bei diesen Patienten eine periphere und zentrale Sensibilisierung (Arendt-Nielsen et al. 2008) etablieren. Dazu gehört offensichtlich auch eine Neurodegeneration (Maihöfner et al. 2010).

8.1.3 Default Mode Network, Resilience (Belastbarkeit) und Schmerz

Das **DMN** ist durch die meisten direkten strukturellen neuronalen Verbindungen charakterisiert (Horn et al. 2014). Dazu gehören im Kern der mediale PFC, der Praecuneus und Anteile des Gyrus cinguli und erweitert der Lobus parietalis superior und der Hippocampus. Das DMN ist aktiv, wenn keine aufgabenspezifischen Anforderungen zu bewältigen sind, und es steht für das sogenannte „reizunabhängige Denken". Mit Beginn einer Beanspruchung wird es inaktiviert.

Der Begriff Resilience (deutsch: Resilienz), der in der Psychologie für die psychische Belastbarkeit bzw. Wiederstandfähigkeit steht, ist aber z. Z. nicht einheitlich und klar definiert (Aburn et al. 2016). Er wird angewendet, um die Reaktion einer Person auf traumatische oder herausfordernde Situationen wiederzugeben oder zu erklären bzw. um die Anpassungsfähigkeit von Einstellungen und Verhaltensweisen einer Person zur Sicherung der Gesundheit unter und nach belastenden Herausforderungen und Lebensereignissen (Stressoren) zu charakterisieren. Als Marker werden die Fähigkeiten zur Durchsetzung sowie der Anpassung, Einordnung und Umstellung auf die als Stressoren wirkenden Änderungen genutzt. Neurophysiologisch weist vieles darauf hin, dass die psychologische Resilience mit dem DMN im Zusammenhang steht.

Der Begriff physische **Resilience** beschreibt die Fähigkeit, mit Krankheiten, aber auch mit dem Alterungsprozess positiv verarbeitend umgehen zu können. Nach Whitson et al. (2016) wird er bestimmt durch die Fähigkeit, funktionellen Einbußen zu widerstehen oder sie zu verkraften bzw. die Gesundheit nach dem Einwirken von Stressoren wiederherzustellen. Wichtige Faktoren sind die aktuellen physiologischen (Trainings- oder Dekonditionierungszustand) oder pathophysiologischen Eigenschaften des Organismus, psychosoziale Faktoren sowie auch die genetischen und epigenetischen Anlagen.

> Die psychologische und die physische Resilience spiegeln somit die Bewältigungs- und Anpassungsfähigkeit gegenüber mentalem Stress und physischen und sozialen Lebenswidrigkeiten wider.

In der Population der klinisch Gesunden ist bei den Personen mit der geringeren psychologischen Belastbarkeit die funktionelle Verknüpfung im DMN stärker ausgeprägt. Chronische Schmerzpatienten (M. Bechterew) weisen eine negative Beziehung zwischen dieser Belastbarkeit und dem Schmerz sowie der Krankheitsaktivität auf. Intensivere Schmerzen gehen auch mit einer überproportional ausgeprägteren und erhöhten funktionellen Verknüpfung zwischen dem DMN und dem sensomotorischen Netzwerk einher. Des Weiteren kennzeichnet die Schmerzintensität eine atypische Relation zwischen der Konnektivität im DMN-Netzwerk und der Belastbarkeit (Hemington et al. 2018).

8.1.4 Endogene Schmerzmodulation

Da Schmerz bewusst wird, schließt die „pain matrix" für die Schmerzempfindung und für die Organisation der schmerzrelevanten Verhaltensweisen die höchsten zerebralen Ebenen ein. So sind auch an der Schmerzhemmung und -modulation diese höchsten Ebenen beteiligt. Erneut müssen der PFC, der MI, der ACC, die Insel und die Amygdala aufgezählt werden. Im subkortikalen Bereich sind daran der Hypothalamus, das PAG, die dorsolaterale Pons und die RVM beteiligt. Die letztendlichen Wirkungsorte sind die segmentalen spinalen Neuronennetze.

Die endogene Schmerzmodulation und -kontrolle kann über verschiedene Wege den nozizeptiven Eingang im Rückenmark hemmen oder auch fördern. Dies kann durch eine Aktivitätsänderung in den absteigenden Bahnen aus dem Cortex und dem Hirnstamm (Tr. corticospinalis und reticulospinalis) mit entsprechender Beeinflussung der synaptischen Übertragung nozizeptiver Afferenzen auf Hinterhornneurone geschehen. Das dortige Interneuronennetz hat einen Einfluss auf die Projektionsneurone des Tr. spinothalamicus und spinotectalis.

> Eine ausgeprägte endogene Schmerzhemmung kann bei Sportlern sehr gut beobachtet werden, wenn trotz Verletzung die Belastung ohne oder mit nur marginalen Schmerzen weitergeführt wird oder werden kann. Auch die Erfahrungen als Leistungsturner belegen, dass es kein Problem ist, mit offenen Blutblasen an den Händen an den Geräten Reck, Ringe oder Barren seine Übungen „unbeeinflusst" ausführen zu können. Die Hautschäden werden viel mehr durch die optische Betrachtung bewusst und sehr wenig bis kaum durch eine Schmerzempfindung.

Das PAG mit seinen Informationszuflüssen vom frontalen und Inselcortex, von der Amygdala und vom Hypothalamus projiziert nicht direkt in die spinalen Netze. Es nutzt für seine Schlüsselfunktion in der Schmerzhemmung die Zwischenstationen RVM und das Tegmentum der Brücke. Zu den Hinterhörnern der Rückenmarksegmente entsteht so eine PAG-RVM-spinale Hinterhorn-Verbindung. Die verschiedenen Kerne der RVM projizieren zu verschiedenen Laminae im Hinterhorn. Ein Zelltyp des RVM hemmt spinal noxische Afferenzen, und ein anderer moduliert die absteigende Kontrolle. Das Tegmentum projiziert auch zum Hinterhorn. Alle diese absteigenden Projektionen arbeiten mit Serotonin, Noradrenalin oder Dopamin als Neurotransmitter. Sie modulieren die Transmitterfreisetzung an den Synapsen der nozizeptiven Neurone und die Erregbarkeit der Empfängerneurone im Hinterhorn. Dopamin hat im Hinterhornnetz sowohl eine anti- (D2-, D3-Sensoren) als auch eine pronozizeptive Wirkung (D1-Sensoren).

Im Rückenmark kommt es auch durch eine periphere Vermittlung zur Aktivierung von Neuronen mit hemmender Wirkung auf die synaptische Übertragung auf das zweite Neuron und zur Weiterleitung und lokalen Verarbeitung der nozizeptiven Afferenzen durch somatosensible Aβ-Afferenzen. Die hierauf basierende Gate-control-Theorie (Melzack und Wall 1965) charakterisiert den Mechanismus der segmentalen Schmerzmodulation.

> Das ZNS projiziert somit von verschiedenen Ausgangspunkten in das Hinterhorn des Rückenmarks. Die Angriffspunkte sind dort direkt die Projektionsneuronen des Tr. spinothalamicus oder das Interneuronennetz mit dann indirekter Beeinflussung der aufsteigenden Projektion.

8.1.5 Endogene Schmerzhemmsysteme

> Die antinozizeptive Kontrolle bzw. Modulation erfolgt unter physiologischen Funktionsbedingungen bereits als Bestandteil des motorischen Programms, denn die Schmerzhemmung ist ein integrales Merkmal der neuroplastischen Adaptationen des Erlernens und Erhaltens von Bewegungen.

Die Ausgangsstrukturen der Schmerzhemmung werden im Folgenden dargestellt.
1. **Präfrontaler Cortex und MI**
   Eine rTMS des linken dorsolateralen PFC ist relativ erfolgreich in der Lage, chronische Schmerzzustände bei Migräne, posttraumatischen Kopfschmerzen, postoperativen Schmerzen und der Fibromyalgie zu behandeln.

Auch bei Gesunden mit experimentell provozierten Schmerzen durch Capsaicin (Talyor et al. 2012, 2013) oder NGF (Seminowicz et al. 2018) entsteht eine Analgesie eines vorbestehenden Schmerzes. Als Erklärung werden die komplexe weitläufige Vernetzung dieser höchsten neuronalen Instanz und in deren Folge u. a. die Aktivierung des endogenen opioiden, dopaminergen, glutaminergen und serotonergen Systems herangezogen (Talyor et al. 2012, 2013; Cho et al. 2009, Sibon et al. 2007; Moisset et al. 2016). Die MI-Hemmung wird zurückgedrängt (Fierro et al. 2010). Tsubokawa et al. (1991a) belegten mit Experimenten an Katzen, dass bei thalamischen Schmerzen mittels Elektrostimulation des MI die Hyperaktivität thalamischer Neurone langanhaltend aufgehoben werden kann. Daraufhin wurde mit gutem Resultat unter Verwendung von epiduralen Plattenelektroden der MI von sieben Patienten mit Thalamusschmerzen stimuliert. Die Schmerzlinderung unter der Stimulation war begleitet von einer Erhöhung der Durchblutung des Cortex und des Thalamus und klinisch von einer verbesserten Bewegungsfähigkeit der schmerzhaften Extremität. Gleichfalls resultierte ein Anstieg der Hauttemperatur im Schmerzgebiet. Dieselbe Arbeitsgruppe (Tsubokawa et al. 1991b) hat dann mit der Behandlung von zwölf Patienten mit sekundären zentralen Schmerzen infolge Läsionen die chronische Stimulation des MI als Therapieintervention durchgeführt. Nach einem Jahr waren fünf Personen schmerzfrei. Diese Patienten zeigten zugleich eine positive Beeinflussung der Hemiparese. Weitere drei Patienten verspürten einen deutlich reduzierten Schmerz. Diese Ergebnisse repräsentieren eine Erfolgsquote von 67 %. Es wurde anhand von drei erforderlichen Revisionen der Elektrodenpositionen aber auch sichtbar, dass die Stimulation präzise im Repräsentationsbereich der schmerzenden Körperregion erfolgen muss. Ngyen et al. (1999) konnten dann mit der chronischen Stimulation des MI bzw. der somatotopischen Repräsentationsareale der peripheren Schmerzlokalisationen (CT-Rekonstruktion des MI und Neuronavigation) bei 10 von 13 Patienten mit zentralem Schmerz und bei 10 von 12 Patienten mit neuropathischen Schmerzen im Trigeminusbereich eine beträchtliche Schmerzreduktion auslösen. Bei einem von drei Patienten mit Schmerzen bei Paraplegie und jeweils einem Patienten mit Herpes zoster bzw. Plexusverletzung resultierte eine deutliche Schmerzreduzierung bzw. ein „zufriedenstellendes" Ergebnis.
Die Stimulation des MI wird inzwischen als Intervention mit zufriedenstellender Wirksamkeit bei absolut therapieresistenten neuropathischen Schmerzen angesehen (Cruccu et al. 2007). So konnte eine Trigeminus- und Glossopharyngeusneuralgie suffizient und stabil über eine Beobachtungsperiode von 18 Monaten behandelt werden (Rainov et al. 1997). Beim CRPS begrenzt sich die Wirkung nicht nur auf den Schmerz, sondern zugleich werden die Symptome der sympathischen Fehlregulation (Temperatur, Schwellung, Wärme-, Schweißentwicklung) wie auch die Allodynie und Hyperalgesie günstig beeinflusst (Velasco et al. 2009).
Trotz der positiven Ergebnisse gab es bis 2010 (Levy et al.) insbesondere aus methodischen Gründen keine ausreichenden prospektiven randomisierten Untersuchungen zur Effektivität der MI- bzw. der Stimulation tiefer Gehirngebiete (Thalamus, PAG bzw. periventrikuläre graue Substanz). Es wurde bei Trigeminusneuropathien, nach Schlaganfällen und anderen nicht beherrschbaren Schmerzen durch die

MI-Stimulation mehrfach über Schmerzlinderungen von mindestens 50 % und deutlich mehr bei ca. 60–70 % der Patienten berichtet. Hierbei sind anhand der Erfolgsquoten die Indikationen für die MI- (Trigeminusneuropathien, post-Insult, Non-Responder auf andere Stimulationsinterventionen) und die tiefe Stimulation (Trigeminus- und periphere Neuropathien, Clusterkopfschmerz, LBP inklusive nach OPs, nach Plexusverletzungen) different, aber dann in der Wirksamkeit gut vergleichbar (Levy et al. 2010). Hierbei behandelt die MI-Stimulation mehr die sensorisch-diskriminative als die affektive Komponente (Lefaucheur et al. 2009). Dagegen konnte die Cochrane-Analyse von 94 Arbeiten (2983 Patienten), die nach den GRADE-Kriterien eine geringe bis sehr geringe Nachweisqualität der Wirksamkeit nichtinvasiver transkranieller Stimulationstechniken (rTMS, CES, tDCS, RINCE, tRNS) aufwiesen, keine überzeugenden positiven Ergebnisse aufzeigen (O'Connell et al. 2018).

Chronische muskuloskelettale Schmerzen ebenso wie experimentell generierte Muskelschmerzen verursachen neuroplastische Veränderungen des SI und MI. In der Folge wird die Erregbarkeit des SI und weiterer kortikaler Areale erhöht. Auf den Muskelschmerz hat die rTMS offensichtlich einen Einfluss. Myofasziale nozizeptive Afferenzen modulieren die Erregbarkeit des SI, und die nozizeptiven Folgen können mittels rTMS des dorsolateralen PFC analgetisch beeinflusst werden. Die Wirkung ergibt sich offensichtlich aus der reziproken Verknüpfung des PFC mit den Basalganglien. Diese hat eine Funktion für die SI-Erregbarkeit und damit für die sensorisch-diskriminative, aber kaum bis nicht für die kognitive und affektive Schmerzverarbeitung (De Martino et al. 2018c; Seminowicz et al. 2018). Die neuroplastischen Reaktionen auf myofasziale nozizeptive Afferenzen entwickeln sich innerhalb sehr kurzer Zeitspannen. Bereits nach zwei Tagen zeigt sich eine gesteigerte Erregbarkeit. Sie kann anhand der Korrelation zwischen der Druckschmerzschwelle über einem durch ekzentrische Belastung geschädigten Muskel und der gesteigerten Amplitude des somatosensorisch evozierten P45-Potenzials zentroparietal dargestellt werden (De Martino et al. 2018b). Eine Epicondylitis verursacht klinisch verbunden mit einer geminderten Kraft des Faustschlusses, einer Hyperalgesie und Schmerzen bei der Extension des Handgelenks im MI eine Disinhibition und so eine erhöhte Erregbarkeit. Wird als ein Modell zur Untersuchung der neuroplastischen zentralen Auswirkungen von myofaszialen bzw. myotendinösen Schmerzen mittels NGF z. B. um den Epicondylus ein experimenteller Schmerz hervorgerufen, dann erhöht sich, gemessen am Kartenvolumen, die Erregbarkeit des zugehörigen MI-Areals.

Myofasziale Schmerzen beeinflussen die Erregbarkeit des anatomisch zugehörigen MI-Areals des Homunculus. Dies spiegelt die neuroplastischen Konsequenzen und klinisch die Hyperalgesie wider. Die gesteigerte Erregbarkeit soll die Suche des SMS nach einer angepassten Bewegungsstrategie ausdrücken (Schabrun et al. 2016).

Verletzungen in den Muskelfasern insbesondere infolge ungewohnter ekzentrischer Muskelaktivitäten (Muskelkater) als ein zweites Schmerzmodell provoziert etwa eine gleiche Klinik und zentral eine erhöhte SI- und reduzierte MI-Erregbarkeit (De Martino et al. 2018a).

Reorganisatorisch bedingte strukturelle und funktionelle Veränderungen des SI sind bei muskuloskelettalen Schmerzen bekannt (Flor et al. 1997).

Werden nun beide Modelle kombiniert, dann verstärken sich die klinischen Aus-

wirkungen deutlich, und im MI haben das NGF- und das Muskelkater-Modell differente Auswirkungen auf den Homunculus des M. extensor carpi radialis (De Martino et al. 2018c). Das erste Modell steigert, das zweite mindert die MI-Erregbarkeit. Bei einem länger andauernden Muskelschmerz durch beide Schmerzmodelle sind der frontale und parietale Cortex einbezogen, weil sensorische Afferenzen auch den PMC und die SMA aus dem SI und dem Thalamus erreichen. Reduzierte somatosensorisch evozierte frontale Potenziale infolge des NGF-Modells weisen auf eine schmerzbedingt beeinträchtige Planung und Ausführung der Motorik hin. Die veränderten zentroparietalen Potenziale können dagegen viele Ursachenquellen haben (De Martino et al. 2018c). Diese Cortexareale sind mit dem SI, aber auch mit Arealen der höheren sensorischen Verarbeitung verbunden. So sind sie an der sensorisch-diskriminative Komponente, dem Berührungsempfinden, den Reaktionen auf muskuloskelettale Schmerzen und der räumlichen Aufmerksamkeit beteiligt.
Im Weiteren sind die im Schema in
◘ Abb. 8.1 genannten schmerzrelevanten Systeme aktiv.

2. **Dopaminerge Systeme**
   2.1 Absteigende dopaminerge dienzephalo-spinale Systeme projizieren sowohl in das Hinter- als auch in das Vorderhorn.

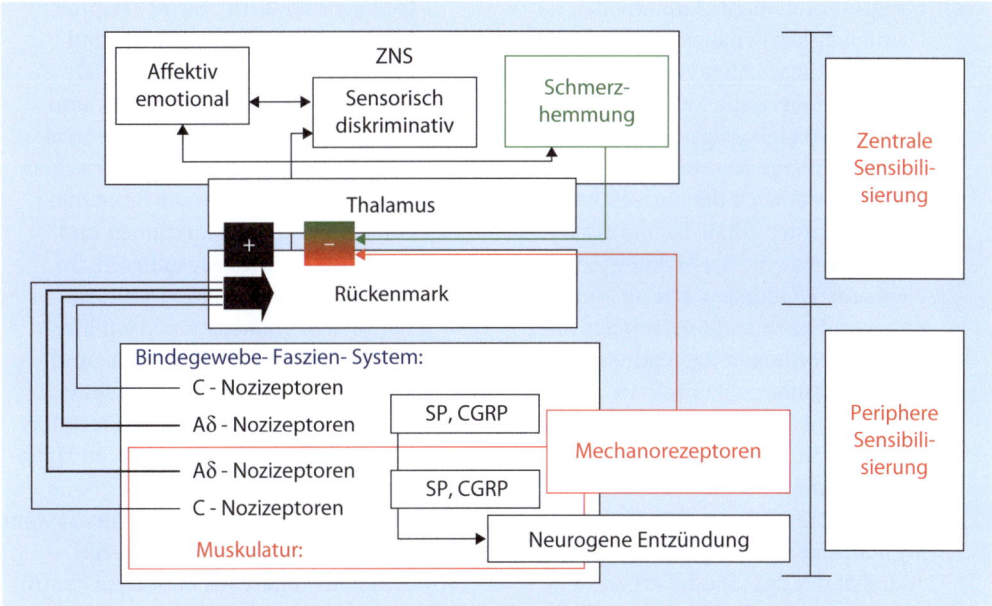

◘ **Abb. 8.1** Die Low-grade-Entzündung und die inaktivitäts- oder auch fehlbelastungsbedingte lokal akzentuierte Insuffizienz der Mikrozirkulation (z. B. Triggerpunkte) verursachen die myofaszialen Voraussetzungen für potenzielle und eintretende Schädigungen. Es werden nozizeptive Afferenzen generiert, und mittels Freisetzung von Substanz P und CGRP in das Gewebe werden eine neurogene Entzündung und eine periphere Sensibilisierung der Nozizeptoren ausgebildet. Beide Vorgänge, die Entzündung und die Sensibilisierung, können wiederum in Abhängigkeit von der Intensität und der Dauer eine zentrale Sensibilisierung nach sich ziehen. Die Afferenzen der Mechanorezeptoren, also muskuläre Aktivität, haben üblicherweise einen hemmenden Effekt auf den spinalen Eingang von Schmerzafferenzen. Beim Schmerzpatient sind diese Wechselbeziehungen auch durch die Dysfunktion der körpereigenen Schmerzhemmmechanismen verändert

Im Hinterhorn wird der nozizeptive Input moduliert (Nozitransformation), und die Projektion in das Vorderhorn beeinflusst den motorischen Ausgang.

2.2 Dopaminerge Neuronen der Substantia nigra (Mesencephalon) sind hemmend mit dem Corpus striatum (Basalganglien) verbunden, welches u. a. mit der Area 4 (Pyramidenbahn) und dem Mittelhirn (extrapyramidale Bahnen) verknüpft ist. Die Basalganglien erhalten neben den somatischen auch nozizeptive Impulsmuster, so dass die dopaminerge Hemmung einen komplexen Einfluss auf die motorischen Leistungen hat. Das Striatum besitzt aber auch Opioid-, Glutamat- und GABA-erge Neuronen, so dass es neben der motorischen Schmerzkomponente auch an den übrigen Komponenten mitarbeitet. Damit hat es bzw. haben die Basalganglien eine wichtige zentrale Funktion für den Schmerz, die Motorik und die Kognition (vgl. Basalganglienschleifen).

2.3 Dopaminerge Neuronen des Hypothalamus, der auch die nozizeptiven Afferenzmuster erhält, beeinflussen die globale Hormonachse Hypophyse – Nebenniere/Gonaden. Die nicht hypophysären Neuronenpopulationen sind die übergeordneten Regulationszentren für alle autonomen Funktionen, und sie beteiligen sich an den Angstreaktionen. Hieran ist insbesondere der laterale Hypothalamus beteiligt. 81 % seiner Neuronen reagieren auf noxische Stimuli, eine evozierte elektrische Aktivität des PAG moduliert zu 98 % dessen nozizeptive Aktivität, Morphin veranlasst dies zu 77 % und löst, wie auch eine elektrische Stimulation, intensitätsabhängig eine Analgesie aus (Dafny et al. 1996).

2.4 Dopaminerge Neuronen des mesolimbischen Systems verantworten Emotionen und sind Teil des Belohnungssystems. Die Strukturen des limbischen Systems liegen sinnvoll zwischen den sensorischen und motorischen Assoziationsgebieten. Sie erhalten sensorische Kollateralen vom PFC und projizieren selbst dorthin wie auch zu Kernen für autonome und endokrine Regulationen. Der cinguläre Cortex ist Teil der affektiven Schmerzverarbeitung, des allgemeinen körperlichen Unwohlseins, und er ist auch für die Aufmerksamkeit mit zuständig. Der Hippocampus ist die zentrale Struktur des Gedächtnisses, und er ist damit wahrscheinlich auch in die Entwicklung des chronischen Schmerzes einbezogen. Die Amygdala ist Funktionsbestandteil der emotional-affektiven, der kognitiven, der sensorischen und der motorischen Schmerzkomponente (Neugebauer 2015). Sie ist reziprok mit kortikalen, subkortikalen und Hirnstammstrukturen verbunden und fungiert als limbische und autonome Assoziationszentrale. Sie wird mit Afferenzen aus allen sensorischen Quellen versorgt, woraus Emotionen, Affekte, exekutive Funktionen und Verhaltenskontrolle resultieren. Im Rahmen dieser Funktion prüft sie sensorische Informationen auf ihre potenziell nozizeptiven Inhalte und aktiviert bei Bedarf antinozizeptiv deszendierende Aktivitäten. Sie unterhält Verbindungen zum PAG, zu Hypothalamus und Hirnstamm.

3. **Serotonerges und noradrenerges System**
Das serotonerge und noradrenerge System kontrolliert aus dem Hirnstamm intensiv bahnend oder hemmend den nozizeptiven spinalen Input, wofür es spezifische Rezeptorkonfigurationen gibt. Die anatomischen Ausgangspunkte beider Systeme sind das PAG als Integrationszentrale von Vorderhirninformationen und weitere Hirnstammkerne mit ihren Verbindungen zum Locus coeruleus und

der RVM. Über das Serotonin werden spinal mittels sehr vieler verschiedener Rezeptoren sehr komplex entstehende bahnende und hemmende Effekte vermittelt. So ist Serotonin sowohl ein Schlüsseltransmitter der Bahnung, über andere Rezeptorkonfigurationen und Interaktionen aber auch der Hemmung. Schmerzen und Depression sind gemeinsam durch eine Dysfunktion des serotonergen und des noradrenergen Systems charakterisiert. Aber eine geminderte spinale Konzentration von Serotonin und NA verursacht auch ohne Depression eine erhöhte Schmerzempfindlichkeit (Tamano et al. 2016).

3.1 Serotonerges raphespinales System: Die Raphe-Kerne sind wichtige serotonerge Kerne im Mittelhirn und im verlängerten Mark. Sie interagieren mit dem PFC, dem Hippocampus, dem PAG und der RVM. Die raphespinalen Verbindungen enden in fast allen Laminae des Hinterhorns. Das Ergebnis ihrer Aktivität ist die Hemmung des zweiten Neurons der aufsteigenden Bahnen. Wird der Ncl. raphe magnus elektrisch stimuliert, werden die Hinterhornneurone weniger aktiv, und es resultiert eine Analgesie. Eine verminderte Aktivität führt bei gleichzeitigen nozizeptiven Afferenzen zur Erregbarkeitssteigerung mit der Klinik der Hyperalgesie.

Der chronische Schmerz geht mit einer höheren Inzidenz von Depression und Angst einher. Die Raphe-Kerne sind bedeutsame anatomische Strukturen, die mit der Schmerzverarbeitung sowie auch mit der Pathogenese der Depression in Verbindung stehen.

Des Weiteren unterhalten die Raphe-Kerne enge Verbindungen zur lateralen Habenula. Diese Anteile des Zwischenhirns sind an der Kodierung von Enttäuschungen und Erwartungen beteiligt. Sie nehmen auch regulatorischen Einfluss auf die dopaminerge Aktivität im Mittelhirn. Aus intensiven Wechselwirkungen mit den serotonergen Raphe-Kernen entsteht eine gemeinsame Beteiligung an der Entwicklung der schmerzassoziierten Depression. Im Modell (Li et al. 2017) zeigt sich, dass ein neuropathischer Schmerz mit einer gesteigerten lateralen Habenulaaktivität und einer geminderten dorsalen Raphe-Aktivität einhergeht und im Resultat zu einem depressiven Verhalten führt. In der Umkehr werden durch das Ausschalten der lateralen Habenula die Schmerzschwellen und das depressive Verhalten gemindert. Damit hat die **Koexistenz von Schmerz und Depression** eine anatomisch-funktionelle Grundlage.

Das serotonerge System geht für die Schmerzhemmung Interaktionen mit dem opioiden System ein. So geht bei Tieren (Sounvoravong et al. 2004) eine Reduktion der Serotoninkonzentration im Ncl. raphe magnus mit einer generellen Minderung der Morphinwirkung bei Neuropathie infolge Nervenverletzung einher, und ein gleicher Effekt entsteht bei geringen Morphindosierungen bei diabetischer PNP.

3.2 Noradrenerges coerulospinales System:
Das noradrenerge System spielt eine entscheidende Rolle in der Schmerzkontrolle. Entsprechend ist es in der „pain matrix" weit verbreitet existent.

Der Locus coeruleus, Teil des Metencephalon (Pons, Kleinhirn) und eingebettet in das Neuronennetz der Formatio reticularis, besteht aus einer sehr hohen Ansammlung noradrenerger Neuronen. Er ist intensiv nahezu generalisiert vernetzt, so dass er dadurch für die Aufmerksamkeit eine führende Leistung erbringen kann. Vom PFC erhält er offensichtlich „bewertende" Informationen und solche, welche die Sensorinformationen im Sinne ihrer „psychologischen" Bedeutung codieren. Seine Leistung wird auch mit einem Monitor verglichen, der die äußeren Bedingungen und die inneren autonomen Erfordernisse abstimmt. Damit können akute Situationen bewältigt werden. Efferenzen erreichen in den Rückenmarksegmenten die Laminae I, II und V. Die experimentelle Aktivierung reduziert den nozizeptiven Input. Es entsteht eine spinale Analgesie.

4. **Opioiderges PAG-spinales System**
Das endogene Opioidsystem kann aufgrund der sehr umfänglichen Sensorausstattung des peripheren und zentralen Nervensystems, aber auch des Gastrointestinaltrakts und des Immunsystems eine sehr umfangreiche Wirkung entfalten. Die Neuronen dieses weit verbreiteten Systems produzieren drei Substanzen, das β-Endorphin, die Met- und Leu-Enkephaline und die Dynorphine. Es sind Neurotransmitter und Modulatoren, und sie reagieren mit drei Sensorklassen (mu, delta, kappa). Das Ergebnis ist Analgesie.
Besonders reich mit Opioidsensoren sind das Hinterhorn (Eingang aller Noziafferenzen), der Thalamus (Somatosensorik zum Cortex), der Hypothalamus (neurohumerale, neurovegetative Regulationen), das limbische System (Emotionen), das Pallidum und Corpus striatum der Basalganglien (Sensomotorik und Kognition, Schleifen) und das PAG (Schmerzhemmung) besetzt. Das opioide System moduliert somit den nozizeptiven Eingang und die Verarbeitung auf vielen Stufen, die emotionalen und kognitiven Reaktionen und die Stressregulation.
Eine Quelle der deszendierenden Kontrolle der spinalen nozizeptiven Neurotransmission ist die rostrale ventromediale Medulla oblongata. Von hier ausgehende spinale serotonerge und nicht serotonerge Projektionsneurone reagieren zu über 90 % auf Opiatagonisten. Ihnen wird eine bedeutende Rolle bei der Vermittlung des Opioideffekts zugeschrieben (Marinelli et al. 2002).

5. **Regulation der Schmerzhemmung auf spinaler Ebene**
Die nozizeptiven C-Faserafferenzen (0,1–2,0 m/s, Schmerz-, auch Mechano- und Wärmesensoren) schalten im Rückenmark bevorzugt in den Laminae I und II (gleichzusetzen etwa mit der Substantia gelatinosa, „transmission station", „gate"; Melzack und Wall 1965) und die Aδ-Fasern (10–30 m/s, Schmerz-, auch Mechano- und Kältesensoren) in den Laminae I und V glutaminerg oder vermittelt durch Substanz P auf Interneuronen um. Dorthin gelangen über Kollateralen und Interneuronen auch die somatischen Signale der Aβ-Fasern (30–70 m/s, Mechanosensoren der Haut). Die nozizeptiven und mechanischen Signale konvergieren letztendlich auf WDR-Neuronen. Hier werden auch Verknüpfungen zu reflektorischen motorischen und vegetativen Efferenzen hergestellt. Über den Mechanismus u. a. der präsynaptischen Hemmung können die Mechanoafferenzen diejenigen der Nozizeptoren hemmen und so die Transmission nach zentral unterbinden („gate control"). Nur wenn der nozizeptive Signaleingang sehr intensiv wird, findet eine Weiterleitung über den Tr. spinothalamicus statt. Über diesen spinalen Verschaltungsmechanismus unterdrücken schnelle Mechano- die langsamen Schmerzafferenzen. Des Weiteren erfolgt ausgehend vom Ncl. raphe gigantocellularis und magnus, vom Locus coeruleus, PAG und DNIC eine deszendierende Kontrolle der Interneuronenpools und der WDR-Neuronen (◘ Abb. 8.1).

6. **Testosteron und Schmerzhemmung**
Das Testosteron ist auf spinaler und supraspinaler Ebene in die Schmerzwahrnehmung und die Modifikation der Schmerzschwellen einbezogen. Nozizeptive Afferenzen stimulieren die Produktion von Substanz P. Diese wiederum stimuliert ein Enzym, welches ausgehend vom Testosteron eine Kaskade zur endogenen Opioidproduktion ankurbelt. Das Ergebnis ist im Hinterhorn die Dämpfung der Übertragung nozizeptiver Afferenzen und damit der Anstieg der Schmerzschwellen. Auch das PAG mit Projektionen zur RVM und der Locus coeruleus in der Brücke und damit das noradrenerge System besitzen Testosteronsensoren mit den benannten Reaktionen. Zusätzlich erhalten diese Strukturen Projektionen vom Hypothalamus und der Amygdala, und sie sind dann jeweils der Ausgangspunkt absteigender schmerzhemmender Projektionen in das Hinterhorn des Rückenmarks.

8.1.6 Opioide: Placebo und Nebenwirkung exogener Gabe

8.1.6.1 Opioides Modulationssystem und Placebo

Das opioidsensitive System ist wahrscheinlich zum großen Teil auch der Träger des Placeboeffekts. Wie fMRT-Untersuchungen belegen, sind darin spinale und supraspinale Strukturen bis zu jenen für die bewusste Wahrnehmung mit verschiedenen Transmittersystemen eingeschlossen. Es zeigte sich aber immer wieder, dass die frühe Annahme von Levine et al. (1978) bestätigt werden kann, dass für die Placebohypoalgesie das opioide System führend ist. Dessen spinale Hemmung des nozizeptiven Eingangs mindert die Schmerzempfindung und die Ausprägung weiterer Schmerzkomponenten.

> Der Placeboeffekt hat zwei Seiten: erstens das zerebrale Aktivitätsmuster einer positiven Erwartung mit angenommener Schmerzlinderung und zweitens die damit zusammenhängende Aktivierung des deszendierenden Systems zur Reduzierung des nozizeptiven Signaleingangs.

8.1.6.2 Exogene Opioide: Nebenwirkungen im endogenen Opioidsystem

Die neuronalen Netze der absteigenden Schmerzkontrolle und -modulation sind durchgängig „opioid-sensitiv". Sie sind für sehr verschiedene Wirkungen verantwortlich. Hierzu gehören die physiologische und pathophysiologische Schmerzkontrolle bei chronischen Zuständen, der Placeboeffekt, der immerhin bei bis zu einem Drittel der Menschen vorliegt, und sie sind der Wirkungsort von Schmerzmedikamenten (Opiate, NSAR, u. a.).

Es muss aber auch beachtet werden, dass exogene Opioide nicht einfach den Schmerz im Sinne der endogenen gleichartig wirkenden Substanzen unterbinden. Sie beeinträchtigen sogar die endogenen Systeme der Schmerzmodulation einschließlich der gemeinsamen integrativen Funktionen. Dies zeigt sich daran, dass bei Personen mit Rücken- und Nackenschmerzen eine hohe Kapazität der endogenen Schmerzhemmfähigkeit bei der CPM-Testung mit einer geringen zeitlichen Summation von Schmerzreizen vergesellschaftet ist. Es zeigt sich aber auch der Befund, dass Opioidtherapie diese Relation aufhebt. Sie schädigt das Funktionieren und die neuronalen Interaktionen zwischen den endogenen Systemen der Schmerzmodulation (Martel et al. 2018).

> Die exogene Opioideinnahme stört und verändert das endogene System und veranlasst ein funktionelles Ungleichgewicht, das auch in der Pathogenese verschiedener Krankheiten nachweisbar ist (Toubia du Khalife 2018).

8.2 Schmerzhemmung durch konkurrierende Schmerzreize – „counterirritation" bzw. „conditioned pain modulation"

Ein Mechanismus der sehr komplexen Schmerzhemmung ist die lange bekannte „counterirritation" (Mackenzie 1909), die auch als diffuse Kontrolle der Schmerzhemmung („diffuse noxious inhibitory control", DNIC; Le Bars et al. 1979a, b) bezeichnet wird. Unter Einbeziehung auch höherer Neuronennetze ist es ein spinobulbospinaler Mechanismus, der neben dem Begriff DNIC auch als „heterotopic noxious counter-stimulation" bekannt ist. Das Korrelat der DNIC beim Menschen ist die „conditioned pain modulation" (CPM; Nir und Yarnitsky 2015). Therapeutisch hat Vogler bereits 1928 den Effekt am Periost genutzt und später als reflextherapeutische Intervention weiterentwickelt (Vogler 1953; Vogler und Kraus 1980; Rohde 2009, 2010).

Durch eine intensive Reizung des nozizeptiv sehr gut versorgten Periosts wird der Mechanismus der „counterirritation" (Piché et al. 2009) über das DNIC aktiviert. Dieses System sorgt für die Auslöschung oder Minderung eines vorliegenden Schmerzes durch einen gesetzten anderen (Reinert et al. 2000). Hierbei kann der Effekt sowohl von der „therapeutisch gesetzten" Schmerzintensität als auch vom Geschlecht abhängig sein (Arendt-Nielsen et al. 2008).

> Wird von extern ein ausreichend intensiver und andauernder zusätzlicher Schmerzreiz außerhalb des rezeptiven Feldes des vorliegenden endogenen Schmerzes hervorgerufen, wird stabil eine gegenseitige auslöschende Wirkung erzielt (Grundmechanismus: Schmerz hemmt Schmerz).

Die WDR-Neurone, aber auch schmerzspezifische Neurone im Hinterhorn werden über eine zentrale Schleife gehemmt. Die Hemmung der eingehenden Schmerzafferenzen reduziert die Schmerzwahrnehmung oder unterdrückt sie sogar. So kann z. B. der Schmerz während und nach elektrischer Reizung im Bereich des rechten Sprunggelenkes durch eine gleichzeitige schmerzhafte Kaltwasseranwendung am anderen Fuß um ca. 50 % vermindert werden. Dieser Effekt zeigt sich auch anhand der fMRI-Aktivitäten schmerzrelevanter zentraler Gehirnstrukturen wie des SI, des vorderen Gyrus cinguli und der Amygdala (Piché et al. 2009). Die Top-down-Regulation der nozizeptiven Afferenzen bezieht sowohl kortikale als auch subkortikale Strukturen ein (Bingel et al. 2007).

Mit der CPM kann therapeutisch eine gute Grundlage für die aktive Belastbarkeit mit ursächlichen Wirkungskomponenten geschaffen werden.

8.3 „conditioned pain modulation" und „exercise-induced hypoalgesia"

> „conditioned pain modulation" (CPM) und „exercise-induced hypoalgesia" (EIH) reflektieren die funktionelle Kapazität der deszendierenden Schmerzhemmung. Beide Wirkmechanismen interagieren miteinander. Bei Gesunden ist der CPM-Effekt variabel, aber stets sehr gut nachweisbar, und es zeigt sich mit individueller Ausprägung konstant ein EIH-Effekt während und nach verschiedenen Belastungen.

Der CPM-Effekt und die belastungsbedingte Hypoalgesie („exercise-induced hypoalgesia";

EIH) an der Hand sind signifikant, aber mit kleinem Bestimmtheitsmaß positiv miteinander verknüpft. Bei gesunden physisch aktiven Personen liegt gegenüber den inaktiven Personen eine höhere Kapazität der konditionierenden Schmerzhemmung (CPM) vor.

Werden die Interaktionen zwischen beiden Effekten wechselseitig geprüft, ergeben sich deutliche Beziehungen.

1. Auslösung eines CPM-Effekts vor einem EIH-Effekt:
   Wird bei gesunden jungen Menschen der CPM-Effekt zeitnah vor der Provokation des EIH-Effekts durch eine Fahrradergometerbelastung (15 min, Hf entsprechend 75 % VO_{2max}) geprüft (Gajsar et al. 2018), provoziert die aerobe Aktivität keinen Anstieg der Druckschmerzschwellen (p = 0,125). Es zeigt sich ein negativer Zusammenhang zwischen der EIH und dem CPM-Effekt an der Hand (p = 0,004), ein noch signifikanter am Rücken (p = 0,036), aber kein Effekt am Bein.
2. Auslösung eines EIH-Effekts vor einem CPM-Effekt:
   Gleichfalls bei Gesunden wurden ein CPM-Effekt, gemessen anhand der PPTs über dem Quadrizeps bei Kälteimmersion, und ein EIH-Effekt durch eine Isometrie des Quadrizeps mit 30 % MVC über 3 min sicher ausgelöst. Nach der Isometrie minderte sich der CPM-Effekt. Anhand der systemischen Ausbildung der EIH konnten Responder und Non-Responder unterschieden werden. Bei den Respondern wurde der CPM-Effekt nach der Isometrie gemindert (p = 0,03), und bei den Non-Respondern blieb er unverändert (Alsouhibani et al. 2018).

Beide Kombinationen von EIH und CPM weisen darauf hin, dass beiden Effekten weitestgehend übereinstimmende zentrale Mechanismen zugrunde liegen und dass sich die Wirksamkeit durch eine parallele oder sequenzielle Provokation abschwächt bzw. adaptiert. Die EIH kennt Responder und Non-Responder, und diese Tatsache ist auch bei Schmerzpatienten zu beachten. Inwiefern primär Non-Responder eine höhere Wahrscheinlichkeit haben, bei entsprechenden Bedingungen einen chronischen Schmerz auszubilden, könnte als Hypothese geprüft werden.

> Bei Personen mit chronischen Schmerzen fallen die EIH-Effekte geringer aus oder können sich bei einigen Patienten sogar ins Gegenteil drehen. Der CPM-Effekt kann auch geringer sein, aber in aller Regel ist er erfolgreich klinisch nutzbar.

8.3.1 CPM

> Die Funktion der endogenen Schmerzkontrolle kann mit der CPM reliabel getestet werden, wenn die Stimulationsparameter und die Untersuchungsmethode gut standardisiert sind (Kennedy et al. 2016). Bei dieser Testung handelt es sich um die Prüfung des Phänomens „Schmerz hemmt Schmerz", und sie repräsentiert die zentrale Schmerzmodulation (Yarnitsky et al. 2010).

Die Testung erfolgt entweder im parallelen Modus, indem mit einem konditionierenden Schmerzreiz gleichzeitig ein zweiter gesetzt wird, oder dem konditionierenden Reiz folgt nach seinem Aussetzen sequenziell ein weiterer. Die Toleranz für die schmerzhaften Reizungen ist in der Regel gut gegeben, und die Zuverlässigkeit des CPM-Effekts ist gut bis exzellent. Sie wird in Abhängigkeit von den Parametern der Test- und Konditionsreize, den Testorten und den getesteten Individuen (Kennedy et al 2016) beeinflusst.

CPM zur Diagnostik der Kapazität der Schmerzhemmung bedeutet demnach, dass ein exogener schmerzhafter Reiz intensitätsabhängig die Empfindung eines gleichzeitigen oder nachfolgend gesetzten exogenen schmerzhaften Reizes (van Wijk et al. 2010) durch die Aktivierung hemmender neuronaler Aktivitäten mindert oder sogar auslöschen kann. Der schmerzlindernde Effekt ist im Jugend- und jungen Erwachsenenalter größer als in den nachfolgenden Altersabschnitten (Tsao et al. 2013; Stolzman et al. 2014; Lemley et al. 2015). Bei Jugendlichen stehen das CPM-Ergebnis über dem M. deltoideus mit der Muskelmasse des Armes und das CPM-Ergebnis am Nagelbett mit der physischen Aktivität über die Gewichtsklassen in einem positiven Zusammenhang (Stolzman und Bement 2016).

> Bei jungen wie älteren Menschen kann aus der CPM eine Vorhersage für die EIH abgeleitet werden (Vaegter et al. 2014, 2015).

Als Parameter der Schmerzkontrolle werden die Druckschmerzschwelle und/oder die Schmerztoleranz herangezogen. Dieser Test ist inzwischen auch zum Prädiktor des schmerzhemmenden Funktionssystems geworden. Seine Ergebnisse beruhen auf der Aktivierung der endogenen Schmerzmodulation, gegeben durch das diffuse Schmerzhemmkontrollsystem (DNIC). Es wird durch einen spino-bulbo (PAG, RVM, Ncl. reticularis dors.)- spinalen Verarbeitungsweg repräsentiert (Millan 2002; Monconduit et al. 2002; Le Bars et al. 2002; Ossipov et al. 2010; Bourne et al. 2014). Der dorsale Ncl. reticularis ist intensiv vernetzt. Er erhält Inputs von spinal und projiziert dorthin, und er unterhält wechselseitige Verbindungen mit mehreren Cortexgebieten, dem PAG, der RVM, dem Thalamus und der Amygdala. Er ist in mehrere Funktionskreise der Schmerzmodulation eingebunden.

In die Entstehung der antinozizeptiven Wirkung sind offensichtlich nur die WDH-Neurone integriert. Der Schmerz des konditionierenden Reizes aktiviert die deszendierende Hemmung der primär nicht mit nozizeptiven Afferenzen betroffenen WDR-Neuronen. Ihre Antworten auf andere Schmerzreize auch aus weit entfernten Körperregionen werden unterdrückt (Le Bars et al. 1979a, b). Daraus folgt, dass ein zweiter, zeitlich parallel oder sequenziell wirkender Reiz mit einer geminderten Schmerzintensität oder als gar nicht schmerzhaft empfunden werden kann. Die Ausprägung der Schmerzminderung beschreibt die individuelle funktionelle Potenz der Schmerzmodulationsmechanismen.

> Die CPM kann aus therapeutischer Sicht auch für viele intensiv unangenehme oder sogar schmerzhafte Interventionen (z. B. myofasziale Techniken) als Mechanismus zur Erklärung der schnell und deutlich einsetzenden Schmerzlinderung herangezogen werden.

Auch eine erwartungsbedingte Analgesie und Placeboeffekte können als Tools für die Beurteilung der endogenen Schmerzmodulationssysteme genutzt werden. Placebo resultiert aus der Kombination einer positiven Erwartungshaltung und dem Funktionszustand der endogenen Schmerzmodulation (Colloca 2018).

8.3.2 EIH

> Ein weiteres Merkmal der endogenen Schmerzmodulation ist die EIH. Eine physische statische oder dynamische Beanspruchung kann eine unmittelbare Minderung der Sensitivität der Druckschmerzschwellen im lokalen, aber auch in entfernten Körperarealen (systemisch) hervorrufen.

Hierfür müssen lokale wie auch zentrale Mechanismen (Lima et al. 2017) verantwortlich gemacht werden, die z. Z. nicht ausreichend aufgeklärt sind. Zu beachten ist aber, dass die lebensstilbedingte höhere körperliche Aktivität auch höhere PPTs ($p = 0{,}009$) hervorruft, aber nicht mit der Ausprägung einer EIH verbunden ist (Vaegter et al. 2018).

> Eine Metaanalyse zur belastungsbedingten Schmerzhemmung (Naugle et al. 2012) lässt die generelle Aussage zu, dass akutes isometrisches, aerobes und dynamisches Krafttraining die Schmerzschwellen bei gesunden Personen sicher ansteigen lässt. Die Stärke der Effekte variiert in Abhängigkeit von der Provokationsmethode des Schmerzes und dem Belastungsprotokoll, wobei aerobe Belastungen moderate und isometrische und intensive dynamische Belastungen große Effekte provozieren.

Die Dauer des EIH-Effektes kann z. Z. nicht klar angegeben werden. Nach isometrischen Provokationen besteht die Hypoalgesie bis zu 15 min und nach aeroben Belastungen bis zu 30 min (Naugle et al. 2012).

Die EIH basiert u. a. auf der Aktivierung des Opioidsystems und einer ermüdungsbedingten Reduzierung der kortikalen Erregbarkeit, weshalb auch die Summation schmerzhafter Reize geringer ausfällt. Die zentrale Schmerzhemmung (CPM) wird durch Training aktiver und prognostiziert zugleich die schmerzlindernde Wirkung physischer Beanspruchungen (Stolzmann und Bement 2016). Aus der CPM resultiert auch eine Prognose für die EIH bei Patienten (Fingleton et al. 2017).

Die EIH mit systemischen Effekten kann bei Jugendlichen und Erwachsenen nachgewiesen werden (Vaegter et al. 2014; Stolzman et al. 2015). Intensive dynamische aerobe und sehr intensive bis schmerzhafte isometrische Beanspruchungen weisen höhere Effekte als jeweils weniger intensive auf (Naugle et al. 2012).

> Die stärkste systemische Minderung der Schmerzschwellen sowie der subjektiven Schmerzbewertung lässt sich durch wenig intensive, aber bis zur ausgeprägten Ermüdung bzw. bis zur Erschöpfung ausgeführte Belastungen erreichen (Hoeger Bement et al. 2008).

Intensive Laufband- und Schwimmbelastungen können im neuropathischen Tiermodell suffizient eine mechanische Allodynie und eine Wärmehyperalgesie abbauen (Shen et al. 2013).

> Für Schmerzpatienten mit sehr unterschiedlicher Genese ist die physische Aktivität als schmerzlindernde Intervention bekannt (Ambrose und Golightly 2015). EIH-Effekte lassen sich auch bei Personen mit chronischen Schmerzen auslösen. Guidelines zu indikationsgerechten Belastungsarten, -intensitäten und -umfängen sind aber z. Z. nicht in Ansätzen vorhanden.

Solche Belastungen sollten ein wesentlicher Bestandteil des Therapieregimes sein. Sie müssen aber vorbereitet bzw. aufgebaut werden. Eine Analyse des Wissens über die Mechanismen der EIH (Kami et al. 2017) besagt, dass intensive physische Belastungen über die Veränderungen der Konzentrationen inflammatorischer Zytokine ausgeprägte Folgen für den Entzündungsstatus haben. Des Weiteren werden die Konzentrationen und Aktivitäten der Neurotrophine (NGF, BDNF, NT3–5), welche die neuronale Vernetzung sichern, der Neurotransmitter und der endogenen Opioide u. a. auch im Gg. spinale und dem Hinterhorn mit entsprechenden Folgen für die Schmerzlinderung verändert. Die GABA-erge Hemmung, die bei neuropathischen Schmerzen gestört ist, wird durch physische Aktivität wieder gefördert (Kami et al. 2017). Auch die GABA-ergen Neurone der RVM beteiligen sich an der EIH.

> Die Belege für den antinozizeptiven Effekt intensiver physischer Belastungen kann man mit der Annahme fortschreiben, dass die Adaptationen auf systematisch wiederholte intensive physische Belastungen die Mechanismen der Schmerzhemmung einschließen. Intensive Belastungen sind Schmerztherapie!

8.3.3 CPM und EIH im Vergleich

Wie mittels eines isometrischen Tests bis zur Erschöpfung bei Erwachsenen (Lemley et al. 2015) kann mittels eines Maximaltests auf dem Laufband nach dem Bruce-Protokoll bei Jugendlichen die zu erwartende EIH aus der CPM vorhergesagt werden (Stolzman und Bement 2016). Die Möglichkeit einer Vorhersage setzt aber offensichtlich gering intensive oder sehr intensive Belastungen jeweils bis zur hochgradigen Ermüdung bzw. Erschöpfung voraus. Zusätzlich ist die Relation seitenspezifisch, so dass die Tests für die Schmerzschwellen jeweils auf derselben Körperseite ausgeführt werden müssen.

> Für die Entwicklung einer hohen Kapazität der Schmerzhemmung sind offensichtlich sehr intensive, stark ermüdende Beanspruchungen notwendig.

Vaegter et al. (2014) verglichen die Kapazität der Schmerzhemmung, diagnostiziert mittels der EIH- und der CPM-Effekte bei einer großen Gruppe gesunder Menschen zwischen 18 und 65 Jahren. Die EIH wurde nach jeweils zwei verschieden intensiven aeroben Fahrradbelastungen und isometrischen Kontraktionen der Arme und Beine und die CPM mittels zweier Kältereize an der Hand und am Fuß provoziert und anhand der Druckschmerzschwellen vor, während, unmittelbar nach und 15 min nach der Testung bzw. den Provokationsbelastungen geprüft. Die Ergebnisse zeigten:

1. gleiche Druckschmerzschwellen vor allen Interventionen,
2. robuste multisegmentale EIH- und CPM-Effekte bei Männern und Frauen,
3. CPM-Effekte, die generell höher als diejenigen der EIH waren,
4. keine Altersabhängigkeit,
5. einen höheren EIH-Effekt nach der aeroben Fahrradbelastung bei Frauen,
6. einen höheren EIH-Effekt in den belasteten als den inaktiven Körperregionen,
7. hoch intensive Belastungen induzieren höhere EIH-Effekte als gering intensive Belastungen,
8. gesteigerte PPTs lokal wie auch systemisch während der CPM-Testung und mit Ausnahme nach der gering intensiven aeroben auch nach allen weiteren Belastungen,
9. die EIH- und CPM-Effekte waren nach den isometrischen Belastungen nicht geschlechtsabhängig,
10. hoch intensive Belastungen provozierten ausgeprägtere EIH-Effekte,
11. die Veränderungen der PPTs während der CPM und nach den physischen Belastungen sind nicht miteinander korrelativ verbunden,
12. die CPM-Reaktionen waren nicht lokal geprägt und zeigten sich nur während der Stimulation, wogegen die physische Belastung lokale Manifestationen der Hypoalgesie auslöste und diese auch nach der Belastung feststellbar waren.

8.4 Sensomotorische Aktivität, chronischer Schmerz und Schmerzhemmung

8.4.1 EIH und Alter

> Bei Adoleszenten und jungen Erwachsenen ist in Abhängigkeit von der Intensität isometrischer und aerober Belastungen sehr gut eine EIH auslösbar. Der Alterungsprozess beinhaltet auch die Entwicklung einer defizitären Aktivierungsfähigkeit der verschiedenen Schmerzhemmmechanismen. Hierzu gehört auch die Auslösung der EIH.

Ein Faustschluss mit 25 % der maximalen Kraft über 3 min führt bei alten Menschen zur Reduktion der PPT, und diese zeigt sich abhängig von der physischen Aktivität der Person. Die Reaktionen auf Hitzereize bleiben unbeeinflusst.

> Ein Lebensstil mit systematisch ausgeführten moderaten und intensiven körperlichen Aktivitäten ist mit größeren EIH-Effekten verbunden (Ohlman et al. 2018).

Altersbedingte Unterschiede (n = 25, Alter = 21,7 ± 4,1 Jahre; n = 18, Alter = 63,7 ± 6,6 Jahre) der EIH nach submaximalem isometrischem Faustschluss (3 min Faustschluss mit 25 % MVC) und moderater (20 min mit 50–55 % der Hf-Reserve) und intensiver (5 min mit 50 % und 20 min mit 70 % der Hf-Reserve) aerober Fahrradergometerbelastung lassen sich signifikant darstellen. Die Altersunterschiede sind abhängig von der Methodik der Schmerzauslösung (Druck, Hitze), und die geringere EIH bei den alten Menschen geht nicht mit einer erhöhten Schmerzwahrnehmung oder Sensitivität nach akuten Belastungen einher. So sind zwar die Druckschmerzschwellen weniger angestiegen, aber auf einen supramaximalen Druckreiz („suprathreshold pressure test") gab es keine Altersunterschiede. Eine isometrische Kontraktion mindert bei den Jungen die zeitliche Summation von Wärmereizen, und bei den Älteren ergibt sich eine minimale bis geringe Zunahme. Der Effekt auf die aerobe Belastung ist nur bei der moderaten Intensität geringer (Naugle et al. 2016).

8.4.2 EIH bei intermittierenden Schmerzen

Der EIH-Effekt ist bei Frauen mit verschiedenen Intensitäten menstruationsbedingter Schmerzen (VAS: 0–3, 4–7 und 8–10) im schmerzfreien Zeitraum gleichartig auslösbar. Auch die Relationen zu den Kovariablen emotionaler Status, Schlafqualität, BMI und physische Aktivität sind ohne Differenzen. Daraus ergeben sich zentrale Dysfunktionen im Zeitintervall der Schmerzen wie sie bei Personen mit chronischen Schmerzen vorliegen (Travers et al. 2018).

8.4.3 EIH und CPM bei chronischen Schmerzpatienten

> Für den EIH-Effekt bei Schmerzpatienten gibt es z. Z. keine konsistenten Ergebnisse für verschiedene Patientengruppen bzw. Patienten mit unterschiedlichen Schmerzniveaus. Über Dysfunktionen der Schmerzhemmung wird wiederholt berichtet.

Chronische Schmerzpatienten zeichnen sich durch eine beeinträchtigte EIH und CPM aus. Laut einer Metaanalyse liegt bei Personen mit chronischen Schmerzen (Naugle et al. 2012) keine einheitliche Effektrichtung wie bei den Gesunden vor. Es kann sowohl eine Hypo- wie eine Hyperalgesie ausgelöst werden. Das Ausmaß und die Wirkungsrichtung auf aerobe und isometrische Belastungen sind somit variabel, und es besteht offensichtlich eine Abhängigkeit von der Klinik und der Belastungsintensität. Dosierungsempfehlungen für eine Hypoalgesie konnten aus der Analyse nicht abgeleitet werden.

Bei **LBP-Patienten** sind die lokalen EIH- und die systemischen Effekte in den von den testbedingten Muskelaktivitäten entfernten Körperbereichen nicht einheitlich ausgeprägt. Nach einer isometrischen Belastung (zweiminütiger Biering-Soerensen-Test) besteht eine geschlechtsabhängige Reaktion. Die Belastung führte nur bei den Frauen zur signifikanten Reduktion der Druckschmerzschwelle im Bereich der Hand, wogegen dies über dem M. biceps femoris auch bei den Männern gefunden wurde. Im LWS-Bereich waren dagegen keine signifikanten Veränderungen nachweisbar (Gajsar et al. 2017).

Patienten mit einer **Osteoarthritis** können einen normalen (Reduzierung der PPTs beim Cold-pressor-Test), aber auch einen abnormalen CPM-Effekt (Anstieg der PPTs) ausbilden. Letztere reagieren auf eine aerobe und isometrische Belastung nicht mit einer EIH, sondern weisen eine Sensibilisierung der PPTs aus.

> Ist der CPM-Effekt physiologisch, reagieren die Patienten wie gesunde Personen. Somit belegt der abnorme CPM-Effekt eine Dysfunktion der Schmerzhemmung auch infolge physischer Belastung (Fingleton et al. 2017).

Sechs Monate nach einer K-TEP sind die ischämiebedingte bzw. die durch den Manschettendruck bedingte Schmerzschwelle („cuff pain threshold") und die PPT auf der operierten Seite zur präoperativen Situation angestiegen. Der präoperative CPM- und EIH-Effekt infolge einer aeroben Belastung steht mit der Minderung der VAS-Werte postoperativ im Zusammenhang, und beide Effekte finden sich auch in der reduzierten subjektiven Schmerzintensität wieder (Vaegter et al. 2017).

Personen mit intensiven **muskuloskelettalen Schmerzen** sind durch geringere Schwellen beim Manschettentest („cuff pressure test"), eine geminderte Schmerztoleranz und eine intensivere zeitliche Summation von Schmerzreizen charakterisiert, und der letztgenannte Effekt steigert sich noch nach einer aeroben Belastung. Diejenigen mit geringerer muskuloskelettaler Schmerzintensität reagieren auf einen konditionierenden Kältereiz (CPM-Effekt) und isometrische wie aerobe Belastungen (EIH-Effekt) mit höheren Schwellen im Manschettentest und einer geminderten maximalen Schmerzverträglichkeit. Der EIH-Effekt zeigt eine steigende Schmerztoleranz nach isometrischer und aerober Belastung bei beiden Schmerzgruppen. Die EIH- und CPM-Effekte sind somit abhängig von der Schwere der schmerzbedingten Beeinträchtigungen (Vaegter et al. 2016).

Personen nach einem **Schleudertrauma** und mit geringen bis mäßigen Schmerzen, die keinen dysfunktionellen CPM-Effekt aufweisen, profitieren von einer geminderten Schmerzsensitivität (EIH) im Bereich der HWS und über dem M. tibialis anterior nach nicht schmerzauslösender isometrischer Kniebeuge („wall squat"). Eine aerobe Belastung mit 75 % der geschätzten Hf_{max} über 30 min hatte keinen Effekt auf die Schmerzempfindlichkeit (Smith et al. 2017).

> Patienten mit einer unterschiedlichen Genese des chronischen Schmerzes reagieren auf physische Belastungen sehr uneinheitlich. Unter den Patienten mit eher positiven Effekten sind jene mit chronischem HWS-Syndrom, Osteoarthritis, LBP, aber auch mit Fibromyalgie und Kopfschmerzen, und auf der anderen Seite sind gleichfalls Fibromyalgiepatienten und solche mit einem Schmerzsyndrom infolge Schleudertrauma nicht unter den Profiteuren.
> Grundsätzlich besteht aber ein Konsensus für die Belastungstherapie, obwohl die Aktivierung der endogenen Kontrolle teilweise ungenügend bis gegenteilig ist.
> Des Weiteren gilt es, den Zyklus Belastung – Erholung mehr zu nutzen, um positive Effekte zu fördern und negative zu vermeiden (Daenen et al. 2015). Untersuchungen zum Zyklus Belastung – Beanspruchung – Erholung – Adaptation bei Patienten stehen aber vollständig aus. Auch zu den Dosierungen der verschiedenen Belastungsarten bei den verschiedenen Patientengruppen liegen keine genügenden Daten vor. Bei Gesunden sind die Effekte durch intensive Belastungen stärker, und bei Patienten gibt es eher Hinweise, dass submaximale

Belastungen längerer Dauer Vorteile auslösen.

8.4.4 Antinozizeptive Effekte: neuronal – antiinflammatorisch

Beim LBP als muskuloskelettalem Schmerzsyndrom spielen offensichtlich auch proinflammatorische Zytokine und intrazelluläre Störungen durch oxidativen Stress eine Rolle. Auf diese Mechanismen der Entstehung und Unterhaltung des LBP wirken sich physische Belastung positiv aus, indem damit auf die Regulation des oxidativen Stresses Einfluss genommen wird und die Konzentrationen proinflammatorischer Zytokine reduziert werden (Cheng et al. 2015).

Die Wirkungen ekzentrischer Belastungen bei Enthesopathie lassen sich eher nicht mit den hiermit generierten strukturellen Adaptationen erklären. Eine Ausnahme sind jene, die auf intensivem konzentrisch-ekzentrischem Training („heavy-slow resistance") beruhen. Die Effekte sind dann im neuronalen, biochemischen und muskulären Bereich zu suchen (Drew et al. 2014).

> Die Wirksamkeit physischer Belastungen zur Schmerzlinderung hat zwei wichtige Aspekte: erstens die angestrebte Aktivierung bzw. den Abbau einer gestörten endogenen Schmerzhemmung und zweitens die Reduzierung der proinflammatorischen Signalstoffe im myofaszialen Bereich.

Literatur

Aburn G, Gott M, Hoare K (2016) What is resilience? An Integrative Review of the empirical literature. J Adv Nurs 72(5):980–1000. ▶ https://doi.org/10.1111/jan.12888 (Epub 2016 Jan 7)

Alsouhibani A, Vaegter HB, Hoeger Bement M (2018) Systemic exercise-induced hypoalgesia following isometric exercise reduces conditioned pain modulation. Pain Med. ▶ https://doi.org/10.1093/pm/pny057 (Epub ahead of print)

Ambrose KR, Golightly YM (2015) Physical exercise as non-pharmacological treatment of chronic pain: why and when. Best Pract Res Clin Rheumatol 29(1):120–130. ▶ https://doi.org/10.1016/j.berh.2015.04.022 (Epub 23 May 2015)

Apkarian AV, Bushnell MC, Treede RD, Zubieta JK (2005) Human brain mechanisms of pain perception and regulation in health and disease. Eur J Pain 9(4):463–484 (Epub 21 Jan 2005)

Arendt-Nielsen L, Sluka KA, Nie HL (2008) Experimental muscle pain impairs descending inhibition. Pain 140:465–471

Bellgowan PS, Helmstetter FJ (1998) The role of mu and kappa opioid receptors within the periaqueductal gray in the expression of conditional hypoalgesia. Brain Res 791:83–89

Bement MKH, Sluka KA (2016) Exercise-induced analgesia: an evidence-based review. In: Sluka KA (Hrsg) Mechanisms and Management of Pain for the Physical Therapist, 2. Aufl., Ch. 10, S. 177–201. Wolters Kuwer & IASP Press, Seattle

Bingel U, Lorenz J, Glauche V, Knab R, Glascher J, Weiller C, Buchel C (2004) Somatotopic organization of human somatosensory cortices for pain : a single trail fMRI study. Neuroimage 23:224–232

Bingel U, Schoell E, Büchel C (2007) Imaging pain modulation in health and disease. Curr Opin Neurol 20(4):424–31

Bourne S, Machado AG, Nagel SJ (2014) Basic anatomy and physiology of pain pathways. Neurosurg Clin N Am 25(4):629–638. ▶ https://doi.org/10.1016/j.nec.2014.06.001 (Epub 3 Aug. 2014)

Brown JA (2001) Motor cortex stimulation. Neurosurg Focus. 11(3):E5

Butler RK, Finn DP (2009) Stress-induced analgesia. Prog Neurobiol 88:184–202

Cheng YY, Kao CL, Ma HI, Hung CH, Wang CT, Liu DH, Chen PY, Tsai KL (2015) SIRT1-related inhibition of pro-inflammatory responses and oxidative stress are involved in the mechanism of nonspecific low back pain relief after exercise through modulation of Toll-like receptor 4. J Biochem 158(4):299–308. ▶ https://doi.org/10.1093/jb/mvv041 (Epub 27 Apr. 2015)

Cho SS, Strafella AP (2009) rTMS of the left dorsolateral prefrontal cortex modulates dopamine release in the ipsilateral anterior cingulate cortex and orbitofrontal cortex. PLoS ONE 4:e6725

Colloca L (2018) The placebo effect in pain therapies. Annu Rev Pharmacol Toxicol. ▶ https://doi.org/10.1146/annurev-pharmtox-010818-021542 (Epub ahead of print)

Cruccu G, Aziz TZ, Garcia-Larrea L, Hansson P, Jensen TS, Lefaucheur JP, Simpson BA, Taylor RS (2007) EFNS guidelines on neurostimulation therapy for neuropathic pain. Eur J Neurol 14(9):952–970

Cui RQ, Deecke L (1999) High resolution DC-EEG analysis of the Bereitschaftspotential and post movement onset potentials accompanying uni- or bilateral voluntary finger movements. Brain Topogr 11(3):233–249

Daenen L, Varkey E, Kellmann M, Nijs J (2015) Exercise, not to exercise, or how to exercise in patients with chronic pain? Applying science to practice. Clin J Pain 31(2):108–114. ▶ https://doi.org/10.1097/AJP.0000000000000099

Dafny N, Dong WQ, Prieto-Gomez C, Reyes-Vazquez C, Stanford J, Qiao JT (1996) Lateral hypothalamus: site involved in pain modulation. Neuroscience 70(2):449–460

De Martino E, Zandalasini M, Schabrun S, Petrini L, Graven-Nielsen T (2018a) Experimental muscle hyperalgesia modulates sensorimotor cortical excitability, which is partially altered by unaccustomed exercise. Pain 159(12):2493–2502. ▶ https://doi.org/10.1097/j.pain.0000000000001351

De Martino E, Seminowicz DA, Schabrun SM, Petrini L, Graven-Nielsen T (2018b) High frequency repetitive transcranial magnetic stimulation to the left dorsolateral prefrontal cortex modulates sensorimotor cortex function in the transition to sustained muscle pain. Neuroimage 186:93–102. ▶ https://doi.org/10.1016/j.neuroimage.2018.10.076 (Epub ahead of print)

De Martino E, Petrini L, Schabrun S, Graven-Nielsen T (2018c) Cortical Somatosensory Excitability Is Modulated in Response to Several Days of Muscle Soreness. J Pain 19(11):1296–1307. ▶ https://doi.org/10.1016/j.jpain.2018.05.004 (Epub 25 Mai 2018)

Dowell D, Haegerich TM, Chou R (2016) CDC guideline for prescribing opioids for chronic pain – United States, 2016. J Am Med Assoc 315:1624–1645

Drew BT, Smith TO, Littlewood C, Sturrock B (2014) Do structural changes (eg, collagen/matrix) explain the response to therapeutic exercises in tendinopathy: a systematic review. Br J Sports Med 48(12):966–972. ▶ https://doi.org/10.1136/bjsports-2012-091285 (Epub 31 Oct 2012)

Fierro B, De TM, Giglia F, Giglia G, Palermo A, Brighina F (2010) Repetitive transcranial magnetic stimulation (rTMS) of the dorsolateral prefrontal cortex (DLPFC) during capsaicin-induced pain: modulatory effects on motor cortex excitabilikjty. Exp Brain Res 203:31–38

Fingleton C, Smart K, Doody C, Dip T (2017) Exercise-induced hypoalgesia in people with knee osteoarthritis with normal and abnormal conditioned pain modulation. Clin J Pain 33:395–404

Flor H, Braun C, Elbert T, Birbaumer N (1997) Extensive reorganization of primary somatosensory cortex in chronic back pain patients. Neurosci Lett 224:5–8

Gajsar H, Titze C, Hasenbring MI, Vaegter HB (2017) Isometric back exercise has different effect on pressure pain thresholds in healthy men and women. Pain Med 18(5):917–923. ▶ https://doi.org/10.1093/pm/pnw176

Gajsar H, Nahrwold K, Titze C, Hasenbring MI, Vaegter HB (2018) Exercise does not produce hypoalgesia when performed immediately after a painful stimulus. Scand J Pain 18(2):311–320. ▶ https://doi.org/10.1515/sjpain-2018-0024

García-Larrea L, Peyron R, Mertens P, Gregoire MC, Lavenne F, Le Bars D, Convers P, Mauguière F, Sindou M, Laurent B (1999) Electrical stimulation of motor cortex for pain control: a combined PET-scan and electrophysiological study. Pain 83(2):259–273

Gold MS, Gebhart GF (2010) Nociceptor sensitization in pain pathogenesis. Nat Med 16:1248–1257

Hemington KS, Rogachov A, Cheng JC, Bosma RL Kim JA, Osborne NR, Inman RD, Davis KD (2018) Patients with chronic pain exhibit a complex relationship triad between pain, resilience, and within- and cross-network functional connectivity of the default mode network. Pain 159(8):1621–1630. ▶ https://doi.org/10.1097/j.pain.0000000000001252

Hoeger Bement MK, Dicapo J, Rasiarmos R, Hunter SK (2008) Dose response of isometric contractions on pain perception in healthy adults. Med Sci Sports Exerc 40(11):1880–1889. [PubMed:18845975]

Horn A, Ostwald D, Reisert M, Blankenburg F (2014) The structural-functional connectome and the default mode network of the human brain. Neuroimage 15(102 Pt 1):142–151. ▶ https://doi.org/10.1016/j.neuroimage.2013.09.069 (Epub 4 Oct. 2013)

Hosomi K, Saitoh Y, Kishima H, Oshino S, Hirata M, Tani N, Shimokawa T, Yoshimine T (2008) Electrical stimulation of primary motor cortex within the central sulcus for intractable neuropathic pain. Clin Neurophysiol 119(5):993–1001. (Epub 2008 Mar. 10)

Jennings EM, Okine BN, Roche M, Finn DP (2014) Stress-induced hyperalgesia. Prog Neurobiol 121:1–18. ▶ https://doi.org/10.1016/j.pneurobio.2014.06.003 (Epub 8 July 2014)

Kami K, Tajima F, Senba E (2017) Exercise-induced hypoalgesia: potential mechanisms in animal models of neuropathic pain. Anat Sci Int 92(1):79–90 (Epub 2 Aug. 2016)

Kennedy DL, Kemp HI, Ridout D, Yarnitsky D, Rice AS (2016) Reliability of conditioned pain modulation: a systematic review. Pain 157(11):2410–2419

Kosek E, Ordeberg G (2000) Lack of pressure pain modulation by heterotopic noxious conditioning stimulation in patients with painful osteoarthritis before, but not following, surgical pain relief. Pain 88:69–78

Lannersten L, Kosek E (2010) Dysfunction of endogenous pain inhibition during exercise with painful muscles in patients with shoulder myalgia and fibromyalgia. Pain 151:77–86

Le Bars D (2002) The whole body receptive field of dorsal horn multireceptive neurones. Brain Res Brain Res Rev 40(1–3):29–44

Le Bars D, Dickenson AH, Besson JM (1979a) Diffuse noxious inhibitory controls (DNIC). I. Effects on dorsal horn convergent neurones in the rat. Pain 6(3):283–304

Le Bars D, Dickenson AH, Besson JM (1979b) Diffuse noxious inhibitory controls (DNIC). II. Lack of effect on non-convergent neurones, supraspinal involvement and theoretical implications. Pain 6(3):305–327

Lefaucheur JP, Drouot X, Cunin P, Bruckert R, Lepetit H, Créange A, Wolkenstein P, Maison P, Keravel Y, Nguyen JP (2009) Motor cortex stimulation for the treatment of refractory peripheral neuropathic pain. Brain 132(6):1463–1471. ▸ https://doi.org/10.1093/brain/awp035 (Epub 31 Mar. 2009)

Lemley KJ, Hunter SK, Bement MK (2015) Conditioned pain modulation predicts exercise-induced hypoalgesia in healthy adults. Med Sci Sports Exerc 47(1):176–184 (PubMed: 24870571)

Levine JD, Gordon NC, Fields HL (1978) The mechanism of placebo analgesia. Lancet 2(8091):654–657

Levy R, Deer TR, Henderson J (2010) Intracranial neurostimulation for pain control: a review. Pain Physician 13(2):157–165

Li Y, Wang Y, Xuan C, Li Y, Piao L, Li J, Zhao H (2017) Role of the lateral habenula in pain-associated depression. Front Behav Neurosci 11:31. ▸ https://doi.org/10.3389/fnbeh.2017.00031 (eCollection 2017)

Lima LV, Abner TSS, Sluka KA (2017) Does exercise increase or decrease pain? Central mechanisms underlying these two phenomena. J Physiol 595(13):4141–4150. ▸ https://doi.org/10.1113/JP273355 (Epub 2017 May 26)

Lucas JM, Ji Y, Masri R (2011) Motor cortex stimulation reduces hyperalgesia in an animal model of central pain. Pain 152(6):1398–1407. (Epub 2011 Mar 10)

Mackenzie J (1909) Counter-Irritation. Proc R Soc Med 2(Ther Pharmacol Sect):75–80

Maihöfner C, Nickel FT, Seifert F (2010) Neuropathic pain and neuroplasticity in functional imaging studies. Schmerz 24(2):137–145

Marinelli S, Vaughan CW, Schnell SA, Wessendorf MW, Christie MJ (2002) Rostral ventromedial medulla neurons that project to the spinal cord express multiple opioid receptor phenotypes. J Neurosci 22(24):10847–10855

Martel MO, Petersen K, Cornelius M, Arendt-Nielsen L, Edwards R (2018) Endogenous pain modulation profiles among individuals with chronic pain: Relation to opioid use. J Pain. pii: S1526-5900(18)30759-4. ▸ https://doi.org/10.1016/j.jpain.2018.10.004 (Epub ahead of print)

Melzack R, Wall PD (1965) Pain mechanisms: a new theory. Science 150:971–979

Millan MJ (2002) Descending control of pain. Prog Neurobiol 66(6):355–474

Moisset X, de Andrade DC, Bouhassira D (2016) From pulses to pain relief: an update on the mechanisms of rTMS-induced analgesic effects. Eur J Pain 20(5):689–700. ▸ https://doi.org/10.1002/ejp.811 (Epub 16 Oct 2015)

Monconduit L, Desbois C, Villanueva L (2002) The integrative role of the rat medullary subnucleus reticularis dorsalis in nociception. Eur J Neurosci 16(5):937–944

Naugle KM, Fillingim RB, Riley JL (2012) A meta-analytic review of the hypoalgesic effects of exercise. J Pain 13(12):1139–1150. ▸ https://doi.org/10.1016/j.jpain.2012.09.006 (Epub 8 Nov. 2012)

Naugle KM, Naugle KE, Riley JL 3rd (2016) Reduced Modulation of Pain in Older Adults After Isometric and Aerobic Exercise. J Pain 17(6):719–728. ▸ https://doi.org/10.1016/j.jpain.2016.02.013 (Epub 2016 Mar 15)

Naugle KM, Ohlman T, Naugle KE, Riley ZA, Keith NR (2017) Physical activity behavior predicts endogenous pain modulation in older adults. Pain 158(3):383–390. ▸ https://doi.org/10.1097/j.pain.0000000000000769

Neugebauer V (2015) Amygdala pain mechanisms. Handb Exp Pharmacol 227:261–284. ▸ https://doi.org/10.1007/978-3-662-46450-2_13

Nguyen JP, Lefaucheur JP, Decq P, Uchiyama T, Carpentier A, Fontaine D, Brugières P, Pollin B, Fève A, Rostaing S, Cesaro P, Keravel Y (1999) Chronic motor cortex stimulation in the treatment of central and neuropathic pain. Correlations between clinical, electrophysiological and anatomical data. Pain 82(3):245–251

Nir RR, Yarnitsky D (2015) Conditioned pain modulation. Curr Opin Support Palliat Care 9(2):131–137. ▸ https://doi.org/10.1097/SPC.0000000000000126

O'Connell NE, Marston L, Spencer S, DeSouza LH, Wand BM (2018) Non-invasive brain stimulation techniques for chronic pain. Cochrane Database Syst Rev 16(3):CD008208. ▶ https://doi.org/10.1002/14651858.cd008208.pub4

Ohlman T, Miller L, Naugle KE, Naugle KM (2018) Physical activity levels predict exercise-induced hypoalgesia in older adults. Med Sci Sports Exerc 50(10):2101–2109. ▶ https://doi.org/10.1249/MSS.0000000000001661

Ossipov MH, Dussor GO, Porreca F (2010) Central modulation of pain. J Clin Invest 120(11):3779–3787. ▶ https://doi.org/10.1172/JCI43766 (Epub 1 Nov. 2010)

Pagano RL, Assis DV, Clara JA, Alves AS, Dale CS, Teixeira MJ, Fonoff ET, Britto LR (2011) Transdural motor cortex stimulation reverses neuropathic pain in rats: a profile of neuronal activation. Eur J Pain 15(3):268.e1–14

Piché M, Arsenault M, Rainville P (2009) Cerebral and cerebrospinal processes underlying counter-irritation analgesia. J Neurosci 29(45):14236–14246

Quante M, Hille s, Schofer MD, Lorenz J, Hauck M (2008) Noxious counterirritation in patients with advanced osteoarthritis of the knee reduces MCC but not SII pain generators: A combined use of MEG and EEG. J Pain Res 1:1–8

Rainov NG, Fels C, Heidecke V, Burkert W (1997) Epidural electrical stimulation of the motor cortex in patients with facial neuralgia. Clin Neurol Neurosurg 99(3):205–209

Rohde J (2009) Untersuchung und Therapie am Periost. Zur segmentalen Innervation des Periostes. Manuelle Medizin 47:334–342. ▶ https://doi.org/10.1007/s00337-009-0702-1

Rohde J (2010) Schmerztherapie über das Periost. Manuelle Medizin 48:447–453. ▶ https://doi.org/10.1007/s00337-010-0808-5

Schaible HG, Richter F (2004) Pathophysiologiy of pain. Langenbecks Arch Surg 389:237–243

Schabrun SM, Christensen SW, Mrachacz-Kersting N, Graven-Nielsen T (2016) Motor cortex reorganization and impaired function in the transition to sustained muscle pain. Cereb Cortex 26:1878–1890

Schaible HG, Del Rosso A, Matucci-Cerinic M (2005) Neurogenic aspects of inflammation. Rheum Dis Clin North Am 31:77–101

Schaible HD, Ebersberger A, Natura G (2011) Update on peripheral mechanisms of pain: beyond prostaglandins and cytokines. Arthritis Res Therapy 13:210. ▶ http://arthritis-research.com/content/13/210

Seminowicz DA, de Martino E, Schabrun SM, Graven-Nielsen T (2018) Left dorsolateral prefrontal cortex repetitive transcranial magnetic stimulation reduces the development of long-term muscle pain. Pain 159(12):2486–2492. ▶ https://doi.org/10.1097/j.pain.0000000000001350

Shen J, Fox LE, Cheng J (2013) Swim therapy reduces mechanical allodynia and thermal hyperalgesia induced by chronic constriction nerve injury in rats. Pain Med 14(4):516–525. ▶ https://doi.org/10.1111/pme.12057 (Epub 25 Febr. 2013)

Sibon I, Strafella AP, Gravel P, Ko JH, Booij L, Soucy JP, Leyton M, Diksic M, Benkelfat C (2007) Acute prefrontal cortex TMS in healthy volunteers: effects on brain 11C-alphaMtrp trapping. Neuroimage 34:1658–1664

Smith A, Ritchie C, Pedler A, McCamley K, Roberts K, Sterling M (2017) Exercise induced hypoalgesia is elicited by isometric, but not aerobic exercise in individuals with chronic whiplash associated disorders. Scand J Pain 15:14–21. ▶ https://doi.org/10.1016/j.sjpain.2016.11.007 (Epub 6 Dec. 2016)

Sounvoravong S, Nakashima MN, Wada M, Nakashima K (2004) Decrease in serotonin concentration in raphe magnus nucleus and attenuation of morphine analgesia in two mice models of neuropathic pain. Eur J Pharmacol 484(2–3):217–223

Stolzman S, Lemley K, Hoffmeister K, Coate M, Drendel A, Hoeger Bement M (2014) Conditioned pain modulation and exercise-induced hypoalgesia in adolescents. Pediatric Physical Therapy: The Official Publication of the Section on Pediatrics of the American Physical Therapy Association 26(1):154–155

Stolzman S, Danduran M, Hunter SK, Bement MH (2015) Pain response after maximal aerobic exercise in adolescents across weight status. Med Sci Sports Exerc 47(11):2431–2440. [PubMed:25856681]

Stolzman S, Hoeger Bement M (2016) Lean mass predicts conditioned pain modulation in adolescents across weight status. Eur J Pain 20(6):967–976. ▶ https://doi.org/10.1002/ejp.821 (Epub 13 Jan. 2016)

Stolzman S, Bement MH (2016) Does exercise decrease pain via conditioned pain modulation in adolescents? Pediatr Phys Ther 28(4):470–473. ▶ https://doi.org/10.1097/pep.0000000000000312

Tamano R, Ishida M, Asaki T, Hasegawa M, Shinohara S (2016) Effect of spinal monoaminergic neuronal system dysfunction on pain threshold in rats, and the analgesic effect of serotonin and norepinephrine reuptake inhibitors. Neurosci Lett 26(615):78–82. ▶ https://doi.org/10.1016/j.neulet.2016.01.025 (Epub 19 Jan 2016)

Taylor JJ, Borckardt JJ, George MS (2012) Endogenous opioids mediate left dorsolateral prefrontal cortex rTMS-induced analgesia. Pain 153:1219–1225

Taylor JJ, Borckardt JJ, Canterberry M, Li X, Hanlon CA, Brown TR, George MS (2013) Naloxone-reversible modulation of pain circuitry by left prefrontal rTMS. Neuropsychopharmacology 38:1189–1197

Toubia T, Khalife T (2018) The endogenous opioid system: role and dysfunction caused by opioid therapy. Clin Obstet Gynecol. ▸ https://doi.org/10.1097/grf.0000000000000409 (Epub ahead of print)

Travers M, Moss P, Gibson W, Hince D, Yorke S, Chung C, Langford R, Tan EEW, Ng J, Palsson TS (2018) Exercise-induced hypoalgesia in women with varying levels of menstrual pain. Scand J Pain 18(2):303–310. ▸ https://doi.org/10.1515/sjpain-2018-0020

Treede RD, Kenshalo DR, Gracely RH, Jones A (1999) The cortical representation of pain. Pain 79:105–111

Tsao JC, Seidman LC, Evans S, Lung KC, Zeltzer LK, Naliboff BD (2013) Conditioned pain modulation in children and adolescents: effects of sex and age. J Pain 14(6):558–567 (PubMed:23541066)

Tsubokawa T, Katayama Y, Yamamoto T, Hirayama T, Koyama S (1991a) Treatment of thalamic pain by chronic motor cortex stimulation. Pacing Clin Electrophysiol 14(1):131–134

Tsubokawa T, Katayama Y, Yamamoto T, Hirayama T, Koyama S (1991b) Chronic motor cortex stimulation for the treatment of central pain. Acta Neurochir Suppl (Wien) 52:137–139

Vaegter HB, Handberg G, Graven-Nielsen T (2014) Similarities between exercise-induced hypoalgesia and conditioned pain modulation in humans. Pain 155(1):158–167 ▸ https://doi.org/10.1016/j.pain.2013.09.023(Epub 2013 Sep 26)

Vaegter HB, Handberg G, Jorgensen MN, Kinly A, Graven-Nielsen T (2015) Aerobic exercise and cold pressor test induce hypoalgesia in active and inactive men and women. Pain Med 16(5):923–933 (PubMed: 25530341)

Vaegter HB, Handberg G, Graven-Nielsen T (2016) Hypoalgesia after exercise and the cold pressor test is reduced in chronic musculoskeletal pain patients with high pain sensitivity. Clin J Pain 32(1):58–69. ▸ https://doi.org/10.1097/AJP.0000000000000223

Vaegter HB, Handberg G, Emmeluth C, Graven-Nielsen T (2017) Preoperative hypoalgesia after cold pressor test and aerobic exercise is associated with pain relief 6 months after total knee replacement. Clin J Pain 33(6):475–484. ▸ https://doi.org/10.1097/AJP.0000000000000428

Vaegter HB, Dørge DB, Schmidt KS, Jensen AH, Graven-Nielsen T (2018) Test-retest reliabilty of exercise-induced hypoalgesia after aerobic exercise. Pain Med 19(11):2212–2222. ▸ https://doi.org/10.1093/pm/pny009

Velasco F, Carrillo-Ruiz JD, Castro G, Argüelles C, Velasco AL, Kassian A, Guevara U (2009) Motor cortex electrical stimulation applied to patients with complex regional pain syndrome. Pain 147(1-3):91–8. ▸ https://doi.org/10.1016/j.pain.2009.08.024 (Epub 29 Sept. 2009)

Vogt BA (2005) Pain and emotion. Interactions in subregions of the cingulated cortex. Nat Rev Neurosci 6:533–544

van Wijk G, Veldhuijzen DS (2010) Perspective on diffuse noxious inhibitory controls as a model of endogenous pain modulation in clinical pain syndromes. J Pain 11(5):408–419 (PubMed:20075013)

Vogler P (1953) Periostbehandlung. Thieme, Stuttgart

Vogler P, Krauß H (1980) Periostbehandlung – Kolonbehandung. Zwei reflextherapeutische Methoden. Thieme, Stuttgart

Wager TD, Atlas LY (2015) The neuroscience of placebo effects: connecting context, learning and health. Nat Rev Neurosci 16(7):403–418. ▸ https://doi.org/10.1038/nrn3976

Whitson HE, Duan-Porter W, Schmader KE, Morey MC, Cohen HJ, Colón-Emeric CS (2016) Physical resilience in older adults: systematic review and development of an emerging construct. J Gerontol A Biol Sci Med Sci 71(4):489–495. ▸ https://doi.org/10.1093/gerona/glv202 (Epub 29 Dec. 2015)

Wiedenmayer CP, Barr GA (2000) Mu opioid receptors in the ventrolateral periaqueductal gray mediate stress-induced analgesia but not immobility in rat pups. Behav Neurosci 114:125–136

Yarnitsky D, Arendt-Nielsen L, Bouhassira D, Edwards RR, Fillingim RB, Granot M, Hansson P, Lautenbacher S, Marchand S, Wilder-Smith O (2010) Recommendations on terminology and practice of psychophysical DNIC testing. Eur J Pain 14:339

Yunhai Q, Yasuki N, Honda M, Nakata H, Tamura Y, Tanaka S, Sadato N, Wang X, Inui K, Kakigi R (2006) Brain processing of the signals ascending through unmyelinated C fibers in humans: An event-related functional magnetic resonance imaging study. Cerebral Cortex 16:1289–1295 ▸ https://doi.org/10.1093/cercor/bhj071

Sensomotorik, Biomechanik und Schmerz

9.1 Angelegte und erworbene mechanische Belastbarkeit und sensomotorische Funktion – Faktoren des Arthroseprozesses – 226

9.2 Sensomotorische Funktion und akutes Verletzungsrisiko – 228

9.3 Sensomotorische Funktion und primär entzündliche Gelenkerkrankungen – 232

9.4 Sensomotorische Funktion und primär chronische Gelenkerkrankungen – 233

9.5 Sensomotorik und ADL – 234
9.5.1 Sensomotorik des Aufstehens – durch Übergewicht geprägt – 234
9.5.2 Sensomotorik des Gehens bei Gonarthrose und TEP – 234
9.5.3 Sensomotorik bei Coxarthrose und nach Hüft-TEP – 236

Literatur – 237

© Springer-Verlag GmbH Deutschland, ein Teil von Springer Nature 2020
W. Laube, *Sensomotorik und Schmerz*, https://doi.org/10.1007/978-3-662-60512-7_9

Alle bindegewebigen Gelenkstrukturen benötigen mechanische Belastungen. Die SMS-Koordination als Basis jeder Bewegung bestimmt die Mechanik der Gelenkführungen und damit über das Auftreten von Mikrotraumen. Die Belastbarkeit der Gelenkketten ist auch mit dem Körpergewicht, der Festigkeit des Bindegewebes, der Kraft und der Ermüdungsresistenz verbunden.

„Posturales Training" ist, ohne z. Z. die Inhalte, Umfänge und Dosierungen konkret festlegen und begründen zu können, ein Standardelement der Verletzungs- und Osteoarthroseprophylaxe geworden. Vielseitige Programme mit visuellem Feedback zeigen sich denen ohne visuelles Feedback und denen mit einseitigem Belastungsmodus überlegen.

Auch für primär entzündliche Gelenkerkrankungen sind Trainingsprogramme vorteilhaft. Die Wirkungen auf die Schmerzen sind aber verzögert, so dass ein längerer Zeitbedarf besteht. Zusätzlich ist wie auch bei Osteoarthrosen ein Ganzkörpertraining notwendig, da immer die pedokranialen Ketten als Ganzes befallen sind.

9.1 Angelegte und erworbene mechanische Belastbarkeit und sensomotorische Funktion – Faktoren des Arthroseprozesses

Die sensomotorische Koordination als Basis jeder Bewegung bestimmt die Biomechanik der Gelenkführungen. So muss ihr auch grundsätzlich ein wichtiger Beitrag für akute Non-Kontakt-Verletzungen wie auch für rezidivierende Mikroverletzungen mit in der Folge degenerativen Gelenkschädigungen zugeschrieben werden. Die Faktoren und die Wechselbeziehungen zwischen der sensomotorischen Koordination, den gelenk- und bewegungsspezifischen konditionellen Fähigkeiten der Muskulatur, den biomechanischen Eigenschaften der bindegewebigen Gelenkstrukturen und der Belastbarkeit bzw. Belastungsverträglichkeit sind sehr vielfältig und weiter umfänglich zu untersuchen.

> Alle Gelenkstrukturen benötigen essenziell dosierte mechanische Belastungen für ihre Entwicklung und die Aufrechterhaltung ihrer Homöostase und Belastbarkeit.

Die Chondrozyten, aber auch die anderen Zellen der bindegewebigen Gelenkstrukturen sind über mehrere Signalwege mechanosensitiv (Guilak 2011; Vincent 2013). Ionenkanäle und Deformierungen der Zellmembran, des Zytoskeletts und der integrinvermittelten Verknüpfungen zur extrazellulären Matrix detektieren die mechanische Beanspruchung. Diese vielfältigen mechanosensitiven Informationswege lassen schon grundsätzlich differente Reaktionen und damit „Belastbarkeiten" erwarten.

Die Mechanismen der physiologischen Verarbeitung oder auch der pathophysiologischen Transformation der mechanischen Beanspruchung sind somit zu finden in

- den individuellen genetischen Grundlagen für die mechanosensitiven Gewebeeigenschaften (Chondrozyten, Matrix) und deren „physiologischen Verarbeitungskapazitäten",
- den Qualitäten und Quantitäten der sensomotorischen Beanspruchungsformen,
- der negativen Beeinflussung durch die systemische Low-grade-Entzündung (siehe das Konzept der Osteoarthrose als Verlaufsform des metabolischen Syndroms;
  ▶ Kap. 5, Abb. 5.2 und 5.4) und
- den geweblichen Reparaturkapazitäten nach rezidivierenden lokalen mikro- und auch makrotraumatischen Störungen.

Die neuesten Ergebnisse weisen darauf hin, „dass der Degenerationsprozess in der direkten Umgebung der Chondrozyten, der perizellulären Matrix" startet (Guilak et al. 2018). Der Chondrozyt und seine direkte Umgebung werden auch als „chondron" bezeichnet. Die perizelluläre Matrix fungiert offensichtlich als

Vermittler oder auch „Filter" der mechanischen und stoffwechselbedingten Signale für den Baustoffwechsel der Chondrozyten.

So sind auf der anderen Seite die wirksamen mechanischen Beanspruchungen durch
— die absolute Belastung,
— die Relation zwischen Belastung und Erholung (Regeneration, Reparatur),
— die aus sensomotorisch koordinativen Gründen biomechanisch nachteilige und/oder
— die angelegte oder erworbene verminderte mechanische Gewebebelastbarkeit infolge ungenügender Entwicklung im Kindes- und Jugendalter und
— Entzündung und Verletzungen

als ätiologische Faktoren der arthrotischen Entwicklung anzusehen.

Hier stellen sich die Fragen: Wie startet die sogenannte Verschleißerkrankung Osteoarthrose? Wie verwandelt sich die mechanische Beanspruchung in den degenerativen, nicht mehr rückgängig zu machenden Prozess? Letzterer zeichnet sich durch eine relativ hohe metabolische Aktivität und ständig vorliegende Vorgänge der Destruktion und Reparation aus. Letztendlich wird die gesamte Gelenkstruktur zerstört. Inzwischen werden die mechanosensitiv begründete Induktion und Aktivierung von Matrixenzymen als auslösende Vorgänge angesehen.

> Die mechanische Beanspruchung ist somit nicht der direkte, sondern der indirekte Faktor, in dessen Folge matrixdegenerierende Gewebeprozesse initiiert und dann aufrechterhalten werden.

Die Effekte eines zielgerichteten „neuromuskulären" Trainings – heute neuerdings als Neuroathletik (einfach ein sehr vielseitiges sensomotorisches Koordinationstraining) bezeichnet – der Rumpf- und Hüftgelenkkontrolle inklusive Belastungen mit gesetzten Störungen und entsprechendem Kompensationsbedarf (2–3×/Wo., 10 Wochen) von Verletzungen des vorderen Kreuzbandes (anterior cruciate ligament: ACL; Basket-, Volley-, Fußball) untersuchten Hewett et al. (2017). Der Fokus auf den Rumpf ergab sich, weil die Neigung und Rotation des Rumpfes in Richtung des Unterstützungsbeines die externe Knieabduktionsbelastung erhöht und so das Risiko von ACL- und Bandverletzungen mitbestimmt (Zazulak et al. 2007a, b). Die Sensomotorik des Hüftgelenkes beeinflusst den Rumpf in der Frontalebene und die Beckenbewegung. Der Nachweis der Wirksamkeit des Programms für die ACL-Risikominderung war vorher in der Literatur geführt worden. Anhand der biomechanischen Analyse eines reaktiven Sprunges, der einbeinigen Landung sowie der einbeinigen Landung auf der Gegenseite aus jeweils 31 cm Höhe wurde ersichtlich, dass das Training für alle gesunden und nicht vorverletzten Probanden wirksam war. Dieses Programm verursachte doppelt so große Veränderungen der Hüftgelenkkinematik in der Frontalebene gegenüber bisher untersuchten plyometrischen und Balanceprogrammen. Die Sportler mit dem höchsten Risikoprofil laut Basisdaten (Profil III) profitierten mehr als diejenigen mit geringeren Profilen (Profil I und II). Biomechanisch ergab sich der Nachweis von signifikant erhöhten externen Hüftrotationsmomenten und Impulsen, die maximale Rumpfflexion stieg, und die Rumpfextension veränderte sich in die Gegenrichtung. Akzentuiertes sensomotorisches Training für die Rumpfkontrolle und die proximale untere Extremität zeigt aber keine adäquate Wirksamkeit auf die Kniegelenkbelastung in der Frontalebene.

> Die Belastbarkeit von Gelenken bzw. ganzen Gelenkketten und die Entwicklung muskuloskelettaler Störungen stehen mit dem Körpergewicht (vgl. 7 Kap. 12), der angeborenen oder auch erworbenen Festigkeit des Bindegewebes, der Bewegungsqualität wie auch mit den Kraftfähigkeiten und der Ermüdungsresistenz im Zusammenhang.
> Des Weiteren zeigt sich die bekannte Tatsache, dass im Sinne der primären

Prävention, des Ausgleichs und der Kompensation hoch spezifischer und monotoner Bewegungsausführungen (Leistungssport, Freizeitsport nur einer Sportart, bestimmbare Berufe) und auch der Therapie die anzustrebenden Fertigkeiten konkret trainiert werden müssen. Das Programm sollte alle Körperregionen koordinativ, aber auch konditionell ansprechen.

9.2 Sensomotorische Funktion und akutes Verletzungsrisiko

Es liegen schon sehr lange Ergebnisse vor, welche die posturalen Fähigkeiten mit dem Risiko von Verletzungen der unteren Extremität verbinden (Tropp et al. 1984) bzw. die die Wirksamkeit von posturalem und von Krafttraining des Körperstamms als Intervention zur Reduzierung des Verletzungsrisikos aufzeigen (Paterno et al. 2004). Da die posturalen Fähigkeiten (Grigore et al. 2001) sportwissenschaftliche Konstrukte sind, ist es besser, von vielfältigen koordinativen Fertigkeiten zu sprechen. Ein sehr variables Fertigkeitsrepertoire steht zugleich für variabel trainierte posturale Fähigkeiten, denn sie sind fertigkeitsspezifisch.

Bei Patienten mit Kreuzbandruptur sind sensomotorische Koordinationsstörungen eine wesentliche dauerhaft vorliegende verletzungsbedingte Komponente (Laube 2009; Laube et al. 1994; 1996). Deshalb ist inzwischen posturales Lerntraining (Caraffa et al. 1996) ein Standardtherapieelement geworden, ohne z. Z. die individuell erforderlichen Inhalte, Umfänge und Dosierungen konkret festlegen und begründen zu können. Für die Wiederherstellung der Sportfähigkeit und zugleich zur Minimierung der Gefahr einer erneuten Verletzung wird es aber inzwischen als essenziell angesehen. Die sensomotorische Koordinationsstörung des myofaszialen Kettengliedes M. quadriceps femoris trägt auch ohne eine erneute Makroverletzung zur Entwicklung einer sekundären Gonarthrose bei. Sie verantwortet wiederholte, zunächst über lange Zeiträume klinisch nicht eindeutig relevante mikrotraumatische Gewebeschäden, die den sekundären Gonarthroseprozess initiieren und fortentwickeln. Die vorzeitige Osteoarthrose ist nach Verletzungen üblich (Lohmander et al. 2007).

> Die Qualität der Sensomotorik ist ein wichtiger biomechanischer Faktor für primäre und sekundäre Gelenkschädigungen und das Verletzungsrisiko.

Aus der ACL-Verletzung resultieren eine veränderte Kinematik und Kinetik der Knie- und Hüftgelenke (Hurd und Snyder-Mackler 2007). Dies dehnt sich zwangsläufig auf die gesamte pedokraniale Kette aus. Die Auswirkungen auf die gesamte kinematische Kette sind ursächlich der gestörten sensomotorischen Funktion und damit der Biomechanik des Kniegelenkes zuzuschreiben. Die veränderten Bewegungsmuster sind durch ihre biomechanischen Konsequenzen der Ausgangspunkt von Knorpelschädigungen im Knie-, aber auch in den großen benachbarten Gelenken und ebenso im unteren Rücken. So entwickeln nach der Rekonstruktion ca. 25 % der Patienten innerhalb von fünf Jahren eine radiographisch belegte mediale Gonarthrose. Aus biomechanischer Sicht weicht nach diesem Zeitraum auch das Gangbild dieser Patienten von demjenigen ohne Arthrose deutlich ab. Präoperativ und postoperativ gehen die veränderten sensomotorischen Bewegungsmuster beidseits einher mit

– geringerer Hüftgelenkflexion,
– geringeren und asymmetrischen maximalen externen Hüftadduktionsmomenten bis zum 6. Monat nach der Rekonstruktion und
– geringeren und asymmetrischen maximalen externen Hüftflexionsmomenten bis zum 2. postoperativen Jahr.

Dagegen finden sich bei den Personen ohne Arthrose symmetrische Hüftbeugemomente und asymmetrisch höhere Hüftadduktionsmomente auf der betroffenen Seite (Wellsandt et al. 2017). Die abnehmenden maximalen externen Hüftextensionsmomente bei allen Patienten auf der ACL-Seite sind mit den steigenden Werten im Kniegelenk (Roewer et al. 2011) erklärbar. Die Langzeitauswirkungen dieser biomechanischen Veränderungen gilt es zu analysieren.

76 ACL-Verletzte (Wellsandt et al. 2018) nach zunächst durchgeführter präoperativer Behandlung der akuten Verletzungsfolgen (Schmerz, Schwellung, ausgeprägte Gangstörungen, Quadrizepskraft unter 70 % der Gegenseite, keine Meniskus-, Band- und Knorpelverletzungen >1 cm^2) ergänzten dieses Programm durch weitere zehn Interventionen mit den Akzenten Kraft und sensomotorische Koordination nach Hartigan et al. (2010). Danach wurden 59 operiert, und 17 führten bis zum 5. postoperativen Jahr eine konservative Behandlung durch. Ohne dass anthropometrische oder verletzungsbedingte Merkmale zu Beginn darauf hingewiesen hätten, wurde nach 5 Jahren bei 12 % (n=9) der Patienten radiographisch (Kellgren-Lawrence-System) eine mediale Osteoarthrose (OA) diagnostiziert. Aus funktioneller Sicht starteten die OA-Patienten mit schlechteren Ergebnissen des Einbein-Hop-Tests und wiesen einen geringen Funktionsscore auf (International Knee Documentation Committee [IKDC] Subjective Knee Evaluation Form). Die statistische Analyse demaskierte die Ergebnisse des einzelnen Hop-Tests und des 6 m-Hop-Tests als die einzigen Merkmale mit prognostischer Bedeutung für eine OA-Entwicklung nach den 5 Jahren. Zugleich wiesen diese Patienten infolge des präoperativen Trainings auch die geringeren Fortschritte auf. Die Kraft des Quadrizeps in der frühen Phase nach der Verletzung wurde zwar hier (Wellsandt et al. 2018) nicht als Prädiktor der OA erkannt, aber ihre Wichtigkeit für die Rückkehrfähigkeit in den Sport bleibt unbestritten.

> Die sensomotorisch-koordinative Funktion des Kniegelenkes nach ACL-Ruptur in der sehr frühen Phase nach der Verletzung entscheidet offensichtlich prognostisch über die frühzeitige Entwicklung einer OA oder in der anderen Richtung über das Zurückkehren in den Sport.

Zu beachten ist, dass für das Ergebnis des dynamischen Tests neben der adäquat getimten Rekrutierung des Muskels in der Funktionskette natürlich auch die Rekrutierungsfähigkeit und damit die Kraft des M. quadriceps femoris eine wesentliche Rolle spielen. Es ist aber weniger die Maximal-, sondern mehr die Schnellkraft, also der Kraftanstieg als eine koordinativ akzentuierte Leistung. Er ist eine Funktion der FTF-Population des Muskels. Die physischen Tests sollten durch die subjektive Einschätzung (Knee Outcome Survey-Activities of Daily Living Scale, KOS-ADLS; Global Rating of Perceived Function Scale, GRS; International Knee Documentation Committee, IKDC – Subjective Knee Evaluation Form) ergänzt werden. Dies kann das Erkennen derjenigen Personen fördern, die in ihren Sport auch ohne OP zurückkehren könnten, aber auch jener, die trotz OP gravierende Funktionsstörungen aufweisen werden (Di Stasi et al. 2013; Gardinier et al. 2014; Wellsandt et al. 2018).

> Die Frage nach den konkreten individuellen Inhalten, der Gestaltung, der Dosierung und der zu erwartenden Effektivität von präventiven und therapeutischen Programmen zur Reduzierung sensomotorischer und biomechanischer Risikofaktoren ist bisher aber nur sehr ungenügend beantwortet. Hierbei muss immer davon ausgegangen werden, dass es „die sensomotorische Koordination", die „Kraft-" und die „Ausdauerfähigkeit" nicht gibt (Laube 2009a). Gegeben durch die funktionelle Teilparese erscheinen primär schnelligkeits- und schnellkraftorientierte Belastungen besonders wichtig, denen aber häufig die Belastbarkeit entgegensteht. Diese Trainingsformen benötigen wiederum aerobe Grundlagen für die Regenerationsfähigkeit.

Hinsichtlich der Minimierung eines Verletzungsrisikos gilt es, die dafür notwendigen psychomotorischen Voraussetzungen und die bewegungstechnischen Fertigkeiten immer im Kontext mit den konkreten spezifischen Belastungsanforderungen im Alltag und im Sport zu sehen. Allein daraus leitet sich ab, dass es kein gleichartiges, für alle Sportarten oder auch alle aktiven Lebenssituationen gültiges Programm geben kann. Zugleich resultiert daraus, dass ein Programm sehr vielfältige Komponenten der Beanspruchungsformen integrieren muss. Gleichfalls werden die Vielfalt der beherrschten Bewegungstechniken und die dynamische, situationsgerechte Variabilität den Inhalt und die Dosierungen modifizieren. Zu beachten sind natürlich die „üblichen" biomechanischen Non-Kontakt-Verletzungs- bzw. Unfallmechanismen sowie auch die intrinsischen physiologischen und biomechanischen Risikofaktoren. Dazu gehören u. a. die endogene Gelenkstabilität, die Kraftrelation Quadrizeps/Hamstrings, die Rumpfstabilität, -kraft und -koordination, die Ermüdungsresistenz sowie bewegungstechnische Parameter mit den entsprechenden biomechanischen Konsequenzen. Die Identifikation dieser die Belastbarkeit und das Verletzungsrisiko beeinflussenden Faktoren sollte die Auswahl der präventiven Trainingsinhalte bestimmen (Alentorn-Geli et al. 2009).

So belegt ein Review mit 19 eingeschlossenen Studien mit insgesamt 485 Untersuchten und einer methodischen Qualität zwischen 9–15 (Mittel 12,2; Monajati et al. 2016) zur Effektivität von präventiven Programmen gegen ACL- und Hamstringverletzungen, dass nur sehr vielfältig angelegte Inhalte einschließlich Videofeedback und technischer Unterstützungen mittels kinetischer oder kinematischer Parameter ausreichend erfolgreich sind.

> **Verletzungsprophylaktisch wirksam sind Programme mit den Zielstellungen Kraft der unteren Extremität (isometrisch, isokinetisch), Körperstamm- und dynamische Gelenkstabilitäten, Balance, Gewandtheit, Sprungtraining ein- und beidbeinig mit Feedback, Absprung- und Landetechniken und plyometrisches Training. Diese Programme zeigten sich deutlich denen ohne Feedback und denen mit einseitigem Belastungsmodus überlegen.**
> **Für die vorteilhafte Beeinflussung der Bewegungskoordination und damit der Biomechanik sind offensichtlich visuelle Feedbackinformationen besonders wirksam.**

Der visuelle Feedback unterstützt die Bewegungsvorstellung und die Antizipation muskulärer Aktivitäten als sehr wichtige Voraussetzungen für den erfolgreichen Lernprozess. Der verbale und/oder visuelle Feedback sind generell sehr wichtige Instrumente des Bewegungslernens insbesondere in den frühen Phasen des Lernprozesses (ab mittlerem Kindesalter). Dies gilt ebenso für den Erwerb der sensomotorischen Voraussetzungen für die Bewegungsbiomechanik zur Verletzungsprophylaxe und für die Minderung von Fehlbelastungen (Mikrotraumata). Für diese Komponenten gilt es, Feedback zur Körperbewegung zu geben, um die Aufmerksamkeit im Sinne des „internal focus" (Wulf et al. 2010) auf die Ausführung zu lenken.

> **Die Aufmerksamkeit ist der bewegungsspezifische gezielte und selektive Filter zur Auswahl der „wichtigen" Sensorinformationen für die Bewegungsregulation. Wird der visuelle Feedback zur ausgeführten Bewegung mit dem „Technikleitbild" der Bewegung, also der z. Z. als qualitativ und biomechanisch anzustrebenden Bewegungsausführung (vgl. z. B. FIG-Code Turnen 2016, 2018) gekoppelt, wird der Lernprozess offensichtlich noch mehr begünstigt und somit effektiver.**

Mit dieser Hilfe kann vorteilhaft und somit präventiv sinnvoll z. B. auf die kinematischen

Landeparameter von Sprungwürfen im Handball und deren horizontale Sprungdistanz Einfluss genommen werden. Die Wurfgenauigkeit und die vertikale Sprunghöhe blieben dabei aber unverändert (Benjaminse et al. 2017).

Eine weitere wichtige sportmethodische Frage der Prävention ist z. Z. noch nicht ausreichend geklärt. Es geht um den Transfer der sportartunspezifischen Sensomotorik in die Sportartspezifik. Auch die vielseitigen Programme sind mit einem Defizit des Transfers der erlernten „optimaleren" Bewegungsstrategien in die sportartspezifische Praxis belegt. Im Vordergrund stehend geht es um die Nutzung bzw. den Transfer der sportartunspezifischen Bewegungsstrategien in nicht ausreichend antizipierbaren Situationen. Dies ist aber auch ein generelles Problem. Hierfür scheint der „internal focus" den Nachteil zu haben, nicht immer einen optimalen Transfer in sehr komplexe sensomotorische Leistungen zu sichern. Dagegen ist der „external focus", die Ausrichtung auf das Bewegungsergebnis, für die Umsetzung in die sportliche Praxis teilweise effizienter (Benjaminse et al. 2015).

Für die nicht leistungssportlich aktiven Patienten sollten diese Fragen zwar relevant sein, aber nicht so große Bedeutung haben, denn ihr sensomotorisches Fertigkeitsrepertoire für den Alltag und den Beruf ist eher gering, und es kommt darauf an, dieses vielfältig zu erweitern. Damit sollten bereits gute Fortschritte und Kompensationsmöglichkeiten verbunden sein.

Die Frage, ob eine OP nach ACL unbedingt erforderlich ist, bleibt weiterhin ein Diskussionsthema. Die OP muss immer unter zwei Aspekten betrachtet werden:
1. Sie strebt eine stabilere Mechanik an, auch wenn bekannt ist, dass der ursprüngliche Zustand selbst bei postoperativ fehlender vorderer Schublade nicht wiederhergestellt worden ist.
2. Sie hat aus der Sicht der Sensorik im Kreuzband keinen Einfluss auf die neurophysiologische Funktion. Das Informationsdefizit bleibt, denn für die vorhanden gewesene Mechanosensoren gibt es keinen Ersatz. Die Funktionsverbesserungen müssen in der Reorganisation der spezifischen neuronalen Vernetzungen gesucht werden.

Der Vergleich zwischen einer größeren Gruppe operierter und nicht operierter Personen nach fünf Jahren Rehabilitation mit progressivem Programm von Wellsandt et al. (2018) belegt, dass keine statistischen Unterschiede in der Kraft des M. quadriceps femoris, der Leistung im Einbein-Hop-Test, dem Aktivitätsniveau, der Einschätzung der Schmerzsituation, den ADL, der kniegelenkbezogenen Lebensqualität und auch dem Vorhandensein einer OA gefunden werden konnten. Es zeigten sich Unterschiede, indem die Operierten ihre allgemeine Kniegelenkfunktion besser bewerteten ($p = 0{,}001$), weniger angstbelastet ($p = 0{,}035$), aber auch anfälliger für Kniegelenksergüsse ($p = 0{,}016$) waren. Ein relatives klinisches Kriterium für eine frühe OP oder auch Nicht-OP ist sicher der Ausprägungsgrad der funktionellen Teilparese und von Begleitverletzungen, obwohl aktuell kein prognostisches Merkmal für die Rückentwicklung der Parese bekannt ist. Das resultierende Kraftdefizit kann ein Marker für den Verlust an Proteoglykan im Knorpelgewebe und damit zugleich ein Hinweis für den Start des Arthroseprozesses sein (Pietrosimone et al. 2018). Eine wichtige rehabilitative Intervention ist somit unter Beachtung der Belastbarkeit ein zeitgerechtes intensives Kraft- und schnelligkeits- bzw. schnellkraftorientiertes Training. Dessen Adaptationen sind potenziell auf die koordinativ gestützte Minderung der vorliegenden Rekrutierungsinsuffizienz ausgerichtet. Sie begünstigen die Wiedereinbindung des M. quadriceps femoris in die pedokraniale myofasziale Kette für die angestrebten sensomotorischen sportlichen und alltäglichen Leistungen (Zielsensomotorik) und die dafür erforderlichen posturalen Regulationen (Stützsensomotorik).

Van Yperen et al. (2018) analysierten bei je 25 Hochleistungssportlern die Folgen einer operierten ACL-Verletzung („bone-patellar tendon-bone") oder einer ausschließlich konservativen Behandlung. Die nicht operierten Sportler rekrutierten sich aus denen, die auf eine präoperative zwölfwöchige aktive Behandlung mit guten Ergebnissen reagierten, und die Operation erfolgte, wenn die Sportler nach dieser Intervention Instabilitäten aufwiesen. Nach 20 Jahren wurden die Bildgebung durchgeführt und der funktionelle Status (Lysholm, International Knee Documentation Committee, IKDC; Tegner, Knee injury and Osteoarthritis Outcome Score, Meniskusstatus, Kniestabilität, Einbein-Hop-Test) erhoben. Nach dieser Zeit hatten ohne Signifikanz (p = 0,51) 80 % der Operierten und 68 % der nicht Operierten eine OA. Der subjektive IKDC-Score war ohne Gruppendifferenz. Die Ergebnisse des objektiven Scores belegen einen sicheren Unterschied. 84 % der Operierten, aber nur 20 % der nicht Operierten hatten normale bis nahezu normale Werte (A und B; p < 0,001). Die Kniegelenkstabilität („pivot-shift", Lachmann) war jeweils bei den Operierten signifikant größer. Es ergab sich eine vergleichbar häufigere Entwicklung der OA, wenn die Wirksamkeit eines zwölfwöchigen aktiven Programms das Entscheidungskriterium für oder gegen eine OP war.

> Es muss hervorgehoben werden, dass alle aktiven Interventionen zur Verletzungsprophylaxe zugleich auch eine Prophylaxe für die Osteoarthrose sind. Dies gilt direkt, indem eine Verletzung die sekundäre Osteoarthrose fördert, aber auch indirekt, indem das antrainierte Bewegungsverhalten die biomechanische Belastung begünstigt und potenziell die Mikrotraumatisierungen als Basis einer primären Osteoarthrose reduziert. Somit sind die Inhalte und Modi der im Sport genutzten Präventionsprogramme auch zugleich im Gesundheitssport sehr sinnvoll und angepasst bei Patienten einzusetzen.

9.3 Sensomotorische Funktion und primär entzündliche Gelenkerkrankungen

> Auch bei primär entzündlichen Gelenkerkrankungen werden trainingsmethodisch wirksame Trainingsprogramme als vorteilhaft angesehen.

Das American College of Rheumatology (2002) empfiehlt bei rheumatoider Arthritis Kraft- und Ausdauertraining. Ein langfristig durchgeführtes intensives Training (de Jong et al. 2003; Munneke et al. 2003) einschließlich Belastungen mit hohen Impacts ist auch hinsichtlich der Gelenkfunktionen und der Patientenzufriedenheit einem sogenannten Standardprogramm überlegen. Nur Personen mit bereits ausgeprägten Gelenkschädigungen vor Trainingsbeginn zeigen in der Bildgebung einen überproportionalen Zuwachs des Gelenkverschleißes.

Biofeedbacktraining bei juveniler rheumatoider Arthritis (8–13 Jahre; Eid et al. 2016) ist hinsichtlich des Schmerzes, der Quadrizepskraft und funktioneller Fertigkeiten als Ergänzung zu konventionellen physiotherapeutischen Behandlungen über längere Zeiträume von mindestens zwölf Wochen zu empfehlen.

> Für die Compliance ist zu beachten, dass die Wirkungen hinsichtlich der Schmerzsituation deutlich verzögert eintreten.

Sowohl die nur konventionelle als auch die Biofeedbackgruppe zeigten nach sechs Wochen immer noch keine Wirkung auf die Schmerzen. Aber die Kraft und Gelenkfunktionen erwiesen sich durch das Biofeedback bereits signifikant verbessert. Nach zwölf Wochen waren die Therapieergebnisse deutlich zugunsten des Biofeedbacks ausgefallen (Eid et al. 2016). Hierbei muss aber einschränkend beachtet werden, dass die Biofeedbackinterventionen zusätzlich durchgeführt wurden und dadurch auch der Therapie(Belastungs)umfang größer war. Dies könnte ein ursächliches Element des Unterschieds sein.

> Sehr deutlich ist, dass bei primär entzündlichen Gelenkerkrankungen ein wesentlich größerer Zeitbedarf für die Wirkung auf die Schmerzen eingeplant werden muss. Das bedeutet, kürzere Therapiezeiträume ohne Schmerzlinderung müssen bei Weiterführung des Programms nicht ohne Schmerzlinderung bleiben. Dies gilt sicher für alle entzündlichen, aber auch für alle chronisch-degenerativen Erkrankungen!
> Ein Review und eine Metaanalyse (Kuntze et al. 2018) bescheinigen aktiven Belastungsprogrammen, gut tolerierbar zu sein und vorteilhafte Wirkungen zu haben. Die aktuelle Studienlage ist aber z. Z. durch eine unzureichende Qualität charakterisiert und sehr heterogen, so dass allgemeine Schlussfolgerungen zur Effektivität und entsprechende Empfehlungen für die klinische Praxis nicht möglich sind.

Die bei juveniler idiopathischer Arthritis (Houghton et al. 2018) vorliegende Muskelschwäche sowie die in der Folge geminderte Knochenmasse und -qualität erfordern Krafttraining, welches immer intensiv sein muss. Ein entsprechendes Programm mit 24 Kindern beendeten nur 13. Das Programm provozierte Nebenwirkungen, wird aber trotzdem als sicher durchführbar beschrieben. Dennoch fiel die Adhärenz mit der Dauer ab und betrug insgesamt nur 47 %. Eine Schmerzverstärkung nach den Therapieeinheiten trat aber nur selten auf (0,4 %). So blieben auch die angestrebten Wirkungen für die Kraft und die Knochenstruktur aus.

> Die zukünftigen Arbeiten sollten validierte Outcomes nutzen und die Adhärenz beurteilen. Die Adhärenz ist ein wichtiger Faktor. Sie erweist sich vielfach als deutlich eingeschränkt und verhindert die erforderlichen Adaptationen für die angestrebten Therapiewirkungen.

9.4 Sensomotorische Funktion und primär chronische Gelenkerkrankungen

Aus 52 Studien zur Schmerzsensibilisierung bei verschiedenen Kniegelenkerkrankungen (De Oliveira Silva et al. 2018) ergibt sich eine hochgradig fortschreitende Sensibilisierung besonders bei der Gonarthrose. Es besteht eine Verknüpfung mit den Druckschmerzschwellen. Moderat ist die Sensibilisierung bei patellofemoralen Schmerzen und kaum nach Meniskektomie. Nicht einheitlich sind die Ergebnisse bei der Enthesopathie der Patellarsehne. Die Patienten mit OA weisen veränderte neurophysiologische und somit biomechanische Bewegungsmuster zur Minderung der Schmerzen und zur Kompensation von Bewegungslimitierungen auf. Der Osteoarthrose- und der patellofemorale Schmerz reagieren gut auf aktive Therapieformen.

In der Regel bestehen keine monoregionalen osteoarthrotischen Strukturzerstörungen und Schmerzen. Charakteristisch ist, dass ein Gelenk ausgeprägter betroffen ist und gleichzeitig Gon- oder Coxarthrose und Spondylarthrose mit LBP kombiniert sind. Bei 22 % (Anderson et al. 2002) bis 55 % (Wolfe et al. 1996) der Patienten kann eine Komorbidität von Gonarthrose und LBP gefunden werden. Dies beweist klinisch, dass die degenerativ bedingt veränderte Biomechanik eines Gelenks die der gesamten Kette beeinträchtigt. Aus den absolut überwiegenden multiplen Gelenkbeteiligungen (Keenan et al. 2006) allein resultiert der absolute Bedarf, die therapeutischen Interventionen auf mehrere bis alle Körperregionen auszurichten.

> Bei üblicherweise multiregional vorliegenden Osteoarthrosen mit häufiger Akzentuierung auf ein Gelenk und erst recht beim multiplem Gelenkbefall und somit überregional

vorhandenen andauernden oder intermittierenden Schmerzlokalisationen sind immer alle myofaszialen pedokranialen Ketten vollständig betroffen. Die Konsequenz ist der absolute Bedarf eines Ganzkörpertrainings über längere Zeiträume, um erstens die verzögerten Wirkungen auf die Schmerzen und zweitens die anzustrebenden sensomotorischen Funktionen und die konditionellen Leistungen auch erreichen zu können und ausreichend wirksam werden zu lassen.

9.5 Sensomotorik und ADL

9.5.1 Sensomotorik des Aufstehens – durch Übergewicht geprägt

Die Geschwindigkeit des Aufstehens zeigt sich bei klinisch gesunden, bei normal- und bei übergewichtigen Kniegelenk-OA-Patienten gleich (Verlaan et al. 2018), wobei in dieser Reihenfolge ein systematischer Trend zu längeren Zeitwerten besteht. Teilphasen des Aufstehens hatten bei allen Gruppen den gleichen relativen Anteil. Es konnte aber eine schwache Korrelation zwischen dem Schweregrad der OA (MRI Osteoarthritis Knee Score) und der Zeit des Aufstehens ermittelt werden ($r = 0{,}34$, $p = 0{,}02$). Entsprechend haben auch andere Autoren wegen der Nutzung kompensatorischer Bewegungsaktivitäten einen erhöhten Zeitbedarf gefunden (Turcot et al. 2012). Die OA-Patienten belasten beim Aufstehen die Gegenseite um 10 % mehr, das Knieflexionsmoment ist signifikant geringer, und die maximale Rumpfflexion und Rumpfneigung zur Gegenseite ist vergrößert. Die Korrelation ($r = 0{,}55$) zwischen der Schmerzintensität und der Zeit für das Aufstehen ist signifikant. Übergewichtige OA-Personen (Verlaan et al. 2018) führen übereinstimmend mit den Untersuchungsdaten anderer Autoren das Aufstehen mit einem reduzierten Bewegungsbereich der Hüft- und Kniegelenke aus. Dafür könnten Ko-Kontraktionen der Kniebeuge- und Streckmuskulatur verantwortlich sein, die u. a. zu einer gesteigerten Gelenksteifigkeit mit reduzierter Schmerzintensität führen. In beiden Gelenken sind die maximalen Extensionsmomente zur Kontrollgruppe geringer. Zugleich sind als Ausdruck der kompensatorischen Entlastung des Kniegelenks die vertikalen Bodenreaktionskräfte in Relation zum Körpergewicht gemindert und die medialen erhöht. Die betroffene untere Extremität wird somit durch die Gewichtsverlagerung kompensatorisch entlastet. Diese Ergebnisse weisen darauf hin, dass das Übergewicht mehr als die Osteoarthrose als Ursache einer veränderten Biomechanik angesehen werden muss (Verlaan et al. 2018). Die bisher aufgezeigten Veränderungen des Aufstehens bei OA-Patienten haben das Körpergewicht nicht beachtet, so dass der Einfluss der Faktoren Übergewicht und OA nicht getrennt ersichtlich werden konnte.

9.5.2 Sensomotorik des Gehens bei Gonarthrose und TEP

> Die Totalendoprothese (TEP) als wichtige Therapieintervention des Endstadiums der Osteoarthrose ist vorrangig gegen die Schmerzen gerichtet. Die Sensomotorik und Biomechanik des Gehens (räumlich-zeitlich, kinematisch, kinetisch) sowie der damit verbundenen Aktivitäten werden gleichfalls geändert, aber dennoch nur sehr unvollkommen erneut der „physiologischen Norm" angenähert. Dies hat Konsequenzen sowohl für den aktiven Therapieprozess als auch für die nach der Operation bestehende Belastbarkeit.

Die biomechanischen Merkmale der Gangmuster von Gonarthrosepatienten unterscheiden sich von Nichtbetroffenen deutlich. So ist das Adduktionsmoment in der Frontalebene vergrößert und konnte mit den medialen

Veränderungen in der Bildgebung, aber auch mit der Progression in Verbindung gebracht werden.

Es muss aber immer die Frage gestellt werden: sind die biomechanischen Veränderungen ursächliche Komponenten der Arthrose, eine direkte Folge des Krankheitsprozesses oder spiegeln sie eine kompensatorische, den Strukturzerstörungen folgende Sensomotorik wider? Weiter gilt es, die Frage zu beantworten, ob die Wechselbeziehungen zwischen der Biomechanik der einzelnen Gelenkfunktion bzw. der gesamten Gelenkkette (Mundermann et al. 2005; Chang et al. 2005) für die Schmerzen charakteristisch sind. Letzteres kann sicher nicht in eine direkte Beziehung gestellt werden, da gerichtete, biologisch wirksame physische Aktivitäten die Schmerzsituation, aber nicht die strukturellen Arthrosefolgen verändern. Entsprechend bestätigen außer für das absolute Endstadium die tägliche klinische Praxis und auch Untersuchungen (Hannan et al. 2000; Dieppe 2005), dass die Ausprägung der Strukturzerstörungen und die Symptome fast in der Regel nicht zusammenpassen. So ist auch je nach Konditionierungszustand nicht zu erwarten, dass diagnostische Ergebnisse direkt die Schmerzen widerspiegeln. Es bleibt als notwendiges Hauptmerkmal der Funktionszustand des SMS.

Personen mit mäßig schwerer Arthrose ohne OP-Indikation weisen gegenüber asymptomatischen, klinisch Gesunden und jenen im Endstadium systematisch unterscheidbare biomechanische Merkmale beim Gehen auf (Astephen et al. 2008). Jene mit OP-bedürftiger Arthrose lassen in der späten Standphase geminderte Extensions- und interne Rotationsmomente im Kniegelenk und geringere maximale Beugewinkel sowie eine eingeschränkte Nutzung der ROM des Hüft-, Knie- und Sprunggelenks erkennen. Diese biomechanischen Merkmale werden vorrangig den schmerzbedingten sensomotorischen Konsequenzen und nicht ursächlich biomechanischen Merkmalen zugeordnet. Die Gangmerkmale zwischen verschiedenen klinischen Entwicklungsstadien der Gonarthrose oder besser zwischen Gruppen, die hinsichtlich der Schmerzen und der strukturellen Veränderungen sehr inhomogen waren, sind different.

> Wie die Biomechanik den radiographischen, nozizeptiven und funktionellen Bedingungen zuzuordnen ist und helfen kann, den Krankheitsverlauf zu prognostizieren, bleibt sehr unvollständig aufgeklärt und muss weiter analysiert werden.

Des Weiteren unterscheiden sich die räumlich-zeitlichen Bewegungsmuster in Abhängigkeit von einer Varus- oder Valgusdeformierung. Die Varus- geht gegenüber der Valgusdeformität mit einer signifikant verstärkten Rumpfbewegung in der sagittalen und frontalen Ebene einher. Dieser Befund geht parallel mit den Angaben (WOMAC), dass bei einem Valgusknie die Schmerzen und funktionellen Beeinträchtigungen geringer ausfallen (Turcot et al. 2013).

Das Gangbild bei Personen mit Gonarthrose und LBP und bei Gonarthrose allein ist wegen der in aller Regel multipel betroffenen Gelenkregionen von Interesse, um spezifische therapeutische Ableitungen treffen zu können. Besteht in beiden Körperregionen eine Osteoarthrose, ist während des Gehens im Vergleich gegenüber „nur einer" Gonarthrose der ROM der Hüftrotation der gonarthrotischen Seite kleiner als auf der Gegenseite. Die Gonarthrose verursacht signifikant größere biomechanische Veränderungen auf der nicht bzw. weniger betroffenen Seite. Beide Krankheitszustände gehen mit deutlich differenten Beugemustern einher und minimieren die vertikalen Bodenreaktionskräfte, die Knieflexion und die Standzeit auf der gonarthrotischen Seite (Burnett et al. 2015).

9.5.3 Sensomotorik bei Coxarthrose und nach Hüft-TEP

9.5.3.1 Sensomotorik des Treppenauf- und -abgehens

Werden die biomechanischen Merkmale des Treppensteigens auf- und abwärts sechs Wochen vor und ein Jahr nach einer Hüft-TEP beurteilt (Queen et al. 2015), ergeben sich Konsequenzen für das therapeutische Vorgehen. Eine Reihe von Parametern änderte sich günstig, aber es blieben signifikante Asymmetrien in der maximalen Flexion, Abduktion und Extension während des Aufwärts- und auch der maximalen Hüftabduktion während des Abwärtsgehens nachweisbar. Diese im Hüftgelenk gravierenden klinisch relevant abweichenden biomechanischen Bewegungsmuster zwischen beiden Extremitäten können die Ursache für eine Fehl- und Überbelastung der Nachbargelenke sowie derjenigen der Gelenkkette sein. Die Belastbarkeit der Gelenkkette ist deutlich reduziert, und es gilt, eine entsprechende muskuläre statische und dynamische Ganzkörperstabilisierung anzustreben, um die Entwicklung von Schmerzen zu minimieren. Die geminderte Mobilität wird die Atrophie und damit den Destabilisierungsprozess noch unterstützen und den Alterungsprozess fördern.

9.5.3.2 Sensomotorik des Gehens bei Coxarthrose

Eine wichtige biomechanische Konsequenz für die Reduzierung des Coxarthroserisikos, aber auch der Fortentwicklung der Arthrose ist die Minimierung der Belastungsmomente während des Gehens in der frontalen und sagittalen Ebene. Welche Faktoren hierbei zu beachten sind, ist bisher nicht ausreichend bekannt. Ein dauerhaft wirkender Faktor für die Hüftgelenkmomente ist das Körpergewicht. Aber auch Funktionsmerkmale des Gehens wie längere Schritte, die Sprunggelenkfunktion und das Schuhwerk (FitFlops) beeinflussen die Biomechanik (Inai et al. 2018). Eine Aussage zur Beeinflussung der Progression der Arthrose kann z. Z. nicht getroffen werden.

Klinisch gesunde Frauen haben ein um 12 % höheres und um 23 % geringeres maximales Adduktions- und externes Rotationsmoment als die Männer. Dieser Unterschied ist infolge der OA nicht mehr vorhanden. Jeweils im Vergleich zu den Gesunden ist der Unterschied des maximalen Adduktionsmoments bei den OA-Frauen 45 % größer als bei den OA-Männern und derjenige des externen Rotationsmoments umgedreht bei den Männern 55 % größer als bei den Frauen. Das Geschlecht beeinflusst aber nicht die Relation zwischen den radiographischen Merkmalen und den Parametern des Gehens. So zeigten sich bei OA keine üblichen geschlechtsspezifischen Unterschiede des Ganges, aber die übliche geschlechtsabhängige Hüftabduktorfunktion sollte im Therapieprogramm Berücksichtigung finden (Foucher 2017).

Der Frage nach Unterschieden der Gangmechanik vor und nach einer Hüft-TEP bei 124 Frauen und Männern gegenüber Gesunden ging Foucher (2016) nach. Präoperativ wiesen die Frauen zur Kontrollgruppe die größeren Differenzen für den Extension-Flexion-ROM und die maximalen Adduktionsmomente auf, wogegen bei den Männern die größeren Differenzen beim maximalen externen Rotationsmoment zu finden waren. Durch die OP stieg der ROM bei den Frauen stärker als bei den Männern. Das Adduktionsmoment fiel bei den Frauen und stieg bei den Männern, so dass dementsprechend die Differenz des Rotationsmoments bei den Männern größer blieb. So liegen mäßig differente Bewegungsmuster vor und auch nach der OP vor, die unterschiedliche Akzentuierungen des Therapieprogramms begründen sollten.

Entsprechend der erstmaligen Untersuchung der prä- und postoperativen Kraft der Hüftabduktion erweitern Foucher und Freels (2015) die Empfehlungen von

Westby et al. (2014) auf der Basis der PROs („patient-reported outcomes") für eine qualifiziertere Planung der Rehabilitation nach Hüft-TEP. Danach verbessern sich die biomechanischen Merkmale des Gehens in der sagittalen und transversalen Ebene mit mittleren bis sehr hohen Effektgrößen. Ohne signifikante Veränderung bleibt aber das maximale Hüftadduktionsmoment, welches wie auch das Rotationsmoment die Aktivität der Hüftabduktoren (M. gluteus medius, minimus, M. tensor fascia latae) widerspiegelt. Diese Muskeln stabilisieren das Becken in der Einbeinstandphase des Gehens durch das interne Hüftrotationsmoment und stabilisieren auch in der Transversalebene (Flack et al. 2012, 2014). Sehr geringe Effektgrößen errechnen sich für die Parameter in der Frontalebene. Für gute Ergebnisse postoperativ gilt es somit, schon präoperativ die Kraft der Abduktoren und den ROM im therapeutischen Blickfeld zu haben (Foucher und Freels 2015). Damit kombiniert werden sollten die muskulären Aktivitäten zur Rumpfstabilisation und ein symmetrisches Gangbild (White und Lifeso 2005; Heiberg et al. 2012).

Es gibt nur sehr wenige Untersuchungen mit längerer Beobachtungszeit zur Biomechanik des Gehens und zu den damit verbundenen sensomotorischen Aktivitäten nach Hüft-TEP. Gegenüber Kontrollpersonen belegt die Biomechanik nach einer Hüft-TEP (Kolk et al. 2014) einen reduzierten ROM und eine geminderte muskuläre Leistung in der Sagittalebene, die maximale Extension und die Momente der Abduktion und Rotation sind kleiner. Das Hüftabduktionsmoment ist beim Gehen und Treppensteigen defizitär. Beim Treppenaufwärtsgehen werden diese Defizite nicht bedeutsamer. Die Defizite in der Kinetik sind in allen Bewegungsebenen prominent. In der Langzeitbeobachtung entwickeln sich eine geminderte Gehgeschwindigkeit und verkürzte Schrittlängen.

> Die biomechanischen Merkmale der Gangmuster bei Osteoarthrose unterscheiden sich von Nichtbetroffenen deutlich. Diese abweichenden biomechanischen Bewegungsmuster können als Ursachen für weitere Fehl- und Überbelastungen der Nachbargelenke sowie der Gelenk- und somit auch der myofaszialen Kette angesehen werden. Es bleibt offen, ob die geänderte Biomechanik als eine ursächliche Komponente der Arthrose oder als eine Folge des Krankheitsprozesses anzusehen ist. Als Folge würde sie erstens die den Strukturzerstörungen geschuldeten Funktionsänderungen und zweitens die den kompensatorischen Konsequenzen und Erfordernissen folgende geänderte Sensomotorik widerspiegeln. Die Wechselbeziehungen zwischen der Biomechanik und den Schmerzen bleiben sehr unzureichend aufgeklärt.

Literatur

Alentorn-Geli E, Myer GD, Silvers HJ, Samitier G, Romero D, Lázaro-Haro C, Cugat R (2009) Prevention of non-contact anterior cruciate ligament injuries in soccer players. Part 1: Mechanisms of injury and underlying risk factors. Knee Surg Sports Traumatol Arthrosc 17(7):705–29. ▶ https://doi.org/10.1007/s00167-009-0813-1 (Epub 2009 May 19)

American College of Rheumatology (2002) Guidelines for the management of rheumatoid arthritis: 2002 update. Arthritis Rheum 46:328–346

Anderson JJ, Ruwe M, Miller DR, Kazis L, Felson DT, Prashker M (2002) Relative costs and effectiveness of specialist and general internist ambulatory care for patients with 2 chronic musculoskeletal conditions. J Rheumatol 29(7):1488–1495

Astephen JL, Deluzio KJ, Caldwell GE, Dunbar MJ (2008) Biomechanical changes at the hip, knee, and ankle joints during gait are associated with knee osteoarthritis severity. J Orthop Res 26(3):332–341

Benjaminse A, Gokeler A, Dowling AV, Faigenbaum A, Ford KR, Hewett TE, Onate JA, Otten B, Myer GD (2015) Optimization of the anterior cruciate ligament injury prevention paradigm: novel feedback techniques to enhance motor learning and reduce injury risk. J Orthop Sports Phys Ther 45(3):170–182. ▶ https://doi.org/10.2519/jospt.2015.4986 (Epub 27 Jan 2015)

Benjaminse A, Postma W, Janssen I, Otten E (2017) Video feedback and 2-dimensional landing kinematics in elite female handball players. J Athl Train 52(11):993–1001. ▶ https://doi.org/10.4085/1062-6050-52.10.11 (Epub 16 Oct 2017. PDF)

Burnett DR, Campbell-Kyureghyan NH, Topp RV, Quesada PM (2015) Biomechanics of lower limbs during walking among candidates for total knee arthroplasty with and without low back pain. Biomed Res Int 2015:142562. ▶ https://doi.org/10.1155/2015/142562 (Epub 11 Jun 2015)

Caraffa A, Cerulli G, Projetti M, et al (1996) Prevention of anterior cruciate ligament injuries in soccer: a prospective controlled study of proprioceptive training. Knee Surg Sports Traumatol Arthrosc 4:19–21

Chang A, Hayes K, Dunlop D, Song J, Hurwitz D, Cahue S, Sharma L (2005) Hip abduction moment and protection against medial tibiofemoral osteoarthritis progression. Arthritis Rheum 52(11):3515–3519

de Jong Z, Munneke M, Zwinderman AH, Kroon HM, Jansen A, Ronday KH, van Schaardenburg D, Dijkmans BA, Van den Ende CH, Breedveld FC, Vliet Vlieland TP, Hazes JM (2003) Is a long-term high-intensity exercise program effective and safe in patients with rheumatoid arthritis? Results of a randomized controlled trial. Arthritis Rheum 48(9):2415–2424

De Oliveira Silva D, Rathleff MS, Petersen K, Azevedo FM, Barton CJ (2018) Manifestations of pain sensitization across different painful knee disorders: a systematic review including meta-analysis and metaregression. Pain Med. ▶ https://doi.org/10.1093/pm/pny177 (Epub ahead of print)

Di Stasi SL, Logerstedt D, Gardinier ES, Snyder-Mackler L (2013) Gait patterns differ between ACL-reconstructed athletes who pass return-to-sport criteria and those who fail. Am J Sports Med 41:1310–1318

Dieppe PA (2005) Relationship between symptoms and structural change in osteoarthritis: what are the important targets for therapy? J Rheumatol 32:1147–1149

Eid MA, Aly SM, El-Shamy SM (2016) Effect of electromyographic biofeedback training on pain, quadriceps muscle strength, and functional ability in juvenile rheumatoid arthritis. Am J Phys Med Rehabil 95(12):921–930

FIG-Code (2016 bzw. 2018) FÉDÉRATION INTERNATIONALE DE GYMNASTIQUE: WERTUNGSVORSCHRIFTEN 2017-2020. Kunstturnen der Frauen und Männer

Flack NA, Nicholson HD, Woodley SJ (2012) A review of the anatomy of the hip abductor muscles, gluteus medius, gluteus minimus, and tensor fascia lata. Clin Anat 25:697–708

Flack NA, Nicholson HD, Woodley SJ (2014) The anatomy of the hip abductor muscles. Clin Anat 27:241–253

Foucher KC (2016) Gait abnormalities before and after total hip arthroplasty differ in men and women. J Biomech 49(14):3582–3586. ▶ https://doi.org/10.1016/j.jbiomech.2016.09.003 (Epub 13 Sep 2016)

Foucher KC (2017) Sex-specific hip osteoarthritis-associated gait abnormalities: alterations in dynamic hip abductor function differ in men and women. Clin Biomech (Bristol, Avon) 48:24–29. ▶ https://doi.org/10.1016/j.clinbiomech.2017.07.002 (Epub 4 Jul 2017)

Foucher KC, Freels S (2015) Preoperative factors associated with postoperative gait kinematics and kinetics after total hip arthroplasty. Osteoarthritis Cartilage 23(10):1685–1694. ▶ https://doi.org/10.1016/j.joca.2015.05.005 (Epub 29 May 2015)

Gardinier ES, Di Stasi S, Manal K, Buchanan TS, Snyder-Mackler L (2014) Knee contact force asymmetries in patients who failed return-to-sport readiness criteria 6 months after anterior cruciate ligament reconstruction. Am J Sports Med 42(12):2917–2925

Grigore V (2001) Gimnastica artistică – bazele teoretice ale antrenamentului sportiv (Artistic gymnastics – theoretical bases of sports training). "Semne" Publishing House, Bucharest, S 194

Guilak F (2011) Biomechanical factors in osteoarthritis. Best Pract Res Clin Rheumatol 25(6):815–823. ▶ https://doi.org/10.1016/j.berh.2011.11.013

Guilak F, Nims RJ, Dicks A, Wu CL, Meulenbelt I (2018) Osteoarthritis as a disease of the cartilage pericellular matrix. Matrix Biol 71–72:40–50. ▶ https://doi.org/10.1016/j.matbio.2018.05.008 (Epub 22 May 2018)

Hannan MT, Felson DT, Pincus T (2000) Analysis of the discordance between radiographic changes and knee pain in osteoarthritis of the knee. J Rheumatol 27:1513–1517

Hartigan EH, Axe MJ, Snyder-Mackler L (2010) Time line for noncopers to pass return-to-sports criteria after anterior cruciate ligament reconstruction. J Orthop Sports Phys Ther 40(3):141–154

Heiberg KE, Bruun-Olsen V, Ekeland A, Mengshoel AM (2012) Effect of a walking skill training program in patients who have undergone total hip arthroplasty: followup one year after surgery. Arthritis Care Res (Hoboken) 64:415–423

Hewett TE, Ford KR, Xu YY, Khoury J, Myer GD (2017) Effectiveness of neuromuscular training based on the neuromuscular risk profile. Am J Sports Med 45(9):2142–2147. ▶ https://doi.

org/10.1177/0363546517700128 (Epub 25 Apr 2017)

Houghton KM, Macdonald HM, McKay HA, Guzman J, Duffy C, Tucker L, LEAP Study Investigators (2018) Feasibility and safety of a 6-month exercise program to increase bone and muscle strength in children with juvenile idiopathic arthritis. Pediatr Rheumatol Online J 16(1):67. ► https://doi.org/10.1186/s12969-018-0283-4

Hurd WJ, Snyder-Mackler L (2007) Knee instability after acute ACL rupture affects movement patterns during the mid-stance phase of gait. J Orthop Res 25(10):1369–1377 (PubMed: 17557321)

Inai T, Takabayashi T, Edama M, Kubo M (2018) Evaluation of factors that affect hip moment impulse during gait: a systematic review. Gait Posture 61:488–492. ► https://doi.org/10.1016/j.gaitpost.2018.02.017 (Epub 19 Feb 2018)

Keenan AM, Tennant A, Fear J, Emery P, Conaghan PG (2006) Impact of multiple joint problems on daily living tasks in people in the community over age fifty-five. Arthritis Rheum 55(5):757–764

Kolk S, Minten MJ, van Bon GE, Rijnen WH, Geurts AC, Verdonschot N, Weerdesteyn V (2014) Gait and gait-related activities of daily living after total hip arthroplasty: a systematic review. Clin Biomech (Bristol, Avon) 29(6):705–718. ► https://doi.org/10.1016/j.clinbiomech.2014.05.008 (Epub 2 Jun 2014)

Kuntze G, Nesbitt C, Whittaker JL, Nettel-Aguirre A, Toomey C, Esau S, Doyle-Baker PK, Shank J, Brooks J, Benseler S, Emery CA (2018) Exercise therapy in juvenile idiopathic arthritis: a systematic review and meta-analysis. Arch Phys Med Rehabil 99(1):178–193.e1. ► https://doi.org/10.1016/j.apmr.2017.05.030 (Epub 18 Jul 2017)

Laube W (1996) Functional disturbances of sensomotoric system following anterior crucial ligament (ACL) injury. In: Proceedings 34th German Congress of Sports Medicine, Saarbrücken, 19.–22. October 1995. Int J Sports Med 17(Supplement):71

Laube W (2009) Physiologie der Hauptbeanspruchungen des sensomotorischen Systems. In: Laube, W (Hrsg.): Sensomotorisches System. Thieme, Stuttgart – New York, S 165–227

Laube W (2009a) Physiologie der Hauptbeanspruchungen des sensomotorischen Systems. In: Laube W (Hrsg) Sensomotorisches System. Thieme, Stuttgart, S 165–227

Laube W, Schultheiß A, Baron R, Bachl N (1994) Zur Diagnostik der funktionellen Teilparese des M. quadr. fem. nach Verletzungen des Kniegelenkes durch Erfassung von Rekrutierungsfähigkeit und Entladungsverhalten. In: Scholle HC, Struppler A, Freund H-J, Hefter H, Schumann NP (Hrsg) Motodiagnostik – Mototherapie. Universitätsverlag Druckhaus Mayer GmbH, Jena, S 277–284

Lohmander LS, Englund PM, Dahl LL, Roos EM (2007) The long-term consequence of anterior cruciate ligament and meniscus injuries: osteoarthritis. Am J Sports Med 35(10):1756–1769

Monajati A, Larumbe-Zabala E, Goss-Sampson M, Naclerio F (2016) The effectiveness of injury prevention programs to modify risk factors for non-contact anterior cruciate ligament and hamstring injuries in uninjured team sports athletes: a systematic review. PLoS One 11(5):e0155272. ► https://doi.org/10.1371/journal.pone.0155272 (eCollection 2016)

Mundermann A, Dyrby CO, Andriacchi TP (2005) Secondary gait changes in patients with medial compartment knee osteoarthritis: increased load at the ankle, knee, and hip during walking. Arthritis Rheum 52:2835–2844

Munneke M, de Jong Z, Zwinderman AH, Jansen A, Ronday HK, Peter WF, Boonman DC, van den Ende CH, Vliet Vlieland TP, Hazes JM (2003) Adherence and satisfaction of rheumatoid arthritis patients with a long-term intensive dynamic exercise program (RAPIT program). Arthritis Rheum 49(5):665–672

Paterno MV, Myer GD, Ford KR, Hewett TE (2004) Neuromuscular training improves single-limb stability in young female athletes. J Orthop Sports Phys Ther 34:305–317

Pietrosimone B, Pfeiffer SJ, Harkey MS, Wallace K, Hunt C, Blackburn JT, Schmitz R, Lalush D, Nissman D, Spang JT (2018) Quadriceps weakness associates with greater $T1\rho$ relaxation time in the medial femoral articular cartilage 6 months following anterior cruciate ligament reconstruction. Knee Surg Sports Traumatol Arthrosc ► https://doi.org/10.1007/s00167-018-5290-y (Epub ahead of print)

Queen RM, Attarian DE, Bolognesi MP, Butler RJ (2015) Bilateral symmetry in lower extremity mechanics during stair ascent and descent following a total hip arthroplasty: a one-year longitudinal study. Clin Biomech (Bristol, Avon) 30(1):53–58. ► https://doi.org/10.1016/j.clinbiomech.2014.11.004 (Epub 18 Nov 2014)

Roewer BD, Di Stasi SL, Snyder-Mackler L (2011) Quadriceps strength and weight acceptance strategies continue to improve two years after anterior cruciate ligament reconstruction. J Biomech 44(10):1948–1953 (PubMed: 21592482)

Tropp H, Ekstrand J, Gillquist J (1984) Stabilometry in functional instability of the ankle and its value in predicting injury. Med Sci Sports Exerc 16:64–66

Turcot K, Armand S, Fritschy D, Hoffmeyer P, Suvà D (2012) Sit-to-stand alterations in advanced knee osteoarthritis. Gait Posture 36(1):68–72. ► https://

doi.org/10.1016/j.gaitpost.2012.01.005 (Epub 9 Feb 2012)

Turcot K, Armand S, Lübbeke A, Fritschy D, Hoffmeyer P, Suvà D (2013) Does knee alignment influence gait in patients with severe knee osteoarthritis? Clin Biomech (Bristol, Avon) 28(1):34–39. ► https://doi.org/10.1016/j.clinbiomech.2012.09.004 (Epub 12 Oct 2012)

van Yperen DT, Reijman M, van Es EM, Bierma-Zeinstra SMA, Meuffels DE (2018) Twenty-year follow-up study comparing operative versus non-operative treatment of anterior cruciate ligament ruptures in high-level athletes. Am J Sports Med 46(5):1129–1136. ► https://doi.org/10.1177/0363546517751683 (Epub 13 Feb 2018)

Verlaan L, Boekesteijn RJ, Oomen PW, Liu WY, Peters MJM, Witlox MA, Emans PJ, van Rhijn LW, Meijer K (2018) Biomechanical alterations during sit-to-stand transfer are caused by a synergy between knee osteoarthritis and obesity. Biomed Res Int 2018:3519498. ► https://doi.org/10.1155/2018/3519498 (eCollection 2018)

Vincent TL (2013) Targeting mechanotransduction pathways in osteoarthritis: a focus on the pericellular matrix. Curr Opin Pharmacol 13(3):449–454. ► https://doi.org/10.1016/j.coph.2013.01.010 (Epub 18 Feb 2013)

Wellsandt E, Zeni JA, Axe MJ, Snyder-Mackler L (2017) Hip joint biomechanics in those with and without post-traumatic knee osteoarthritis after anterior cruciate ligament injury. Clin Biomech (Bristol, Avon) 50:63–69. ► https://doi.org/10.1016/j.clinbiomech.2017.10.001 (Epub 2 Oct 2017)

Wellsandt E, Axe MJ, Snyder-Mackler L (2018) Poor performance on single-legged hop tests associated with development of posttraumatic knee osteoarthritis after anterior cruciate ligament injury. Orthop J Sports Med 6(11):2325967118810775. ► https://doi.org/10.1177/2325967118810775 (eCollection 2018 Nov)

Westby MD, Brittain A, Backman CL (2014) Expert consensus on best practices for post-acute rehabilitation after total hip and knee arthroplasty: a Canada and United States Delphi study. Arthritis Care Res (Hoboken) 66(3):411–423. ► https://doi.org/10.1002/acr.22164

White SC, Lifeso RM (2005) Altering asymmetric limb loading after hip arthroplasty using real-time dynamic feedback when walking. Arch Phys Med Rehabil 86:1958–1963

Wolfe F, Hawley DJ, Peloso PM, Wilson K, Anderson J (1996) Back pain in osteoarthritis of the knee. Arthritis Care Res 9(5):376–383

Wulf G, Shea C, Lewthwaite R (2010) Motor skill learning and performance: a review of influential factors. Med Educ 44(1):75–84

Zazulak BT, Hewett TE, Reeves NP, Goldberg B, Cholewicki J (2007a) Deficits in neuromuscular control of the trunk predict knee injury risk: a prospective biomechanical-epidemiologic study. Am J Sports Med 35(7):1123–1130 (PubMed: 17468378)

Zazulak BT, Hewett TE, Reeves NP, Goldberg B, Cholewicki J (2007b) The effects of core proprioception on knee injury: a prospective study. Am J Sports Med 35(3):368–373 (PubMed: 17267766)

Leistungen des sensomotorischen Systems und Schmerz

Inhaltsverzeichnis

Kapitel 10   Leistungen des sensomotorischen Systems und Schmerz – 243

Kapitel 11   Schmerz und sensomotorische Koordination – 255

Kapitel 12   Schmerz und Kraft – 271

Kapitel 13   Schmerz und Ausdauer – 287

Kapitel 14   Schmerz und multidisziplinäre Therapieansätze – 303

Kapitel 15   Schmerz, Zyklus Belastung – Adaptation und Gesundheitstraining – 319

Kapitel 16   Schlusswort – 339

Leistungen des sensomotorischen Systems und Schmerz

10.1 Training – primäre Prävention und ursächliche Therapie – 244

10.2 Sensomotorisches Lernen – integraler Bestandteil aller Therapieprogramme – 248

10.3 Belastbarkeit und Training bei chronisch degenerativen Erkrankungen – 249

10.4 Entwicklung von Schmerztoleranz und Belastungsintensität – 250

10.5 Therapiezeit und Inhalte für Funktions- und Leistungsaufbau und Schmerzabbau – 250

10.6 Therapeutische Wirksamkeit der Beanspruchungsformen – 252

Literatur – 253

Nur Funktion sichert leistungsfähige und antinozizeptive Strukturen. Vielseitiges, andauerndes und intensives Training ist erforderlich, um die Muskulatur

1. als epikritischen und protopathischen Afferenzgenerator zur sensomotorischen, kognitiven und antinoziozeptiven Prägung des Gehirns und
2. als Produzent endokriner antinoziozeptiver Signalstoffe

zu entwickeln, zu erhalten oder therapeutisch sehr langfristig wiederzubeleben. Damit verbunden sind die hoch schmerzrelevanten Logistikleistungen (Mikrozirkulation, aerobe Kapazität) und belastbare und adäquat funktionsfähige Bindegewebsstrukturen.

Lange Entwicklungswege der degenerativen Erkrankungen prägen auch das Gehirn pronozizeptiv. So sind auch die Therapiezeiten lang. Die trainingsmethodisch aufgebaute SMS-Aktivität muss erstens die anabolen Kapazitäten und zweitens die Belastbarkeit aufbauen, um effektiv zu sein. Die Gesundheitskompetenz, die Schmerzen und die Adhärenz beeinflussen den Aufbau zur „physiologischen Reorganisation".

10.1 Training – primäre Prävention und ursächliche Therapie

> Es ist eine absolute Wahrheit: Nur eine korrekt dosierte, weil systematisch aufgebaute und wiederholte Funktion (beachte die Wechselbeziehung zwischen genetischen und erworbenen biologischen Voraussetzungen, Trainingsmethodik) sichert die Entwicklung und Aufrechterhaltung von leistungsfähigen und antinoziozeptiven Körperstrukturen bzw. ein antinoziozeptiv geprägtes Gehirn bei vorliegenden peripheren Schmerzquellen (z. B. bei Arthrosen).

Physische Belastungen sind oder sollten heute die absolute Regel bzw. ein prägendes Standardelement des Lebensstils und somit der primären Prävention und jedes Therapie- und medizinischen Rehabilitationsprozesses chronisch degenerativer Erkrankungen sein. Dies gilt ebenso für das Therapieregime aller Erkrankungen, bei denen die physische Inaktivität als ein zusätzlicher eigenständiger Risikofaktor angesehen werden muss. Das betrifft fast alle nicht akuten Krankheitszustände oder Verletzungen. Die Basis sind die erforderlichen fachspezifischen Interventionen, und das gemeinsame Merkmal aller Therapieprogramme ist das zustandsadäquate medizinische Training bzw. das Gesundheitstraining. Nur durch regelmäßige physische Belastungen kann den Funktionsstörungen und zugrundeliegenden Strukturschädigungen bei den verschiedenen chronisch-degenerativen und dekonditionierungsbedingten Erkrankungen („diseasome of physical inactivity") ursächlich begegnet werden, und sie können auch so behandelt werden. Idealerweise wären die wesentlichstes Therapieergebnisse die langfristige Weiterführung und der fortlaufende systematische Aufbau des physischen Belastungsprogramms nach den sportwissenschaftlichen Grundprinzipien als „neuer Bestandteil" des Lebensstils. Für die Verwirklichung dieses als ideal anzustrebenden Zieles ist eine hohe Adhärenz der noch Gesunden sowie der Patienten erforderlich. Hier gilt es, sehr große Reserven zu erschließen. Es ist primär kein medizinisches, sondern ein gesellschaftliches Problem. Die Lösung muss im frühen Kindesalter beginnen. Sie kann nur in der festen individuellen und – sehr wichtig – auch in der gesellschaftlichen Implementierung physischer und vielseitiger gesundheitssportlicher Aktivitäten in den Lebensstil der gesamten Lebensspanne bestehen.

> Das Grundprinzip kann nur lauten, durch vielseitige, ausreichend andauernde und intensive Bewegungsaktivitäten

das SMS zu aktivieren und dadurch die Muskulatur als myofaszialen Afferenzgenerator zur Prägung des Gehirns und als entzündungshemmenden Signalstoffproduzenten in der Kindheit und Jugend zu entwickeln, später zu erhalten und die Funktion der aktiven Muskulatur durch die Myokinproduktion zur „Entzündungshemmung" und „ZNS-Prägung" therapeutisch langfristig wieder als Gesundheitsfaktor zu beleben und durch die erworbenen positiven Adaptationen auch immer effektiver zu machen. Die SMS-Aktivität sorgt dann auch für gute funktions- und leistungsfähige Logistik- und Bindegewebsstrukturen. Im Krankheitsfall sind aber lange Therapiezeiträume anzusetzen, denn das Programm muss nach trainingsmethodischen Prinzipien zunächst die Belastbarkeit für optimale Dosierungen aufbauen. Schmerzen, aber auch die Adhärenz in der Wechselbeziehung zu den Schmerzen stehen diesem Prozess entgegen. Chronische Schmerzen haben bei Erwachsenen eine gewichtete mittlere Prävalenz von 20 %.

Bei chronischen Schmerzpatienten besteht aus der Sicht
- des chronischen Dekonditionierungszustandes und den daraus resultierenden
- atrophisch-degenerativ-involutiv-entzündlich-nozizeptiven Gewebe- und Organstrukturen und
- des häufig etablierten chronischen Schmerzsyndroms als Ergebnis der benannten strukturbedingten Disposition des Gehirns zur gestörten Schmerzverarbeitung und zu Fehlfunktionen in den Schmerzhemmsystemen

eine ausgeprägte, generalisierte reduzierte Belastbarkeit, Belastungsverträglichkeit und Kompensationsfähigkeit.

Wenn die Schmerzhemmung ein integraler Bestandteil des motorischen Programms ist, dann haben sensomotorische Aktivitäten einen Effekt auf die Schmerzempfindung und -toleranz und sind ein wichtiges Schmerztherapeutikum. Hierbei muss aber ein bewegungsbedingter schmerzlindernder Effekt zunächst „nur" als eine veränderte Empfindung angesehen werden, und zwar auf der Basis einer unmittelbar wirksamen und kurzzeitig anhaltenden aktiv provozierten Veränderung
- des zentralen Bahnungs-Hemmungs-Verhältnisses in den kortikalen und subkortikalen sensomotorischen Arealen,
- der Aktivitäten und Interaktionen in den Strukturen der „pain matrix",
- der Interaktionen zwischen den sensomotorisch und nozizeptiv relevanten neuronalen peripheren und zentralen Strukturen und/oder
- der Aktivierung der Schmerzhemmmechanismen.

Kurzfristig entstehen wichtige funktionelle, aber noch keine nachhaltigen „echten" Therapieeffekte. Echte Effekte basieren auf strukturellen Adaptationen. Eine „echte" und nachhaltige Therapie mindert nicht nur zeitlich begrenzt die Wahrnehmung von Schmerzen (dies tun Medikamente auch). Ein erster Schritt in der biologischen Wirksamkeitskette der physischen Aktivitäten ist die EIH (vgl. ▶ Kap. 8). Sie wird bei Gesunden verlässlich ausgelöst. Bei chronischen Schmerzpatienten ist diese physiologische Reaktion gemindert, ist nicht sicher auslösbar, oder es wird bei einem Teil der Patienten sogar ein gegensätzlicher Effekt provoziert. Welche Belastungen eine physiologische, „positive" EIH bei den verschiedenen Schmerzsyndromen hervorrufen, gilt es auszuprobieren und wissenschaftlich weiter zu untersuchen. Die EIH ist aber dennoch ein akzeptierter und angestrebter Therapieeffekt bei den Schmerzpatienten. Er muss zu Therapiebeginn bzw. in der ersten Therapiephase immer wieder ausgelöst werden,
1. um dem Patienten die positiven, zunächst kurz wirksamen Wirkungen der körperlichen Aktivität auf die Schmerzsituation sichtbar und erlebbar zu machen und

2. um durch die systematische Wiederholung der körperlichen Aktivitäten den Weg der strukturellen und funktionellen Reorganisation in die physiologische Richtung einzuschlagen und langfristig zu beschreiten.

> Es gibt keine chronisch degenerative Erkrankung, bei der physische Aktivitäten eine Kontraindikation darstellen würden.
> Die zunächst ausgelöste schmerzlindernde funktionelle Veränderung und das in aller Regel von den Patienten angegebene bessere Befinden im Ergebnis einer aktiven Therapie- oder Reha-Aktivität stellt die wichtige Voraussetzung für die erforderlichen langfristigen physischen Aktivitäten dar. Sie sollten die Einsicht für den Bedarf und damit die Motivation zur Weiterführung der Aktivität herausfordern. Daran muss psychologisch intensiv gearbeitet werden.

Die „echte" und nachhaltige Therapiewirkung zeichnet sich dann dadurch aus, dass sie die peripher und/oder zentral vorhandenen strukturellen und funktionellen schmerzauslösenden Ursachen und deren Folgen vermindert oder in frühen Krankheitsstadien auch wieder beseitigt. Letzteres ist bei chronischen Erkrankungen aber in aller Regel nicht mehr möglich.

Die Organ- (Atmung, HKS), die myofaszialen, die Gelenkfunktionen und die Schmerzen können ursächlich nur über das aktive SMS beeinflusst werden. Nur ein koordinativ und konditionell trainiertes SMS kann Gelenke schmerzlindernd stabilisieren und bewegen oder auch die Durchblutungssituation schmerzlindernd erneut verbessern. Eine Schmerzlinderung infolge von Adaptationen an physische Belastungen ist der natürliche, physiologische Interventionsweg.

Die anzustrebenden Therapieergebnisse müssen adaptive Struktur- und Funktionsverbesserungen sein, die die Schmerzursachen mindern oder beseitigen. Dieser Weg bedeutet dann aber eine immerwährende aktive Intervention, denn Struktur und Funktion bleiben nur durch Funktion erhalten. Diese rein biologische Tatsache kann nur fest in den Lebensstil implementiert werden, wenn sie ab dem frühen Kindesalter ein Element der „Lebensnormen" wird.

Es ist aber sicher nicht zu erwarten, dass bei den Schmerzpatienten jede physische Aktivität oder Kontraktionsform gleichartige positive Effekte hervorruft. Nach aktuellem Stand sind die einzelnen aktiven physischen Interventionen hinsichtlich ihrer Eignung und Dosierung im Zyklus Belastung – Adaptation (Laube 2009c, 2011) zur Auslösung der EIH in Abhängigkeit von der Diagnose und vom Krankheitsstadium und -zustand noch umfänglich zu untersuchen. Dies gilt auch für den krankheitsbedingt modifizierten Belastungsaufbau für das mittel- und langfristige Erreichen der anzustrebenden Adaptationen. Die erforderlichen Belastungen können anfänglich bei den Patienten nicht „sportwissenschaftlich optimal" dosiert werden, weil die Schmerzen es verhindern und/oder die Belastbarkeit nicht ausreichend vorliegt. Unterdosiert beginnen zu müssen bedeutet aber auch, einen teils sogar deutlich längeren und scheinbar zunächst nicht effektiven Therapieweg zu gehen. Es ist nicht zu erwarten, dass eine über sehr viele Jahre entstandene degenerative Erkrankung ohne oder erst recht mit Schmerzsyndrom durch einen kurzen Reha-Zeitraum von 3–4 Wochen oder wenige physiotherapeutische Behandlungen absolut nachhaltig behandelt werden kann. Zusätzlich ist Nachhaltigkeit ohne Eigenverantwortlichkeit nicht denkbar.

> Das aktive Therapieprogramm muss alle sensomotorischen Beanspruchungsformen ansprechen, denn sie ergänzen sich gegenseitig

10.1 · Training – primäre Prävention und ursächliche Therapie

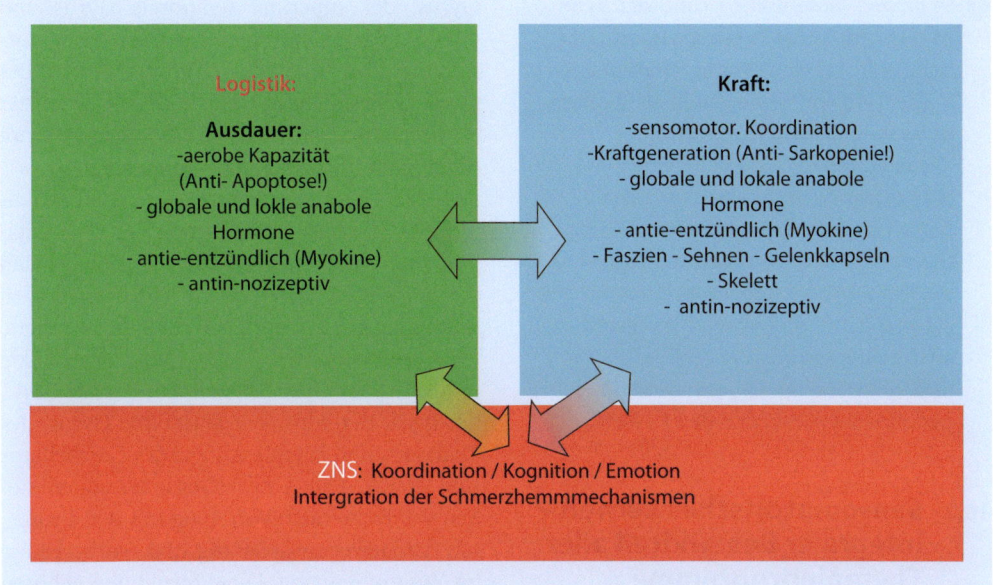

Abb. 10.1 Beanspruchungsformen und ihre Wirkungen. Lernen bedeutet Prägung des Gehirns inklusive der Organisation der Schmerzhemmsysteme für die Bewegung. Ausdauer ist Training der Logistiksysteme für die aerobe Kapazität (ebenfalls wirksam: HIIT), und Kraft ist Training zunächst der Koordination der Aktivierung der myofaszialen Ketten und zeitlich deutlich später des Muskels selbst und der mechanischen Belastbarkeit der Bindegewebestrukturen. Ausdauer ist hinsichtlich des Alterungsprozesses Anti-Apoptose- und Kraft Anti-Sarkopenietraining. Beide Trainingsformen wirken spezifisch anabol und antientzündlich. Die antientzündlichen Wirkungen und die der sensomotorischen Beanspruchungsformen sind antinozizeptiv

(Abb. 10.1; vgl. Abb. 4.3, 4.4 und 4.5). Jede Form hat ohne Austausch- bzw. Ersetzbarkeit ihre spezifischen „ureigenen" Adaptationen für den Gesundheitsstatus.

Die biologischen Anpassungsvorgänge haben aber einen großen Zeitbedarf, insbesondere diejenigen der Bindegewebestrukturen. Dieser wird durch die zunächst notwendigen Unterdosierungen und das Heranführen an die Mindestbeanspruchungen noch verlängert. Die Strukturadaptationen finden erst optimal statt, wenn die Mindestbeanspruchung erreicht wird, denn nur sie aktiviert effektiv die vermittelnden anabolen Reaktionen. Daraus resultiert nicht nur der fachspezifische, z. B. orthopädische oder internistische, Untersuchungsbedarf. Auch der Dekonditionierungszustand jeder sensomotorischen Belastungsform – Koordination oder Lerntraining, Ausdauer und Kraft – muss objektiviert werden und gehört zum Befund. Natürlich wird jede durch Training neu erlernte oder erhaltene Bewegungsform auch ihre „eigenen" konditionellen Fähigkeiten entwickeln, erhalten oder verbessern. Ohne ausreichende Kraft ist keine Körperhaltung und Bewegung ausführbar, denn die Körperkompartimente müssen ja gehalten, beschleunigt oder abgebremst werden. Mit der Wiederholungsanzahl wird sich dann auch die Ermüdungsresistenz, die Ausdauer dafür, entwickeln. Jede Körperhaltung und Bewegung ist primär eine sensomotorisch-koordinative Leistung des SMS, die mit dem Lern- und Erhaltungstraining spezifisch auch die erforderlichen konditionellen Komponenten anpasst. Somit wird mit jedem Koordinationstraining auch bewegungsspezifisches Ausdauer- und Krafttraining durchgeführt.

> Es gilt der biologische Grundsatz: Jede Anpassung ist funktionsspezifisch. Das bedeutet, das Neulernen, Erhalten und Verbessern von Bewegungsfertigkeiten muss durch klassisches Ausdauer- und Krafttraining für jede Körperregion und letztendlich für alle myofasziale Ketten ergänzt werden. Präventive und therapeutische Programme sind immer ein Training aller Körperregionen für alle Beanspruchungsformen. Dies resultiert auch zwingend aus der anatomischen und funktionellen Organisation der pedokranialen myofazialen Ketten.

10.2 Sensomotorisches Lernen – integraler Bestandteil aller Therapieprogramme

Das „physiologische Qualifizieren" oder der Neuerwerb von Bewegungskönnen ist bei Patienten aller Fachgebiete aus krankheitsspezifischen, aber auch aus dekonditionierungsbedingten Gründen eine wesentliche Komponente. Dies betrifft traumatologische, orthopädische und noch ausgeprägter neurologische Patienten. Auch bei internistischen Patienten ist sie erforderlich, wenn man z. B. an den Diabetes mellitus mit allen Vorstufen denkt.

Sensomotorisches Lerntraining zielt auf die Gehirnfunktion ab. Eine sehr wichtige Komponente ist die Bewegungsvorstellung, deren Qualität für die Anzahl der Wiederholungen und damit für die Lerneffektivität eine große Rolle spielt. Beim Ausführen von einfachen, aber auch von komplexen rhythmischen Bewegungen und der alleinigen Vorstellung ihrer Ausführung, also der mentalen Simulation beherrschter motorischer Aktivitäten (Ideomotorik), werden sehr ähnliche und überlappende neuronale Netzwerke aktiv (Oulier et al. 2005). Während wie auch bei nur vorgestellten synchronisierten und synkopierten Daumen-Finger-Bewegungen sind es das supplementär-motorische Areal (SMA), der prämotorische Cortex (PMC), der inferiore parietale Lobus und der frontale Gyrus, der superiore temporale Gyrus und die Basalganglien. Bei der Bewegungsvorstellung fehlt „nur" der „common drive". Die große Überlappung der Aktivität höchster Hirnregionen gilt auch für Bewegungen mit differenten kognitiven Anforderungen wie z. B. bei einer synchronisierten oder synkopierten Bewegungsausführung. Hierbei bleiben hinsichtlich der Aktivierungsintensitäten die bekannten Unterschiede zwischen beiden Bewegungsmodi bei der Vorstellung erhalten. Die gemeinsamen Aktivitätsschwerpunkte prä-SMA, der Gyrus cinguli, der dorsale PMC, die Insel, der superiore temporale Gyrus, der Thalamus und laterale Anteile des Cerebellums sind gleich. Die Aktivierungsintensitäten stehen wahrscheinlich vorrangig mit den Prozessen der Bewegungsplanung und -vorbereitung im Zusammenhang. Diese Strukturen gehören aber auch zur „pain matrix", so dass die Bewegungsvorstellung auch die Mechanismen der Schmerzhemmung integriert. Auf alle Fälle haben offensichtlich Bewegungsausführung und -vorstellung ein gemeinsam aktiviertes Netzwerk mit differenten Anforderungen an die Bewegungsvorbereitung und Schmerzhemmung. Somit ist bei Therapiebeginn auch ein Training der Bewegungsvorstellung ehemals beherrschter Bewegungen ein Element des Neu- oder Umlernens. Über die Qualität der Bewegungsvorstellung kann man sich ein Bild machen, indem der Patient gebeten wird, den Bewegungsablauf zu beschreiben. Gleichzeitig kann daraus eine Prognose zur Bewegungsqualität der dann ausgeführten Bewegung abgeleitet werden. Ideomotorisches Training mit Verbalisierung der Bewegung sollte auch als schmerzrelevantes Therapieelement genutzt werden.

> Man könnte die Hypothese aufstellen, dass eine verbal aufgezeigte gute oder ungenügende Bewegungsvorstellung auch ein Merkmal oder Prognosewert für die Effektivität der Schmerzhemmung sein kann.

Das Aufzeigen von Wechselbeziehungen zwischen der sensomotorischen Koordination und Merkmalen einfacher und erst recht hoch komplexer Bewegungsausführungen, gegeben durch physiologische und biomechanische Bewegungsparameter (Kinetik, Kinematik), ist höchst aufwändig und schwierig – schon deshalb, weil es die sensomotorische Koordination nicht gibt. Personen mit den höchsten sensomotorisch koordinativen Kapazitäten und Qualitäten sind in der Sportart Geräteturnen zu finden. Die koordinativen Kapazitäten bzw. Fähigkeiten werden insbesondere in dieser Sportart durch sehr viele „Sinne" bzw. besser: psychomotorische Fähigkeiten (vgl. Grigori 2001 in Potop et al. 2018) repräsentiert. Die ausschließlich auf informationsgestützten kognitiven Prozessen basierenden sportwissenschaftlichen Konstrukte der psychosensomotorischen Fähigkeiten als Lerngrundlagen und ihre Qualifikation für und durch die Bewegungsausführungen sind:

- der Balancesinn,
- der Sinn der räumlichen Orientierung,
- der Sinn zur Koordination verschiedener mobiler Körpersegmente,
- der Sinn zur Koordination großer Muskelgruppen bzw. myofaszialer Ketten,
- der Sinn für die Bewegungsanalyse, -dekomposition und -synthese,
- der Rhythmussinn,
- der Sinn zur Einschätzung von Distanzen, Bewegungsrichtungen, -amplituden und -geschwindigkeiten sowie
- der Anstrengungsgrad.

Diese jeweils höchst komplexen regulatorischen zerebralen Leistungen haben bei jeder Bewegung einen unterschiedlichen Anteil. Sie sind nur durch exzessives Training bewegungsspezifisch zu entwickeln. Die Grundlage für alle diese psychosensomotorischen Fähigkeiten sind die optische, akustische, vestibuläre (statokinetische, statodynamische), die epikritische (propriozeptive) und die protopathische Informationsaufnahme und deren situative integrative Verarbeitung für eine bewegungsspezifische Analyse und Bewertung mit direkten zeitlichen Konsequenzen für die Bewegungsaus- und -fortführung sowie für deren Beendigung. Damit wird sehr klar sichtbar, dass es auch den „einheitlichen" diagnostischen Ansatz für die sensomotorischen Fähigkeiten nicht geben kann. Zu integrieren sind genetische, epigenetische, physiologische, biochemische, medizinische, biomechanische, psychologische und pädagogische Methodiken. Ergebnisse dieser Wissensgebiete gilt es aber auch für das Lernen bei den Patienten zu nutzen (Laube 2009a, b), um effektiv Fortschritte erreichen zu können. Da der Schmerz eine Leistung des Gehirns ist, die sensomotorisch relevanten Gebiete direkt auch Schmerzen generieren oder mit denen der Schmerzkomponenten integrativ vernetzt sind, sollten die psychosensomotorischen Fähigkeiten auch bei den Patienten multifunktional im Fokus stehen. Ein Repertoire einfacher ADL-Anforderungen mit variablen koordinativen Anforderungen sollte bei den Patienten ein Befund- und Therapiebestandteil sein.

10.3 Belastbarkeit und Training bei chronisch degenerativen Erkrankungen

Zur Belastungsverträglichkeit von Therapieprogrammen liegen kaum Ergebnisse vor. Die Effektivität eines Therapieprogramms kann aus der Adhärenz, der Compliance, der Dropout-Rate und natürlich aus den Funktionsverbesserungen und der Schmerzsituation abgelesen werden.

Auf ein Geh- bzw. Kräftigungsprogramm reagierten 53 % der Patienten bei mittlerer Adhärenz und einer Compliance von 0,83 mit positiven Effekten. Die Belastungsverträglichkeit der Patienten, gegeben durch die Provokation belastungsbedingter Schmerzen und der Dropout-Rate, zeigte sich erwartungsgemäß vom Gesundheitsstatus abhängig. Die Schmerzintensität in den 24 h vor der jeweiligen Therapieeinheit stieg über drei Wochen nicht an. Sie war aber mit dem Befolgen der Therapieanleitungen negativ korreliert. Das bedeutet, diejenigen mit der höheren Akzeptanz der Anstrengungen wiesen die geringeren Schmerzen auf. Auch die Adhärenz in der Therapieeinheit war von der Schmerzintensität davor abhängig (Beckwée et al. 2015), und dies obwohl eine Intensivierung der Schmerzen als Erfahrung aus den vorherigen Therapieeinheiten nicht zu erwarten war.

10.4 Entwicklung von Schmerztoleranz und Belastungsintensität

Es scheint offensichtlich erforderlich, dass für eine effektive Schmerztoleranzentwicklung die Belastungen eine intensive Beanspruchung des Stoffwechsels erfordern bzw. sie sich dem Leistungslimit annähern müssen. Nur eine solch hohe Stoffwechselintensität liefert ein „nozizeptives" Stoffwechselmilieu, worauf eine klinisch und objektiv effektiv wirksame Toleranzentwicklung beruhen kann. Dies basiert offensichtlich darauf, dass auf die lokalen Stoffwechselfolgen einer physiologischen, auch höchst intensiven Belastung Metabosensoren der Gruppe III/IV ansprechen. Aber auf ein ischämisch bedingtes deutlich intensiveres, ausgeprägter nozizeptiv relevantes Milieu reagiert erst ein Subtyp, die Metabonozisensoren. Die Afferenzen der verschiedenen Sensorsubtypen haben wahrscheinlich differente Auswirkungen auf die Schmerzen und die Toleranz und deren Entwicklung. Gleichfalls muss diese Tatsache beim Vergleich von Testergebnissen zur Schmerztoleranz beachtet werden, die einmal durch intensive Belastungen und ein anderes Mal durch einen Ischämietest wie den Tourniquet-Test erhoben werden.

> Die Belastungsintensität spielt für die Schmerztoleranz eine große Rolle. Hierfür sind offensichtlich die Afferenzen infolge einer ausgeprägten belastungsbedingten Störung der Homöostase erforderlich. Dies sollte mit dem Bedarf einer intensiven Ermüdung für die Auslösung der Adaptationen auf Ausdauer- und Kraftbelastungen parallel gehen.

10.5 Therapiezeit und Inhalte für Funktions- und Leistungsaufbau und Schmerzabbau

Umehara und Tanaka (2018) stellten sich die Frage, welche Interventionszeiten vor oder nach einer K-TEP für die angestrebten Wirkungen erforderlich sind. Die Frage beantworten sie anhand eines systematischen Reviews und einer Metaanalyse. Auf der Basis von 27 randomisierten kontrollierten Studien ergab sich:
1. Postoperativ ist nach der Klinikentlassung für die effektive Verbesserung (nicht Wiederherstellung) der Körperfunktionen und der ADL-Aktivitäten mindestens ein aktiver Therapiezeitraum von acht Wochen erforderlich.
2. Erstmalig wurde in einer Metaanalyse erkennbar, dass nichts darauf hindeutet, dass ein früher Beginn des Trainings einen Einfluss auf die Körperfunktionen und -aktivitäten sowohl vor als auch nach der Operation hat.
Bei diesem Ergebnis muss beachtet werden, dass der „frühe Beginn" präoperativ in der Größenordnung von sehr wenigen Wochen liegt und dieser Zeitraum in Relation zur jahrelangen Krankheitsentwicklung extrem kurz und damit kaum ausreichend wirksam sein kann!
3. Die Qualität der Evidenz liegt in den verschiedenen Arbeiten zwischen niedrig bis hoch.

Ein mindestens achtwöchiger Belastungszeitraum sichert eine „ausreichende" Schmerzlinderung und gebesserte physische Körperfunktionen entsprechend dem WOMAC-Fragebogen. Des Weiteren entwickeln sich die Gelenkbeweglichkeit, die Kraft des M. quadriceps femoris, der aktive

ROM der Beugung, die Leistung im TUG und die Gehgeschwindigkeit in einem „ausreichenden" Ausmaß für die ADL. Entsprechend empfehlen die Autoren den Kostenträgern, nach der Entlassung aus der Klinik eine mindestens achtwöchige Therapie durchzuführen.

Hervorzuheben ist, dass diese Zeitangaben nur diejenigen Zeiten wiedergeben, die für die ersten klinisch relevanten „ausreichenden" Therapieschritte erforderlich sind. Es ist keinesfalls die Zeit des Behandlungs- bzw. des Trainingsbedarfs. Dieser muss wesentlich höher angesetzt werden, wenn den sensomotorischen Ansprüchen der ADL voll entsprochen werden und nicht erneut die physische Inaktivität als Risikofaktor wirksam sein soll.

> Das vordergründige Ergebnis der Inaktivität ist neben der Fortschreibung und Vergrößerung der physischen Defizite die weiter gesteigerte Ausprägung der Inaktivität. Inaktives Verhalten mindert oder verhindert die Auslösung von Schmerzen, aber stärkt deren biologische und emotionale Grundlagen.

Die ambulant oder stationär durch einen Therapeuten betreuten Therapiezeiträume sind absolut zu kurz, um damit bei chronisch degenerativen Erkrankungen einen nachhaltigen Abschluss erwarten zu können. Stellt man einen bis zu Jahrzehnte langen Entwicklungsweg in Rechnung, wird umgehend klar, dass die betreuten und angeleiteten Therapiezeiten eigentlich zu vernachlässigen sind. Hinzu kommt noch ein viel zu umfänglicher Anteil von passiven Maßnahmen auf der Therapieliege. Die angeleiteten und betreuten Zeiträume von wenigen Wochen oder im Rahmen der üblichen Anzahl von Behandlungen können und müssen für den Patienten „nur" als eine essenziell wichtige Anleitung zum weiteren selbständigen Handeln angesehen werden, wenn er für sich die Krankheits- und Schmerzsymptomatik stabil und nachhaltig positiv beeinflussen möchte. Je nach Entwicklungsstand und Schweregrad der Erkrankung ist auch der Zeitbedarf für relevant stabile Besserungen zu beachten. Lange Entwicklungszeiten der Erkrankungen sind nicht mit kurzen Therapiezeiten vereinbar. Die Gesundheit zu erhalten oder auch sie wieder zu verbessern ist ein Arbeitsprodukt, und die Arbeit heißt Training. Die Adhärenz steht all diesen Faktoren zu häufig entgegen.

> Ein sehr langer Entwicklungsweg einer Erkrankung benötigt auch einen sehr langen therapeutischen Weg, den die Patienten umfänglich in Selbstverantwortung, also für sich selbst zurücklegen müssen.

Ein weiterer Aspekt ist zu beachten: Eine wirksame Prävention, aber auch Therapie beginnt beim Patienten wie auch beim Therapeuten mit dem biologischen und psychologischen Wissen und Verständnis der Risikofaktoren. Das biologische Verständnis besteht darin, die pathophysiologischen und pathomorphologischen Konsequenzen und deren zeitliche Verläufe zu kennen, dies natürlich in der jeweiligen Sprache der Patienten bzw. des Therapeuten selbst. Nur dann wird der Patient für sich den Bedarf der aktiven Inhalte, der Anstrengungen und Lebensstiländerungen erkennen können. Nur dann wird er „für sich" die Durchführung als notwendig ansehen. Der Therapeut wird das Therapieprogramm inhaltlich begründen, in seinen Anteilen und deren Akzentuierung bedarfsgerecht und mit aufbauender Dosierung gestalten können. Dazu gehören eben auch die Beratung und Anleitung für einen sehr langen aktiven Zeitraum. Ein sehr wichtiger Aspekt dabei sind auch die Erklärung und Begründung, dass die Belastungsintensitäten und -dauern der sekundären oder tertiären Prävention notwendigerweise wesentlich höher sein müssen, als es die üblichen ADL-Aktivitäten verlangen. Die aktuellen Umfänge und Dosierungen sind heute in aller Regel zu gering, bzw. der Aufbau der Verträglichkeit für die Durchführbarkeit effektiver

Aktivitäten für die notwendigen Adaptationen ist viel zu kurz.

> Effektive und nachhaltig anhaltende Therapiewirkungen benötigen neben dem langen Zeitraum auch biologisch wirksame Umfänge und Intensitäten, also häufig wiederholte, deutlich ermüdende Anstrengungen.

10.6 Therapeutische Wirksamkeit der Beanspruchungsformen

In den folgenden Kapiteln werden die Wirkungen des Trainings der sensomotorischen Koordination, der Ausdauer und der Kraft zur Minderung von Schmerzen behandelt. Es muss hervorgehoben werden, dass die experimentellen Untersuchungen von Trainingswirkungen für die physischen Funktionen und die Schmerzen sehr limitiert sind.

1. Die Wirksamkeit aktiver Programme ist abhängig von der Entwicklungszeit der Erkrankungen und damit dem Ausmaß der vorliegenden pathomorphologischen und -physiologischen Veränderungen. Diese bestimmen wesentlich die Effektivität und damit den Zeitbedarf. Deshalb sind die Effektgrößen variabel und auch häufig gering.
2. Auch die Leistungsfähigkeit des Gehirns (Bildungsgrad) bestimmt den möglichen Therapieeffekt mit, und als Organ beteiligt es sich zusätzlich spezifisch (Diabetes mellitus) oder im Rahmen der Inaktivität am Krankheitsprozess. Im Ergebnis sind neben den psychomotorischen Leistungen auch die höchsten Leistungen wie die Motivationen, die Emotionen, die Toleranz gegenüber Anstrengungen, die gesundheitsorientierte Handlungsorganisation und die Gesundheitskompetenz einbezogen. Laut der Querschnittstudie „Gesundheit in Deutschland aktuell" (GEDA) vom Oktober 2013 bis Juni 2014 für Personen über 18 Jahre (Jordan und Hoebel 2015) haben nach den Kriterien des European Health Literacy Questionnaire (HLS-EU-Q16) im Bevölkerungsdurchschnitt nur 55,8 % eine „ausreichende Gesundheitskompetenz". Bei 31,9 % ist sie „problematisch" und bei 12,3 % „inadäquat". Die geringe Gesundheitskompetenz steht für eine geminderte physische und psychische Gesundheit. Bei Menschen mit chronischen Erkrankungen ist die „inadäquate" und „problematische" Gesundheitskompetenz häufiger gegenüber Menschen ohne chronische Erkrankungen (n = 2000, Alter 48,2 ± 18,2 Jahre) (Berens 2017).
3. Die Untersuchungszeiträume sind gemessen am angestrebten Erfolg sehr gering (siehe 1.). In einem Zeitraum von 4–12 Wochen sind natürlich je nach Ausgangszustand und Zielstellung physische, klinische und psychische Wirkungen erreichbar, aber für stabile Adaptationen sind diese Zeiträume teils deutlich zu kurz.
4. Der Dekonditionierungszustand der Patienten, gegeben durch die Dauer der primären (ungenügende Aktivitäten ohne vorliegende krankheitsbedingte Begründungen) und der sekundären (Inaktivität als Folge der Erkrankung, sekundärer Risikofaktor) physischen Inaktivität, ist variabel ausgeprägt und damit auch die Trainierbarkeit des Organismus. Die Dekonditionierung betrifft ja
    - das Gehirn mit abgebauten Strukturen für die Bewegungsregulation und dysbalancierten Schmerzhemmsystemen,
    - die Muskulatur mit geminderter kontraktiler Kapazität,
    - den Stoffwechsel mit diabetogener Prägung und
    - die Logistiksysteme mit Makro- und Mikroangiopathien und ungenügender aerober Kapazität, ebenso wie
    - die globalen und lokalen anabolen Systeme.

Wenn Letztere nicht durch physische Aktivität gefordert werden, reduzieren sie gleichfalls ihre Kapazitäten, und

zusätzlich reduzieren die Gewebe ihre Ansprechbarkeit. Im Ergebnis kann das Training zunächst nur weniger effektiv sein, und in einem zu kurzen Zeitraum wird eine Intervention „falsch negativ" als ungenügend wirksam beschrieben. Der Wiederaufbau der anabolen Kapazitäten ist kaum bis nicht untersucht. Er benötigt einen z. Z. nicht bekannten, aber wahrscheinlich deutlich längeren Zeitraum.
5. Die sogenannte Nachhaltigkeit der Wirksamkeit, also das Weiterbestehen der Wirkung, wird anhand von Kontrolluntersuchungen nach wenigen Wochen bis in der Regel nach maximal einem Jahr geprüft. Für diesen Zeitraum sind die Patienten teilweise aufgefordert, das Programm weiterzuführen, oder üblicherweise erfolgen keine selbstverantworteten Aktivitäten. Damit setzt aber bei noch bestehenden Defiziten oder der gelinderten Schmerzsituation erneut der inaktivitätsbedingte Prozess ein. Es wird somit weniger die Nachhaltigkeit der Therapiewirkung als vielmehr der Zeitbedarf des Wiederauftretens oder der erneuten Intensivierung der Beschwerden untersucht.
6. Die experimentellen Untersuchungen setzen keine klassifizierten und allgemein standardisierten Therapie- bzw. Trainingsprogramme bei verschiedenen Patienten- und Altersgruppen ein. Somit sind die Vergleichbarkeit oder auch die Abgrenzbarkeit von Wirkungen und die Vereinheitlichung der Ergebnisse verschiedener Autorengruppen nicht ausreichend bzw. nicht möglich.
7. Es ist unbedingt zu beachten, dass es „die sensomotorische Koordination", „die Ausdauer" und „die Kraft" nicht gibt. Daraus resultiert zugleich der Bedarf von „Standardprogrammen", welche an den ADL und an berufsbedingten Anforderungen ausgerichtet sein müssen.

In den folgenden Kapiteln werden unter den Aspekten Schmerz und sensomotorische Koordination, Schmerz und Ausdauer, Schmerz und Kraft sowie Schmerz und multidisziplinäre Ansätze die wissenschaftlichen Ergebnisse aktiver Therapieinterventionen zusammengestellt.

Literatur

Beckwée D, Bautmans I, Scheerlinck T, Vaes P (2015) Exercise in knee osteoarthritis – preliminary findings: exercise-induced pain and health status differs between drop-outs and retainers. Exp Gerontol 72:29–37. ▶ https://doi.org/10.1016/j.exger.2015.09.009 (Epub 2015 Sep 12)

Berens EM (2017) Gesundheitskompetenz bei Menschen mit chronischer Krankheit. Universität Bielefeld, Fakultät für Gesundheitswissenschaften und Versorgungsforschung/Pflegewissenschaft, AOK-Bundesverband, Berlin, 1. Dezember 2017

Grigore V (2001) Gimnastica artistică – bazele teoretice ale antrenamentului sportiv. [Artistic gymnastics – Theoretical bases of sports training], S 194. Bucharest: "Semne" Publishing House

Jordan S, Hoebel J (2015) Gesundheitskompetenz von Erwachsenen in Deutschland. Ergebnisse der Studie „Gesundheit in Deutschland aktuell" (GEDA). Bundesgesundheitsbl 58:942–950. DOI 10.1007/s00103-015-2200-z, Online publiziert: 31. Juli 2015

Laube W (2009a) Physiologie der Hauptbeanspruchungen des sensomotorischen Systems. In: Laube W (Hrsg) Sensomotorisches System. Thieme, Stuttgart, S 165–227

Laube W (2009b) Diagnostik der Leistungen des Sensomotorischen Systems: Koordination – Ausdauer – Kraft. In: Laube W (Hrsg) Sensomotorisches System. Thieme, Stuttgart, S 228

Laube W (2009c) Physiologie des Zyklus Belastung – Beanspruchung – Ermüdung – Erholung – Adaptation. In: Laube W (Hrsg) Sensomotorisches System. Thieme, Stuttgart, S 499–555

Laube W (2011) Der Zyklus Belastung – Adaptation. Grundlage für Struktur, Funktion, Leistungsfähigkeit und Gesundheit. Manuelle Medizin 50:335–343. ▶ https://doi.org/10.1007/s00337-011-0865-4

Oullier O, Jantzen KJ, Steinberg FL, Kelso JAS (2005) Neural substrates of real and imagined sensorimotor coordination. Cereb Cortex 15(7):975–985. ▶ https://doi.org/10.1093/cercor/bhh198

Potop V, Jurat V, Carp I (2018) Analysis of the influence of sensorimotor coordination development on the technical execution of balance beam dismounts. In: Manolachi V, Rus CM, Rusnac S (Hrsg) New approaches in social and humanistic sciences, S 367–378. Iasi: LUMEN Proceedings. ▶ https://doi.org/10.18662/lumproc.nashs2017.32

Umehara T, Tanaka R (2018) Effective exercise intervention period for improving body function or activity in patients with knee osteoarthritis undergoing total knee arthroplasty: a systematic review and meta-analysis. Braz J Phys Ther 22(4):265–275. ▶ https://doi.org/10.1016/j.bjpt.2017.10.005 (Epub 8 Nov. 2017)

Schmerz und sensomotorische Koordination

11.1 Sensomotorische Koordination und spezifische Kondition – Basis biomechanischer Gelenkbelastungen – 256

11.2 Schmerzen als Quelle und Folge sensomotorischer Funktionsstörungen – 258

11.3 Belastbarkeit und koordinativ akzentuiertes Training – 259

11.4 Sensomotorische Koordination und Lernen bei CLBP – 260

11.5 Sensomotorische Koordination und Lernen bei Enthesopathien – 264

11.6 Sensomotorische Koordination und Lernen bei degenerativen Erkrankungen – 265

11.7 Sensomotorische Koordination und Lernen bei CRPS – 267

Literatur – 268

© Springer-Verlag GmbH Deutschland, ein Teil von Springer Nature 2020
W. Laube, *Sensomotorik und Schmerz*, https://doi.org/10.1007/978-3-662-60512-7_11

Die Bewegungsqualität mit spezifischer Bewegungskondition, die allgemeine Kondition mit antientzündlicher Bilanz und eine aerobe Kapazität zur optimalen Erholung stehen für gesundes Bewegungsverhalten und Schmerzprävention. Eine geminderte Bewegungsqualität begründet nachteilige Gelenk- und Bindegewebsbelastungen, und mit inadäquater Kraft und Ausdauer ist sie Quelle von Mikrotraumatisierungen. Langfristig wird die antinozizeptive Kapazität überschritten. Schmerzen schreiben dann Koordinationsstörungen mit biomechanischen Konsequenzen fort und verursachen geänderte kortikale Repräsentationen, die die Schmerzen widerspiegeln und die trainingsbedingten Rückbildungen der veränderten kortikalen Repräsentationen mindern die Schmerzen wieder.

Die Koordination allein oder als Teil eines Programms ist nicht effektiver als andere Trainingsformen. So sind viele Interventionskonzepte untereinander ohne Unterschied. Die Koordination ist ein wichtiges Element der Beanspruchungen. Bei Arthrose hat ein Neuromuscular-Exercise-Programm umfängliche positive Wirkungskomponenten.

11.1 Sensomotorische Koordination und spezifische Kondition – Basis biomechanischer Gelenkbelastungen

Das sensomotorische Koordinationstraining, das Training des Bewegungskönnens, wird in der Literatur mit vielen verschiedenen Termini benannt. Diese sind Koordinationstraining, Propriozeptives Training, Lerntraining, Techniktraining und u. a. „sensorimotor training", „movement training", „coordinative training", „neuromuscular exercise", „proprioceptive strategy" und „sensory-motor training". Aus sportmedizinischer und trainingsmethodischer Sicht steht das Ziel Bewegungskönnen absolut im Vordergrund. Es gibt relativ wenige Arbeiten

1. zur schmerzlindernden Wirksamkeit dieser Trainings- bzw. Therapieformen und ebenso
2. zur Verknüpfung der sensomotorischen Koordination mit der Biomechanik als Faktor der Pathogenese von myofaszialen bzw. muskuloskeletalen Funktionsstörungen auf dem Weg zur irreversiblen Strukturstörung mit Schmerzen.

Es kann aber davon ausgegangen werden, dass es diese Verknüpfungen gibt.

So weisen Gesunde während feinkoordinierter beidseitiger Fingertipaktivitäten gegenüber Fibromyalgiepatienten mit Allodynie eine höhere hämodynamische Aktivität u. a. bilateral im Gyrus parietalis superior aus. Dieses Areal scheint wesentlich am Verlust der Feinsensomotorik und an der Allodynie beteiligt zu ein (Eken et al. 2018). Menschen mit Osteoarthritis zeigen häufiger Neglect-ähnliche Symptome. Sie sind langsamer, und die Rechts-links-Differenzierung von bildlichen Darstellungen der Hand ist weniger akkurat. Letztere ist auch mit der Schmerzintensität verbunden. Es wird angenommen, dass diese Ergebnisse auf eine Störung des Arbeits-Körperschemas (cerebral generierte räumliche Vorstellung vom Körper und von der Raumposition; ändert bzw. wird angepasst durch Informationen aus der Umwelt und dem Körper) zurückzuführen sind (Magni et al. 2018).

Die sensomotorische Koordination, also die führend durch den PFC und die mit ihm assoziierten kortikalen Areale generierte Motivation zum Bewegungslernen und ihre Organisationsleistungen zur Ausführung stellen in vielerlei Hinsicht die Grundlage eines physiologischen, gleich biomechanisch „korrekten" Bewegungsverhaltens dar.

Bewegungen mit sehr guter sensomotorischer Koordination, verknüpft mit sehr guten bewegungsspezifischen konditionellen Fähigkeiten,
- sind gekennzeichnet durch zeitlich und räumlich abgestimmte Aktivierungen der Muskeln der entsprechenden myofaszialen Ketten,

- sorgen für eine Bewegungsführung mit optimierter biomechanischer Gelenkbelastung und Biomechanik der Gelenkketten,
- enthalten integral die Schmerzhemmung als Anteil des Handlungs- bzw. Bewegungsprogramms,
- sind charakterisiert durch einen optimalen Krafteinsatz und eine ausreichende Ermüdungsresistenz der beteiligten Muskelketten und
- benötigen ständig „erhaltende" Bewegungswiederholungen zur Sicherung der neuronalen Struktur und Funktion ihrer Organisation und Ausführung.

> Die Bewegungsqualität, die spezifische Kondition jeder Bewegung, der allgemeine Konditionierungszustand mit einer positiven Bilanz zugunsten der Myokine („low grade systemic inflammation"), aber auch ausreichende aerobe Kapazitäten und Erholungszeiten zur Regeneration und zur biologischen Verarbeitung (Reparatur, Adaptation) nach beruflichen und freizeitlichen Belastungen sind die Merkmale eines gesunden Bewegungsverhaltens mit präventiver Wirkung gegen Schmerzsyndrome.
> Im Umkehrschluss begründet eine ungenügende Bewegungsqualität eine biomechanisch nachteilige Gelenk- und Bindegewebsbelastung. Kombiniert mit inadäquater Kraft und Ausdauer infolge von Dekonditionierung, gleichbedeutend mit einer inadäquaten muskulären Stabilisations- und Kompensationsfähigkeit, inadäquater Mikrozirkulation mit lokalen relativen Ischämien (Triggerpunkte) und ATP-Resynthesedefiziten (ATP fehlt als Weichmacher: Kontrakturen) sowie unzureichenden Regenerations- und Reparaturkapazitäten, wird jede Bewegung bzw. Bewegungsserie zur Quelle von Mikrotraumatisierungen und somit von Fehl- und Überbelastungen. Es ist eine Frage der Zeit, dass die Pathogenese von Funktionsstörungen zu Strukturstörungen voranschreitet, peripher nozizeptive Bedingungen entstehen und zentral die antinoziceptive Kapazität überschritten wird.

Es ist eine Frage der Faktoren Anzahl der Wiederholungen in der Aktivitätsphase, Ausprägung der Ermüdung, Anzahl der Wiederholungen mit aufstockender Ermüdung, Erholungszustand beim Wiederbeginn der Belastungen und Zeitdauer dieses ungünstigen Belastungs-Erholungs-Regimes, wann und wie schnell sich Maladaptationen entwickeln. Diese Maladaptationen betreffen jedes Gewebe spezifisch. Die strukturellen und funktionellen Konsequenzen sind die Quellen der peripheren Generierung von Noziafferenzen einschließlich der peripheren Sensibilisierung und der dann zu häufig auch nachfolgenden zentralen Sensibilisierung.

> Es ist demnach ein wichtiges primär präventives und therapeutisches Ziel, durch Lerntraining die Bewegungsqualität mit ihren spezifischen konditionellen Komponenten zu verbessern. Da es die „sensomotorische Koordination" nicht gibt, weil jede Bewegung ihr „eigenes" zu erlernendes Ansteuerungsmuster und damit „ihre" Biomechanik hat, heißt der Grundsatz sensomotorische Vielseitigkeit.

Dies gilt sowohl für die Diagnostik als auch für das Training der Haltungs- und Bewegungsfertigkeiten. Die Komponenten sind: die Sicherheit und Präzision der Haltung oder Bewegung, die Wiederholungsfähigkeit, die Kompensationsfähigkeit externer Störungen und der Umfang der aktiven Beweglichkeit.

Es steht sicher außer Frage, dass sensomotorisches Lerntraining erforderlich ist. Die physische Belastung durch ein solches Training ist und muss aber relativ gering sein, denn nur im nicht bis wenig ermüdeten Funktionszustand kann es effektiv und nachhaltig sein.

Oder anders: Das Training sollte bei deutlichen Ermüdungszeichen beendet werden. In der Ermüdung nimmt die Bewegungsqualität auch physiologisch ab, und dies hat mindestens drei Folgen:
1. Training im ermüdeten Zustand fördert das Lernen oder Stabilisieren inadäquater, nämlich der ermüdungsbedingt veränderten Bewegungsmuster.
2. Diese Ermüdungsmuster prägen biomechanisch ungünstig die Belastungen der myofaszialen Ketten und der Gelenke und können bei Patienten einen kontraproduktiven Effekt auslösen.
3. Wegen der geringen Belastungsintensitäten des Lerntrainings kann wahrscheinlich kein EIH-Effekt ausgelöst werden, denn hierzu sind intensive Aktivitäten erforderlich. Damit sind Schmerzpatienten mit dysbalancierter Schmerzhemmung benachteiligt.

So hat das sensomotorische Koordinations- oder Lerntraining für die Schmerzreduktion wahrscheinlich „nur" einen sehr wichtigen, aber voraussetzenden indirekten Effekt. Dieser ist durch eine qualitativ verbesserte Bewegungsausführung mit optimierten myofaszialen und Gelenkbelastungen charakterisiert. Dies ist dann die Voraussetzung dafür, diese Bewegungen für die Konditionierung zu nutzen, wo für die adaptive Wirksamkeit die Ermüdung immer eine führende Rolle spielt. Eine solche Neu- bzw. Umqualifikation des Gehirns zur Bewegungsregulation erfordert aber eine sehr hohe Anzahl von Wiederholungen. Über das Stadium der Grob- muss das der Feinkoordination erreicht werden und eventuell für die alltäglichen Bewegungsformen auch wieder das Stadium der freien Verfügbarkeit (Schnabel 1998). Es ist ein ungeheuer langer Weg, der eine Komponente der nachhaltigen Schmerzlinderung ist, aber wahrscheinlich für die unmittelbare und mittelfristige Schmerzsituation nicht als die Hauptkomponente angesehen werden kann. Zunächst gilt es für den Patienten, mittels „verträglicher" intensiver Belastungen wiederholt eine EIH auszulösen und über die Anzahl der Wiederholungen schmerzreduzierende Adaptationen zu generieren. Dafür sind das Ausdauer- und das Krafttraining die Mittel der Wahl. Sie generieren auch wichtige Adaptationen, welche direkt die Schmerzsituation beeinflussen. Hierzu gehören eine verbesserte Mikrozirkulation und aerobe Kapazität. Es ist wichtig hervorzuheben, dass diese Wirkungen nicht nur in der Muskulatur zu finden sind. Ausdauertraining induziert auch spezifisch im MI die Angiogenese (Swain et al. 2003). Diese Trainingsform und das Krafttraining stimulieren die Neurotropinproduktion (u. a. BDNF) mit positiven Auswirkungen für die Überlebensfähigkeit der Neurone und aber auch für deren Vernetzung infolge von Lerntraining. Die Trainingsformen interagieren mit ihren Wirkungen.

> In der Konsequenz begründet sich im Gegensatz zur aktuellen Praxis, dass der Belastungsverträglichkeit des Patienten angepasste, möglichst intensive Belastungen wichtiger Bestandteil der frühen Phase des Therapieprogramms sein sollten. Dazu gilt es, noch ausreichend gut ausführbare Bewegungen zu nutzen, um die EIH wirksam oder überhaupt nutzbar zu machen. Die Bewegungsqualität ist dennoch eine Intervention aller Therapiephasen.

11.2 Schmerzen als Quelle und Folge sensomotorischer Funktionsstörungen

Wird experimentell ein infrapatellarer vorderer Knieschmerz durch eine Injektion in den infrapatellaren Fettkörper simuliert (Hodges et al. 2009), dann ist das EMG-Muster des Quadrizeps beim Treppenaufwärts-, aber nicht beim -abwärtsgehen verändert. Der M. vastus medialis wird gegenüber dem M. vastus lateralis verzögert, und der M. vastus lateralis wird weniger stark rekrutiert. Der vordere Knieschmerz führt aber nicht nur zu einer Musteränderung der Quadrizepsaktivierung und einem Ungleichgewicht der Aktivierung. Als Ausdruck der Dysfunktion zwischen beiden Muskelanteilen besteht eine ausgeprägt modifizierte Synchronisation der motorischen Einheiten (Mellor und Hodges 2005). Diese Änderungen des sensomotorischen Musters sind wahrscheinlich weniger die Ursache als vielmehr die Folge der Schmerzen. Sie erhöhen und ändern die Biomechanik der patellofemoralen Belastung, steigern die Wahrscheinlichkeit der Entwicklung eines chronischen Schmerzes und sind auch mit der Klinik des vorderen Knieschmerzes gut in Übereinstimmung zu bringen. Diese Ansteuerungsmuster unterscheiden sich aber von jenen bei einer Osteoarthrose. Hier wird der M. vastus lateralis beim Treppenaufwärtsgehen zeitlich adäquat und beim -abwärtsgehen verspätet aktiv (Hinman et al. 2002). Knieosteoarthrosepatienten mit OP-Indikation sichern beim Gehen eine stabile Position des „center of mass" durch eine variable Kombination der Hüft-, Knie- und Sprunggelenkkinematik. Die Instabilität ist während der initialen Kontakt- und der terminalen Standphase am größten. Diese Phasen erfordern eine Knieextension bis auf 5° und sind somit in hohem Maß auf die Quadrizepsaktivierung und damit auch auf dessen Kraftfähigkeit angewiesen (Tawy et al. 2018).

Patienten mit chronischen myofaszialen Nackenschmerzen haben ein Kraftdefizit der kraniozervikalen Muskulatur. Amiri Arimi et al. (2017) analysierten in einem Review die Wirksamkeit von verschiedenen auf die Aktivität, die Ausdauer und Kraft der tiefen zervikalen Flexoren ausgerichtete Therapieprogramme. Es lagen nur neun relevante Arbeiten vor. Davon unterstützen acht eine hohe Effektivität eines spezifischen gering intensiven und auf die Koordination ausgerichteten Trainings der kraniozervikalen Muskulatur. Nur eine Studie fand keine Unterschiede zwischen dieser und kraft- oder ausdauerorientierten Interventionen. Die sensomotorische Koordination ist also eine wirksame Intervention, denn sie ist eben immer auch mit den spezifischen konditionellen Komponenten gekoppelt. Es gilt auch unbedingt zu beachten, dass Krafttraining primär ein Koordinationstraining ist und die Ausdauer über die günstigere Mikrozirkulation die schmerzbedingte Veränderung der Koordination abbauen kann.

> Myofasziale Schmerzen, aber auch Schmerzen nicht myofaszialen Ursprungs sind Ursache von sensomotorischen Koordinationsstörungen mit biomechanischen Konsequenzen.

11.3 Belastbarkeit und koordinativ akzentuiertes Training

Zur Belastungsverträglichkeit von Therapieprogrammen liegen kaum Ergebnisse vor. Das Neuromuskuläre Training nach Clausen et al. (2014) mit den Komponenten posturale Kontrolle, Balance, funktionelle Stabilität des Rumpfes und der Kniegelenke und der Kraft der unteren Extremität zielt bevorzugt auf die sensomotorische Koordination als Basis der ADL ab. Patienten mit einer mäßigen bis mittelschweren, aber auch schweren Gonarthrose (Knee injury and Osteoarthritis Outcomes Score (KOOS): 39–83) sind grundsätzlich in der Lage, ein solches akzentuiert koordinatives Programm (Clausen et al. 2017, Übungen vgl. dort) zu beginnen. Die Belastungsverträglichkeit ist erwartungsgemäß individuell geprägt und interindividuell sehr unterschiedlich. Viele Patienten dieses Arthrosestadiums können auch einen steigenden Schwierigkeitsgrad einer Reihe von Bewegungen realisieren. Dies ist wesentlich vom klinischen Zustand vor Beginn der Therapie abhängig.

Eine ausreichende Belastungsverträglichkeit für Sprungbelastungen kann nur bei sehr wenigen Patienten erwartet werden. Ein Anteil von etwa 20 % reagiert zunächst mit einem Anstieg relevanter Schmerzen. Mit einem schmerzbedingten Abbruch, ohne die Schmerzen vorrangig als Komplikation ansehen zu müssen, muss gerechnet werden.

> Die Belastungsverträglichkeit ist bei schmerzhaften Arthrosen häufig deutlich eingeschränkt und begrenzt die aktiven Belastungsmöglichkeiten, oder der Zeitbedarf für deren Aufbau ist überproportional verlängert.

11.4 Sensomotorische Koordination und Lernen bei CLBP

Beim chronischen Rückenschmerz (CLBP) gibt es den Begriff „unspezifisch", weil mit den heutigen diagnostischen Möglichkeiten keine strukturellen oder entzündlichen Ursachen gefunden werden können. Der Begriff „unspezifisch" bzw. die Angabe „keine erkennbaren Ursachen" sind aber irreführend. Es liegen ausreichend Untersuchungsergebnisse einer veränderten bzw. gestörten sensomotorischen Kontrolle, also von Koordinations- bzw. sensomotorischen Funktionsstörungen vor, die in der Pathogenese strukturellen Störungen (Spondylarthrosen, Bandscheibenschäden) immer vorausgehen. Die propriorezeptiven Informationen sind für das Einnehmen und die korrekte Reposition von Körperhaltungen essenziell. Werden die Sensorinformationen bei Gesunden z. B. durch Vibrationen im unteren Rückenbereich gestört, dann verschlechtert sich die Reposition einer 30°-Flexion des Rumpfes in sitzender Position. Der chronische LBP ist aber bereits ohne experimentelle Beeinflussung der Propriozeption mit einem größeren Fehler der Haltungskontrolle gekennzeichnet (Hidalgo et al. 2013). Aktuelle Schmerzen variieren das koordinative Muster, indem die Agonisten abgeschwächt und ihre Antagonisten intensiver angesteuert werden. Dies führt zur Limitierung der Bewegung (Arendt-Nielsen et al. 1996).

> Beim CLBP liegt eine pathophysiologische sensomotorische Regulation vor. Entweder der propriorezeptive Feedback weicht von einem physiologischen Muster ab, und/oder dessen Verarbeitung für den motorischen Output weist Abweichungen auf.

Es ist bekannt, dass Schmerzen die Propriozeption und in direkter Abhängigkeit das Efferenzmuster und die Kinematik verändern. So reagieren CLBP-Patienten bei plötzlichen Störungen im Stehen mit verzögerten stabilisierenden reflektorischen Aktivitäten und einer veränderten Kinematik. Diese gegenüber Gesunden vorliegenden Abweichungen der sensomotorischen Kontrolle sind nicht auf die lumbosakrale Region begrenzt (Götze et al. 2015). So ist bei propriozeptiv unbeeinflussten CLBP-Patienten bei spiralförmigen Tracking-Aufgaben des Rumpfes der Fehler um 27,1 % größer. Eine zur Bewegungsrichtung erhöhte antagonistische Muskelaktivität mindert bei den Gesunden wie bei den CLBP-Patienten den Fehler der Positionseinstellung aber nicht und fällt als Strategie zur Fehlerreduzierung aus. Eine externe propriozeptive Störung mittels Vibration erhöht den Fehler nur bei den Gesunden um 10,5 % (Willigenburg et al. 2013). Daraus leitet sich eine ausgeprägte funktionelle Störung der Propriozeption bei CLBP ab, welche bei Gesunden durch Vibration nicht simuliert werden kann.

Beim CLBP sind aktive Programme wirksam. Bisher konnte aber noch kein Therapieansatz, der jeweils ausschließlich auf die sensomotorische Koordination, die Kraft oder die Ausdauer ausgerichtet war, gegenüber jeweils einem anderen Einzelansatz überlegen gefunden werden. Dies ist aber auf Grund der Interaktionen zwischen den sensomotorischen Beanspruchungsformen auch nicht verwunderlich.

Die Qualifizierung der motorischen Kontrolle ist ein Ziel, welches auf die Aktivierung, Kontrolle und Koordination der tiefen Rumpfmuskeln mit der globalen Muskulatur bei den Bewegungsfertigkeiten des Alltags fokussiert.

> Die Cochrane-Analyse (Saragiotto et al. 2016) liefert Nachweise zwischen geringer bis zu hoher Qualität, dass das Koordinationstraining aus klinischer Sicht allein oder auch als Bestandteil eines Gesamtprogramms nicht effektiver als die anderen Trainingsformen ist. Diese Aussage gilt für alle primären (Schmerz, Disability) und sekundären (Funktion, Lebensqualität, Rückkehr zur Arbeit) Outcomes und für alle Nachkontrollperioden von bis zu drei oder auch mehr als zwölf Monaten. Die Effektgrößen für diese Aussage sind hoch. Therapeutisches Training muss immer alle Beanspruchungsformen beinhalten. Dies gilt sicher für alle Krankheitsentitäten!

Auch während des Gehens liegen veränderte muskuläre Aktivierungsmuster vor. Der M. multifidus, M. erector spinae, M. obliquus externus und M. rectus abdominis sind aktiver, und die Beteiligung des M. erector spinae wird weniger korrekt an die Gehgeschwindigkeit angepasst. Es zeigen sich variierende Aktivierungsmuster in Abhängigkeit von den Gangphasen, und die Gehgeschwindigkeit erfordert eine gesteigerte aktive Stabilisierung, aber auch Variabilität der motorischen Kontrolle (Ghamkhar und Kahlaee 2015).

Die Analyse bisheriger Ergebnisse zur Muskelstruktur bei CLBP spricht für eine in der Regel vorliegende Atrophie des M. multifidus, die für die paraspinale Muskulatur und den M. erector spinae nicht eindeutig belegt werden kann. Ein gesteigerter Muskel-Fett-Index wird für den rezidivierenden LBP mitgeteilt, und beim CLBP sind die Ergebnisse uneinheitlich. Keine eindeutigen Daten liegen für eine geänderte Muskelfaserzusammensetzung bei CLBP vor (Goubert et al. 2016). Später zeigten sich (Goubert et al. 2017) beim CLBP gegenüber dem LBP ohne ständige Schmerzen und dem rezidivierendem LBP ein signifikant erhöhter Fettgehalt und Muskel-Fett-Index im M. multifidus und M. erector spinae. Eine eindeutige Atrophie war nicht zu erkennen. Die Muskeln der Personen mit rezidivierenden LBP geben Hinweise auf eine geminderte metabolische Aktivität gegenüber denjenigen mit nicht ständigem und ständigem LBP.

> Beim LBP bestimmt die Schmerzcharakteristik auch die Muskelstruktur und -funktion, oder der Schmerz verändert das sensomotorische Verhalten mit den entsprechenden strukturellen und funktionellen Konsequenzen.

Die Diagnostik des Musters von Druck- und Hitzeschmerzschwellen im mittleren und unteren Rücken ergab, dass Gesunde wie Menschen mit sogenannten „unspezifischen" Rückenschmerzen sehr wirbelsäulennah eine höhere Schmerzempfindlichkeit aufweisen und dass bei grundsätzlich ähnlichen topographischen Mustern (30 Messstellen) bei den Patienten die Schwellen niedriger liegen (O'Neill et al. 2019). Es besteht eine positive Verknüpfung zur Schmerzsensitivität, gegeben durch die mittlere PPT der Lokalisationen unterer Rücken, Hals, Hand und Bein und der muskulären Querschnittsfläche des M. multifidus und des M. erector spinae bei LBP mit rezidivierenden, ständigen und nicht ständigen Schmerzen. Die Querschnittsfläche des Fettgewebes und der Muskel-Fett-Index konnte aber mit den Schmerzschwellen nicht in Verbindung gebracht werden.

> Personen mit einer geringeren gesamten bzw. muskulären Querschnittsfläche des lumbalen M. multifidus und des M. erector spinae haben unabhängig von der Schmerzcharakteristik eine höhere

Schmerzempfindlichkeit (Goubert et al. 2018). Damit gilt es, mittels Kraft-, aber auch Ausdauertraining therapeutisch den Muskelstatus zu verbessern.

Bei LBP sind Lernaufgaben zur erneuten Integration der tiefen Rumpfmuskeln in das sensomotorische Programm ein übliches Element des Therapieprogramms. Beim chronischen (wie akuten) LBP ließen sich aber keine klinisch bedeutsamen Vorteile dieses Therapieansatzes herausfinden (Saragiotto et al. 2016). Die Rückenschule als Gruppentherapie orientiert sich vorrangig auf das „rückengerechte" Verhalten, auf Entspannung sowie die Kräftigung der Körperstammmuskulatur. So ist die Rückenschule effektiv für die Lebensqualität, die Minderung schmerzbedingter Behinderungen und das mentale Wohlfinden (Henchoz et al. 2008). Das McKenzie-Konzept behandelt die Körperhaltung und Dysfunktionen der Rumpfmuskulatur, die als Schmerzursache angesehen werden. Pilates ist gleichfalls auf die Rumpfstabilität und die Kontrolle der Muskulatur in allen Bewegungsebenen ausgerichtet. Das posturale Training zielt auf die Gleichgewichtsfähigkeit ab, trainiert die Ganzkörperhaltungs- und Bewegungskontrolle und ist somit nicht auf eine Körperregion ausgerichtet. Inhaltlich variieren die Trainingsprogramme („exercise therapy") hinsichtlich Art, Umfang und Intensität erheblich. Sie kombinieren das Ausdauer- und Krafttraining, manualtherapeutische Interventionen, Übungen mit den Zielstellungen Beweglichkeit und Muskeldehnung und enthalten relativ wenige Elemente des koordinativen Trainings.

Neun Therapieeinheiten bei spezifischen Rückenschmerzen, bestehend jeweils aus 30 min entsprechend den European Guidelines (Airaksinen et al. 2006) und kombiniert entweder mit einer sehr geringen, wahrscheinlich unwirksamen Ausdauerbelastung oder einem posturalen Training auf dem Posturomed, hatten unmittelbar keinen Effekt auf den Schmerz und den funktionellen Status (Oswestry Disability Questionnaire). Vier Wochen nach der Therapie war der funktionelle Status der Posturomedgruppe signifikant um zwölf Punkte (p = 0,001) und derjenige der Kontrollgruppe nicht signifikant um vier Punkte angestiegen. Im Gruppenvergleich waren die Ergebnisse für den Schmerz und den funktionellen Status aber ohne Unterschiede. Diese sehr kurze Interventionszeit des zusätzlichen posturalen Trainings war somit unwirksam (McCaskey et al. 2018).

Eine Literaturübersicht (Paolucci et al. 2018) zur Wirksamkeit verschiedener koordinativ ausgerichteter Therapiekonzepte wie Pilates, McKenzie, Feldenkrais, dem Training der posturalen Funktionen und der sogenannten PNF-Technik mit den Outcome-Merkmalen Schmerz (verschiedene Skalen), Behinderung, Lebensqualität, psychologische Wirkungen und physische Funktionen (Kraft, Mobilität, muskuläre Aktivität) führten zum Ergebnis, dass es sehr schwierig ist, eine Therapieform als wirksamer als die andere zu erkennen. In Relation zu den Kontrollgruppen waren die jeweiligen Interventionen erfolgreich. Pilates, Rückenschule, McKenzie und Feldenkrais reduzieren die Schmerzen und erwiesen sich hinsichtlich der Behinderung und der psychologischen Aspekte effizienter als pharmakologische Behandlungen. Das Training der posturalen Funktionen führte zu langdauernden psychologisch bedingten Vorteilen.

> Viele Interventionskonzepte sind gegenüber Kontrollgruppen wirksam, aber untereinander ohne nennenswerte Unterschiede. Es kommt also darauf an, koordinative vielseitige Therapiebelastungen durchzuführen und nicht unbedingt ein Therapiekonzept zu verfolgen. Am besten ist es, die Elemente aller Konzepte im Programm zu berücksichtigen.

Bei der Bewertung der Wirksamkeit ist eben immer zu beachten, dass die verschiedenen Therapiekonzepte unterschiedliche Kernzielstellungen haben und mit differenten physischen Aktivitäten arbeiten. So ergeben sich sehr unterschiedliche Belastungsinhalte, die nicht gleichartig koordinative Leistungen ansprechen und für deren Effekte somit auch kein vergleichbares objektives Diagnostikprogramm vorliegen kann. Die sehr heterogenen Belastungsregimes und deren Dosierungen liefern bei in aller Regel zu kurzen Interventionszeiträumen positive subjektive Ergebnisse. Die Schmerzintensität des LBP wird gemindert, ohne die Wirkungsmechanismen ausreichend daraus erkennen zu können. Ein Mechanismus liegt sicher in der unterschiedlich intensiven und nachhaltigen Aktivierung der antinozizeptiven Systeme durch die physische Belastung. Da z. B. die EIH auf aerobe und auf kraftorientierte Belastungen mit allen Kontraktionsformen auslösbar ist, wird dieser Effekt auch die unmittelbaren antinozizeptiven Wirkungen der verschiedenen Belastungs- und Verhaltenskonzepte dominieren können.

Ein Training über 12–24 Wochen, ausgerichtet auf die Bewegungskontrolle der LWS-Region und ergänzt durch Ausdauer- und Krafttraining der glutealen und der Beinmuskulatur für die Absicherung von Hebebelastungen, wurde bei einer zweiten Gruppe durch eine Rückenberatung ergänzt, und zwei weitere Gruppen erhielten entweder nur eine Beratung oder gar keine Intervention (Kontrolle). Geprüft wurden dessen Wirkung auf den LBP und auf die die Arbeit beeinträchtigenden Schmerzen sowie die subjektive Meinung zur Vermeidung der Angst. Sechs Monate nach dem Programm konnten für die Teilnehmerinnen der Trainings- und Beratungsgruppe im Vergleich zur Kontrollgruppe eine reduzierte Schmerzintensität im unteren Rücken (p = 0,006) und ein Rückgang der die Arbeit störenden Schmerzen (p = 0,011) nachgewiesen werden. Die Angst, arbeitsbedingte Schmerzen zu erleiden, war in der Trainingsgruppe auch ohne Beratung reduziert (p = 0,003 bzw. p = 0,002). Dagegen minderte sich die Angst, auf physische Aktivitäten mit Schmerzen zu reagieren, nur in der Trainingsgruppe ohne Beratung (p = 0,008; Suni et al. 2018).

> Es kann belegt werden, dass ein sensomotorisches Koordinationsgemeinsam mit einem Konditionstraining sicher den LBP mindert. Dies spricht auch für eine präventive Wirksamkeit eines solchen physischen Programms. Die trainingsbedingte Schmerzlinderung und wahrscheinlich die Leistungs- und Belastbarkeitssteigerung durch die erarbeiteten konditionellen Fähigkeiten begründen auch weniger Angst vor Schmerzen. Die antinozizeptive Kapazität der sensorisch-diskriminativen und der emotionalen Schmerzkomponente wurden gestärkt.

Das Trainieren einer diffizilen Bewegungskontrolle der HWS mit Hilfe eines speziellen Trainingsgerätes über elf Wochen mit 22 angeleiteten Einheiten (Rudolfsson et al. 2014) erwies sich bei chronischen Nackenschmerzen unmittelbar wie langfristig nach sechs Monaten gegenüber dem Krafttraining der HWS- und Schultermuskulatur und der Massage als nicht überlegen. Die primär betrachteten Therapieergebnisse, die posturalen Körperschwankungen und die Präzision einer zielgerichteten Armbewegung ließen keine Unterschiede erkennen. Die Präzision der Armbewegung wurde aber im Vergleich zur Kontrollgruppe durch das Krafttraining erhöht. Die sekundären Wirkungsmerkmale HWS-ROM, maximale Geschwindigkeit der HWS-Rotation und der Nackenschmerz waren denen der Massagegruppe gleich. Hierfür spielt wahrscheinlich die Wirkung auf die Durchblutungssituation unabhängig von der Therapiemethode eine wesentliche Rolle. Die Outcome-Merkmale waren keine Bestandteile des Therapieprogramms, so dass potenziell Aussagen zu Übertragungseffekten auf andere sensomotorische Leistungen möglich wären. Da die trainierten feinmotorischen Bewegungen der HWS an Qualität und Schwierigkeit gewannen, kann kein Transfer auf die getesteten koordinativen Leistungen objektiviert werden. Jede Bewegung hat eben ihre „eigene" Koordination, ohne damit auch für andere Bewegungen wirksam zu werden. Jede Bewegung muss eigenständig nach dem Prinzip „vom Leichten zum Schweren" erlernt werden. Die sensomotorischen Leistungen der gewählten Ergebnisvariablen konnten aber von anderen Autoren mit Nackenschmerzen in einen Zusammenhang gestellt werden und weisen deutliche Unterschiede zwischen Gesunden und Patienten mit Nackenschmerzen auf.

Muskuloskelettale Schmerzen sind auch bei jungen Menschen gehäuft, und es gilt aufzuzeigen, dass progressive Belastungsprogramme für die Stabilisierung der Wirbelsäule und die Schmerzprävention erforderlich und wirksam sind. Die Tatsache, dass bei 21-Jährigen bereits der sehr geringe Aufwand eines nur einmaligen einstündigen Trainings über neun Wochen signifikant die Prävalenz des LBP, die zervikale Disability (je p = 0,02) und allerdings bei hoher interindividueller Variabilität auch die subjektive Einschätzung im SF-36 (p = 0,01) senkt (Rodríguez-Romero et al. 2018), spricht für eine hohe Effektivität gezielter, zeitlich gering aufwändiger physischer Aktivitäten für den klinischen Gesundheitsstatus. Es kommt wirklich „nur" darauf an, es zu tun und somit zeitig genug mit der Prävention zu beginnen und damit auch die hohen funktionellen Reserven der jungen Lebensspanne auszunutzen. Der gewählte Anteil des Körperstammtrainings spricht bevorzugt für einen koordinativ bedingten Wirkungsmechanismus, der sich auch u. a. anhand der Kraft der Bauchmuskulatur (p = 0,005) als stabilisierendes Element nachweisen ließ. Die Effekte eines solchen Trainings fokussieren neben den koordinativen Funktionen für die Kraft, die stets die erste Adaptationskomponente bei intensiven Belastungen sind, auch auf das Bewegungsverhalten im Alltag. Somit werden auf dieser Basis die posturalen Regulationen und insbesondere ihre konditionellen Voraussetzungen trainiert. Entsprechend mindert auch bei 33-Jährigen ohne nennenswerte physische Arbeitsbelastung ein koordinatives Biofeedbacktraining in Ergänzung zum LBP-Management die Beschwerden (Park et al. 2018).

> Der frühzeitige Beginn präventiver physischer Aktivität in der Lebensspanne ist bei relativ geringem Aufwand sehr wirksam.

11.5 Sensomotorische Koordination und Lernen bei Enthesopathien

Weitestgehend gesichert durch eine Metaanalyse (Semciw et al. 2016) geht das patellofemorale Schmerzsyndrom mit einem Defizit der Kraft der Hüftgelenkmuskulatur und u. a. auch mit einer Koordinationsstörung einher. Letztere ist durch eine verzögerte und verkürzte Aktivitätszeit des M. gluteus medius beim Laufen gegeben.

Die Ergänzung eines Krafttrainings der Knie- und Hüftgelenkmuskulatur durch ein koordinatives Training des Rumpfes und der unteren Extremität bei Personen mit patellofemoralen Schmerzen über vier Wochen erbrachte keine Vorteile für die Schmerzsituation (Rabelo et al. 2017). Hierbei muss aber beachtet werden, dass ein strukturell wirksames zusätzliches sensomotorisches Lernen sicher einen deutlich längeren Zeitraum benötigt. Somit ist das in diesem Zeitraum auch als sensomotorisches Koordinationstraining zu verstehende Krafttraining für die Effekte verantwortlich.

Dagegen wurde ein koordinatives Stabilisationstraining bei 31 Patientinnen mit patellofemoralen Schmerzen für den Rumpf und die untere Extremität über acht Wochen gegenüber einem ausschließlichen Krafttraining für den Quadrizeps als überlegen erkannt. Die sensomotorische Koordination steht eben auch für die biomechanische Gelenkbelastung. Es erzeugte drei Monate nach dem Ende der Trainingsphase geringere Schmerzen (VAS), eine größere subjektiv empfundene Verbesserung und eine höhere subjektiv eingeschätzte (Lower Extremity Functional Scale) und objektiv messbare (einbeiniger Dreierhop) physische Funktion. Die Kinematik der einbeinigen Kniebeuge machte ausschließlich infolge des Koordinationsprogramms komplexe, positiv zu bewertende Veränderungen sichtbar, und nur diese Therapieintervention beeinflusste die Ausdauer der Rumpfmuskulatur (Baldon et al. 2014).

Weitere ähnliche Therapievarianten bei diesem Schmerzsyndrom sind akzentuierte Belastungsregimes für das Knie oder den Körperstamm und die Hüfte. Ein solches Programm über sechs Wochen erzeugt durch beide Varianten eine Reduktion des Schmerzes laut VAS und Anterior Knee Pain Scale, wobei infolge des Körperstamm-Hüft-Programms die therapeutischen Effekte bereits zeitiger klinisch relevant erreicht wurden. Die Vorteile der Kraft- und Ausdauerfähigkeiten entsprachen dem bekannten Grundsatz „Nur die trainierte Funktion wird besser!" (Ferber et al. 2015).

Klinische Untergruppen des patellofemoralen Schmerzes weisen proximale muskuläre Dysfunktionen auf. Führen Patienten mit intensiveren Schmerzen und höherer lateraler, aber geringerer vorderer Ausdauerfunktion des Körperstamms das auf den Körperstamm und die Hüfte ausgerichtete Programm über sechs Wochen durch, ist es mit einer Sensitivität von 88 % und einer Spezifität von 54 % erfolgreicher. Dagegen ist das nur auf das Knie fokussierte Programm mit einer Sensitivität bzw. Spezifität von 82 % bzw. 58 % bei denjenigen Patienten wirksamer, die durch ein geringeres Gewicht, eine schwächere Hüftinnenrotation, eine kräftigere Hüftextension und eine höhere Ausdauer der Rumpfextensoren gekennzeichnet sind (Earl-Boehm et al. 2018). Die Autoren dieser Studie weisen aber auch explizit darauf hin, dass diese Ergebnisse einer Validierung bedürfen.

Nach einem Review (Thomson et al. 2016) zur Effektivität des Krafttrainings für die Kniegelenk- oder Hüftmuskulatur und koordinativen Interventionen sind die Kraftprogramme für den Schmerz wie auch für die Gelenkfunktionen gleichartig wirksam. Es liegen auch limitierte positive Hinweise zugunsten der Ergänzung dieser Programme durch ein koordinatives Laufschulprogramm für Personen mit dysfunktioneller Hüftbewegung vor.

Die Autoren setzen sich auch für methodische Verbesserungen ein, die eine qualifiziertere Vergleichbarkeit der Ergebnisse erlauben.

Wichtig für die Wirksamkeit von Therapieprogrammen sind natürlich die unmittelbaren oder auch kurzzeitigen Ergebnisse. Sie belegen aber zunächst „nur" die potenzielle Wirksamkeit der Programme, denn der Beginn physischer Aktivitäten, die Veränderungen der körperlichen Aktivität in Art, Umfang und Intensität und ein neues Belastungs-Erholungs-Regime lassen grundsätzlich schon allein einen Effekt erwarten. Entsprechend haben Hamstra-Wright et al. (2017) 157 sportlich aktive Personen nach dem erfolgreichen sechswöchigen kraftorientierten Knie- oder Hüftprogramm noch bis zum 24. Monat beobachtet. Nach sechs Monaten erfolgten objektive und subjektive Messungen, und im Weiteren wurden Befragungen durchgeführt. Der noch relativ kurzfristige Wirkungseffekt nach sechs Monaten konnte bei 68 % der Patienten geprüft werden, und die Ergebnisse beider Therapiemodi waren einheitlich positiv. Nach 24 Monaten lag die Rezidivrate bei 5,1 %.

11.6 Sensomotorische Koordination und Lernen bei degenerativen Erkrankungen

> Aktive Therapieprogramme bei Osteoarthrose sind zur Schmerzlinderung und zur Verbesserung der Gelenkfunktionen als wirksam erkannt und inzwischen ein essenzieller Bestandteil.

Für Patienten mit **Osteoarthrose** sind z. Z. inhaltlich sehr variable und kaum bis nicht vergleichbare Programme von akzentuiert aerob bis isoliert kraftorientiert im Einsatz. Die Therapiekomponente sensomotorische Koordination wird durch verschiedene Konzepte der Physiotherapie vertreten, wobei sinnvollerweise die sogenannten neurophysiologisch gestützten Konzepte der alten Prägung immer mehr vom modernen und wissenschaftlich begründeten Konzept des sensomotorischen Lernens abgelöst werden. Die Koordination erhält aber im Durchschnitt in den Programmen der medizinischen Trainingstherapie zu wenig Aufmerksamkeit, wenn man die trainingsmethodischen Anforderungen an ein wirksames Lerntraining zugrunde legt.

> Ein Neuromuscular-Exercise(NEMEX)-Programm (Clausen et al. 2014; Ageberg und Roos 2015) ist auf die Bewegungskontrolle, die Gelenkstabilität und die Bewegungsqualität bei Personen mit Osteoarthritis des Kniegelenkes und degenerativen Kniebinnenschädigungen ausgerichtet. Die Wirksamkeit des Programmkonzepts gegen den Schmerz, für die stabilisierende Muskel- wie auch für die biomechanische Gelenkfunktion, aber auch für das Knorpelgewebe nach Meniskektomien auf degenerativer Basis ist aufgezeigt worden (Ross et al. 2005; Thorstensson et al. 2007; Ageberg et al. 2010; Villadsen et al. 2014a; Sandal et al. 2016).

Personen mit einer über 35-jährigen Anamnese persistierender Knie- oder Hüftschmerzen reagierten auf ein achtwöchiges NEMEX-Training bei zwei Einheiten pro Woche mit einer signifikanten Schmerzlinderung laut VAS ($p = 0{,}01$). Statistisch sicher minderte sich das Schmerzniveau auch nach jeder Einheit (EIH) und systematisch von Einheit zu Einheit (jeweils $p = 0{,}01$). Akute Exazerbationen des Schmerzes wurden nicht provoziert. Damit verbesserte sich auch die Belastungsverträglichkeit, indem der durch Belastung provozierte Schmerz abnahm (Sandal et al. 2016). Liegt langfristig ein hohes Schmerzniveau vor, sind die Schmerzen aktuell relativ intensiv und reagiert die Person auf die Belastung in der Regel mit deutlicher Intensivierung, dann sind Adhärenz und Compliance gering und ein Abbruch wahrscheinlich (Beckwèe et al. 2015).

Ein achtwöchiges NEMEX-Training zweimal pro Woche inklusive Beratungen erbringt bei Patienten mit bereits gestellter OP-Indikation wegen einer Cox- und Gonarthrose (Villadsen et al. 2014b) klare Vorteile für die ADL gegenüber einer ausschließlichen Beratungsleistung ($p = 0{,}0002$). Alle subjektiven Einschätzungen (ADL Subskala des Hip Disability and Osteoarthritis Outcome Score, HOOS; Knee Injury and Osteoarthritis Outcome Score, KOOS), die geminderten Schmerzen und die objektiven Funktionsmerkmale Gehen, Aufstehen vom Stuhl und Einbeinkniebeuge sprechen signifikant für diese Trainingsform. Die Effektstärke der Zusammenhänge, also die praktische Relevanz der Ergebnisse, ist allerdings für die Hüftpatienten (0,63) deutlich größer als für die Kniepatienten (0,23).

Das **Impingementsyndrom** weist klinisch eine gestörte skapulothorakale Kinematik, eine inadäquate Positionierung des Humeruskopfes, eine veränderte Biomechanik des Sternoklavikulargelenks, koordinative Dysfunktionen und Kraftdefizite sowie auch posturale Dysfunktionen infolge der Wirbelsäulenstatik auf. Aus diesen komplexen Störungen bzw. Veränderungen ergibt sich eigentlich der Bedarf eines sensomotorischen Lerntrainings kombiniert mit der Kraft. Es gibt aber bisher keine spezifischen Therapieformen oder -elemente mit valider Wirksamkeit (Ellenbecker und Cools 2010; Abdulla et al. 2015; Hanratty et al. 2012).

Es sind auch für das subakromiale Impingementsyndrom die Wirkungen spezifischer kraft- und bevorzugt koordinativ orientierter Programme kaum untersucht. 2017 schlossen Shire et al. in ihr Review und die Metaanalyse Therapiestudien ein, die auf die Aktivierung und Koordination der skapulothorakalen Muskulatur und/oder die dynamische Humerusstabilisation, die Stabilisierung und Positionierung der Scapula, die sogenannte Propriozeption, die neuromuskuläre Kontrolle, die Kräftigung und auch die Dehnung ausgerichtet waren. Es wurden nur sechs Arbeiten gefunden, die 231 Patienten einschlossen.

Die unmittelbare bzw. kurzzeitige Wirkung mittels eines 4- bis 6-wöchigen Follow-up auf die Schmerzsituation wurde mit verschiedenen Skalen in Ruhe, in der Nacht bzw. in den letzten 24 h und während Aktivitäten objektiviert. Keine spezifische Intervention konnte als wirksam erkannt werden. Nur eine Studie berichtete über eine signifikante Schmerzreduktion. Auch für die Schulterfunktion konnten keine nachweisbaren positiven Ergebnisse erbracht werden. Im Gegensatz dazu berichten Savoie et al. 2015, dass ein sechswöchiges Bewegungstraining bei subakromialem Schmerzsyndrom signifikant die Schmerzen, die funktionellen Beeinträchtigungen des Schultergelenkes (Western Ontario Rotator Cuff Index, WORC; Disability Arm Shoulder and Hand, DASH; p=0,001) mindert. Der akromiohumerale Abstand (p=0,019) wurde insbesondere bei den Personen mit initial ausgeprägter Minderung wieder erhöht (p=0,001).

Eine weitere Metaanalyse von Steuri et al. (2017) beschäftigte sich mit randomisierten kontrollierten Studien beim Impingement, die jeweils eine konservative mit einer Placebo- oder einer andersartigen Therapie (NSAR, Schockwelle, Cortison) verglichen. Die Metaanalyse für die Schmerzen zeigte u. a., dass eine spezifische aktive Therapie einer unspezifischen und eine aktive Therapie kombiniert mit der manuellen Therapie der alleinigen aktiven überlegen ist. Das letztere Ergebnis galt aber nur für einen sehr kurzen Follow-up-Zeitraum.

11.7 Sensomotorische Koordination und Lernen bei CRPS

Beim Complexen Regionalen Schmerzsyndrom (CRPS) kann als Zeichen der sensomotorischen Koordinationsstörung eine veränderte zentrale Repräsentation gefunden werden. So wurde der Frage nachgegangen, ob die pathophysiologischen reorganisatorischen Änderungen im SI auch im SII zu finden sind und ob die kortikalen Veränderungen auch zu Wahrnehmungsänderungen in den betroffenen Hautgebieten führen (Pleger et al. 2006). Die fMRT- Bildgebung während der elektrischen Stimulation beider Indexfinger belegt signifikant reduzierte Signale im SI und SII gegenüber der gesunden Seite als auch gesunden Personen. Die erhöhten Zwei-Punkt-Diskriminationsschwellen in der Fingerspitze des CRPS-Fingers sprechen für eine Minderung der taktilen Leistung. Nicht das aktuelle, aber das mittlere Schmerzniveau korreliert mit der sensorischen Beeinträchtigung und der reduzierten Signalstärke im fMRT. Somit ergibt sich aus der pathophysiologischen kortikalen Reorganisation die taktile Beeinträchtigung. Deren Ausprägung spiegelt auch die Schmerzen wider. Anhand der Kombination Reorganisation der SI-Repräsentation der Finger 1–5 in Relation zur Unterlippe und der Rückbildung der CRPS-Schmerzen in einem Kontrollzeitraum über ein Jahr konnten Maihöfner et al. (2004) den Zusammenhang zwischen der somatotopischen Struktur und der Schmerzintensität aufzeigen.

Wenn CRPS-Patienten nun ein spezielles aktives zweiwöchiges, teils beidhändiges oder geschwindigkeits- und/oder gedächtnisorientiertes Tasttraining vergleichbar dem tastenden Lesen eines Blinden ausführen, werden die Schmerzen signifikant gemindert, und der Score für die Behinderung und die Depression entwickelt sich in Richtung Verbesserung. Es gilt hervorzuheben, dass der Betrag der Schmerzlinderung den realisierten Gesamttrainingsumfang widerspiegelt (Schmid et al. 2017) und damit die Motivation und die Konsequenz zur fortwährenden Ausführung der sensomotorischen Beanspruchung. Letzteres gilt sicher immer, denn die Gehirnstruktur entwickelt sich nur durch die Anforderungen, bleibt durch sie erhalten oder wird reorganisiert.

> Menschen mit einem CRPS der oberen Extremität haben eine verminderte und geänderte kortikale Repräsentation

der befallenen Hand im SI und SII. Der Lippen- weitet sich in den ehemaligen Handbereich aus, und diese Strukturveränderung spiegelt sich in den Schmerzen wider. Die Rückbildung der Strukturveränderung mindert die Schmerzen. Das Instrument hierfür ist spezifisches dauerhaftes Koordinationstraining der Feinfunktion der Finger und der Hand.

Literatur

Abdulla SY, Southerst D, Côté P, Shearer HM, Sutton D, Randhawa K, Varatharajan S, Wong JJ, Yu H, Marchand A-A (2015) Is exercise effective for the management of subacromial impingement syndrome and other soft tissue injuries of the shoulder? A systematic review by the Ontario Protocol for Traffic Injury Management (OPTIMa) collaboration. Man Ther 20(5):646–656

Ageberg E, Roos EM (2015) Neuromuscular exercise as treatment of degenerative knee disease. Exerc Sport Sci Rev 43(1):14–22

Ageberg E, Link A, Roos EM (2010) Feasibility of neuromuscular training in patients with severe hip or knee OA: the individualized goal-based NEMEX-TJR training program. BMC Musculoskelet Disord 11:126

Airaksinen O, Brox JI, Cedraschi C, Hildebrandt J, Klaber-Moffett J, Kovacs F, Mannion AF, Reis S, Staal JB, Ursin H, Zanoli G (2006) COST B13 Working group on guidelines for chronic low back pain: chapter 4. European Guidelines for the management of chronic nonspecific low back pain. Eur Spine J 2:192–300

Amiri Arimi S, Mohseni Bandpei MA, Javanshir K, Rezasoltani A, Biglarian A (2017) The effect of different exercise programs on size and function of deep cervical flexor muscles in patients with chronic nonspecific neck pain: a systematic review of randomized controlled trials. Am J Phys Med Rehabil 96(8):582–588. ▶ https://doi.org/10.1097/PHM.0000000000000721

Arendt-Nielsen L, Graven-Nielsen T, Svarrer H, Svensson P (1996) The influence of low back pain on muscle activity and coordination during gait: a clinical and experimental study. Pain 64:231–240

Baldon Rde M, Serrão FV, Scattone Silva R, Piva SR (2014) Effects of functional stabilization training on pain, function, and lower extremity biomechanics in women with patellofemoral pain: a randomized clinical trial. J Orthop Sports Phys Ther 44(4):240–248. ▶ https://doi.org/10.2519/jospt.2014.4940 (Epub 25 Febr. 2014)

Beckwée D, Bautmans I, Scheerlinck T, Vaes P (2015) Exercise in knee osteoarthritis – preliminary findings: exercise-induced pain and health status differs between drop-outs and retainers. Exp Gerontol 72:29–37. ▶ https://doi.org/10.1016/j.exger.2015.09.009 (Epub 2015 Sept. 12)

Clausen B, Holsgaard-Larsen A, Sndergaard J, Christensen R, Andriacchi TP, Roos EM (2014) The effect on knee-joint load of instruction in analgesic use compared with neuromuscular exercise in patients with knee osteoarthritis: study protocol for a randomized, singleblind, controlled trial (the EXERPHARMA trial). Trials 15:444

Clausen B, Holsgaard-Larsen A, Roos EM (2017) An 8-week neuromuscular exercise program for patients with mild to moderate knee osteoarthritis: a case series drawn from a registered clinical trial. J Athl Train 52(6):592–605. ▶ https://doi.org/10.4085/1062-6050-52.5.06

Earl-Boehm JE, Bolgla LA, Emory C, Hamstra-Wright KL, Tarima S, Ferber R (2018) Treatment success of hip and core or knee strengthening for patellofemoral pain: development of clinical prediction rules. J Athl Train. 53(6):545–552. ▶ https://doi.org/10.4085/1062-6050-510-16 (Epub 12 June 2018)

Eken A, Gökçay D, Yılmaz C, Baskak B, Baltacı A, Kara M (2018) Association of fine motor loss and allodynia in fibromyalgia: an fNIRS study. J Mot Behav 50(6):664–676. ▶ https://doi.org/10.1080/00222895.2017.1400947 (Epub 6 Dec. 2017)

Ellenbecker TS, Cools A (2010) Rehabilitation of shoulder impingement syndrome and rotator cuff injuries: an evidence-based review. Br J Sports Med 44(5):319–327

Ferber R, Bolgla L, Earl-Boehm JE, Emery C, Hamstra-Wright K (2015) Strengthening of the hip and core versus knee muscles for the treatment of patellofemoral pain: a multicenter randomized controlled trial. J Athl Train 50(4):366–377. ▶ https://doi.org/10.4085/1062-6050-49.3.70 (Epub 3 Nov. 2014)

Ghamkhar L, Kahlaee AH (2015) Trunk muscles activation pattern during walking in subjects with and without chronic low back pain: a systematic review. PM R. 7(5):519–526. ▶ https://doi.org/10.1016/j.pmrj.2015.01.013 (Epub 26 Jan. 2015)

Götze M, Ernst M, Koch M, Blickhan R (2015) Influence of chronic back pain on kinematic reactions to unpredictable arm pulls. Clin Biomech (Bristol, Avon) 30(3):290–295. ▶ https://doi.org/10.1016/j.clinbiomech.2015.01.001 (Epub 13 Jan. 2015)

Goubert D, Oosterwijck JV, Meeus M, Danneels L (2016) Structural changes of lumbar muscles in non-specific low back pain: a systematic review. Pain Physician 19(7):E985–E1000

Goubert D, De Pauw R, Meeus M, Willems T, Cagnie B, Schouppe S, Van Oosterwijck J, Dhondt E, Danneels L (2017) Lumbar muscle structure and function in chronic versus recurrent low back pain: a cross-sectional study. Spine J. 17(9):1285–1296. ▶ https://doi.org/10.1016/j.spinee.2017.04.025 (Epub 26 Apr. 2017)

Goubert D, Meeus M, Willems T, De Pauw R, Coppieters I, Crombez G, Danneels L (2018) The association between back muscle characteristics and pressure pain sensitivity in low back pain patients. Scand J Pain 18(2):281–293. ▶ https://doi.org/10.1515/sjpain-2017-0142

Hamstra-Wright KL, Aydemir B, Earl-Boehm J, Bolgla L, Emery C, Ferber R (2017) Lasting improvement of patient-reported outcomes 6 months after patellofemoral pain rehabilitation. J Sport Rehabil 26(4):223–233. ▶ https://doi.org/10.1123/jsr.2015-0176 (Epub 24 Aug. 2016)

Hanratty CE, McVeigh JG, Kerr DP, Basford JR, Finch MB, Pendleton A, Sim J (2012) The effectiveness of physiotherapy exercises in subacromial impingement syndrome: a systematic review and meta-analysis. Semin Arthritis Rheum 42(3):297–316. ▶ https://doi.org/10.1016/j.semarthrit.2012.03.015

Henchoz Y, Kai-Lik So A, Henchoz Y (2008) Exercise and nonspecific low back pain: a literature review. Joint Bone Spine 75(5):533–539.

Hidalgo B, Gobert F, Bragard D, Detrembleur C (2013) Effects of proprioceptive disruption on lumbar spine repositioning error in a trunk forward bending task. J Back Musculoskelet Rehabil 26(4):381–7. ▶ https://doi.org/10.3233/BMR-130396

Hinman RS, Bennell KL, Metcalf BR, Crossley KM (2002) Delayed onset of quadriceps activity and altered knee joint kinematics during stair stepping in individuals with knee osteoarthritis. Arch Phys Med Rehabil 83(8):1080–6

Hodges PW, Mellor R, Crossley K, Bennell K (2009) Pain induced by injection of hypertonic saline into the infrapatellar fat pad and effect on coordination of the quadriceps muscles. Arthritis Rheum 61(1):70–7. ▶ https://doi.org/10.1002/art.24089

Magni NE, McNair PJ, Rice DA (2018) Sensorimotor performance and function in people with osteoarthritis of the hand: a case-control comparison. Semin Arthritis Rheum 47(5):676–682. ▶ https://doi.org/10.1016/j.semarthrit.2017.09.008 (Epub 25 Sept. 2017)

Maihöfner C, Handwerker HO, Neundörfer B, Birklein F (2004) Cortical reorganization during recovery from complex regional pain syndrome. Neurology 63(4):693–701

McCaskey MA, Wirth B, Schuster-Amft C, de Bruin ED (2018) Postural sensorimotor training versus sham exercise in physiotherapy of patients with chronic non-specific low back pain: an exploratory randomised controlled trial. PLoS One 13(3):e0193358. ▶ https://doi.org/10.1371/journal.pone.0193358 (eCollection 2018)

Mellor R, Hodges PW (2005) Motor unit synchronization is reduced in anterior knee pain. J Pain 6(8):550–8

O'Neill S, Larsen JB, Nim C, Arendt-Nielsen L (2019) Topographic mapping of pain sensitivity of the lower back - a comparison of healthy controls and patients with chronic non-specific low back pain. Scand J Pain 19(1):25–37. ▶ https://doi.org/10.1515/sjpain-2018-0113

Park S, Hetzler T, Hammons D, Ward G (2018) Effects of biofeedback postural training on pre-existing low back pain in static-posture workers. J Back Musculoskelet Rehabil 31(5):849–857. ▶ https://doi.org/10.3233/BMR-171071

Paolucci T, Attanasi C, Cecchini W, Marazzi A, Capobianco SV, Santilli V (2018) Chronic low back pain and postural rehabilitation exercise: a literature review. J Pain Res 12:95–107. ▶ https://doi.org/10.2147/jpr.s171729 (eCollection 2019)

Pleger B, Ragert P, Schwenkreis P, Förster AF, Wilimzig C, Dinse H, Nicolas V, Maier C, Tegenthoff M (2006) Patterns of cortical reorganization parallel impaired tactile discrimination and pain intensity in complex regional pain syndrome. Neuroimage 32(2):503–510 (Epub 6 June 2006)

Rabelo NDDA, Costa LOP, Lima BM, Dos Reis AC, Bley AS, Fukuda TY, Lucareli PRG (2017) Adding motor control training to muscle strengthening did not substantially improve the effects on clinical or kinematic outcomes in women with patellofemoral pain: a randomised controlled trial. Gait Posture. 58:280–286. ▶ https://doi.org/10.1016/j.gaitpost.2017.08.018 (Epub 18 Aug. 2017)

Rodríguez-Romero B, Bello O, Vivas Costa J, Carballo-Costa L (2018) A therapeutic exercise program improves pain and physical dimension of health-related quality of life in young adults. A randomized controlled trial. Am J Phys Med Rehabil. ▶ https://doi.org/10.1097/phm.0000000000001107 (Epub ahead of print)

Roos EM, Dahlberg L (2005) Positive effects of moderate exercise on glycosaminoglycan content in knee cartilage: a four-month, randomized, controlled trial in patients at risk of osteoarthritis. Arthritis Rheum 52(11):3507–3514

Rudolfsson T, Djupsjöbacka M, Häger C, Björklund M (2014) Effects of neck coordination exercise on sensorimotor function in chronic neck pain: a randomized controlled trial. J Rehabil Med 46(9):908–914. ▶ https://doi.org/10.2340/16501977-1869

Sandal LF, Roos EM, Bøgesvang SJ, Thorlund JB (2016) Pain trajectory and exercise-induced pain flares during 8 weeks of neuromuscular exercise in individuals with knee and hip pain. Osteoarthritis Cartilage 24(4):589–592. ► https://doi.org/10.1016/j.joca.2015.11.002 (Epub 10 Nov. 2015)

Saragiotto BT, Maher CG, Yamato TP, Costa LO, Costa LC, Ostelo RW, Macedo LG (2016) Motor control exercise for nonspecific low back pain: a cochrane review. Spine (Phila Pa 1976) 41(16):1284–1295. ► https://doi.org/10.1097/brs.0000000000001645

Savoie A, Mercier C, Desmeules F, Frémont P, Roy JS (2015) Effects of a movement training oriented rehabilitation program on symptoms, functional limitations and acromiohumeral distance in individuals with subacromial pain syndrome. Man Ther 20(5):703–708. ► https://doi.org/10.1016/j.math.2015.04.004 (Epub 14 Apr. 2015)

Schmid AC, Schwarz A, Gustin SM, Greenspan JD, Hummel FC, Birbaumer N (2017) Pain reduction due to novel sensory-motor training in complex regional pain syndrome I – a pilot study. Scand J Pain 15:30–37. ► https://doi.org/10.1016/j.sjpain.2016.11.003 Epub 9 Dec. 2016)

Schnabel G (1998) Motorisches Lernen. In: Meinel K, Schnabel G (Hrsg) Bewegungslehre – Sportmotorik: Abriss einer Theorie der sportlichen Motorik unter pädagogischem Aspekt, 9. Aufl. Sportverlag, Berlin

Semciw A, Neate R, Pizzari T (2016) Running related gluteus medius function in health and injury: a systematic review with meta-analysis. J Electromyogr Kinesiol 30:98–110. ► https://doi.org/10.1016/j.jelekin.2016.06.005 (Epub 17 June 2016)

Shire AR, Stæhr TAB, Overby JB, Bastholm Dahl M, Sandell Jacobsen J, Høyrup Christiansen D (2017) Specific or general exercise strategy for subacromial impingement syndrome – does it matter? A systematic literature review and metaanalysis. BMC Musculoskelet Disord 18(1):158. ► https://doi.org/10.1186/s12891-017-1518-0

Steuri R, Sattelmayer M, Elsig S, Kolly C, Tal A, Taeymans J, Hilfiker R (2017) Effectiveness of conservative interventions including exercise, manual therapy and medical management in adults with shoulder impingement: a systematic review and meta-analysis of RCTs. Br J Sports Med 51(18):1340–1347. ► https://doi.org/10.1136/bjsports-2016-096515 (Epub 19 June 2017)

Suni JH, Kolu P, Tokola K, Raitanen J, Rinne M, Taulaniemi A, Parkkari J, Kankaanpää M (2018) Effectiveness and cost-effectiveness of neuromuscular exercise and back care counseling in female healthcare workers with recurrent non-specific low back pain: a blinded four-arm randomized controlled trial. BMC Public Health 18(1):1376. ► https://doi.org/10.1186/s12889-018-6293-9

Swain RA, Harris AB, Wiener EC, Dutka MV, Morris HD, Theien BE, Konda S, Engberg K, Lauterbur PC, Greenough WT (2003) Prolonged exercise induces angiogenesis and increases cerebral blood volume in primary motor cortex of the rat. Neuroscience 117:1037–1046

Tawy GF, Rowe P, Biant L (2018) Gait variability and motor control in patients with knee osteoarthritis as measured by the uncontrolled manifold technique. Gait Posture 59:272–277. ► https://doi.org/10.1016/j.gaitpost.2017.08.015 (Epub 18 Aug 2017)

Thomson C, Krouwel O, Kuisma R, Hebron C (2016) The outcome of hip exercise in patellofemoral pain: a systematic review. Man Ther 26:1–30. ► https://doi.org/10.1016/j.math.2016.06.003 (Epub 11 June 2016)

Thorstensson CA, Henriksson M, von Porat A, Sjodahl C, Roos EM (2007) The effect of eight weeks of exercise on knee adduction moment in early knee osteoarthritis: a pilot study. Osteoarthritis Cartilage 15(10):1163–1170

Villadsen A, Overgaard S, Holsgaard-Larsen A, Christensen R, Roos EM (2014a) Postoperative effects of neuromuscular exercise prior to hip or knee arthroplasty: a randomised controlled trial. Ann Rheum Dis 73(6):1130–1137

Villadsen A, Overgaard S, Holsgaard-Larsen A, Christensen R, Roos EM (2014b) Immediate efficacy of neuromuscular exercise in patients with severe osteoarthritis of the hip or knee: a secondary analysis from a randomized controlled trial. J Rheumatol 41(7):1385–1394. ► https://doi.org/10.3899/jrheum.130642 (Epub 15 June 2014)

Willigenburg NW, Kingma I, Hoozemans MJ, van Dieën JH (2013) Precision control of trunk movement in low back pain patients. Hum Mov Sci 32(1):228–239. ► https://doi.org/10.1016/j.humov.2012.12.007 (Epub 19 Febr. 2013)

Schmerz und Kraft

12.1 Schmerz, Kraft, Trainingsintensität und Anstrengungsempfinden – 272

12.2 Schmerz, Kraft und Muskelverletzungen – 272

12.3 Schmerz, Kraft und Knorpelschaden als Start der Osteoarthrose – 273

12.4 Schmerz, Kraft und Osteoarthrose – 275

12.5 Schmerz, Kraft und Enthesopathie – 279

12.6 Schmerz, Kraft und muskuloskelettale Störungen – 281

12.7 Schmerz, Kraft und neurologische Störungen – 283

Literatur – 283

© Springer-Verlag GmbH Deutschland, ein Teil von Springer Nature 2020
W. Laube, *Sensomotorik und Schmerz*, https://doi.org/10.1007/978-3-662-60512-7_12

Schmerzen stören die Koordination, und mit der Atrophie bedingen sie Defizite der Kraft. Die Biomechanik leidet, die Belastbarkeit fällt, und Schmerzen werden gefördert. Intensive Belastungen steigern die Belastbarkeit bis zu 20 %, und Inaktivität mindern sie schnell bis 40 %. Bei Arthrosen, Schmerzsyndromen und der Sturzgefahr spielt die Kraft eine Rolle.

Untrainierte und Schmerzpatienten haben eine reduzierte anabole Kapazität. Die Stimulation, das Ansprechen der Gewebe und folglich die Trainierbarkeit sind eingeschränkt. Das Therapiedenkschema muss dies implementieren.

Die Kraft ist bei einem Trainingsmindestumfang von 8–12 Wochen mit 2–3 Trainingseinheiten(TE)/Woche immer mit der Schmerzminderung verbunden. Isometrie ist jederzeit zumutbar. Generell scheint die Intensität gegenüber der Kontraktionsform vorrangig zu sein. Der Krafteffekt ist größer als ein alleiniges koordinatives Ziel. Kraft ist eine wesentliche Komponente zur Prävention und Linderung muskuloskeletaler als auch neurologisch bedingter Schmerzen.

12.1 Schmerz, Kraft, Trainingsintensität und Anstrengungsempfinden

Im Gegensatz zur Generierung der Kinästhesie, zur Regulation der Bewegungen und auch der Logistikfunktionen ist das Afferenzmuster für das Anstrengungsempfinden ohne gravierende Bedeutung. Es entsteht in direkter Beziehung zur Gehirnaktivität für die bewusste Wahrnehmung des „common drive" zur Skelett- und Atemmuskulatur (Marcora 2009). Die relevanten Hirnstrukturen hierfür sind der cinguläre und der Inselcortex in Zusammenarbeit mit der endogenen Schmerzkontrolle. Aus dieser Interaktion resultieren auch Entscheidungen. Deshalb ist im Training eine Differenzierung zwischen dem Anstrengungs- und dem Diskomfortempfinden sinnvoll (Steele 2014).

Die Trainingsbelastung bis zur Erschöpfung sichert die volle Aktivierung der Motoneuronenpools der myofaszialen Ketten, was offensichtlich für die Optimierung sowohl der neuronalen als auch der muskulären Adaptationen ein hoch wichtiger Faktor ist. Intensives und moderates (1 Set/Wo. mit 80 % bzw. 50 % MVC/Wdh. bis zur Erschöpfung) Krafttraining der Rückenstrecker erhöht identisch die maximale willkürliche isometrische Kontraktionskraft (MVC). Die höhere Belastungsdauer bei moderater Intensität geht aber mit einer höheren Anstrengungs- und Diskomfortempfindung parallel. Diese Parameter werden auch als hilfreich angesehen, um unter Gesunden Risikopersonen für den LBP zu erkennen (Fisher et al. 2017, 2018).

> Das Anstrengungsempfinden (Borg-Skala) basiert nicht auf Reafferenzen, sondern ist primär ein Ergebnis der Gehirnaktivität zum Bewusstwerden der generierten Muskelaktivierungen.

12.2 Schmerz, Kraft und Muskelverletzungen

Das Kraftdefizit bei verzögert auftretenden Muskelschmerzen infolge von Muskelfasermikrotraumen durch ekzentrische Belastungen (Muskelkater, „exercise-induced muscle damage", „delayed muscle soreness") und die begleitende Entzündung können ohne Weiteres als ein Modell für die Störung des sensomotorischen Ansteuerungsprogramms durch noziceptive myofasziale Afferenzen angesehen werden. Die Schmerzen werden durch C-Faserafferenzen vermittelt (Kennedy et al. 2015). Die für die Regulation der Haltung und Bewegung hoch wichtigen Afferenzen der Muskelspindeln und Golgi-Apparate bleiben bei dieser Schmerzsituation aber unbeeinflusst (Gregory et al. 2002, 2004). Diese belastungsbedingten nicht chronischen myofaszialen Schmerzen wie auch experimentell hervorgerufene Muskelschmerzen beeinträchtigen die Rekrutierung und im Gegensatz zur schmerzfreien Situation auch die Rekrutierungsordnung (Tucker et al. 2009). Die Schmerzen mindern die Entladungsraten der motorischen Einheiten (MU's), und die ermüdungsbedingte kompensatorische Neurekrutierung von MUs erfolgt im großen Ausmaß nicht nach der Rekrutierungsordnung (Tucker und Hodges 2009; Tucker et al. 2009).

> Myofasziale Schmerzen verändern den Modus der Rekrutierung, also die intramuskuläre Koordination. Damit verbunden entsteht ein Kraftdefizit. Beide Faktoren beeinflussen die Biomechanik der Bewegungen mit nachteiligen Folgen für die Belastbarkeit der Gelenkketten.

12.3 Schmerz, Kraft und Knorpelschaden als Start der Osteoarthrose

Es ist gut bekannt, dass nach einer Ruptur und Rekonstruktion des vorderen Kreuzbandes der M. quadriceps femoris einer funktionellen Teilparese unterliegt. Die Quadrizepsfunktion bleibt hinsichtlich der Kraft meistens mehr oder weniger defizitär. Ein Ausgleich kann aber je nach Schwere der Teilparese durch sehr intensives Training erreicht werden. Insbesondere sind und bleiben aber die Schnellkraft- bzw. Schnelligkeitsleistung (Startkraft: Kraft 50 ms nach Kontraktionsbeginn; Explosivkraft: Kraftanstieg; Schnellkraft: Integral der Kraftkurve bis zur F_{max}) eingeschränkt. Die Biomechanik der unteren Extremität ist beeinträchtigt, und innerhalb von ca. 10–15 Jahren entwickelt sich mit den vergesellschafteten Schmerzen eine sekundäre Osteoarthrose. Nun stellt sich die Frage, wann der Arthroseprozess startet und welchen Einfluss die kontraktile Muskelfunktion hat. Hierfür gilt es, u. a. nach der Wechselwirkung zwischen Muskelschwäche und Knorpelschädigungen zu fahnden, indem eine Verbindung zur Knorpelinfrastruktur geprüft wird. Aus dem MRI kann ein Marker für den Proteoglykan-Gehalt berechnet werden (T_{1p}-Relaxation), der hochgradig direkt proportional den Verlust anzeigt (Akella et al. 2001). Die Proteoglykane sind nach dem Kollagen mit einem Anteil von ca. 60 % ein Hauptbestandteil der Knorpelmatrix und verantworten die Elastizität, den Wassergehalt und die Belastbarkeit des Gewebes. Die Dichte der Proteoglykane in den gewichtsbelasteten Bereichen des medialen und lateralen Femurkondylus wurde sechs Monate nach 27 VKB-Rekonstruktionen berechnet (Pietrosimone et al. 2018). Allerdings mit einem geringen Bestimmtheitsmaß ergab sich eine signifikante negative Beziehung zur Kraft des Quadrizeps. Demnach könnte das Kraftdefizit ein Marker bzw. Hinweis für den Verlust an Proteoglykanen im Knorpelgewebe sein und damit ein Hinweis für die Disposition zum Start des Arthroseprozesses. Die wenig enge Beziehung zur Kraft weist aber auf weitere Faktoren hin, die mit dem Kraftdefizit und der Biomechanik verbunden sein können. Der Arthrosestart beginnt nach der VKB-Verletzung offensichtlich sehr frühzeitig. Aus dem Zusammenhang zwischen der Gehgeschwindigkeit sechs und zwölf Monate nach der Rekonstruktion und dem Proteoglykan-Gehalt nach zwölf Monaten kann angenommen werden, dass geringere Geschwindigkeiten höhere Verluste dieses Bestandteils der extrazellulären Knorpelmatrix im Bereich des medialen femoralen Condylus anzeigen (Pfeiffer et al. 2018).

Die Quadrizepskraft bestimmt wesentlich die Gehgeschwindigkeit, die physische Funktions- und Leistungsfähigkeit (Neogi 2013) und neben den funktionellen Behinderungen auch die Schmerzen (Harrison 2004). Auch das nicht verletzungsbedingt vorliegende Kraftdefizit muss somit als ein Risikomerkmal für die Entwicklung der Schmerzen, der Bewegungseinschränkungen und der ADL-Behinderungen bei einer Gonarthrose angesehen werden. Auf die röntgenologisch auffindbaren Veränderungen hat es offensichtlich aber keinen signifikanten Einfluss (Segal und Glass 2011).

> Kraftdefizite ergeben sich entweder durch eine physische Inaktivität, oder sie sind pathophysiologische Folgen von Verletzungen wie u. a. der VKB-Ruptur. Die Erhaltung einer gesunden Knorpelstruktur benötigt offensichtlich neben der Koordination auch eine gute Kraftfähigkeit der Muskeln. Dabei darf angenommen werden, dass insbesondere die Schnelligkeit bzw. die Schnellkraft wichtige Faktoren sind.

In einer Gruppe von 297 Personen zwischen 50–79 Jahren ist bisheriges systematisches intensives physisches Training mit einer verminderten Rate eines retropatellären Volumenverlustes des Knorpelgewebes und mit einem Trend zur Minderung von Knorpeldefekten in den folgenden zwei kontrollierten Jahren verbunden. Diejenigen 192 Personen, die zu Beginn der Kontrollphase keine Knorpeldefekte aufwiesen, reduzierten mit der Fortführung des intensiven Trainings den jährlichen Volumenverlust und minderten im Trend ($p=0{,}08$) das Auftreten von Defekten. Zeigten sich aber zu Beginn des zweijährigen Follow-up bereits Knorpelschädigungen, dann hatten intensive Belastungen keinen Einfluss auf die Volumenänderungen und die Progression der Defekte (Teichtahl et al. 2009). Diese Ergebnisse belegen,
1. dass das Knorpelgewebe offensichtlich intensives Training benötigt, um eine gesunde Struktur zu erhalten,
2. dass es darauf ankommt, primär präventiv den Start des Arthroseprozesses mittels langfristigem Krafttraining zu verhindern,
3. dass Krafttraining nach dem Arthrosebeginn offensichtlich für das Knorpelgewebe weniger effektiv ist und
4. dass die Reduzierung vorliegender Schmerzen zum einen durch die aktivitätsbedingte Verbesserung der Funktion der Schmerzhemmmechanismen und zum anderen durch die verbesserte Muskelfunktion (Koordination, Kraft) zur Stabilisation und Bewegung des Gelenkes und zur effektiven Regeneration (Ausdauer) erreicht werden muss.

> Präventive Adaptationen des Knorpels sind nur sehr langfristig zu erreichen, und bei vorhandenen Vorschädigungen reagiert der Knorpel auf ein Training möglicherweise weniger effektiv.
> Es muss postuliert werden, dass ein Knorpelschaden (Stadium I–II und noch ausgeprägter III) zugleich eine geminderte Regenerationsfähigkeit anzeigt.

So verursacht bei untrainierten Frauen zwischen 45–55 Jahre ein dreimonatiges Ausdauer- oder Krafttraining keine Veränderungen der patellären und femorotibialen Knorpeldicke und des Volumens des subchondralen Knochens (Cotofana et al. 2010). Dieser Zeitraum ist allerdings auch sehr gering, um solche Veränderungen hervorzurufen. Hinzu kommt, dass bei den sehr langfristig Untrainierten, also bei Dekonditionierten, zugleich die Kapazitäten der anabolen Regulationen gering sind und eines Aufbaus bedürfen.

> Die sogenannte primäre Arthrose wird zwar im mittleren und bevorzugt im späteren Lebensabschnitt klinisch relevant, aber es ist wahrscheinlich keine Erkrankung dieser Altersabschnitte, sondern der davorliegenden. Deshalb sind Arthrosen im Alter charakteristisch, aber nicht spezifisch.

Der Start erfolgt frühzeitig in der Lebensspanne, und der Verlauf geht zunächst über lange Zeiträume ohne klar und relevant der Arthrose zuzuordnende klinische Zeichen einher. Über disponierende Risiko- bzw. präventive Faktoren im Jugend- und frühen Erwachsenenalter gibt es sehr wenige Untersuchungen. Sie wurden von Antony et al. (2016) zusammengetragen.

> Unabhängige disponierende Faktoren für Knieschmerzen und eine spätere Osteoarthrose sind die Adipositas, aber auch schon das Übergewicht in der Kindheit und Jugend. So entwickeln körperlich inaktive Kinder häufiger eine Arthrose im späteren Leben. Vordere Knieschmerzen in der Adoleszenz disponieren für eine patellofemorale Osteoarthrose im 5. Lebensjahrzehnt.

Für die männliche Population belegt eine Kohortenstudie über 25 Jahre (Antony et al. 2015), dass Übergewicht im Kindesalter, in aller Regel mit ungenügender körperlicher Aktivität vergesellschaftet, mit statistischer Sicherheit zu Knieschmerzen u. a. beim Gehen und zu Gelenkdysfunktionen und zur Gelenksteifigkeit (Western Ontario and McMaster Universities Osteoarthritis Index, WOMAC) im Erwachsenenalter führt. Das Übergewicht im Erwachsenenalter war nicht primär dafür verantwortlich, sondern erhöhte das Risiko für die Prävalenz von Schmerzen in einem nicht belastbaren und bereits vorgeschädigten Gelenk.

Ergebnisse zur präventiven Wirksamkeit einer intensiven sportlichen Aktivität sind nicht einheitlich, aber sie wird als vorteilhaft angesehen. So sorgen umfängliche physische Belastungen und Leistungen während der Kindheit für gut funktionsfähige und belastbare Gelenk- und Knorpelstrukturen. Dies gilt auch noch für das frühe Erwachsenenalter.

> Die sogenannte primäre Osteoarthrose mit dem spätestens im mittleren und essenziell im späten Stadium zugehörigen Schmerzsyndrom ist eher eine Erkrankung der Kindheit, Jugend und des frühen Erwachsenenalters, da hier die Knorpelentwicklung stattfindet und die mechanischen Grundlagen der Belastbarkeit gelegt werden. Eine trainingsbedingte Strukturerhaltung in den nachfolgenden Lebensabschnitten ist erforderlich.

Hoch intensive Belastungen insbesondere in „Stop-and-Go-Sportarten" können in diesem frühen Lebensabschnitt aber die Grundlage für eine sekundäre, durch wiederholte Mikrotraumen verursachte, Arthrose legen.

Die Bindegewebestrukturen benötigen wiederholte mechanische Belastungen, worauf sie vermittelt durch die Mechanotransduktion ihrer Zellen anabole Prozesse aktivieren. Die resultierenden Adaptionen sorgen für veränderte mechanische Eigenschaften mit gesteigerter Belastbarkeit von 5–20 %. Im Gegensatz dazu verursacht die kontraktile Inaktivität ausgeprägte Struktur- und Funktionsverluste mit entsprechend reduzierter Belastbarkeit von bis zu 30–40 % innerhalb weniger Wochen (Kjaer et al. 2015).

> Es darf mit ausreichender Wahrscheinlichkeit angenommen werden, dass das Knorpelgewebe wie auch die Faszien und Sehnen für eine aktuell gesunde Struktur und Funktion und auch in den späteren Lebensabschnitten auf die Adaptationen im Kindes- und Jugendalter angewiesen sind. Hierfür sind wiederholt intensive bis sehr intensive Belastungen bis in den maximalen Beanspruchungsbereich erforderlich. Dies schließt aber auch eine immerwährende erhaltende physische Aktivität ein.

12.4 Schmerz, Kraft und Osteoarthrose

Die Arthrosen des Knie- und Hüftgelenkes gehen sicher mit Kraft- und Leistungsdefiziten der Hüft- und Kniegelenkmuskulatur einher, was die Atrophie auch klinisch ausdrückt. In aller Regel ist auch die Körperstammmuskulatur beteiligt. Die beeinträchtigten schnellkräftigen Muskelleistungen, die auch von der Maximalkraft abhängig sind, verhindern die erforderlichen muskulären Kompensationen bei Störungen des Gleichgewichts und verursachen letztendlich Sturzgefährdung. Ein entsprechendes Training erscheint indikationsgerecht. Es zeigen sich aber für das Training dieser Beanspruchungsformen keine durchgängig einheitlichen Ergebnisse, aber alles spricht für ein Training der Kraft und Schnelligkeit.

Für den Beitrag der Quadrizepskraft zur Entwicklung einer primären oder auch sekundären Osteoarthrose (OA) gibt es Ergebnisse (vgl. ▶ Abschn. 12.3), aber eine eindeutige Klärung steht dennoch aus. Es liegen begründete Daten vor, die die Quadrizepsschwäche mit dem radiographischen Vorhandensein einer primären OA verbinden. Aber wie die Kraft mit dem Start der Knorpelschädigung und Progression verbunden ist, wird widersprüchlich diskutiert (Segal und Glass 2011; Alnahdi et al. 2012; Bennell et al. 2013; Bastick et al. 2015).

Trainieren jeweils 50 Patienten mit Coxarthrose und älter als 60 Jahre ohne OP-Indikation vier Monate unter physiotherapeutischer Supervision mäßig intensiv mit progressiv steigenden Kraft- oder Ausdauerbelastungen (Nordic Walking) bzw. allein zu Hause, dann konnte eine Intention-to-Treat-Analyse (Bieler et al. 2018) keine Wirksamkeitsunterschiede für die isometrische Kraft der Hüft- und Kniegelenkmuskulatur wie auch für die Muskelleistung des M. quadriceps femoris direkt und zwölf Monate nach dem Training zwischen den Gruppen finden. Entsprechend zogen die Autoren die Schlussfolgerung, dass Kraft und Muskelleistung für die Behinderung weniger bedeutsam sein sollen. Auch wenn optimal dosierbares Training bei gesunden 70-jährigen Männern und Frauen nach sechs Monaten (Häkkinen et al. 1998) erhebliche Verbesserungen der maximalen bilateralen Kraft des M. quadriceps femoris, des Kraftanstiegs, der Sprunghöhe des Hocksprungs und des Quadrizepsquerschnitts hervorruft, muss ein nur viermonatiges Training bei Coxarthrosepatienten diesen Effekt noch nicht zeigen. Zu beachten ist auch, dass bei Häkkinen et al. insbesondere die Wirkung auf den Kraftanstieg, also die Explosiv- und Schnellkraft, bei den 70-jährigen beiden Geschlechts sehr verzögert und nach vier Monaten noch ohne Signifikanz war. Die Dosierung bei den Coxarthrosepatienten war offensichtlich zu gering, der Zeitraum zu kurz und der Dekonditionierungszustand zu ausgeprägt, um einen sicheren Effekt auslösen zu können (vgl. ▶ Abschn. 10.6).

> Diese Ergebnisse belegen einerseits eine gute Trainierbarkeit alter gesunder Menschen. Andererseits lassen sie aber für Osteoarthrose- und sicher generell für Patienten mit chronisch degenerativen Erkrankungen die Frage offen: Mit welchen Therapieinhalten, mit welchem Zeitbedarf und welchen Dosierungen lassen sich die Ziele Reduzierung der Kraftdefizite und Reduzierung der Schmerzen erreichen?

Hierfür ist es essenziell, die Trainingsinhalte diffizil anzugeben, denn für Patienten wie für Gesunde gelten folgende Grundsätze:
1. Jede Adaptation ist funktions- und damit trainingsspezifisch.
2. Die Dosierung muss den Adaptationszielen entsprechen.
3. Der aktuelle Schmerz- und Konditionierungszustand entscheidet über den Zeitbedarf der Trainingsintervention.
4. Patienten benötigen deutlich längere Zeiträume für die angestrebten Adaptationen und eine nachhaltige Schmerzlinderung.

Psychologisch bedingt mindern die Schmerzen oder deren Erwartung, eine reduzierte Belastbarkeit und Belastungsverträglichkeit und in der Folge stehend die Adhärenz für das Training die notwendigen Therapiebelastungen und die bisherige Inaktivität hat auch die Kapazität der erforderlichen anabolen Systeme abgebaut.

> Untrainierte und erst recht krankheitsbedingt dekonditionierte Personen mit

ihrer krankheitsspezifischen Pathomorphologie und -physiologie besitzen eine wesentlich reduzierte Kapazität der globalen und lokalen anabolen Hormonsysteme. Die belastungsbedingte Stimulationsfähigkeit der anabolen Systeme ist minimiert, und dies gilt auch für die Ansprechbarkeit der Gewebe. Die Trainierbarkeit ist somit eingeschränkt und muss erst erneut aufgebaut werden. In die therapeutischen Denk-, Handlungs- und Beratungsschemata muss eingeführt werden, dass auch die Strukturen der anabolen Systeme atrophieren und an Funktion verlieren und nicht „nur" die üblich betrachteten Merkmale Koordination, Kraft, Schnellkraft und Ausdauer. Deren Wiederaufbau ist selbst bei optimaler Dosierbarkeit von der anabolen Situation abhängig.

Die anabolen Systeme sind für die Vermittlung zwischen der Beanspruchung und den adaptiven Gewebereaktionen zwingend erforderlich. Sie transformieren die belastungsbedingt gestörte Homöostase in adäquate Struktur- und Funktionsverbesserungen, um eine erneute Beanspruchung mit geringerer Störung beantworten zu können. Das entspricht der Adaptation.

So müssten idealerweise alle Trainingsstudien auch parallel den Zustand der anabolen Systeme charakterisieren, um die Effekte korrekter bewerten zu können. Leider ist dies bisher kein Bestandteil der diagnostischen Palette experimenteller aktiver Therapieinterventionen.

Wird die Wirksamkeit des alleinigen Krafttrainings des M. quadriceps femoris bei im Mittel 56- bis 69-jährigen Gonarthrosepatientinnen analysiert und neben der Akzentuierung auf die Quadrizepskraft besonderer Wert auf die Beschreibung des Programms gelegt (Kus und Yeldan 2018), dann waren von 1128 Artikeln nur 10 zur Analyse mit moderater bis hoher Nachweisqualität geeignet. Keines der verschiedenen Kraftprogramme für den Quadrizeps mit intensiven („high resistance"), gering intensiven („low resistance"), isometrischen oder konzentrisch-ekzentrischen isokinetischen Belastungen zeigte sich grundsätzlich überlegen. Alle waren aber wirksamer als sogenanntes propriozeptives, also sensomotorisches Lerntraining. Unter den genannten Belastungsformen gab es nur einen Vorteil der konzentrisch-ekzentrischen gegenüber der isometrischen Belastung. Die Schmerzen, diagnostiziert mittels verschiedener Outcome-Merkmale wie WOMAC Pain and Function und VAS in Ruhe oder auch unter Bewegung, konnten unterschiedlich ausgeprägt, aber stets signifikant durch alle Krafttrainingsregimes im Verlauf und/oder gegenüber den Kontrollgruppen gemindert werden. Des Weiteren ergaben sich Verbesserungen physischer Leistungsmerkmale wie der Kraft, der Gehgeschwindigkeit im Terrain, über 10 m oder 25 m, wie dem Aufstehen, im TUG-Test und beim Treppensteigen. Für die Quadrizepskraft ergaben sich aber auch uneinheitlich Ergebnisse. Es kann auch die elektrische Muskelstimulation für die Kraft und den Schmerz vergleichbare Ergebnisse erzielen, oder sie hat nicht auf die Kraft, aber auf den Schmerz einen zusätzlichen Effekt. Einzig überlegen für das Ergebnis Kraft erwies sich eine Elektromyostimulation in Kombination mit Willkürkontraktionen (KOTS). Diese Interventionsform generierte einen höheren Zuwachs als nur willkürliches progressives Krafttraining. Dieses Ergebnis spricht für eine ungenügend intensive willkürliche Aktivierung des Muskels während der Kraftprogramme einmal, weil erstens die Gonarthrose mit einem Aktivierungsdefizit verbunden ist und weil zweitens das Anstrengungsempfinden die Entwicklung einer notwendigen intensiven Muskelermüdung mindert. Gegenüber dem alleinigen isokinetischen Krafttraining haben die Diathermie, die TENS und der Ultraschall eine potenzierende positive Wirkung.

> **Die verschiedenen Programme für die Muskelkraft sind immer mit einer Reduzierung der Schmerzen und der Verbesserung der Funktion vergesellschaftet.**
> **Trotz einer noch geringen Untersuchungsbasis zum Krafttraining leiten Kus und Yeldan (2018) für die Generierung signifikanter Ergebnisse einen Mindestbedarf bei supervidiertem Training von acht Wochen mit drei Einheiten pro Woche und selbständigem Training („home-based") von zwölf Wochen mit fünf Einheiten pro Woche ab.**

Für eine gute sensomotorische posturale Kompensationsfähigkeit zur Verhinderung von Stürzen ist u. a das sehr schnelle Zurverfügungstellen von Kraft notwendig. Hierfür sind die Schnellkraft, eine akzentuiert kraftorientierte Leistung, und die Schnelligkeit, eine akzentuiert koordinative Leistung, das Nonplusultra. Das Training dieser Leistungsformen ist somit eine wichtige Komponente für stets ausreichend stabile ADL-Funktionen im fortschreitenden Alter und erst recht bei Osteoarthrosen. Das Gehen ist eine Basissensomotorik, die bei Gonarthrose neben den Schmerzen wesentlich verändert ist und die Behinderung ausmacht. Ein Krafttraining des M. quadriceps femoris von zwölf Wochen steigert dessen Kraft. Es hat aber auf die positive Kraftspitze beim Gehen keinen Einfluss wie auch nicht auf die positive Muskelarbeit und -leistung und die Kompressionskräfte. Das Training wirkt sich auf die maximale negative Quadrizepsleistung, also die Bremsleistung in der frühen Standphase aus. Sie kann um 36 % ansteigen, was aber auch von einer höheren Gehgeschwindigkeit hervorgerufen sein kann. Die Trainingsgruppe verbesserte neben der Kraft auch die Schmerzsituation (DeVita et al. 2018).

Ein schnelligkeitsorientiertes Training ohne und mit Anforderungen an die Balance ist für 68-jährige Gonarthrosepatienten nicht nur zumutbar, sondern wird auch mit einer sehr hohen Adhärenz und Zufriedenheit angenommen. Eine signifikante Linderung der Knieschmerzen, eine Besserung der Gelenkfunktion und der Mobilität können nach acht Wochen erreicht werden. Die Effekte im Sinne der Sturzprophylaxe gilt es weiter zu untersuchen (Pazit et al. 2018). Es muss immer beachtet werden, dass eine sensomotorische Leistung aus mehreren wichtigen Komponenten besteht und es Interaktionen zwischen den Funktions- und Leistungsmerkmalen gibt. So ist eben die Kraft auch eine koordinative Leistung, und sie benötigt zugleich für die energetische Absicherung eine aerobe Grundlage. Prinzipiell kann bei hoher Dekonditionierung somit auch jede einzelne Trainingsform für sich zunächst bereits positive Effekte auslösen. Bei ausreichendem Konditionierungszustand dürfte dies nicht mehr zutreffen.

> **Am Fallrisiko beteiligen sich bei physiologischer altersgerechter mentaler Leistungsfähigkeit die absolute Kraft, die Schnelligkeit und Schnellkraft sowie auch die aerobe Kapazität.**

Auf die Balancefähigkeit von Gonarthrosepatienten haben Kraft- und aerobes Training wie auch Tai Chi, ein Koordinationstraining im Stehen mit hoher Konzentration auf relativ einfache, die posturalen Regulationen und die Bewegungsrhythmik ansprechende Bewegungen signifikant positive Wirkungen. Auch die gepoolten Ergebnisse der drei Trainingsformen weisen eine signifikante Reduzierung der Sturzgefährdung aus (Mat et al. 2015).

Frauen haben physiologisch geringere Kraftwerte, und dies kann auch als Disposition für höhere Beanspruchungen von passiven Gelenkstrukturen bei vergleichbaren Belastungen angesehen werden. Entsprechend ist die 12-Monats-Prävalenz von Arthrosen (Fuchs et al. 2017) ab dem 18. Lebensjahr bei Frauen mit 21,8 % gegenüber Männern mit 13,9 % und ab dem 65.

Lebensjahr mit 48,1 % gegenüber 31,2 % deutlich höher. Ob die Muskelkraft bei 18- bis 65-jährigen Frauen einen Einfluss auf die Gesundheit im täglichen Leben hat, ist in der Literatur nicht bearbeitet (Nestler et al. 2017). Zu den Auswirkungen eines Krafttrainings auf die Gesundheit am Arbeitsplatz liegen nur zwölf Arbeiten mit 1365 Untersuchten vor, wobei aber die Interventionen nicht ausschließlich auf die Kraft ausgerichtet waren. Alle Studien belegen selbst bei kurzem und gering intensivem Training Verbesserungen der Kraft und Minderungen der Schmerzen. Im Gegensatz dazu sind die Ergebnisse zum Befinden inkonsistent. Für ein Review zum progressiven Krafttraining vor und nach Gelenkersatz im Hüft- und Kniegelenk (Skoffer et al. 2015) konnten insgesamt sieben qualitativ geringwertige Studien analysiert werden. Sie beschreiben schwache Vorteile eines solchen Trainings für die Kraft und die Funktion vor und oder auch nach einer Hüft-OP. Ein präoperatives Training vor einer Knie-OP erwies sich ohne signifikante Ergebnisse, und die heterogenen Programme nach dieser OP ließen eine Bewertung nicht zu.

12.5 Schmerz, Kraft und Enthesopathie

Rio et al. (2015) analysierten bei Sportlern mit einer Enthesopathie der Patellarsehne die unmittelbare Wirksamkeit von isometrischen und isotonischen Muskelkontraktionen des M. quadriceps femoris auf die Schmerzintensität, die Kraft und die kortikospinale Erregbarkeit. Isometrische Kontraktionen minderten laut VAS-Skala die Schmerzintensität bei einbeinigen Kniebeugen von 7 auf fast 0, die kortikale Erregbarkeit steigerte sich auf das Doppelte, die maximale isometrische Willkürkraft stieg um 18,7 ± 7,8 %, und der Effekt konnte 45 min nach Belastungsende weiterhin nachgewiesen werden. Isotonische Kontraktionen hatten dagegen einen wesentlich geringeren Effekt auf alle Outcome-Parameter. Besonders hervorzuheben ist bei diesem Ergebnis, dass die Schmerzlinderung mit einem erhöhten „common drive" für die maximale Kontraktion verbunden ist. Dies wiederum belegt, dass Schmerzen die muskuläre Aktivierungsfähigkeit reduzieren und zugleich die Biomechanik verändern.

> Isometrische Kontraktionen können als jederzeit zumutbare Interventionen zur Schmerzlinderung eingesetzt werden. Sie reduzieren das schmerzbedingte Defizit der zentralen Muskelaktivierungsfähigkeit.

Ein gleiches Kraftprogramm wurde als Schmerztherapie über vier Wochen bei 20 Athleten durchgeführt. Auch hier zeigte die Isometrie den deutlich besseren Effekt. Bei gleicher Schmerzintensität zu Beginn hatte die Isometrie erneut die größeren unmittelbaren Wirkungen. Der schmerzlindernde Effekt nach der ersten Interventionswoche korrelierte positiv mit den Ergebnissen des Patellar Tendinopathy Questionnaire (Victorian Institute of Sports Assessment, VISA-P) nach den vier Wochen der Anwendung (Rio et al. 2017).

Insgesamt 15 Studien zur Wirksamkeit eines isometrischen (3), ekzentrischen (10) und eines intensiven langsam ausgeführten ekzentrisch-isotonischen Trainings („heavy-slow resistance"; HSR; 2) zur Reduzierung der Schmerzen bei Patellarsehnenenthesopathie und für die Funktion des Kniegelenkes zeigten einen Qualitätsscore von 81,6 % (70–93 %). Die Ergebnisse der isometrischen Interventionen können als eine allgemeine Orientierung für die klinische Praxis und die Ergebnisse der ekzentrischen Interventionen als Orientierung für viele klinische Situationen angesehen werden. Der Einsatz eines intensiven langsam ausgeführten Krafttrainings muss dagegen sehr sorgfältig abgewogen werden. Bei Sportlern erscheint während der Saison ein isometrisches Programm zur kurzzeitigen Schmerzlinderung effektiv zu sein. Dagegen sind wieder die beiden weiteren Interventionsmodi für das Erreichen einer langfristigen Schmerzreduktion und für die Verbesserung der Gelenkfunktion mehr geeignet (Lim und Wong 2018). Somit gibt es „das therapeutische Krafttraining" nicht. Die Wirksamkeit von Krafttrainingsmodi ist abhängig von den kurz- oder langfristigen Zielstellungen.

Drew et al. (2014) favorisieren bei der Enthesopathie der Achillessehne anhand ihrer Literaturanalyse zu strukturellen Antworten auf ekzentrisches Training mehr das intensive konzentrisch-ekzentrische Training („heavy-slow resistance", HSR). Dagegen legten Beyer et al. (2015) Ergebnisse einer randomisierten, kontrollierten Studie vor, die ekzentrisches und HSR-Training auf einer Stufe der Wirksamkeit mit jeweils auch andauernden Effekten sehen. Das ekzentrische und das HSR-Training sorgten nach zwölf Wochen übereinstimmend für eine signifikante Schmerzreduktion, die auch bis zur 52. Woche anhielt. Mit der klinischen Verbesserung konnten auch die Dicke der Sehne und die entzündlich bedingte Neovaskularisation durch beide Modi signifikant zurückgedrängt werden. Die Zufriedenheit der Patienten tendierte bis zur 12. Woche zugunsten des HSR-Trainings, und die Compliance für diese Therapieform war deutlich höher.

Eine Analyse von 32 Studien, welche zwei oder mehrere aktive Therapieprogramme der Enthesopathie der Achilles- und der Patellarsehne und deren Wirkmechanismen untersuchten (Malliaras et al. 2013), lieferte wieder keine überzeugenden Ergebnisse zugunsten des alleinigen ekzentrischen Trainings. Ein ekzentrisch-konzentrisches Training mit Progression zur Ekzentrik für die Achillessehne und HSR-Training für die Patellarsehne zeigten sich dem alleinigen ekzentrischen Training gleichwertig oder überlegen. Der klinische Erfolg war einheitlich geprägt durch sensomotorische Adaptationen, gegeben durch eine verbesserte Kraft und Ausdauer.

> **Diese Ergebnisse sind sehr gut mit der Tatsache vereinbar, dass für die myofaszialen und sensomotorischen Adaptationen auf Krafttraining offensichtlich die Intensität der Beanspruchung den Vorrang gegenüber der Kontraktionsform hat.**

Das ekzentrische Training des Gesunden hat gegenüber der Konzentrik eine hohe Spezifität hinsichtlich der Geschwindigkeit und des Kontraktionsmodus, und die Vorteile für den Zuwachs der Kraft und der Muskelmasse ergeben sich aus den höheren Beanspruchungen (Roig et al. 2009). Bei Patienten wird aber in aller Regel die höhere Beanspruchung durch die Ekzentrik aus klinischen Gründen nicht erreicht. Die externe Kraft muss größer als die maximale isometrische Kraft des Muskels und die Bewegungsgeschwindigkeit muss hoch sein. Aus der Bildgebung konnten an der Achillessehne in der Regel keine Übereinstimmungen von klinischem Erfolg und Bildgebung gefunden werden. Infolge des HSR-Trainings konnten in der Patellarsehne Adaptationen mit u. a. Zeichen eines höheren Kollagenumsatzes sichtbar gemacht werden.

Beim patellofemoralen Schmerz gehört bisher ein Kraftprogramm der Knie- und Hüftmuskulatur zur Therapiestrategie. Wird ein solches Programm über vier Wochen durch ein Koordinationstraining des Rumpfes und der unteren Extremitäten erweitert, kann kein Vorteil für die Funktion und den Schmerz gegenüber dem alleinigen Krafttraining ermittelt werden. Dies kann so auch anhand kinematischer Merkmale und der Kraft beim Step-down-Test eruiert werden (Rabelo et al. 2017).

Beim patellofemoralen Schmerz kann ein auf die Stabilisation gerichtetes kraftorientiertes Training der Rumpf- und Hüftmuskulatur von acht Wochen, gemessen an der ekzentrischen Kraft der glutealen Muskulatur, die Kinematik der Einbein-Kniebeuge in der Frontalebene (ipsilaterale Rumpfinklination, kontralaterale Beckenabsenkung, Hüftadduktion) deutlich verändern (Baldon et al. 2015).

12.6 Schmerz, Kraft und muskuloskelettale Störungen

Das Vorhandensein von arbeitsbedingt chronischen muskuloskelettalen Schmerzen betrifft eine große Palette von Berufen. Sie reicht von Berufen mit ausgeprägter physischer Inaktivität des PC-Arbeitsplatzes bis hin zu jenen mit erheblichen physischen Beanspruchungen im Handwerk. Bevorzugt betreffen die Schmerzen die Region Schulter – HWS – obere Extremität oder den unteren Rücken. Neben dem Schmerz sind die Minderung der Kraft absolut oder in Relation zum berufsbedingten Bedarf und die Minderung der lokalen muskulären Ermüdungsresistenz charakteristisch. Letzteres ist in aller Regel auch mit einer allgemeinen unzureichenden aeroben Kapazität vergesellschaftet.

> Es gilt z. Z. ein Arbeitsplatz mit Krafteinsätzen bis 10 kg als „leicht". Wenn aber der Dekonditionierungszustand eine nur wenig darüber liegende maximal Kraft der myofaszialen Kette ermöglicht, wird aus einem „leichten" ein „schwerer" Arbeitsplatz, ohne es absolut zu sein. Das gesundheitliche Problem resultiert dann weniger bis gar nicht aus der beruflichen Anforderung, sondern vielmehr vorrangig aus der ungenügenden selbstverantworteten Erhaltung der physischen Leistungsfähigkeit. Dieses Missverhältnis liegt wahrscheinlich überhäufig vor.

Die Therapieansätze schließen Krafttraining der oberen Körperregion und/oder ergonomisches Training und Beratung ein. Letzteres hat die Komponenten sensomotorisches Lernen von sogenannten „gelenkschonenden" und „energetisch vorteilhaften" Haltungen und Bewegungen sowie unterstützende Arbeitsplatzgestaltung. Aber auch das Erfüllen dieser Komponenten benötigt für die volle gesundheitliche Wirksamkeit eine ausreichende Kraft und eine allgemeine wie lokale Ermüdungsresistenz (Ausdauer) der Muskulatur. Auch bei adäquater Ergonomie führt der wiederholte Krafteinsatz jeweils im oberen Leistungslimit zur vorzeitigen Ermüdung, und diese führt wiederum zur qualitativ geminderten Bewegungskoordination mit negativer Auswirkung auf die Gelenkmechanik. PC-Arbeitsplätze ohne physische Kompensation durch Training mindern über die Atrophie aller Gewebe die Funktionsfähigkeit und die Belastbarkeit der Personen.

> Eine effektive Bewegungsqualität und eine ausreichende Kraft bedingen sich gegenseitig. Der gesundheitliche Effekt der Kraftverbesserung ist aber größer als die alleinige koordinative Zielrichtung eines ergonomischen Trainings mit berufsspezifischen Schwerpunkten, Anleitungen und Schulungen.

Führen absolut vorrangig im Stehen tätige Personen mit sowohl koordinativen als auch hohen kraftorientierten Berufsanforderungen an die oberen Extremitäten mit einer Adhärenz von 81 % am Arbeitsplatz über zehn Wochen dreimal pro Woche jeweils nur für 10 min ein Krafttraining der Schulter-, Arm- und Handmuskulatur aus, steigern sie in Relation zum Ergonomietraining den MVC-Wert und die Ermüdungsresistenz (Zeit bis Abfall der MVC-Wertes auf 50 %) des maximalen Handgriffes. Vor allem reduzieren sich klinisch relevant mit den Leistungsverbesserungen auch die Schmerzen im Hand-Handgelenk-Bereich um 41 % (VAS, $p=0{,}05$), und die Selbsteinschätzung des Gesundheitszustandes steigt (Sundstrup et al. 2016). Besonders hervorzuheben ist, dass die Ermüdungsresistenz(zeit) um sogar 97 % ($p=0{,}0001$) erhöht wurde und vor der Schmerzreduktion das hervorstechende Outcome-Ergebnis war. Die Ermüdungsresistenz steht zugleich für die Belastbarkeit. Diese ausgeprägte Verbesserung lässt mehrere Schlussfolgerungen zu:

1. Das Krafttraining verursachte jeweils die kontraktile Erschöpfung auch der schmerzenden Hand-Handgelenk-Muskulatur und trainierte somit spezifisch auch die Ermüdungsresistenz.
2. Personen auch mit hohen kraftorientierten Anforderungen werden und sind arbeitsbedingt nicht ausreichend für ihre Tätigkeit trainiert und entwickeln auch deshalb Schmerzsyndrome.
3. Der hohe Zuwachs der Ermüdungsresistenz spricht für einen hohen Dekonditionierungszustand bei scheinbar durch die Arbeit trainierten Personen, denn nach dem Ausgangswertgesetz von Wilder (1931) sind die zunächst erreichbaren Fortschritte desto größer, je geringer der Ausgangszustand ist.
4. Die sehr geringe, der geforderten beruflichen Belastung nicht entsprechende Funktions- und Leistungsfähigkeit steht gemeinsam mit der Schmerzsymptomatik für eine geminderte Belastbarkeit und Belastungsverträglichkeit. Letztere sind Ursachen einer chronischen Fehl- und Überbelastung und bedingen und unterhalten ein Schmerzsyndrom.
5. Die über die Kraft auch reduzierten Schmerzen sind eine Komponente der länger ausführbaren Kontraktionen, denn Muskelaktivität wirkt durch die nur unter Kontraktion produzierten Myokine antiinflammatorisch (vgl. ▶ Kap. 6 und 7; Mathur und Pedersen 2008; Brandt und Pedersen 2010).

Büroangestellte realisierten am Arbeitsplatz bei einer Ausfallrate von 30 % über ein Jahr ein einstündiges betreutes individualisiertes Training pro Woche (IPET-Training, Sjøgaard et al. 2014), und für die Freizeit wurde für sechs Tage pro Woche ein 30-minütiges mäßig intensives Training empfohlen. Die Individualisierung basierte auf den aktuellen Kraftwerten, auf der Gleichgewichtsfähigkeit, der Stabilität des Körperstamms und der Schulter-Nacken-Region und auf den Schmerzen in verschiedenen Körperregionen. Zudem wurden Toleranzgrenzen für jeden Trainingsinhalt festgelegt. Die Intention-to-Treat-Analyse (n = 193; Dalager et al. 2017) zur Kontrollgruppe (n = 194, ohne Intervention, üblicher Lebensstil) belegt zwar eine Verbesserung der Kraft, aber keine des muskuloskeletalen Schmerzes in allen betrachteten Körperregionen (unterer, oberer Rücken, HWS, Schultern laut Nordic Musculoskeletal Questionnaire). Anders die Per-Protocol Analyse (Training: n = 89, Kontrolle: n = 194): Diejenigen Trainierenden mit einer Adhärenz von mindestens 70 % reagierten in den letzten drei Monaten des Zeitraumes zur Kontrollgruppe mit einer klinisch relevanten stärkeren Reduktion der Nackenschmerzen und jene dieser Gruppe, die zum Studienbeginn Schmerzfälle waren, mit einer Reduktion im Nacken- und auch im Schulterbereich. Die Veränderungen der Schmerzen waren interindividuell sehr variabel. Die muskuloskeletalen Schmerzen reduzierten sich aber nicht nur in der Trainings-, sondern in verschiedenen Regionen auch in der Kontrollgruppe. Die Teilnehmer der Kontrollgruppe hatten auch von sich aus die physischen Freizeitaktivitäten erhöht. Die Autoren schätzen ein, dass die Trainingsintensitäten für eine klarere Wirkung auf die Schmerzsituation zu gering waren. Dies betätigt den Bedarf hoher Intensitäten oder einer ausgeprägten Ermüdung nicht nur für den Kraftzuwachs, sondern eben auch für die Reduzierung der Schmerzen.

> Ohne intensive Anstrengung keine aktive Schmerztherapie.

Führen Personen mit Büro- und PC-Arbeit, Zahnärzte, Industrietechniker, Personen des Reinigungsservice, Mitarbeiter im Gesundheitswesen, Bauarbeiter und Piloten das benannte arbeitsbegleitende IPET-Training über 10–52 Wochen durch, so profitiert signifikant und klinisch relevant der Gesundheitszustand.

Die bevorzugten Regionen der Schmerzlinderung sind von der Berufsgruppe abhängig. Die Schmerzreduktion geht parallel mit Verbesserungen der Kraft, aber auch mit der beruflichen Produktivität. Wie zu erwarten, stellt sich heraus, dass diese positiven Effekte auf ein effektives, von einem Sportwissenschaftler erarbeitetes und kontrolliertes Programm angewiesen sind (Sjøgaard et al. 2016).

Bei chronischen Nackenschmerzen führen intensive isometrische Belastungen des Schultergürtels und der oberen Extremitäten über zwölf Monate zu einer deutlichen Verbesserung der Lebensqualität (Generic 15D Questionnaire; Salo et al. 2010).

Eine Verbesserung der isometrischen Extensionskraft des unteren Rückens durch dynamisches Training im intensiven oder auch moderaten Belastungsbereich führt spezifisch natürlich zur Erhöhung der Fähigkeit, heben zu können. Sie beeinflusst auch unspezifisch die Balancefähigkeit beim Gehen, denn die Variabilität des Gangmusters und die Disability beim LBP korrelieren mit dem Konditionierungszustand der LWS-Muskulatur. Eine Wirkung auf die Bandscheibenhöhe hat die antrainierte Kraft nicht, aber auf die Schmerzen beim CLBP (Steele et al. 2014; Steele et al. 2017).

> Krafttraining ist eine wesentliche Komponente zur Prävention und Linderung muskuloskelettaler Schmerzen.

12.7 Schmerz, Kraft und neurologische Störungen

Menschen mit Paraplegie (T5-T12) und Schulterschmerzen während der ADL-Aktivitäten reagieren auf ein alternierendes Kraft- und schnelligkeitsorientiertes Training der Arme über vier Monate erwartungsgemäß mit einer 39- bis 60 %-igen Verbesserung der MVC bei verschiedenen Tests, mit einem Anstieg der Sauerstoffaufnahme von 10 % bei der Handkurbelergometrie und der anaeroben Leistung von 9 % im 30-sekündigen Wingate Anaerobic Test. Das subjektiv wichtigste Ergebnis für die Lebensqualität und die täglichen Aktivitäten war eine Reduzierung der Schmerzintensität nach dem Wheelchair Users Shoulder Pain Index von $31,9 \pm 24,8$ auf $5,7 \pm 5,9$, wobei bei drei der sieben Personen eine vollständige Schmerzremission eintrat (Nash et al. 2007).

> Krafttraining ist auch bei neurologischen Patienten eine wichtige schmerzlindernde Therapieintervention.

Literatur

Akella SV, Regatte RR, Gougoutas AJ, Borthakur A, Shapiro EM, Kneeland JB, Leigh JS, Reddy R (2001) Proteoglycan-induced changes in T1rho-relaxation of articular cartilage at 4T. Magn Reson Med 46(3):419–423

Alnahdi AH, Zeni JA, Snyder-Mackler L (2012) Muscle impairments in patients with knee osteoarthritis. Sports Health 4:284–292

Antony B, Jones G, Venn A, Cicuttini F, March L, Blizzard L, Dwyer T, Cross M, Ding C (2015) Association between childhood overweight measures and adulthood knee pain, stiffness and dysfunction: a 25-year cohort study. Ann Rheum Dis 74(4):711–717. ▶ https://doi.org/10.1136/annrheumdis-2013-204161 (Epub 17 Dec. 2013)

Antony B, Jones G, Jin X, Ding C (2016) Do early life factors affect the development of knee osteoarthritis in later life: a narrative review. Arthritis Res Ther 18(1):202. ▶ https://doi.org/10.1186/s13075-016-1104-0

Baldon Rde M, Piva SR, Scattone Silva R, Serrão FV (2015) Evaluating eccentric hip torque and trunk endurance as mediators of changes in lower limb and trunk kinematics in response to functional stabilization training in women with patellofemoral pain. Am J Sports Med 43(6):1485–1493. ▶ https://doi.org/10.1177/0363546515574690 (Epub 19 Mar. 2015)

Bastick AN, Belo JN, Runhaar J, Bierma-Zeinstra S (2015) What are the prognostic factors for radiographic progression of knee osteoarthritis? A meta-analysis. Clin Orthop Relat Res 473(9):2969–2989

Bennell KL, Wrigley TV, Hunt MA, Lim B, Hinman RS (2013) Update on the role of muscle in the genesis and management of knee osteoarthritis. Rheum Dis Clin North Am 39(1):145–176

Beyer R, Kongsgaard M, Hougs Kjær B, Øhlenschlæger T, Kjær M, Magnusson SP (2015) Heavy slow resistance versus eccentric training as treatment for Achilles tendinopathy: a randomized controlled trial. Am J Sports Med 43(7):1704–1711. ▶ https://doi.org/10.1177/0363546515584760 (Epub 27 May 2015)

Bieler T, Siersma V, Magnusson SP, Kjaer M, Beyer N (2018) Exercise induced effects on muscle function and range of motion in patients with hip osteoarthritis. Physiother Res Int 23(1). ▶ https://doi.org/10.1002/pri.1697 (Epub 3 Oct. 2017)

Brandt C, Pedersen BK (2010) The role of exercise-induced myokines in muscle homeostasis and the defense against chronic diseases. J Biomed Biotechnol 2010:520258. ▶ https://doi.org/10.1155/2010/520258 (Epub 9 Mar. 2010)

Cotofana S, Ring-Dimitriou S, Hudelmaier M, Himmer M, Wirth W, Sänger AM, Eckstein F (2010) Effects of exercise intervention on knee morphology in middle-aged women: a longitudinal analysis using magnetic resonance imaging. Cells Tissues Organs 192(1):64–72. ▶ https://doi.org/10.1159/000289816 (Epub 26 Febr. 2010)

Dalager T, Justesen JB, Sjøgaard G (2017) Intelligent physical exercise training in a workplace setting improves muscle strength and musculoskeletal pain: a randomized controlled trial. Biomed Res Int 2017:7914134. ▶ https://doi.org/10.1155/2017/7914134 (Epub 7 Aug. 2017)

DeVita P, Aaboe J, Bartholdy C, Leonardis JM, Bliddal H, Henriksen M (2018) Quadriceps-strengthening exercise and quadriceps and knee biomechanics during walking in knee osteoarthritis: a two-centre randomized controlled trial. Clin Biomech (Bristol, Avon) 59:199–206. ▶ https://doi.org/10.1016/j.clinbiomech.2018.09.016 (Epub 15 Sept. 2018)

Drew BT, Smith TO, Littlewood C, Sturrock B (2014) Do structural changes (eg, collagen/matrix) explain the response to therapeutic exercises in tendinopathy: a systematic review. Br J Sports Med 48(12):966–972. ▶ https://doi.org/10.1136/bjsports-2012-091285 (Epub 31 Oct. 2012)

Fisher J, Steele J, Smith D (2017) High- and low-load resistance training: interpretation and practical application of current research findings. Sports Med 47(3):393–400. ▶ https://doi.org/10.1007/s40279-016-0602-1

Fisher JP, Stuart C, Steele J, Gentil P, Giessing J (2018) Heavier- and lighter-load isolated lumbar extension resistance training produce similar strength increases, but different perceptual responses, in healthy males and females. PeerJ 6:e6001. ▶ https://doi.org/10.7717/peerj.6001 (eCollection 2018)

Fuchs J, Kuhnert R, Scheidt-Nave Ch (2017) 12-Monats-Prävalenz von Arthrose in Deutschland. J Health Monit 2(3). ▶ https://doi.org/10.17886/RKI-GBE-2017-054

Gregory JE, Brockett CL, Morgan DL, Whitehead NP, Proske U (2002) Effect of eccentric muscle contractions on Golgi tendon organ responses to passive and active tension in the cat. J Physiol 538(Pt 1):209–218

Gregory JE, Morgan DL, Proske U (2004) Responses of muscle spindles following a series of eccentric contractions. Exp Brain Res 157(2):234–240 (Epub 26 Febr. 2004)

Häkkinen K, Kallinen M, Izquierdo M, Jokelainen K, Lassila H, Mälkiä E, Kraemer WJ, Newton RU, Alen M (1998) Changes in agonist-antagonist EMG, muscle CSA, and force during strength training in middle-aged and older people. J Appl Physiol 84:1341–1349

Harrison AL (2004) The influence of pathology, pain, balance, and self-efficacy on function in women with osteoarthritis of the knee. Phys Ther 84(9):822–831

Kennedy DS, Fitzpatrick SC, Gandevia SC, Taylor JL (2015) Fatigue-related firing of muscle nociceptors reduces voluntary activation of ipsilateral but not contralateral lower limb muscles. J Appl Physiol 118(4):408–418. ▶ https://doi.org/10.1152/japplphysiol.00375.2014 (Epub 18 Dec. 2014)

Kjaer M, Jørgensen NR, Heinemeier K, Magnusson SP (2015) Exercise and regulation of bone and collagen tissue biology. Prog Mol Biol Transl Sci 135:259–291. ▶ https://doi.org/10.1016/bs.pmbts.2015.07.008 (Epub 17 Aug. 2015)

Kus G, Yeldan I (2018) Strengthening the quadriceps femoris muscle versus other knee training programs for the treatment of knee osteoarthritis. Rheumatol Int. ▶ https://doi.org/10.1007/s00296-018-4199-6 (Epub ahead of print)

Lim HY, Wong SH (2018) Effects of isometric, eccentric, or heavy slow resistance exercises on pain and function in individuals with patellar tendinopathy: a systematic review. Physiother Res Int 23(4):e1721. ▶ https://doi.org/10.1002/pri.1721 (Epub 4 Jul 2018)

Malliaras P, Barton CJ, Reeves ND, Langberg H (2013) Achilles and patellar tendinopathy loading programmes: a systematic review comparing clinical outcomes and identifying potential mechanisms for effectiveness. Sports Med 43(4):267–286. ▶ https://doi.org/10.1007/s40279-013-0019-z

Marcora S (2009) Perception of effort during exercise is independent of afferent feedback from skeletal muscles, heart, and lungs. J Appl Physiol (1985). 106(6):2060–2062. ▶ https://doi.org/10.1152/japplphysiol.90378.2008 (Epub 15 May 2008)

Mat S, Tan MP, Kamaruzzaman SB, Ng CT (2015) Physical therapies for improving balance and reducing falls risk in osteoarthritis of the knee:

a systematic review. Age Ageing 44(1):16–24. ► https://doi.org/10.1093/ageing/afu112 (Epub 22 Aug. 2014)
Mathur N, Pedersen BK (2008) Exercise as a mean to control low-grade systemic inflammation. Hindawi Publishing Corporation, Mediators of Inflammation, Vol. 2008, article ID 109502. ► https://doi.org/10.1155/2008/109502
Nash MS, van de Ven I, van Elk N, Johnson BM (2007) Effects of circuit resistance training on fitness attributes and upper-extremity pain in middle-aged men with paraplegia. Arch Phys Med Rehabil 88(1):70–75
Neogi T (2013) The epidemiology and impact of pain in osteoarthritis. Osteoarthritis Cartilage 21(9):1145–1153. ► https://doi.org/10.1016/j.joca.2013.03.018
Nestler K, Witzki A, Rohde U, Rüther T, Tofaute KA, Leyk D (2017) Strength training for women as a vehicle for health promotion at work. Dtsch Arztebl Int 114(26):439–446. ► https://doi.org/10.3238/arztebl.2017.0439
Pazit L, Jeremy D, Nancy B, Michael B, George E, Hill KD (2018) Safety and feasibility of high speed resistance training with and without balance exercises for knee osteoarthritis: a pilot randomised controlled trial. Phys Ther Sport 34:154–163. ► https://doi.org/10.1016/j.ptsp.2018.10.001 (Epub 3 Oct. 2018)
Pfeiffer S, Harkey MS, Stanley LE, Blackburn JT, Padua DA, Spang JT, Marshall SW, Jordan JM, Schmitz R, Nissman D, Pietrosimone B (2018) Associations between slower walking speed and T1ρ magnetic resonance imaging of femoral cartilage following anterior cruciate ligament reconstruction. Arthritis Care Res (Hoboken) 70(8):1132–1140. ► https://doi.org/10.1002/acr.23477 (Epub 4 Jul. 2018)
Pietrosimone B, Pfeiffer SJ, Harkey MS, Wallace K, Hunt C, Blackburn JT, Schmitz R, Lalush D, Nissman D, Spang JT (2018) Quadriceps weakness associates with greater T1ρ relaxation time in the medial femoral articular cartilage 6 months following anterior cruciate ligament reconstruction. Knee Surg Sports Traumatol Arthrosc. ► https://doi.org/10.1007/s00167-018-5290-y (Epub ahead of print)
Rabelo NDDA, Costa LOP, Lima BM, Dos Reis AC, Bley AS, Fukuda TY, Lucareli PRG (2017) Adding motor control training to muscle strengthening did not substantially improve the effects on clinical or kinematic outcomes in women with patellofemoral pain: a randomised controlled trial. Gait Posture 58:280–286. ► https://doi.org/10.1016/j.gaitpost.2017.08.018 (Epub 18 Aug. 2017)
Rio E, Kidgell D, Purdam C, Gaida J, Moseley GL, Pearce AJ, Cook J (2015) Isometric exercise induces analgesia and reduces inhibition in patellar tendinopathy. Br J Sports Med 49(19):1277–1283. ► https://doi.org/10.1136/bjsports-2014-094386 (Epub 15 May 2015)
Rio E, van Ark M, Docking S, Moseley GL, Kidgell D, Gaida JE, van den Akker-Scheek I, Zwerver J, Cook J (2017) Isometric contractions are more analgesic than isotonic contractions for patellar tendon pain: an in-season randomized clinical trial. Clin J Sport Med 27(3):253–259. ► https://doi.org/10.1097/JSM.0000000000000364
Roig M, O'Brien K, Kirk G, Murray R, McKinnon P, Shadgan B, Reid WD (2009) The effects of eccentric versus concentric resistance training on muscle strength and mass in healthy adults: a systematic review with meta-analysis. Br J Sports Med 43(8):556–568. ► https://doi.org/10.1136/bjsm.2008.051417 (Epub 3 Nov. 2008)
Salo PK, Häkkinen AH, Kautiainen H, Ylinen JJ (2010) Effect of neck strength training on health-related quality of life in females with chronic neck pain: a randomized controlled 1-year follow-up study. Health Qual Life Outcomes 14(8):48. ► https://doi.org/10.1186/1477-7525-8-48
Segal NA, Glass NA (2011) Is quadriceps muscle weakness a risk factor for incident or progressive knee osteoarthritis? Phys Sportsmed 39(4):44–50. ► https://doi.org/10.3810/psm.2011.11.1938
Sjøgaard G, Justesen JB, Murray M, Dalager T, Søgaard K (2014) A conceptual model for worksite intelligent physical exercise training–IPET–intervention for decreasing life style health risk indicators among employees: a randomized controlled trial. BMC Public Health 26(14):652. ► https://doi.org/10.1186/1471-2458-14-652
Sjøgaard G, Christensen JR, Justesen JB, Murray M, Dalager T, Fredslund GH, Søgaard K (2016) Exercise is more than medicine: the working age population's well-being and productivity. J Sport Health Sci 5(2):159–165. ► https://doi.org/10.1016/j.jshs.2016.04.004 (Epub 7 Apr. 2016)
Skoffer B, Dalgas U, Mechlenburg I (2015) Progressive resistance training before and after total hip and knee arthroplasty: a systematic review. Clin Rehabil 29(1):14–29. ► https://doi.org/10.1177/0269215514537093 (Epub 3 July 2014)
Steele J (2014) Intensity; in-ten-si-ty; noun. 1. Often used ambiguously within resistance training. 2. Is it time to drop the term altogether? Br J Sports Med 48(22):1586–1588. ► https://doi.org/10.1136/bjsports-2012-092127 (Epub 12 Febr. 2013)
Steele J, Bruce-Low S, Smith D, Jessop D, Osborne N (2014) Lumbar kinematic variability during gait in chronic low back pain and associations with pain, disability and isolated lumbar extension strength. Clin Biomech (Bristol, Avon) 29(10):1131–1138. ► https://doi.org/10.1016/j.clinbiomech.2014.09.013 (Epub 5 Oct. 2014)

Steele J, Bruce-Low S, Smith D, Jessop D, Osborne N (2017) Isolated lumbar extension resistance training improves strength, pain, and disability, but not spinal height or shrinkage ("creep") in participants with chronic low back pain. Cartilage 1947603517695614. ▶ https://doi.org/10.1177/1947603517695614 (Epub ahead of print)

Sundstrup E, Jakobsen MD, Brandt M, Jay K, Aagaard P, Andersen LL (2016) Strength training improves fatigue resistance and self-rated health in workers with chronic pain: a randomized controlled trial. Biomed Res Int 2016:4137918 (Epub 17 Oct. 2016)

Teichtahl AJ, Wluka AE, Forbes A, Wang Y, English DR, Giles GG, Cicuttini FM (2009) Longitudinal effect of vigorous physical activity on patella cartilage morphology in people without clinical knee disease. Arthritis Rheum 61(8):1095–1102. ▶ https://doi.org/10.1002/art.24840

Tucker KJ, Hodges PW (2009) Motoneurone recruitment is altered with pain induced in non-muscular tissue. Pain 141(1–2):151–155. ▶ https://doi.org/10.1016/j.pain.2008.10.029 (Epub 17 Dec. 2008)

Tucker K, Butler J, Graven-Nielsen T, Riek S, Hodges P (2009) Motor unit recruitment strategies are altered during deep-tissue pain. J Neurosci 29(35):10820–10826. ▶ https://doi.org/10.1523/JNEUROSCI.5211-08.2009

Wilder J (1931) „Ausgangswert-Gesetz" – Ein unbeachtetes Gesetz, seine Bedeutung für Forschung und Praxis. Klin Wschr 10:1189–1194

Schmerz und Ausdauer

13.1 Endogene Schmerzhemmung und Ausdauer – 288

13.2 Schmerz und Ausdauer bei Fibromyalgie – 292

13.3 Schmerzen und Ausdauer bei muskuloskelettalen Schmerzsyndromen – 295

13.4 Schmerzen und Ausdauer bei Osteoarthrosen – 298

Literatur – 298

Die Schmerzempfindung und -toleranz sind für die Ausdauer und Kraft wichtiger als leistungsphysiologische Limits. Aktive Menschen sind schmerzunempfindlicher. Ausdaueradaptationen in der „pain matrix" sind in den WHO-Zeitempfehlungen erreichbar. Der Effekt steigt mit der Intensität. Bei Patienten muss aber die Belastbarkeit, die Fähigkeit und die Akzeptanz lang aufgebaut werden, um maximale Intensitäten u. a. als Merkmal der Belastungsverträglichkeit länger zu tolerieren.

Bei Fibromyalgie ist die direkte funktionelle Verknüpfung von Bewegung und Schmerzhemmung stark defizitär oder sogar verloren gegangen. Aerobes Training wirkt mehr auf die Lebensqualität als auf die Schmerzen. Bei LBP spricht u. a. die Rumpfausdauer für die Schmerzintensität. Bei Arthrosen lindert die Ausdauer auch ohne eindeutige Wirksamkeit auf deren Merkmale die Schmerzen.

Die Ausdauer steht generell für die peripheren und zentralen Mechanismen des Schmerzes. Über die Intensität muss die GH-IGF-1-Achse stimuliert werden. Sie ist bei chronischen Schmerzen insuffizient, was Schmerzen begünstigt und die Trainingswirksamkeit verzögert.

Es ist zu beachten, dass eine ausschließlich auf die Ausdauer ausgerichtete Therapie bzw. Intervention kaum bis nicht stattfindet und deshalb die Ausdauer in den Therapieprogrammen nur eine Komponente und dazu in aller Regel in Umfang (Dauer pro Trainingseinheit) und Intensität (Anstrengungsgrad) unterdosiert ist.

13.1 Endogene Schmerzhemmung und Ausdauer

Die Intensität der Schmerzempfindung und die Schmerztoleranz spielen offensichtlich eine sehr wichtige Rolle für die Ausdauerleistung wie sicher auch für Kraftleistungen. Die Kapazität der endogenen Schmerzmodulation und die Schmerztoleranz, wesentlich vertreten durch die kognitive und emotionelle Schmerzkomponente der höchsten bewussten Cortexareale, sind wesentliche Faktoren der physischen Leistungsfähigkeit und der Toleranz gegenüber erforderlichen Belastungen. Im Training des Sportlers wie des Patienten gilt dies für die Verträglichkeit hoher Intensitäten bzw. das Erreichen einer starken Ermüdung. Diese beiden Faktoren fördern offensichtlich die Entwicklung der Schmerztoleranz besonders effektiv.

Entsprechend dem psychobiologischen Modell der Regulation der Belastungsintensität wird die Schmerztoleranz zentral durch die bewusste und individuell maximal akzeptierte Anstrengungswahrnehmung und unabhängig von den somatischen Afferenzen geregelt (Marcora 2008, 2010; Marcora et al. 2008). Dem steht das „central governor model" gegenüber, welches von einer zentralen Antriebsstrategie unter Einbeziehung des peripheren Feedbacks ausgeht (St Clair Gibson und Noakes 2004; Lambert et al. 2005). Eine geminderte Wirksamkeit des nozizeptiven Feedbacks mittels Analgetika (Acetaminophen) erhöht die Ausdauerleistung. Eine 16 km-Strecke kann mit vergleichbarer subjektiver Anstrengung und Schmerzempfindung aber mit höherer Leistung, also schneller absolviert werden. Dies wird auch in höheren Laktat- und Hf-Werten widergespiegelt (Mauger et al. 2010). Wird andererseits medikamentös vor einem maximalen Fahrradergometertest nach WHO-Modus bis zur Erschöpfung die Wirksamkeit des Opioidsystems reduziert (Naloxon), fallen bei erhöhter Anstrengungsempfindung die maximale Leistung und parallel die kumulative Arbeit, die Sauerstoffaufnahme und die Hf (Sgherza et al. 2002).

> Die Anstrengungswahrnehmung und die Schmerztoleranz bestimmen wahrscheinlich gravierender als physiologische Limits die maximale Leistung. Diese beiden Faktoren bestimmen wahrscheinlich auch wesentlich die Compliance und Adhärenz der dekonditionierten Patienten.

Dennoch kann gezeigt werden, dass die Afferenzen der muskulären Chemorezeptoren unter Beanspruchung wesentlich an der Feinregulation der Herz-Kreislauf-Funktion beteiligt sind und sie in der Erholung die Rückstellung des neurovegetativen Tonus mitbestimmen (Laube 1990). Während sehr intensiver oder langdauernder ermüdender Beanspruchungen stehen ihre Afferenzen auch für die Entwicklung von Muskelschmerzen und Unwohlsein. Dieser beanspruchungsbedingte Schmerz wird deshalb auch wiederum als ein wichtiges Element der Regulation der Belastungsintensität z. B. beim Laufen angesehen (Mauger 2014), denn er ist Gegenstand der endogenen Schmerzmodulation (O'Connor und Cook 1999). Somit bestimmt möglicherweise die Bilanz zwischen der Aktivierung nozizeptiver und metabolischer Sensoren die physischen Leistungsmöglichkeiten, oder die nozizeptiven Afferenzen erhalten ab einer bestimmten Intensität während der Beanspruchung eine relativ erhöhte Wertigkeit. Wird die endogene Schmerzhemmung aber durch transkranielle MI-Stimulation gesteigert, resultieren keine Leistungsverbesserungen, was die Wertigkeit der Schmerzhemmung für die Belastungsregulation wieder relativiert (Flood et al. 2017c). Aber bei diesem Ergebnis muss beachtet werden, dass der zerebrale Verarbeitungsmodus, der zu den Druck- oder Kälteschmerzschwellen sowie zur Schmerztoleranz führt, offensichtlich nicht mit dem des belastungsinduzierten Schmerzes übereinstimmt (Angius et al. 2015).

> **Bei sportlich systematisch aktiven Menschen wurde wiederholt nachgewiesen, dass eine geminderte Schmerzempfindlichkeit gegenüber Druck vorliegt und gleichfalls der CPM-Effekt ausgeprägter auslösbar ist (u. a. Flood et al. 2017b). Die Schmerzhemmkapazität ist adaptiv erhöht!**
> **Da bei Gesunden, aber auch noch bei einem großen Teil der Patienten die Schmerzhemmung ein Teil des sensomotorischen Handlungsprogramms ist, sind auch Adaptationen in den neuronalen Netzen der verschiedenen Schmerzkomponenten („pain matrix") und somit auch der Aktivierung der antinozizeptiven Systeme ein gravierend wichtiger Teilaspekt der psychophysischen Reaktionen auf eine systematische körperliche Aktivität. Beim Gesunden ist die Schmerzhemmung ein integraler Bestandteil, der beim Patienten therapeutisch genutzt werden kann und muss.**
> **Die Schmerzhemmung während körperliche Ruhe ist bei Trainierenden erhöht. Sie wird im körperlichen Aktivitätszustand offensichtlich weiter gesteigert, indem die antinozizeptiven Systeme als Komponente des sensomotorischen Programms aktiver werden. Im Ergebnis wird wahrscheinlich der nozizeptive Verarbeitungsmodus im kognitiven und emotionalen Bereich geändert, oder er wird effektiver. Die kognitive Bewertung der „nozizeptiven Situation" wird der Zielstellung der physischen Leistung untergeordnet.**

Sportler mit einem Ausdauertraining von zwei bis vier Stunden pro Woche weisen gegenüber Kontrollpersonen und muskuloskelettalen Schmerzpatienten (Koft III and IV) beidseits an der Hand und am Rücken die höchsten Kälte- und am Rücken auch die höchsten Druckschmerzschwellen und insgesamt die höchste Schmerztoleranz auf. Im Gegensatz sind Schmerzpatienten insbesondere am Rücken wiederum druckschmerzempfindlicher als Kontrollpersonen (Dapunt et al. 2018).

> **Die Adaptationen infolge aerober sportlicher Aktivitäten etwa im Zeitumfang der WHO-Empfehlungen (2011; Minimum 150 min und optimal 300 min moderate Anstrengung/Wo.) schließen somit eine allgemeine Abnahme der Schmerzempfindlichkeit ein.**

Inaktivität mindert die Schmerzhemmung, und letztendlich ist dann ein chronischer Schmerzzustand als Endergebnis eines Krankheitsprozesses der Ausdruck einer dysbalancierten und gestörten Schmerzhemmung. Es werden sowohl vermehrt Schmerzafferenzen generiert, und es liegt eine periphere und es kann eine zentrale Sensibilisierung vorliegen.

Für die Auslösung einer sehr effektiven Schmerzhemmung durch Ausdauertraining spielt die Belastungsintensität eine sehr große Rolle. Die Effektivität steigt mit der Intensität und ist mittels HIIT-Mittelzeit-Intervalltraining sehr hoch. Die Adaptationsmechanismen der aeroben Kapazität und der verbesserten Schmerzhemmung gehen aber nicht parallel (O'Leary et al. 2017), was möglicherweise durch den Bedarf sehr hoher Intensitäten für das adaptive Ansprechen der Schmerzhemmung angezeigt wird.

> Jede Belastung muss zur psychophysischen Wirksamkeit eine Mindestintensität haben. Die Belastung zur Auslösung der Adaptationen der Schmerzhemmung und -toleranz liegt offensichtlich wesentlich darüber. Die Effektivität dafür ist offensichtlich im Grenzbereich der Leistungsfähigkeit und Belastbarkeit am höchsten. Sportlich hoch intensive Aktivität, aufgebaut nach sportwissenschaftlichen Kriterien, ist somit Schmerzprävention bzw. -therapie. Für Patienten sind hohe und sehr hohe Anstrengungsgrade sogar in der Regel ein psychophysisches und schmerzbedingtes Problem.

Flood et al. (2017a) konnten erstmalig eine Korrelation zwischen der Ausprägung der konditionierten Schmerzmodulation (CPM) und der maximalen isometrischen muskulären Ausdauerleistung mit 30 % der MVC objektivieren. Die Personen mit der erhöhten Modulationsfähigkeit wiesen die längeren Ausdauerleistungen auf. Eine weitere Untersuchung offenbarte aber auch, dass allein ein gesteigerter systemischer Aktivitätsgrad der Schmerzhemmung nicht mit einer Verbesserung der maximalen Kraft und der isometrischen statischen Ausdauer einhergeht (Flood et al. 2017c).

> HIIT (6–8 × 5 min, Intensität: 50 % der Spanne zwischen Laktatschwelle und VO_{2max}) und umfangsadäquates Ausdauertraining nach der Dauermethode (Intensität: ~60–80 min mit 90 % Laktatschwelle) auf dem Fahrradergometer über sechs Wochen (O'Leary et al. 2017) lösen vergleichbare aerobe Adaptationen aus. Erheblich unterschiedlich sind aber die Wirkungen auf die ischämiebedingte muskuläre Schmerztoleranz (Tourniquet-Test) und die maximale Belastungstoleranz gegeben durch die Belastungszeit bis zur Erschöpfung mit einer Intensität von 50 % der Spanne zwischen Laktatschwelle und maximaler aerober Leistung. Schmerz- und Belastungstoleranz stiegen durch HIIT im Mittel um 148 % bzw. 41 %, wogegen die konventionelle Ausdauer unabhängig von der Verbesserung der Ausdauerleistungsparameter nur einen Effekt von 38 % bzw. −3 % hatte.

Die höhere Schmerztoleranz basiert bei intensivem Training aber nicht auf höheren subjektiv tolerierten Schmerzintensitäten, sondern auf der zeitlich verlängerten Toleranz dieser subjektiven maximalen Intensität. Der Anstieg der Toleranz zeigt auch die maximale Belastungsverträglichkeit an. Dagegen hatte das äquivalente Training mit der klassischen Dauermethode auf beide Merkmale keinen Einfluss (O'Leary et al. 2017). Auch Jones et al. (2014) fanden als Ergebnis einer Ausdauerbelastung (Fahrrad, 6 Wochen, 3×/Wo., 30 min, 75 % der VO_{2max}) neben den zu erwartenden Ausdaueradaptationen einen Anstieg der ischämischen Schmerztoleranz mit gleichen maximalen subjektiven Intensitäten vor und nach dem Training. Die PPTs blieben unverändert.

13.1 · Endogene Schmerzhemmung und Ausdauer

> Die Veränderungen der ischämischen Schmerztoleranz werden offensichtlich von der Trainingsintensität bestimmt.

Bleibt die Frage nach den zentralen Aktivierungen der nozizeptiven Schmerzverarbeitung unter Belastung und bei Ischämie, denn hier müssen sich die Adaptationen abbilden bzw. es muss die Habituation stattfinden. Eine Muskelischämie nach einer Belastung erhält die sympathische Aktivität und verhindert den RR-Abfall. Auf diese Stoffwechselsituation sprechen multimodal auch auf noxische Stimuli reagierende Gruppe-III/IV-Sensoren an. Die Person empfindet die Ischämieschmerzen. Mit dem fMRT können sehr gut der Beginn und das Ende des „central command" für einen einseitigen isometrischen Faustschluss anhand der Aktivität im entsprechenden MI und in den tiefen und kortikalen Bereichen des Kleinhirns abgebildet werden. Ein progressiver kontraktionsbedingter Aktivitätsanstieg zeigt sich aber auch im SI und in der kontralateralen Insel. Diese Aktivität bleibt auch während der Phase der Nachbelastungsischämie aufrechterhalten. Da ein solches Aktivitätsmuster auch bei einem experimentell erzeugten dumpfen Muskelschmerz vorliegt, der sich nicht vom ischämischen unterscheidet, reflektiert es die sensorisch-diskriminative und die affektive Komponente eines Muskelschmerzes (Macefield und Henderson 2015).

> Intensive ausdauer-, aber auch kraftorientiert bedingte Stoffwechselauslenkungen generieren wahrscheinlich immer wiederkehrend ein etwa vergleichbares ischämiebedingtes afferentes nozizeptives Muster. Die verarbeitenden zerebralen Strukturen entwickeln darauf eine schmerzmindernde Toleranz. Eine gleichlaufende Aktivierung der antinozizeptiven Systeme gilt es zu untersuchen. Hier gibt es aus zerebraler Sicht Parallelen zum sogenannten dehnungsbedingt erweiterten ROM. Er beruht weniger auf einer ausgebauten Beweglichkeit als vielmehr auf einem späteren schmerzbedingten Bewegungslimit.

Dazu passen sehr gut die Ergebnisse von Gormley et al. (2008). Wenn junge Menschen über sechs Wochen ein moderates (50 % VO_{2max}), intensives (75 % VO_{2max}) oder nahezu maximal intensives (95 % VO_{2max}) Fahrradtraining mit jeweils vergleichbarem Energieverbrauch ausführen, steigt signifikant different die VO_{2max} um 10,0 %, 14,3 % und 20,6 % ml/kg/min. Das bedeutet, der aerobe Trainingseffekt ist bei gleichem Energieverbrauch infolge einer intensitätsadäquat angepassten Dauer der Belastung bei intensiven Belastungen höher. Die intensiveren Belastungen sind aber zugleich auch für die Erhöhung der Schmerztoleranz effektiver.

> Dies spricht für den Einsatz intensiver und somit relativ kurzer therapeutischer Belastungen im Mittel- (2–10 min) und Langzeitausdauerbereich I (10–35 min, vgl. Laube 2009). Belastungen mit diesen Intensitäten müssen aber notwendigerweise bei den Patienten systematisch länger aufgebaut werden. In der Therapiepraxis werden in aller Regel zu geringe Belastungsintensitäten bei dann zugleich auch resultierenden zu geringen Belastungsdauern erstens auf der Grundlage ungenügender Vorgaben für die Intensität und Dauer und zweitens wegen der erheblich reduzierten Belastbarkeit und Belastungsverträglichkeit eingesetzt. Diese Dosierungen lassen somit ein weniger effektives Ergebnis sowohl für den Aufbau der aeroben Kapazität als auch für die Minderung der Schmerzen erwarten.

Nicht erschöpfende und erschöpfende Belastungen mit ihren sehr unterschiedlichen Stoffwechselkonsequenzen haben differente Auswirkungen auf die zentrale Erregbarkeit im SI und MI. Nicht erschöpfendes

Fahrradfahren provoziert eine größere muskuläre (periphere Ermüdung), und die zentrale ist im SI ausgeprägter als im MI. Erschöpfende Belastungen steigern die kurze intrakortikale Hemmung und mindern die Silent-Periode im SI und die Bahnung im MI. Steigende Belastungsintensitäten und damit Stoffwechselveränderungen beschleunigen die periphere und zentrale Ermüdungsentwicklung und haben auf die zentrale Erregbarkeit einen differenzierten Einfluss (O'Leary et al. 2016).

HIIT-Training (O'Leary et al. 2017) generiert eine höhere Ausdauerkapazität und veränderte Auswirkungen auf die periphere und zentrale Ermüdung. Die Belastungsdauer bis zur Erschöpfung steigert sich erheblich. Das Ausdauertraining hat nur einen relativ geringen Effekt. Infolge des Trainings wird die Erschöpfung mit einer um 10 % ausgeprägteren peripheren Ermüdung erreicht (Minderung der posttetanischen Potenzierung, Funktion des FTF-Anteils, vor Training: −34 % nach Training −43 %). Die zentrale Ermüdung wird dagegen weniger ausgebildet, indem sich der Abfall des „common drive" von 7 % auf 3 % nach der Trainingsphase reduzierte (O'Leary et al. 2017).

> Die Intensität beinhaltet somit komplexe, sehr gut in Einklang zu bringende und für Gesunde wie Patienten sehr vorteilhafte Adaptationen für die Entwicklung der aeroben Kapazität, der Schmerzen und der Fähigkeit, muskuläre Aktivitäten mit einer geminderten zentralen Ermüdung auszuführen. Letztere Fähigkeit ist Teil der Ausdauerleistungsfähigkeit und für die Ermüdungsresistenz gegenüber den beruflichen Belastungen sehr bedeutungsvoll. Unter diesem Belastungsregime gehören Leistung und Schmerzminderung bzw. -toleranz zusammen.
> Die mittleren und hohen Intensitäten sind bei Patienten in aller Regel nicht oder erst nach längeren Aufbauphasen einsetzbar, und so gilt es zu prüfen, welche Effekte z. B. über die Belastungsdauer im geringen Intensitätsbereich ausgelöst werden können.

13.2 Schmerz und Ausdauer bei Fibromyalgie

> Die Fibromyalgiepatienten verspüren nach physischen Belastungen häufig intensivere Schmerzen. Diese subjektiven Belastungsfolgen können mit psychophysischen Befunden untermauert werden. Gesunde Personen erhöhen die Schmerzschwellen im Bereich der Haut zwischen Daumen und Zeigefinger im Sinn der EIH, und bei Fibromyalgie fallen die Schwellen ab und belegen damit das Vorliegen einer Dysfunktion der zentralen antinozizeptiven Mechanismen (Whiteside et al. 2004). Die enge zerebrale Verknüpfung zwischen Bewegungsregulation und Schmerzhemmung ist verloren gegangen.

Trainierten Fibromyalgiepatientinnen über zwölf Wochen zwei- bis dreimal pro Woche 25 min mit 50 % der VO_{2max} (Laufen, Gehen, Fahrrad, Schwimmen), verschlechterte sich bei 7 % und verbesserte sich bei 63 % von ihnen die Schmerzsituation. Im Mittel reduzierte das Training signifikant die Anzahl der „tender points" (15,4 auf 12,7), die Schmerzschwelle der glutealen „tender points" (2,9 auf 3,5 kp) und die schmerzhafte Körperoberfläche (18 auf 15 %) (Meiworm et al. 2000).

Die Fibromyalgie basiert u. a. auf einer Entzündung und neuroendokriner Dysregulationen. Es ist inzwischen gut bekannt, dass physische Aktivität einer systemischen Entzündung entgegenwirkt. Bei der Fibromyalgie wurden solche Wirkungen der physischen Aktivitäten kaum untersucht. Eine aktive viermonatige Wassertherapie mit wöchentlich drei 60-Minuten-Einheiten (Ortega et al. 2009) ergab, dass die Fibromyalgie mit erhöhten NA-, Cortisol-, CRP-Spiegeln und Entzündungszytokinen einhergeht. Die aktive Therapie reduzierte die Entzündungszeichen, so dass ein Teilaspekt, die chronische Entzündung, dadurch eingedämmt werden kann. Das Training muss „nur lange genug" durchgeführt werden!

> So kann man, obwohl z. Z. sehr wenige Arbeiten vorliegen (Keywords: „fibromyalgia and endurance and training and pain and effect", 5 Quellen), gemeinsam mit dem grundsätzlichen Wissen um die adaptiven physischen und psychischen Trainingswirkungen mit ausreichend gutem wissenschaftlichem Hintergrund aussagen, dass ein langfristiges Training bei Fibromyalgie vielseitige gesundheitliche Vorteile erbringt.

Diese Aussage kann beispielhaft mit den Ergebnissen eines Trainings über sechs Monate mit zwei Einheiten pro Woche im Wasserbecken und einer Einheit außerhalb mitbegründet werden. Die Schmerzen konnten erheblich gesenkt ($p = 0{,}001$), das subjektive Gesundheitsgefühl, die Vitalität und weitere mentale und soziale Faktoren sehr positiv beeinflusst und parallel dazu objektive körperliche Funktions- und Leistungsmerkmale wie die Bein- und Handgriffkraft, die Balance und die Ausdauer des 6-Minuten-Walk-Tests verbessert werden (Latorre et al. 2013).

> Ein systematisches Review und eine Metaanalyse (Busch et al. 2007) von 34 Studien (1264 Personen) mit insgesamt 47 Interventionen, die eine aktive physische Therapie einschlossen, führte zur Aussage, dass hinsichtlich der Wirksamkeit überwachte Ausdauerbelastungen einem „Goldstandard" sehr nahe kommen. Das Review ein Jahr später (Busch et al. 2008) analysierte die Wirkungen eines selektiven Ausdauer- und Krafttrainings. Gleichfalls erwies sich das ausschließliche Ausdauertraining als sehr vorteilhaft für die Reduktion der Symptomatik und die Entwicklung der physischen Funktionen. Es wird erneut festgestellt, dass erstens ausschließliches Krafttraining auch mit positiven Wirkungen einhergehen kann und dass zweitens weitere Untersuchungen mit selektiven Ausdauer- oder Kraftinterventionen erforderlich sind. Für die bessere Einschätzbarkeit der Wirkungen sollten aber die Programme konkreter beschrieben und die Adhärenz angegeben werden.

Für das Krafttraining (Busch et al. 2013) liegen Angaben zum Schmerz auf geringem Qualitätslevel zugunsten eines moderaten bis intensiven Krafttrainings vor (vgl. ▶ Kap. 12). Ein solcher Vorteil ergibt sich auch für das aerobe gegenüber dem anaeroben moderaten bis intensiven Krafttraining für jeweils acht Wochen.

> Die Ergebnisse eines Vergleichs aerober Belastungen gegenüber Kontrollbedingungen (sog. übliche Programme variablen Inhalts) und zwischen verschieden intensiven aeroben Interventionen (Bidonde et al. 2017) sind jedoch im Gegensatz zu Busch et al. (2007) von der Aussage „Goldstandard" entfernt.

Hervorgehoben werden kann aber, dass aerobe Belastungen offensichtlich gut toleriert werden und, wie angestrebt, auch ausreichend die Merkmale der Lebensqualität (HRQL) positiv beeinflussen. Ebenso werden die Schmerzen und die physische Funktion klinisch signifikant besser. Zu

Langzeitwirkungen über 24 bis 208 Wochen lagen nur drei Studien vor. Sie beschreiben, dass die Schmerzlinderung und die Funktionsverbesserungen weiterhin bestehen bleiben. Dagegen persistiert der Effekt für die HRQL und die Ermüdbarkeit aber offensichtlich nicht. Das Therapietraining muss eben weitergeführt und zum eigenen Vorteil ein ständiges Element der Lebensführung werden.

Nach Bidonde et al. (2014) erweisen sich Belastungen im Wasserbecken in stehender Position und in verschiedenen Wassertiefen (Taille, Thorax, Schulter) in den Haupt-Outcome-Variablen Schmerzen, multidimensionale Funktion, Selbsteinschätzung der physischen Funktion, Steifigkeit, Muskelkraft („knee extension", „hand grip") und kardiorespiratorische Funktion (6-Minuten-Walk-Test) als statistisch signifikant wirksam. Aber die festgelegte 15 %-Schwelle der klinischen Relevanz überschreiten nur die Kraft und die Steifigkeit. Das Wassertraining und das Training außerhalb liefern nur für die Kraft signifikante, aber keine klinisch relevanten Unterschiede.

Eine weitere therapeutische Einschätzung aerober Belastungen bei Fibromyalgie (Bidonde et al. 2017) erfolgte mittels der Vergleiche zwischen diesen und Kontrollbedingungen („übliche" Behandlung, Warteliste, übliche physische Aktivität) sowie zwischen verschiedenen aeroben Belastungen (Laufen, schnelles Gehen). Es wurden Untersuchungen mit dynamischen aeroben Belastungen einbezogen, die für eine ausreichend lange Zeit die Atem- und Herzschlagfrequenz in den submaximalen Beanspruchungsbereich ansteigen ließen. Die Studien mit 456 Teilnehmern zeigen, dass unmittelbar nach den 6–24 Interventionswochen die Schmerzen, die Ermüdung, die Steifigkeit und die physischen Funktionen (physische Essentials der Unabhängigkeit und der Lebensqualität: z. B. HKS-Fitness, Kraft, Ausdauer) mit geringer und die gesundheitsbezogene Lebensqualität bzw. der allgemeine Gesundheitsstatus mit moderater Beweisqualität (GRADE) positiv beeinflusst worden waren. Die Effekte lagen für die Lebensqualität bei absolut 8 % (3–13 %) und relativ bei 15 % (5–24 %), für die Schmerzintensität bei 11 % (4–18 %) bzw. 18 % (7–30 %) und für die physische Funktion bei 10 % (5–15 %) und 21,9 % (11–33 %). Drei Arbeiten zeigen Langzeiteffekte über 24–208 Wochen. Auf einer Skala von 0–100 steigerte sich die Lebensqualität um 7 %, der Schmerz minderte sich um 11 %, und die physische Funktion stieg um 10 % zur Vergleichsgruppe. Die Effekte verschiedener aerober Belastungen konnten nicht beurteilt werden.

> Zusammenfassend hat das aerobe Training in Anbetracht der chronischen Erkrankung über den relativ geringen Zeitraum einen relativ höheren Effekt auf die Lebensqualität und einen geringeren auf den Schmerz, die physischen Funktionen, die Ermüdung und die Steifigkeit.

Störungen der GH-Sekretion und reduzierte IGF-1-Spiegel sind bei Fibromyalgie üblich. Ein 15-wöchiges gering (Gruppe 1) bzw. mäßig bis intensives (Gruppe 2) Nordic-Walking-Training (Bjersing et al. 2012) verursacht für die Gesamtgruppe eine Minderung der Druckschmerzschwelle (Algometer, $p=0,040$) im Bereich von zwei „tender points" an der oberen bzw. unteren Extremität und eine subjektive Schmerzlinderung an der Signifikanzgrenze ($p=0,052$). Vor Beginn des experimentellen Ausdauertrainings sprachen die längeren Gehstrecken im 6-MWT für signifikant höhere Druckschmerzschwellen ($p=0,040$). Die trainingsbedingte Verlängerung der Strecke korrelierte positiv mit den Veränderungen der Schwellen direkt nach der Belastungsphase ($p=0,020$) und noch deutlicher nach 30 Wochen ($p=0,006$). Die mittleren IGF-1-Spiegel der Gruppen veränderten sich aber nicht (Bjersing et al. 2012), was bei Fibromyalgiepatienten trotz erhöhter belastungsbedingter GH-Antworten bekannt ist (Jones et al. 2007). Aber die individuellen Veränderungen der IGF-1-Spiegel zeigten sich positiv mit den Änderungen der Druckschmerzschwellen nach 15 Wochen zunächst an der Signifikanzgrenze (p = 0,058) und nach weiteren 30 Wochen (p = 0,005) verknüpft. Dies spricht für eine Beeinflussung der Schmerzsensitivität durch das freie IGF-1. Passend dazu ist der Befund, dass die geänderten Schmerzschwellen mit den geänderten Konzentrationen der Substanz P im Liquor parallel gehen. Für die subjektiven Schmerzratings traf dies nicht zu. Es liegen Untersuchungen bei Fibromyalgiepatienten vor, die eine teils ausgeprägte Insuffizienz der GH-IGF-1-Achse belegen. Die Baseline-GH- und -IGF-1-Spiegel sind sehr gering, und die GH-Ausschüttung beim Insulin-Toleranztest ist defizitär. Für diejenigen mit den höheren IGF-1-Levels kann ein besserer Gesundheitszustand beschrieben werden (Cuatrecasas et al. 2010). Damit in Übereinstimmung führt eine IGF-1-Therapie bei Diabetikern mit PNP (Morgado et al. 2011), rheumatischer Arthritis und Morbus Bechterew (Karatay et al. 2007) und auch bei Fibromyalgie (Cuatrecasas et al. 2012) zur Minderung der Schmerzen.

> Die Ausdauer steht mit den Schmerzschwellen in Verbindung, und das Training muss zugleich auf die Stimulation der GH-IGF-1-Achse abzielen. Die vorliegende Insuffizienz dieser Achse sollte diagnostiziert werden, und für dessen trainingstherapeutische Beeinflussung muss ein deutlich verlängerter Zeitraum angenommen werden.

13.3 Schmerzen und Ausdauer bei muskuloskelettalen Schmerzsyndromen

Die Raine-Study-Kohorte (Australien, Analyse des Einflusses von Ereignissen während der Schwangerschaft und Kindheit auf das spätere Leben) macht sichtbar, dass LBP bereits im 14. Lebensjahr gehäuft vorliegt. Die Prävalenz steigt und erreicht mit dem 22. Lebensjahr die Erwachsenenrate. Es bestehen nicht selten Komorbiditäten mit anderen muskuloskelettalen Schmerzen. Die bisher als wesentlich angenommenen Risikofaktoren wie u. a. Defizite der Haltung und der muskulären Ausdauer erwiesen sich hier noch als untergeordnet. Wesentlicher für einen behindernden LBP in der Adoleszenz waren eine schlechte psychische Verfassung, Stressanfälligkeit und eine negative Einstellung zu Rückenschmerzen (O'Sullivan et al. 2017).

Die Analyse von potenziellen Prognosefaktoren im 14. Lebensjahr für das Vorhandensein von LBP im 17. Lebensjahr ergab (Smith et al. 2017), dass ein bereits vorliegender LBP ihn auch drei Jahre später sehr wahrscheinlich macht.

> Smith et al. (2017) konnten nun aufzeigen, dass die Ausdauer der Rückenmuskeln, Schulter-Nacken-Schmerzen, die Wurfleistung (die koordinative und Kraftleistung des Schultergürtel-Rumpfes!), psychisch bedingte Auffälligkeiten wie somatische Beschwerden und aggressives Verhalten sowie auch die physischen Freizeitaktivitäten für den LBP prognostisch aussagefähig sind.

Unter den biomechanischen und funktionellen Faktoren erwies sich für die Prävalenz des LBP die Ausdauer der Rückenmuskeln am engsten damit verknüpft. Als weitere signifikante Faktoren für die Schwere des LBP wurden die Länge der Rückenextensoren und die Kraft der Flexoren und Adduktoren des Hüftgelenks sowie der Bauchmuskeln erkannt (Nourbakhsh und Arab 2002). Biomechanische Faktoren wie z. B. die LWS-Lordose und die resultierende Beckenkippung waren den muskulären Defiziten untergeordnet. Dennoch erscheinen die Relationen zwischen den muskulären Defiziten, den Limitierungen, dem Schmerz und der Behinderung ungenügend aufgeklärt. Negrini et al. (2013) untersuchten in einem systematischen Review die von der

Cochrane Collaboration vorliegenden Wirksamkeitsnachweise der Interventionen der physikalischen und rehabilitativen Medizin bei Schmerzsyndromen der Wirbelsäule.

> Physische Belastungen spielen bei chronischen Nacken-, LBP und zervikogenen Kopfschmerzen eine anerkannte Rolle zur Reduzierung von Rezidiven sowie zur Wiederherstellung der Arbeitsfähigkeit, obwohl in der Literatur die Effekte variabel und nicht einheitlich sind.

Für die physische Aktivität per se als präventive Intervention liegen nur widersprüchliche Angaben vor. Da die Rehabilitation als ein Lernprozess (UEMS 2006) angesehen werden muss, sind Beratung und Bildung essenzielle Bestandteile der Prävention und Therapie, aber zum aktuellen Zeitpunkt gibt es keine Cochrane-Reviews zur Bildung und Prävention von chronischen Schmerzsyndromen.

Ein systematisches Review (da Silva et al. 2017) untersuchte das Risiko und prognostische Faktoren für Rezidive des LBP bei Personen, die in den letzten zwölf Monaten schmerzfrei geworden waren. Es konnten nur sieben Beobachtungs- und eine randomisierte Studie eingeschlossen werden. Eine Metaanalyse war wegen der geringen Qualität und der hohen Heterogenität der Arbeiten nicht möglich. Nur eine Arbeit beschreibt eine Rezidivrate von 33 %. Die Anamnese früherer LBP-Episoden war der einzige Faktor, mit dem sich ein Rezidiv ausreichend wahrscheinlich vorhersagen ließ. So ergaben sich keine robusten Schätzmöglichkeiten für das Rezidivrisiko.

Zur Charakterisierung der Wechselbeziehung zwischen dem Muskelstatus, der konditionellen Funktion, den Schmerzen und der Behinderung wurden bei Personen mit sogenanntem nichtspezifischem LBP die Schmerzintensität laut VAS ($3{,}4 \pm 1{,}1$), die maximale statische Ausdauer der Bauch- und lateralen Rumpfmuskeln, die Dehnfähigkeit des M. rectus femoris, der Außenrotatoren des Hüftgelenks, des M. tensor latae und der Hamstrings sowie mittels des Oswestry Disability Questionnaire (ODI) die Behinderung ermittelt (Bozorgmehr et al. 2018).

> Auf einem hohen Signifikanzniveau ($p = 0{,}001$) sind eine geringe Dehnbarkeit und statische Ausdauer der Bauch- und lateralen Rumpfmuskulatur mit höheren Schmerzintensitäten vergesellschaftet. Demzufolge zeigt sich auch der Behinderungsgrad mit diesen funktionellen Merkmalen negativ verbunden. Für chronische Schmerzzustände typisch war, dass die Behinderung schwerwiegender war als die Schmerzen (Bozorgmehr et al. 2018).

Die Muskelverkürzungen haben negative biomechanische und koordinative Konsequenzen für den Becken- und unteren Rückenbereich sowie in der gesamten pedokranialen Kette. Mittel- bis langfristig führen die rezidivierenden Fehlbelastungen zu Mikrotraumatisierungen insbesondere in den Bindegewebestrukturen und darüber dann auch zu Schmerzen. Die Ermüdbarkeit, die Ausdauer, unterstützt die Entwicklung von Defiziten der sensomotorischen Koordination, die wiederum biomechanisch nachteilige Gelenkbelastungen verantworten. Ermüdbarkeit und Koordination ergänzen sich, wobei Muskelverkürzungen auch die Folge von koordinativen Defiziten sein können. Deshalb mindern auch ein neunmaliges individuell angeleitetes 60-Minuten-Training der „globalen posturalen Regulationen" mit Anleitungen für ein ergonomisches Bewegungsverhalten und zusätzlich ein Heimprogramm spezifische chronische Nackenschmerzen und die Disability noch nach sechs Monaten. Die Manuelle Therapie war ohne diese Wirkungen (Pillastrini et al. 2016).

Es stellt sich immer wieder die Frage, wie klinische Ergebnisse zur spinalen Instabilität und zur Schmerzempfindung und die Disability bei sogenanntem nichtspezifischem LBP zusammenhängen. Die Schmerzen, die Disability (ODI) und der statische

Supine-bridge-Ausdauertest (Rumpfextensoren) weisen eine mäßige Verknüpfung auf. Für den Prone-bridge-Ausdauertest trifft dies nicht zu. Beide statischen Ausdauertests geben aber die Ergebnisse der Instabilität und die Dauer der Symptome wieder (Vanti et al. 2016).

> Die statische Ausdauer und die Rumpfinstabilität sind Marker der Schmerzintensität und der Disability.

Ein chronischer Schulterschmerz geht mit einer geminderten Ausdauerfunktion (Scapular Muscle Endurance, SME) des M. serratus anterior und des M. trapezius einher, und je größer das Defizit ist, desto intensiver können die Ruheschmerzen gefunden werden (Eraslan et al. 2013). Personen mit PC-Arbeitsplätzen und einer Schmerzintensität laut VAS im Mittel zwischen 26 und 32 von 100 in der Schulter-Nacken-Region führen beaufsichtigt über zehn Wochen zweimal pro Woche für 30 min entweder ein Kraft- (5 Belastungen mit elastischen Bändern; vorgegebenes Tempo, 3 Sets mindestens 12 Wdh. bis zur Ermüdung) oder Ausdauertraining (Nordic Walking: Borg 12–14) durch. Die direkte Wirkung des Trainings auf die Schmerzintensität (direkt, 2 und 24 h danach) war bei den Ausdauertrainierenden für die Wochen 1–5 und 6–10 vergleichbar. Das Krafttraining hatte in der zweiten Hälfte einen signifikant höheren Effekt, ohne eine Differenz zwischen beiden Gruppen zu erreichen. Das Ausdauer- und Kraftprogramm minderte die mittlere Schmerzintensität signifikant um 46 % bzw. 49 %. Bei den Krafttrainierten stieg die Intensität zur 10. Woche danach erneut um 18 % an, und die Ausdauergruppe wies mit geringem Trend einen weiteren Abfall auf. Die Intensität blieb aber unter dem Ausgangsniveau. Für die Leistung im 6-MWT und der isometrischen Schulterelevation erwies sich das Training als nicht effektiv (Saeterbakken et al. 2017).

> Bei leichten Schulterschmerzen ohne Chronifizierung löst ein Ausdauer- und Krafttraining mit sehr geringem Aufwand von nur 60 min pro Woche einen positiven Effekt auf die Schmerzsituation aus.

Die direkte Wirksamkeit eines solchen Trainings muss wahrscheinlich der EIH zugeschrieben werden. Sie steigert sich durch die Ausdauer systematisch und wird mit der Anzahl der Kraftbelastungen höher. Auf alle Fälle kann man von einer Konditionierung der EIH sprechen, also einer trainingsbedingten Qualifizierung der Schmerzhemmung. Ein angedeuteter Unterschied zeigt sich in der Nachhaltigkeit. Nach zehn Wochen beginnt der Effekt des Krafttrainings wieder abzufallen, und derjenige des Ausdauertrainings wird, wenn auch mit nur geringem Trend, weiter größer. Dies könnte den „eingeleiteten" Adaptationen zugeschrieben werden, die möglicherweise infolge der Ausdauerbelastung stabiler waren. Beide Trainingsformen generieren direkt bzw. „begleitend" ausdauerorientierte Reaktionen. Die Reaktionen auf das Nordic-Walking-Training könnten im Schultergürtelbereich nachhaltiger gewesen sein. Die Spezifik dürfte vorrangig in der positiven Beeinflussung der Mikrozirkulation der schmerzenden Muskulatur zu suchen sein. Den Ursachen der myofaszialen Schmerzen wird damit auf der peripheren Ebene effektiv entgegengewirkt. Somit werden zwei Wirkmechanismen der Schmerzreduzierung angesprochen:
1. eine „zentrale" Qualifizierung der EIH und Effektivität der Schmerzhemmmechanismen und
2. effektivere und nachhaltigere Veränderungen der Mikrozirkulation.

Geringere Schmerzschwellen und eine gesteigerte Kapazität der CPM bei Trainierenden sind bekannt (Flood et al. 2017a, b). Ebenso liegen relative und sogar absolute Ischämien mit entsprechendem „nozizeptivem Stoffwechselmilieu", wie in den Triggerpunkten zu finden (Brückle et al. 1990; Sikdar et al. 2010; Shah und Gilliams 2008; Shah et al. 2005), als periphere

Schmerzursache vor, welche durch eine Verbesserung der Mikrozirkulation ursächlich behandelt werden müssen.

> Das Ausdauer- und Krafttraining sprechen beide durch eine verbesserte Durchblutung periphere Mechanismen der Schmerzlinderung an. Gleichfalls werden mit der EIH zentrale Mechanismen aktiv.

13.4 Schmerzen und Ausdauer bei Osteoarthrosen

Die Wissensvermittlung ist ein wichtiger Bestandteil der Therapieprogramme bei Arthrosen. Bei der Coxarthrose erzeugt ein zwölfwöchiges multidimensionales Programm mit zwei bis drei Einheiten pro Woche, ausgerichtet auf die Kraft der UE, die sensomotorische Koordination, die Ausdauer des Gehens, die Dehnfähigkeit der Muskulatur und die Wissensvermittlung, für den 6-MWT und die geschätzte aerobe Kapazität (Astrand Bicycle Ergometer Test) keinen Unterschied zu einer Beratungsgruppe. Dies gilt auch für eine 29-monatige Nachkontrollperiode. Das aktive Programm ließ zwar die physischen Funktionsmerkmale unbeeinflusst, aber die Schmerzen beim 6-MWT waren bis zum Ende der Nachkontrolle gemindert (Svege et al. 2016). Für die Steigerung der aeroben Kapazität waren die erforderlichen Belastungen offensichtlich zu gering, was in der therapeutischen und rehabilitativen Praxis häufig der Fall ist.

50- bis 75-jährige Patienten mit radiographisch moderater Gonarthrose profitieren von einem zwölfwöchigen, unter Entlastung auf dem Laufband ausgeführten Gehtraining. Die Arthrosesymptome und die Kniefunktion laut Knee Injury and Osteoarthritis Outcome Score (KOOS) und Canadian Occupational Performance Measure (COPM) verändern sich signifikant positiv. Die isokinetisch ermittelte Kraft des M. quadriceps steigt, und während des Gehens unter voller Belastung werden die Schmerzen abgebaut. Im Verlauf sinkt auch der Entlastungsbedarf für ein schmerzfreies Gehen (Peeler et al. 2015; Peeler und Ripat 2018). Die Laufbandbelastung ist primär eine Ausdauerintervention. Bei Gonarthrosepatienten sind sowohl die Kraft als auch die Ausdauer reduziert. Entsprechend vermag auch eine für die Muskulatur sehr gering intensive ausdauernde Belastung die Kraftfähigkeit des M. quadriceps femoris zu verbessern. Dieses Ergebnis belegt zugleich indirekt den ausgeprägten Dekonditionierungszustand der Muskulatur. Der konkrete Mechanismus der Schmerzlinderung durch diese physische Belastung bleibt weitestgehend unbekannt, aber wird angesprochen.

> Ausdauerprogramme lindern bei Osteoarthrose die Schmerzen. Aufgrund des sehr geringen Kraftniveaus kann die Ausdauerbelastung zunächst auch für diese Fähigkeit positive Ergebnisse erzielen.

Literatur

Angius L, Hopker JG, Marcora SM, Mauger AR (2015) The effect of transcranial direct current stimulation of the motor cortex on exercise-induced pain. Eur J Appl Physiol 115(11):2311–9. ▶ https://doi.org/10.1007/s00421-015-3212-y (Epub 2015 Jul 7)

Bjersing JL, Dehlin M, Erlandsson M, Bokarewa MI, Mannerkorpi K (2012) Changes in pain and insulinlike growth factor 1 in fibromyalgia during exercise: the involvement of cerebrospinal inflammatory factors and neuropeptides. Arthritis Res Ther 14:R162. ▶ https://doi.org/10.1186/ar3902 (PubMed: 22776095)

Bidonde J, Busch AJ, Webber SC, Schachter CL, Danyliw A, Overend TJ, Richards RS, Rader T (2014) Aquatic exercise training for fibromyalgia. Cochrane Database Syst Rev 10:CD011336. ▶ https://doi.org/10.1002/14651858.cd011336

Bidonde J, Busch AJ, Schachter CL, Overend TJ, Kim SY, Góes SM, Boden C, Foulds HJ (2017) Aerobic exercise training for adults with fibromyalgia. Cochrane Database Syst Rev 6:CD012700. ▶ https://doi.org/10.1002/14651858.cd012700

Bozorgmehr A, Zahednejad S, Salehi R, Ansar NN, Abbasi S, Mohsenifar H, Villafañe JH (2018)

Relationships between muscular impairments, pain, and disability in patients with chronic nonspecific low back pain: a cross sectional study. J Exerc Rehabil 14(6):1041–1047. ▶ https://doi.org/10.12965/jer.1836374.187 (eCollection 2018 Dec)

Brückle W, Suckfüll M, Fleckenstein W, Weiss, C, Müller W (1990) Gewebe-pO2-Messung in der verspannten Rückenmuskulatur (M. errector spinae). Z Rheumatol 49:208–216

Busch AJ, Barber KA, Overend TJ, Peloso PM, Schachter CL (2007) Exercise for treating fibromyalgia syndrome. Cochrane Database Syst Rev 4:CD003786

Busch AJ, Schachter CL, Overend TJ, Peloso PM, Barber KA (2008) Exercise for fibromyalgia: a systematic review. J Rheumatol 35(6):1130–1144 (Epub 1 May 2008)

Busch AJ, Webber SC, Richards RS, Bidonde J, Schachter CL, Schafer LA, Danyliw A, Sawant A, Dal Bello-Haas V, Rader T, Overend TJ (2013) Resistance exercise training for fibromyalgia. Cochrane Database Syst Rev 12:CD010884. ▶ https://doi.org/10.1002/14651858.cd010884

Cuatrecasas G, Gonzalez MJ, Alegre C, Sesmilo G, Fernandez-Solà J, Casanueva FF, Garcia-Fructuoso F, Poca-Dias V, Izquierdo JP, Puig-Domingo M (2010) High prevalence of growth hormone deficiency in severe fibromyalgia syndromes. J Clin Endocrinol Metab 95:4331–4337

Cuatrecasas G, Alegre C, Fernandez-Sola J, Gonzalez MJ, Garcia-Fructuoso F, Poca-Dias V, Nadal A, Navarro F, Mera A, Lage M, Peino R, Casanueva F, Linan C, Sesmilo G, Coves MJ, Izquierdo JP, Alvarez I, Granados E, Puig-Domingo M (2012) Growth hormone treatment for sustained pain reduction and improvement in quality of life in severe fibromyalgia. Pain 153:1382–1389

Dapunt U, Gantz S, Zhuk A, Gather K, Wang H, Schiltenwolf M (2018) Quantitative sensory testing in physically active individuals and patients who underwent multidisciplinary pain therapy in the longitudinal course. J Pain Res 11:2323–2330. ▶ https://doi.org/10.2147/jpr.s173000 (eCollection 2018)

da Silva T, Mills K, Brown BT, Herbert RD, Maher CG, Hancock MJ (2017) Risk of recurrence of low back pain: a systematic review. J Orthop Sports Phys Ther 47(5):305–313. ▶ https://doi.org/10.2519/jospt.2017.7415 (Epub 29 Mar 2017)

Eraslan U, Gelecek N, Genc A (2013) Effect of scapular muscle endurance on chronic shoulder pain in textile workers. J Back Musculoskelet Rehabil 26(1):25–31. ▶ https://doi.org/10.3233/bmr-2012-0346

Flood A, Waddington G, Cathcart S (2017a) Examining the relationship between endogenous pain modulation capacity and endurance exercise performance. Res Sports Med 25(3):300–312. ▶ https://doi.org/10.1080/15438627.2017.1314291 (Epub 10 Apr 2017)

Flood A, Waddington G, Thompson K, Cathcart S (2017b) Increased conditioned pain modulation in athletes. J Sports Sci 35(11):1066–1072. ▶ https://doi.org/10.1080/02640414.2016.1210196 (Epub 25 Jul 2016)

Flood A, Waddington G, Keegan RJ, Thompson KG, Cathcart S (2017c) The effects of elevated pain inhibition on endurance exercise performance. PeerJ 2(5):e3028. ▶ https://doi.org/10.7717/peerj.3028 (eCollection 2017)

Gormley SE, Swain DP, High R, Spina RJ, Dowling EA, Kotipalli US, Gandrakota R (2008) Effect of intensity of aerobic training on VO2max. Med Sci Sports Exerc 40(7):1336–43. ▶ https://doi.org/10.1249/MSS.0b013e31816c4839

Jones KD, Deodhar AA, Burckhardt CS, Perrin NA, Hanson GC, Bennett RM (2007) A combination of 6 months of treatment with pyridostigmine and triweekly exercise fails to improve insulin-like growth factor-I levels in fibromyalgia, despite improvement in the acute growth hormone response to exercise. J Rheumatol 34:1103–1111

Jones MD, Booth J, Taylor JL, Barry BK (2014) Aerobic training increases pain tolerance in healthy individuals. Med Sci Sports Exerc 46(8):1640–1647. ▶ https://doi.org/10.1249/mss.0000000000000273

Karatay S, Yildirim K, Melikoglu MA, Akcay F, Senel K (2007) Effects of dynamic exercise on circulating IGF-1 and IGFBP-3 levels in patients with rheumatoid arthritis or ankylosing spondylitis. Clin Rheumatol 26:1635

Lambert EV, St Clair Gibson A, Noakes TD (2005) Complex systems model of fatigue: integrative homoeostatic control of peripheral physiological systems during exercise in humans. Br J Sports Med 39(1):52–62

Latorre PÁ, Santos MA, Heredia-Jiménez JM, Delgado-Fernández M, Soto VM, Mañas A, Carbonell-Baeza A (2013) Effect of a 24-week physical training programme (in water and on land) on pain, functional capacity, body composition and quality of life in women with fibromyalgia. Clin Exp Rheumatol 31(6 Suppl 79):72–80 (Epub 18 Dec 2013)

Laube W (1990) Zur Rückführung des vegetativ-chronotropen Tonus, der Erholung im neuromuskulären System und den Wechselbeziehungen zwischen beiden Funktionssystemen nach Auslösung einer identischen anaeroben Stoffwechselsituation durch verschiedene Belastungsarten. Dissertation B (Dr. med. sc.), Humboldt-Universität zu Berlin, Bereich Medizin Charité, Physiologisches Institut

Laube W (2009) Physiologie der Hauptbeanspruchungen des sensomotorischen Systems. In: Laube W (Hrsg) Sensomotorisches System. Thieme, Stuttgart, S 165–227

Macefield VG, Henderson LA (2015) Autonomic responses to exercise: cortical and subcortical responses during post-exercise ischaemia and muscle pain. Auton Neurosci 188:10–8. ▶ https://doi.org/10.1016/j.autneu.2014.10.021 (Epub 2014 Oct 23)

Marcora SM (2008) Do we really need a central governor to explain brain regulation of exercise performance? Eur J Appl Physiol 104(5):929–931. ▶ https://doi.org/10.1007/s00421-008-0818-3 (author reply 933–935. Epub 10 Jul 2008)

Marcora S (2010) Counterpoint: afferent feedback from fatigued locomotor muscles is not an important determinant of endurance exercise performance. J Appl Physiol (1985) 108(2):454–456. ▶ https://doi.org/10.1152/japplphysiol.00976.2009a (discussion 456–457)

Marcora SM, Bosio A, de Morree HM (2008) Locomotor muscle fatigue increases cardiorespiratory responses and reduces performance during intense cycling exercise independently from metabolic stress. Am J Physiol Regul Integr Comp Physiol 294(3):R874–R883. ▶ https://doi.org/10.1152/ajpregu.00678.2007 (Epub 9 Jan 2008)

Mauger AR, Jones AM, Williams CA (2010) Influence of acetaminophen on performance during time trial cycling. J Appl Physiol (1985) 108(1):98–104. ▶ https://doi.org/10.1152/japplphysiol.00761.2009 (Epub 12 Nov 2009)

Mauger AR (2014) Factors affecting the regulation of pacing: current perspectives. Open Access J Sports Med 5:209–214. ▶ https://doi.org/10.2147/oajsm.s38599 (eCollection 2014)

Meiworm L, Jakob E, Walker UA, Peter HH, Keul J (2000) Patients with fibromyalgia benefit from aerobic endurance exercise. Clin Rheumatol 19(4):253–257

Morgado C, Silva L, Pereira-Terra P, Tavares I (2011) Changes in serotonergic and noradrenergic descending pain pathways during painful diabetic neuropathy: the preventive action of IGF1. Neurobiol Dis 43:275–284

Negrini S, Imperio G, Villafañe JH, Negrini F, Zaina F (2013) Systematic reviews of physical and rehabilitation medicine Cochrane contents. Part 1. Disabilities due to spinal disorders and pain syndromes in adults. Eur J Phys Rehabil Med 49(4):597–609

Nourbakhsh MR, Arab AM (2002) Relationship between mechanical factors and incidence of low back pain. J Orthop Sports Phys Ther 32(9):447–460

O'Connor PJ, Cook DB (1999) Exercise and pain: the neurobiology, measurement, and laboratory study of pain in relation to exercise in humans. Exerc Sport Sci Rev 27:119–166

O'Leary TJ, Morris MG, Collett J, Howells K (2016) Central and peripheral fatigue following non-exhaustive and exhaustive exercise of disparate metabolic demands. Scand J Med Sci Sports 26(11):1287–1300. ▶ https://doi.org/10.1111/sms.12582 (Epub 2015 Nov 26)

O'Leary TJ, Collett J, Howells K, Morris MG (2017) High but not moderate-intensity endurance training increases pain tolerance: a randomised trial. Eur J Appl Physiol 117(11):2201–2210. ▶ https://doi.org/10.1007/s00421-017-3708-8 (Epub 6 Sep 2017)

Ortega E, García JJ, Bote ME, Martín-Cordero L, Escalante Y, Saavedra JM, Northoff H, Giraldo E (2009) Exercise in fibromyalgia and related inflammatory disorders: known effects and unknown chances. Exerc Immunol Rev. 15:42–65

O'Sullivan P, Smith A, Beales D, Straker L (2017) Understanding adolescent low back pain from a multidimensional perspective: implications for management. J Orthop Sports Phys Ther 47(10):741–751. ▶ https://doi.org/10.2519/jospt.2017.7376 (Epub 12 Sep 2017)

Peeler J, Christian M, Cooper J, Leiter J, MacDonald P (2015) Managing knee osteoarthritis: the effects of body weight supported physical activity on joint pain, function, and thigh muscle strength. Clin J Sport Med 25(6):518–523. ▶ https://doi.org/10.1097/jsm.0000000000000173

Peeler J, Ripat J (2018) The effect of low-load exercise on joint pain, function, and activities of daily living in patients with knee osteoarthritis. Knee 25(1):135–145. ▶ https://doi.org/10.1016/j.knee.2017.12.003 (Epub 8 Jan 2018)

Pillastrini P, de Lima E Sá Resende F, Banchelli F, Burioli A, Di Ciaccio E, Guccione AA, Villafañe JH, Vanti C (2016) Effectiveness of global postural re-education in patients with chronic nonspecific neck pain: randomized controlled trial. Phys Ther 96(9):1408–1416. ▶ https://doi.org/10.2522/ptj.20150501 (Epub 24 Mar 2016)

Saeterbakken AH, Nordengen S, Andersen V, Fimland MS (2017) Nordic walking and specific strength training for neck- and shoulder pain in office workers: a pilot-study. Eur J Phys Rehabil Med 53(6):928–935. ▶ https://doi.org/10.23736/s1973-9087.17.04623-8 (Epub 1 Jun 2017)

Sgherza AL, Axen K, Fain R, Hoffman RS, Dunbar CC, Haas F (2002) Effect of naloxone on perceived exertion and exercise capacity during maximal cycle ergometry. J Appl Physiol (1985) 93(6):2023–2028 (Epub 23 Aug 2002)

Shah JP, Gilliams EA (2008) Uncovering the biochemical milieu of myofascial trigger points using in vivo microdialysis: an application of muscle pain concepts to myofascial pain syndrome. J

Bodyw Mov Ther 12(4):371–84. ▶ https://doi.org/10.1016/j.jbmt.2008.06.006 (Epub 2008 Aug 13)

Shah JP, Phillips TM, Danoff JV, Gerber LH (2005) An in vivo microanalytical technique for measuring the local biochemical milieu of human skeletal muscle. J Appl Physiol 99(5):1977–84. (Epub 2005 Jul 21)

Sikdar S, Ortiz R, Gebreab T, Gerber LH, Shah JP (2010) Understanding the vascular environment of myofascial trigger points using ultrasonic imaging and computational modeling. Conf Proc IEEE Eng Med Biol Soc 5302–5. ▶ https://doi.org/10.1109/IEMBS.2010.5626326

Smith A, Beales D, O'Sullivan P, Bear N, Straker L (2017) Low back pain with impact at 17 years of age is predicted by early adolescent risk factors from multiple domains: analysis of the Western Australian Pregnancy Cohort (Raine) Study. J Orthop Sports Phys Ther 47(10):752–762. ▶ https://doi.org/10.2519/jospt.2017.7464 (Epub 15 Sep 2017)

St Clair Gibson A, Noakes TD (2004) Evidence for complex system integration and dynamic neural regulation of skeletal muscle recruitment during exercise in humans. Br J Sports Med 38(6):797–806

Svege I, Fernandes L, Nordsletten L, Holm I, Risberg MA (2016) Long-term effect of exercise therapy and patient education on impairments and activity limitations in people with hip osteoarthritis: secondary outcome analysis of a randomized clinical trial. Phys Ther 96(6):818–27. ▶ https://doi.org/10.2522/ptj.20140520 (Epub 2015 Dec 17)

UEMS (2006) Section of Physical and Rehabilitation Medicine Union Européenne des Médecins Spécialistes; European Board of Physical and Rehabilitation Medicine; Académie Européenne de Médecine de Réadaptation; European Society for Physical and Rehabilitation Medicine: white book on physical and rehabilitation medicine in Europe. Eura Medicophys 42(4):292–332

Vanti C, Conti C, Faresin F, Ferrari S, Piccarreta R (2016) The relationship between clinical instability and endurance tests, pain, and disability in nonspecific low back pain. J Manip Physiol Ther 39(5):359–368. ▶ https://doi.org/10.1016/j.jmpt.2016.04.003 (Epub 7 May 2016)

Whiteside A, Hansen S, Chaudhuri A (2004) Exercise lowers pain threshold in chronic fatigue syndrome. Pain 109(3):497–499

World Health Organization (2011) Global recommendations on physical activity for health. 18–64 years old

Schmerz und multidisziplinäre Therapieansätze

14.1 Das Gehirn – ein biologisch und gesellschaftlich geprägtes Organ – 304

14.2 Physische plus psychologische Programme: Dosierung offen – 306

14.3 Schmerz, Kraft und Interventionen am Arbeitsplatz – 307

14.4 Funktion und Wirksamkeit von physischen, psychologischen und rehabilitativen Interventionen – 310

14.5 Schmerz, Kraft, Koordination und Ausdauer – 313

Literatur – 315

© Springer-Verlag GmbH Deutschland, ein Teil von Springer Nature 2020
W. Laube, *Sensomotorik und Schmerz*, https://doi.org/10.1007/978-3-662-60512-7_14

Das Gehirn ist ein biologisches und sozial geprägtes Organ, so dass multimodale Faktoren die Schmerzen bedingen und therapeutisch zu beachten sind. Physische Berufsbelastungen erhalten die Gesundheit nicht, und nur angeleitete Therapie sichert keine nachhaltige Wirkung.

Therapievergleiche sind kaum möglich, da Ansatzpunkte, Ziele, Inhalte und Patienten variieren. Lange Entwicklungszeiten der Erkrankungen benötigen lange Therapiezeiten. Die Dosis-Wirkungs-Beziehungen des Reha-Trainings sind kaum untersucht. Bisher kann kein klarer Vorteil für eine Interventionsart benannt werden. Die Wirksamkeit steht in Bezug zur Dauer der Krankheit, zu den SMS-Defiziten und schmerzbedingten Sensibilisierungen.

Ausdauer und Kraft sind wirksam und benötigen höhere Intensitäten. Kurzfristig scheint das Krafttraining schneller zu wirken. Bei langen Interventionen ergänzen sich beide Trainingsmodi und optimieren die antinozizeptive Wirkung. Das Wichtigste sind Adhärenz und Gesundheitskompetenz.

14.1 Das Gehirn – ein biologisch und gesellschaftlich geprägtes Organ

Entsprechend dem biopsychosozialen Krankheitsmodell (Engels 1977) gilt es als sicher, dass physische Aktivitäten eine wichtige Säule der Behandlung chronischer Schmerzen sind. Das Gehirn ist rein physiologisch das Organ der Schmerzgenerierung, -hemmung und -toleranz. Diese Leistungen sind unter physiologischen Bedingungen ein immanentes Element der physischen Ruhe und jeder Bewegung. Damit muss grundsätzlich auch die Ausbildung einer hohen physiologischen Effektivität der Mechanismen der Schmerzhemmung als ein Element der biologischen Reifung und Entwicklung und der Adaptationen oder De- bzw. Maladaptationen des Gehirns auf systematische physische Belastungen im positiven und Inaktivität im negativen Sinn angesehen werden.

> Es ergibt sich einerseits aus der Verknüpfung von Bewegung und Schmerzhemmung und andererseits aus dem Bedarf physischer Aktivitäten für die kognitive Entwicklung und Leistungsfähigkeit des Gehirns, dass beides – die Entwicklung einer hohen Schmerzhemmkapazität und die der Kognition – essenziell in einen Zusammenhang mit den körperlichen Aktivitäten im Kindes- und Jugendalter, aber auch später gebracht werden muss.

In der mittleren und späten Lebensspanne spielt die Erhaltung der Schmerzhemmung und -toleranz durch physische Aktivität die Hauptrolle.

> Erfolgt die physiologische Realisation der zerebralen Entwicklungspotenzen der Schmerzhemmung im frühen Alter nur abgeschwächt, steigt gemeinsam mit der dann auch gleichzeitig vorliegenden inadäquat genutzten somatischen Entwicklung die Disposition für Schmerzen.

Unphysiologische körperliche Zustände sehr verschiedener Ursachen, inklusive sehr häufig infolge ungenügender physischer Aktivitäten, veranlassen das Gehirn, die resultierenden Schmerzafferenzen ausgeprägter und umfänglicher zu verarbeiten. Bei Chronifizierung dieses Bedarfs wird die Disposition wirksam, indem das plastische Gehirn vorzeitig oder mit einer geringeren Schwelle mit Maladaptationen reagiert. Bewegung und Schmerzhemmung werden entkoppelt, und die Schmerztoleranz fällt bis hin zum Ruhe- und Bewegungsschmerz, der beim chronischen Schmerzpatienten kein Warnsignal mehr ist. Der chronisch intermittierende oder dauerhafte Schmerz mit den Faktoren periphere und zentrale Sensibilisierung in verschiedenen abgestuften Schweregraden entsteht. Die maladaptive chronische Schmerzerkrankung des Gehirns ist entstanden.

14.1 · Das Gehirn – ein biologisch und gesellschaftlich geprägtes Organ

> Die Entwicklungsschritte der Pathogenese mit diesem Endergebnis von der physiologischen Funktion über die Funktionsstörung noch ohne Strukturgrundlage bis hin zur Strukturmaladaptation mit fixierter Funktionsstörung gilt es aufzuklären. Das Gehirn wird von Lebensbeginn an nicht nur allein durch physische Aktivitäten bzw. durch unphysiologische somatische Zustände geprägt. Die Interaktionen des Kindes mit seinen Eltern und seinem Umfeld prägen das Gehirn. Dies ist auch eine physiologische oder unphysiologische Prägung, denn Verhalten, Motivationen, Emotionen, Bewertungen und die Organisation der Interaktionen mit anderen Menschen und zwischen dem Menschen und der Umwelt als Merkmale und Faktoren des Lebensstils sind der Ausdruck und das Ergebnis der Physiologie des Gehirns.

Das reifende und sich entwickelnde Gehirn bildet aufgrund der Wechselbeziehungen zu sich selbst und der Umwelt und gegebenen Vorbildern die strukturellen und damit die daraus folgenden funktionellen Grundlagen und Realisationen der zukünftigen bewussten höchsten Funktionen des Verhaltens aus. Es entstehen und entwickeln sich die Lebenseinstellungen, Verhaltensweisen, Bewertungen, Motivationen, die Rationalität und die Verarbeitungs- und Bewältigungsmodi inklusive u. a. der Gesundheitskompetenz. Dies sind die „biologischen" Ergebnisse der Lebensverhältnisse und des Lebensstils zunächst der Eltern, des sozialen Umfeldes und fortschreitend mehr der Gesellschaft.

> Das Gehirn ist ein biologisches und gesellschaftlich geprägtes Organ. Es funktioniert in einer Schmerzsituation immer rein biologisch auf die „internen körpereigenen" Schmerzinformationen, aber immer auch im Kontext der „externen" soziokulturellen Prägung, der ethnischen Zugehörigkeit (Brady et al. 2016), des darauf beruhenden Lebensstils, der zugehörigen Verhaltensweisen und der aktuellen sozialen Situation.

Entsprechend sind auch die verschiedenen Komponenten des Schmerzes, generiert durch die Schmerzmatrix, einzuordnen. Sie reichen von der soziokulturell und psychologisch (das ist auch Physiologie!) geprägten kognitiv erkennenden und bewertenden und affektiv-emotionalen Komponente bis hin zu der vorrangig physiologisch geprägten sensorisch-diskriminativen, motorischen und neurovegetativen Komponente.

> Daraus resultiert, dass psychologische (Physiologie des Bewusstseins, des Verhaltens und des bewussten und unbewussten Reagierens) und soziale inklusive arbeitsbedingte Faktoren bei der Verarbeitung und Chronifizierung von Schmerzen beachtet und in ein Therapieregime eingebunden werden müssen.

Für den **LBP** sind die Interaktionen zwischen physischen, psychologischen und sozialen Faktoren vielfach untersucht, und es wurde ein multidisziplinäres biopsychosoziales Rehabilitationsmodell (MBR) abgeleitet. Allerdings gibt es dafür keine allgemein akzeptierte Definition und Terminologie, außer dass die Minderung der den Schmerz unterhaltenden Faktoren das Ziel ist (Kamper et al. 2014; Gatchel et al. 2014; Salathé et al. 2018). Die MBR wird einmal beschrieben als eine Intervention zur Beeinflussung von mindestens zwei der vier Hauptfaktoren physisch, psychisch, sozial oder arbeitsbedingt (Kamper et al. 2014), bzw. es wird zwischen multidisziplinärer oder interdisziplinärer Behandlung unterschieden (Gatchel et al. 2014). Letztere soll ausdrücken, dass der Patient aktiv in die Planung einbezogen ist. Der wöchentliche Umfang aller Interventionen einschließlich der kognitiven Verhaltenstherapie (Überlegungen, Gedanken, Emotionen, Verhalten) sollte mindestens 25 h betragen (Guzman et al. 2001).

Ein multidisziplinäres Programm bei Patienten mit einem ausgedehnten **muskuloskelettalen Schmerzsyndrom** hat das Ziel, trotz weiter bestehender Schmerzen die täglichen Aktivitäten realisieren und ausbauen zu können. Es umfasst über 15 Wochen tägliche Interventionen mit einer Therapiezeit pro Woche von 5–7 h. Ein Team aus Reha-Ärzten, Psychologen, Physio-, Ergotherapeuten und Sozialarbeitern führt kognitive Verhaltens-, Bildungs-, Einzel-, Gruppen-, Entspannungs- und Hydrotherapie durch. Deutlich können die Limitierungen in den täglichen Aktivitäten gesenkt und die Partizipation erhöht werden, obwohl Schmerzen, Ermüdung, Vitalität und die physische Funktionalität weniger vorteilhaft beeinflusst werden (Koele et al. 2014). Beim muskuloskelettalen Schmerzsyndrom sind wahrscheinlich die höheren Erfolgsaussichten einer multidisziplinären Behandlung

— für das Symptom Schmerz bei Männern mit intensiveren Schmerzen zu Therapiebeginn,
— für die Beeinflussung der täglichen Aktivitäten durch den Schmerz bei Männern mit zunächst einem höheren Schmerzniveau, einem höheren Bildungsniveau, einer besseren Persönlichkeitskontrolle, einer geringeren Angststörung und dem Glauben an weniger krankheitsbedingten Konsequenzen,
— für die Depression bei höherem Ausgangsniveau der Depression, bei höherer Bildung und Persönlichkeitskontrolle und
— für den allgemein wahrnehmbaren Effekt bei weniger Schmerzen und Ermüdbarkeit zu Beginn und höherer Bildung

zu erwarten (de Rooij et al. 2013).

> Das „höhere Bildungsniveau" mit den damit verbundenen höheren, bewusst einsetzbaren Kompetenzen des Verstehens sowie des darauf beruhenden Selbstmanagements und Handelns spielt offensichtlich grundsätzlich für die Therapiewirksamkeit eine sehr wesentliche Rolle.

Es besteht mit diesen Voraussetzungen offensichtlich ein günstigerer „externer" Zugang zum Gehirn zur Beeinflussung der kognitiv erkennenden und bewertenden wie auch der affektiv-emotionalen Schmerzkomponente.

14.2 Physische plus psychologische Programme: Dosierung offen

Die häufigsten Repräsentationen muskuloskelettaler Schmerzen sind der Nacken bzw. die HWS, der untere Rücken, die Schultern, die Kniegelenke bzw. häufig multiple Körperregionen. Letzteres ergibt sich auch logisch aus der Existenz der pedokranialen myofaszialen Ketten. Trotz der verschieden akzentuiert betroffenen Körperregionen haben die Schmerzen eine sehr ähnliche Klinik und Prognose, woraus sich in logischer Konsequenz grundsätzlich sehr ähnliche bis gleiche Therapiestrategien ableiten. Die Palette der Strategien ist aber sehr groß mit differenter unmittelbarer, kurz- und langfristiger Wirksamkeit.

> Vergleiche zwischen therapeutischen Programmen sind aus sehr vielen Gründen schwer oder kaum konsistent realisierbar. Die Inhalte sind sehr different, ungenügend beschrieben und ebenso variieren die trainingsmethodischen Parameter der Durchführung wie die Häufigkeiten, die Intensitäten und die Dauer. Auf der anderen Seite sind die Patientenpopulationen hinsichtlich der Symptome, des Schweregrads und der Erkrankungs- (bei chronischen Erkrankungen auch nicht korrekt ermittelbar; der auch relevante latente Entwicklungsweg bleibt immer offen) bzw. Symptomdauer sehr unterschiedlich. So sind „homogene" Patientengruppen nur sehr schwer zusammenzustellen. Hierzu nur das Beispiel, dass Schmerzen und

bildgebende Merkmale nicht korrelieren und der Konditionierungszustand kaum objektiv bestimmt wird. Auch die primären und sekundären Outcomes und die methodologische Qualität weichen voneinander ab.

Aktuell ergeben sich in der Summe aus den Literaturdaten zu den verschiedenen Behandlungsoptionen (Babatunde et al. 2017) moderate bis starke Wirksamkeitsnachweise zugunsten des physischen Trainings und entsprechend der Schmerzkomponenten auch für die psychosozialen Interventionen. Indikations-, geschlechts- und altersgerechte Angaben zu den Belastungsarten, deren Kombinationen und Interaktionen, den Dosierungen der einzelnen sensomotorischen Beanspruchungsformen Koordination, Kraft und Ausdauer, den Häufigkeiten der Interventionen und erst recht zur Gestaltung des Zyklus Belastung – Erholung – Adaptation sind z. Z. aber möglich.

Die physischen Programme zeichnen sich „leider" vorrangig durch eine mehr oder weniger starke Begrenzung auf die schmerzhaften Körperregionen aus. Diese Begrenzung erscheint aber aus der Sicht der myofaszialen pedokranialen Ketten als nicht begründet bzw. sogar als kontraproduktiv. Grundsätzlich sollten in der Summe aller Bewegungskomponenten und Beanspruchungen auch alle Glieder der myofaszialen Ketten beansprucht werden. Dem aktiven Belastungsaufbau über die nicht oder weniger betroffenen Körperregionen sollte viel mehr Aufmerksamkeit geschenkt werden. Dies besagt wiederum nicht, dass Lernschritte mit einzelnen Abschnitten erforderlich sind.

Die Studien zum LBP orientieren sich mit ihren Aussagen zur Wirkung nichtinvasiver Interventionen (Chou et al. 2016) hauptsächlich auf die Schmerzen, also auf

1. die afferenzgestützt verarbeitende Gehirnfunktion,
2. die Kapazitäten und Leistungen der „pain matrix" im Rahmen der verschiedenen Schmerzkomponenten und
3. die Regulation und die Kapazitäten zur zerebralen efferenten Schmerzhemmung.

Die sensomotorische Funktion der LWS bzw. des Körperstamms mit wichtigen konditionellen Daten zur Kraft und auch zur aeroben Kapazität stehen in der Rangliste zur Charakterisierung der Untersuchungsgruppen und dem Outcome nachrangig. Die Schmerzen werden durch die verschiedensten Interventionen von pharmakologisch bis physisch in den 156 analysierten Publikationen (Chou et al. 2016) im Kurzzeit-Follow-up zwischen 5–20 % gemindert. Der Effekt gegen die Schmerzen ist in aller Regel größer als für die Funktion. Auch eine ausschließliche Schmerzlinderung wird beschrieben. Dies spricht doch für das relativ schnelle positive Ansprechen des Gehirns auf körperliche Aktivitäten, und dies teilweise noch bevor physische Leistungsmerkmale sicher verbessert werden.

Therapieelemente wie Medikamente mit verschiedenen Wirkrichtungen, Massagen, Akupunktur und andere Interventionen ohne physische aktive Beanspruchungen sind aber für adaptive Mittel- und Langzeitwirkungen ungeeignet und fallen entsprechend für andauernde nachhaltige Therapiewirkungen aus.

> Beim chronischen LBP sind u. a. der multidisziplinäre Therapieansatz und physische Belastungen in der Palette von Interventionen mit geringen bis hin zu moderat positiven Wirkungen vertreten.

14.3 Schmerz, Kraft und Interventionen am Arbeitsplatz

Laut einem Review zur arbeitsplatzbasierten Rehabilitation (Hoosain et al. 2018) haben Arbeitsplatzanpassungen in Kombination mit ergonomischem Training mit leicht ausführbaren, dehnenden und den ROM voll ausnutzenden Bewegungen und kraftakzentuierten Belastungen, angeleitet durch jeweils geschultes Personal, ein positives Wirkungsspektrum. Weniger vorteilhaft sind die Modifikationen von Eingabegeräten für PCs („ergonomic controls").

> Am wirksamsten erwiesen sich die Programme mit Krafttraining. Hierdurch wurden durchgängig die angestrebten mehrdimensionalen Wirkungen erreicht. Diese sind die Schmerzreduzierung, der Kraftzuwachs, die funktionellen Fertigkeiten der oberen Extremität, die Erhaltung der Arbeitsfähigkeit und die Minderung des krankheitsbedingten Fehlens und der Medikamentenverbrauch.

Aus einigen Studien (Andersen und Zebis 2014; Andersen et al. 2011; Lidegaard et al. 2013) ergab sich, dass sogar ein minimal zeitaufwändiges Krafttraining von nur ca. 2 min an fünf Tagen der Woche bereits günstige Effekte auf die Schmerzen, die Druckempfindlichkeit und die Kraft haben. Es wurde bei überwiegend am PC arbeitenden Personen auch belegt, dass ein zehnwöchiges Krafttraining mit Gummibändern jeweils 2 min („lateral raise" bis zur Erschöpfung) gegenüber 12 min (5–6 Sets, 8–12 Wdh.) gleiche Effekte auf die Schulter-Nacken-Schmerzen hat. Zur Kontrollgruppe verringerten sich der Schulter-Nacken-Schmerz um 1,4 bzw. 1,9 Punkte ($p=0{,}0001$) und die Druckempfindlichkeit um 4,2 bzw. 4,4 Punkte ($p=0{,}0001$). Selbst ein sehr geringer, aber signifikanter Kraftzuwachs stellte sich ein (Andersen et al. 2011).

Die Analyse zur Akzeptanz und Durchführung einer solchen Arbeitsplatzintervention (Andersen und Zebis 2014) machte aber auch sichtbar, dass nur 82 % bzw. 81 % der Teilnehmer mehr als 30 Trainingsaktivitäten von den angestrebten 50 absolvierten. Die 12-Minuten-Belastung wurde von 30 % der Teilnehmer als zu lang angegeben und die 2 min sogar noch von 5 %. Personen mit einer geringen Adhärenz begründeten diese zu 50 % mit einem Zeitmangel, ein Viertel mit Problemen durch einen Wiederanfang der Arbeitstätigkeit nach Krankheitsausfällen, in deren Folge fünf Trainingseinheiten pro Woche zu viel wären, und 29 % wollten eigentlich eine völlig andere Aktivität ausführen. Hier spielt die Gesundheitskompetenz eine wesentliche Rolle, um Aktivitäten zum eigenen gesundheitlichen Vorteil auch entsprechend zu bewerten und „für sich" auszuführen.

> Selbst kurze kraftorientierte Programme am Arbeitsplatz sind schmerzlindernd und bei fehlenden Beschwerden sicher auch primär präventiv wirksam. Das Hauptproblem besteht aber in der Adhärenz und Gesundheitskompetenz der Menschen.

Die longitudinalen Effekte des 2-Minuten-Krafttrainings in Relation zu ausschließlich wöchentlichen Informationen zur Gesundheit schätzten Lidegaard et al. (2013) ein. Bei einer Adhärenz von 89 % der Kontroll- und 86 % der Interventionsgruppe steigerte das Training die Kraft der Schulter-Nacken-Muskeln um 6 %, und die Schulter-Nacken-Schmerzen minderten sich um 40 % ($p=0{,}01$). Ein weiterer wichtiger Effekt wurde sichtbar. Direkt nach dem Training verminderte sich zunächst die Häufigkeit der kompletten Inaktivität der motorischen Einheiten der Schultergürtelmuskulatur. Nach zehn Wochen hatte das Training für die Aktivierung des M. splenius während des Arbeitstages ausgeprägt positive Auswirkungen. Die Dauer der EMG-Inaktivitätsphasen war um 71 % und die Häufigkeit der Inaktivitätsphasen um 296 % erhöht. Der prozentuale Zeitanteil von EMG-Aktivitäten unter 0,5 % bzw. 1,0 % des EMG_{max} war um 578 % bzw. 242 % gestiegen. So führte das Training zu einem deutlich veränderten Aktivierungsverhalten des sensomotorischen Programms über den Arbeitstag, was eine ausreichende Durchblutung stark fördert. Parallel mit dem günstigeren Kontraktions-Relaxations-Verhältnis entwickelten sich auch die Schmerzen.

Mit Labortechnikern eines Forschungs- und Entwicklungsdepartments wurde ein

14.3 · Schmerz, Kraft und Interventionen am Arbeitsplatz

Programm mit individualisierten und fachlich kontrollierten physischen (20 min, 4×/Wo.; Krafttraining: Gummibänder, akzentuiert für die schmerzende Körperregion; dynamisches Motor-Control-Training: Feinsensomotorik) und psychologischen Elementen (50 min, 1×/Wo.; Aufmerksamkeit, Schmerzmanagement, kognitive Verhaltenstherapie und Beratung, Yoga-Techniken) mit den Hauptzielstellungen Schmerz, Angstvermeidung und Dekatastrophisierung des Schmerzes durchgeführt. Jede der einzelnen Interventionen ist bereits als schmerzlindernd beschrieben. Die Adhärenz des physischen Teils lag bei 70 % und des psychologischen Teils bei 47,5 %. Dieses Programm wurde den üblichen betrieblichen Gesundheitsangeboten gegenübergestellt. Primär ging es um die Schmerzen (VAS, Nordic Questionnaire) in verschiedenen Körperregionen wie dem Nacken, den Schultern, dem unteren und oberen Rücken wie auch den Ellenbogen und der Hand nach zehnwöchigem Training und sekundär um den Stress (Cohen's Perceived Stress Questionnaire). Die Schmerzen der behandelten Gruppe minderten sich klinisch relevant über alle Regionen im Mittel um 52 % (p = 0,0001). Dieser Effekt betrug bei der Kontrollgruppe nur 15 %. Der Unterschied resultierte vor allem aus der Schmerzlinderung der Regionen Nacken, Schultern und Rücken. Die Dosis-Wirkungs-Analyse ergab eine fortschreitende Schmerzlinderung mit der Anzahl der physisch-kognitiven Trainingseinheiten pro Woche. Dagegen stiegen die Schmerzen mit der Anzahl der psychologischen Interventionen sogar an. Die Einschätzung des Stresses blieb statistisch unverändert und ohne Wechselwirkungen zum Interventionsprogramm (Jay et al. 2015).

> Ohne den Wert psychologischer Interventionen zu mindern, sind physische Aktivitäten zwingend notwendig und ein gravierender Faktor der Wirksamkeit. Das arbeitsplatzbegleitende Training ist eine effektive Schmerzintervention.

Bei Laborangestellten mit hoher Prävalenz muskuloskelettaler Schmerzen ist auch ein ballistisches Ganzkörper-Kettlebell-Training (8 Wo., 3×/Wo. 10–15 min) erfolgreich. Damit konnte die Schmerzintensität im Schulter-Nacken-Bereich von einem mittleren VAS-Wert 3,9 klinisch relevant um 2,1 Punkte und im unteren Rücken vom VAS-Mittel 2,9 relevant um 1,4 Punkte gesenkt werden. Dies entspricht einer Minderung um 57 % bzw. 46 %. Ein Einfluss auf die aerobe Leistung hat ein solches Training nicht (Jay et al. 2011).

> Krafttraining für den Schulter-Nacken-Bereich (Andersen et al. et al. 2008, 2011; Lidegaard et al. 2013) führt in der Regel zur klinisch relevanten Linderung der Schmerzen zwischen 17 % und bis zu 80 %. Letzteres Ergebnis kann durch ein hoch intensives isoliertes und kontrolliertes Training hervorgerufen werden.

Eine prospektive belgische Studie zur physischen Fitness wollte in Abhängigkeit vom Fitnesszustand von 40- bis 55-Jährigen Informationen zur Relation zwischen den physischen Aktivitäten im beruflichen Alltag und in der Freizeit und der allgemeinen Mortalität darstellen. Die 1456 Arbeiter waren zum Beobachtungsbeginn ohne kardiovaskuläre Erkrankungen. Die Fitness wurde ergometrisch ermittelt und die Mortalität über 16,9 Jahre registriert. Nicht unerwartet zeigte sich die Mortalität von beruflich und in der Freizeit Inaktiven signifikant erhöht (Hazard Ratio = 2,07). Aber es wurde auch deutlich, dass auch jene mit hohen beruflichen, aber sehr geringen körperlichen Belastungen in der Freizeit ein gleichartig erhöhtes Mortalitätsrisiko haben (Hazard Ratio 2,04). Dies traf insbesondere für diejenigen Personen mit geringem Fitnesszustand zu (Clays et al. 2014).

> Eine körperlich anstrengende Arbeitsbelastung reicht nicht aus, um den Gesundheitsstatus in einen guten Zustand zubringen, ihn aufrechtzuerhalten oder gar zu verbessern.

Die Tätigkeit jedes einzelnen Berufes ist per se monoton und einseitig, woraus über Jahre eher eine chronische regionale Fehlbelastung resultiert. Es gibt kaum bis keine berufliche Beanspruchung, die die Ausdauerfunktion als Grundlage der Erholungsfähigkeit und der biologischen Reparatur- und Kompensationsprozesse fördert. Die mit der Ausdauer verbundenen Adaptationen sind auch die Basis der kardiovaskulären Gesundheit und über den strukturellen Ausbau der Mikrozirkulationsgebiete auch für die der myoskelettalen Strukturen. Es sei hier nur auf die relative und absolute Ischämie und damit Hypoxie im Zentrum der aktiven Triggerpunkte und die Mikrozirkulationsstörung in der Umgebung hingewiesen (Brückle et al. 1990; Sikdar et al. 2010). Im Zentrum der Triggerpunkte ist der pO_2 auf einem Minimum um ca. 5 mmHg, und in den Gefäßen der Umgebung schmerzhaft palpierbarer Triggerpunkte des M. trapezius können im Vergleich zu latenten Punkten eine signifikant höhere systolische Flussgeschwindigkeit und ein höherer venöser Rückfluss mit negativen diastolischen Geschwindigkeiten gemessen werden. Das Volumen des Gefäßkompartiments und der Abflusswiderstand sind größer. Die Mikrozirkulationsstörung verursacht die nozizeptiv relevanten Veränderungen des biochemischen Milieus (Shah et al. 2005; Shan und Gilliams 2008). Gleichfalls sind die mikrovaskulären Versorgungsstörungen auch für die Osteoarthrose verantwortlich (Ramseier 1962; Brooks und Revell 1998; Frank 2003).

> Körperlich beanspruchende Arbeitsbelastungen sind in aller Regel mit Defiziten der aeroben Leistungsfähigkeit und damit der regionalen Durchblutungssituation und der Erholungsfähigkeit verbunden. Dieses Defizit drückt sich in muskuloskelettalen Beschwerden und über Jahre auch in der Mortalität aus.

14.4 Funktion und Wirksamkeit von physischen, psychologischen und rehabilitativen Interventionen

Die Ausrichtung der aktiven Therapieprogramme bei chronisch degenerativen muskuloskelettalen Erkrankungen muss stets zwei Zielstellungen verfolgen: erstens die Verbesserung der sensomotorischen Funktion im betroffenen Gelenkbereich inklusive derjenigen der myofaszialen Ketten und zweitens die Förderung der physischen Aktivität, um insbesondere bei Älteren den in relativ kurzer Zeit eintretenden zusätzlichen negativen Folgen der sekundären Inaktivität zu begegnen. Letzteres gilt für alle chronischen Erkrankungen. Für das letztgenannte Ziel ist aber der Informations- und Aufklärungsbedarf sehr hoch, und die Adhärenz ist sehr gering. Aus diesem Grund wird ein HAPA-Ansatz (Health Action Process Approach) verfolgt. Er besteht aus einer motivationalen Phase, die auf die Ergebniserwartung, die Absicht und die Handlungswirksamkeit ausgerichtet ist, und einer Willensphase, die auf die Effizienz der Aufrechterhaltung der Aktivitäten, die Wirksamkeit, die Bewältigung und die Aktivitätskontrolle abzielt (Schwarzer 2008). Das aktive Programm besteht aus nachgewiesen wirksamen Komponenten z. B. bei Knie- und Hüftarthrose (Bennell und Hinman 2011). Hierzu gehören aerobe Belastungen, Dehnungen, isometrisches und isotonisches Krafttraining. Wie jedes aktive Programm muss es befundgerecht auf Schwerpunkte individualisiert, trainingsmethodisch begründet und im Verlauf angepasst werden. Es umfasst zwingend einen supervidierten und einen eigenverantwortlichen Anteil.

> Ausschließlich angeleitete Therapieeinheiten haben in jedem Therapieregime grundsätzlich immer einen zu geringen Umfang.

Drei oder auch vier Einheiten pro Woche mit in der Regel 30–45 min sind absolut zu wenig. Dies gilt erst recht nach einer Entwicklungszeit der Erkrankung von sehr vielen Jahren mit in der Regel zusätzlicher sekundärer Inaktivität. Einen methodischen Vorschlag liefert die ENHANCE-Studie (O'Brien et al. 2018). Sie stellt einen methodischen Ansatz vor, der für die Knie- und Hüftarthrose im Endstadium konkretisierte physische Aktivitäten mit den HAPA-basierten Interventionen kombiniert. Beratungen, organisierte motivierende soziale Unterstützungen aus dem Umfeld, Ausrichtung auf eine Minderung der Inaktivität durch mehr Schritte pro Tag sowie auf die Schmerzlinderung, aber auch auf die Risikofaktoren von Stoffwechsel- und kardiovaskulären Erkrankungen charakterisieren das komplexe Programm. Bei allen Programmen kommt es nach in der Regel langer Inaktivität darauf an, systematisch im Sinne eines medizinischen Trainingsaufbaus die Häufigkeit und Dauer der täglichen Belastungszeiten zu erhöhen. Das bedeutet, die Muskelarbeit (Kraft, zyklische und azyklische Wiederholungen), der Anstrengungsgrad (Borg) und der Energieverbrauch (Hf, ml/kg/min) müssen auf der Grundlage der aktuellen und systematisch erworbenen Funktionsfähigkeiten steigen. Dies entspricht dem trainingsmethodischen Prinzip des Bedarfs steigender Belastungen infolge Funktions- und Leistungsfortschritten. Die Trainingsmethodik gilt jederzeit auch für Patienten.

> Training ist eben ein komplexer Prozess, in dem mit Hilfe biologischer, medizinischer, sportwissenschaftlicher, pädagogischer und psychologischer Gesetzmäßigkeiten und den Mitteln und Methoden der physischen Belastung und der Wissensvermittlung auf die physischen, psychischen und kognitiven Fähigkeiten und Leistungen und die Leistungsbereitschaft Einfluss genommen wird (Laube 2011).

Die Wirksamkeitsanalyse verschiedener Programme bei mindestens 45-jährigen Personen mit Knie- und Hüftarthrose (Hurley et al. 2018) fand eine Minderung der Schmerzintensität von ca. 6 % (9 Studien, 1058 Patienten), was einem Abfall von 1,25 Punkten von 6,5 auf 5,3 auf einer VAS-Skala von 0–20 bedeutet. Die physische Leistungsfähigkeit stieg um 5,6 %. Dies entspricht laut WOMAC einem Abfall auf der 0–100-Skala von 49,9 auf 44,3 Punkte (13 Studien, 1599 Patienten). Die Eigenwirksamkeit (ExBeliefs Score) veränderte sich nur marginal um 1,7 %, die Depression (Hospital Anxiety and Depression Scale) um 2,4 % und die Angst gar nicht. Die soziale Funktion (36-Item SF-36) konnte signifikant vorteilhaft um 7,9 % gesteigert werden.

> Aus der Sicht der Patienten werden klarere Informationen und ausführlichere Beratungen zu den Zielstellungen der physischen Anforderungen und der Sicherheit der Durchführung erwartet. Des Weiteren sollten die Individualisierung verbessert und unangemessene gesundheitliche Überzeugungen in Frage gestellt bzw. angesprochen werden.

Eine sehr aufwändige Analyse (Skelly et al. 2018) verfolgte die Zielstellung, für chronische Schmerzzustände die Interventionen aufzuzeigen, die im Follow-up mindestens einen Monat oder länger Wirksamkeit auf den Schmerz und die Funktion haben. So wurden die Wirksamkeiten nichtinvasiver nichtpharmakologischer Behandlungen des LBP, von Nackenschmerzen, Osteoarthrosen der Knie-, Hüft- und Handgelenke, der Fibromyalgie und von Spannungskopfschmerzen mit denen einer „üblichen", keiner, einer vorgetäuschten oder Placebotherapie, der Eintragung in eine Warteliste, pharmakologischen Interventionen und physischen Belastungsprogrammen statistisch verglichen. Die Ausprägung des Überdauerns der Wirkung wurde für die Follow-up Perioden bis zu 6 Monaten („short term"), 6–12 Monaten („intermediate term") und länger („long term") aufgearbeitet. Jeweils wurden auch die

Qualität der Studie charakterisiert und Metaanalysen durchgeführt.

> Außer bei den chronischen Spannungskopfschmerzen wurden durchgängig physische Belastungsprogramme als wirksam gegen den Schmerz und für die Funktion erkannt.

Folgende Behandlungen beeinflussen die Schmerzen und die Funktion für mindestens einen Monat positiv:

1. **chronische untere Rückenschmerzen (LBP):** psychologische Therapien (primär kognitive Verhaltenstherapie), Manualtherapie der Wirbelsäule, Low-level-Lasertherapie, Massage, aufmerksamkeitsbasierte Stressreduktion, Yoga, Akupunktur.
2. **chronische Nackenschmerzen: physische Belastungsprogramme,** Low-level Lasertherapie, Alexander-Technik, Akupunktur.
3. **Osteoarthrose des Kniegelenks: physische Belastungsprogramme,** Ultraschall.
4. **Osteoarthrose des Hüftgelenks: physische Belastungsprogramme,** manuelle Therapie.
5. **Fibromyalgia: physische Belastungsprogramme, multidisziplinäre Rehabilitation,** psychologische Therapien, myofasziale Entspannungstechniken, Tai Chi, Qigong, Akupunktur.
6. **chronischer Spannungskopfschmerz (chronic tension headache):** Manualtherapie der Wirbelsäule.

Im Weiteren werden nur die Wirkungen physischer Belastungsprogramme und der multidisziplinären Rehabilitation betrachtet. Die Stärke der Wirkungsnachweise liegt im moderaten bis geringen Bereich.

- **LBP:** Auf die Schmerzsituation haben physische Belastungsprogramme (Koordination, Stabilität, Ergonomie, Kraft) gegenüber „üblicher" Therapie, Placebo und psychologischen Interventionen („attention control") gering bis moderat günstigere Effekte im Kurzzeit- und gering bessere Effekte im Mittel- und Langzeitbereich. Für die Funktion ergab sich nur ein geringer Effekt im Kurzzeitbereich. Für die funktionsrelevanten strukturellen Adaptationen sind längere Aktivitätszeiträume erforderlich, und das „Therapieende" ist der Beginn erneuter struktureller und funktioneller Einbußen. Die Wirksamkeit von psychologischen Therapieinterventionen läßt sich hinsichtlich der Schmerzen und der Funktion in allen 3 Zeiträumen (vgl. oben) nach dem Therapieende mit moderater Wirkungsstärke nachweisen. Für den Vergleich zwischen physischer und psychologischer Therapie lag nur eine Arbeit mit relativ geringer Qualität vor. Sie fand keinen Unterschied. Die multidisziplinäre Rehabilitation erzeugt auf den Schmerz im Kurz- und Mittelzeitbereich moderat positive Wirkungen, aber keine mehr im Langzeitbereich. Gleiches gilt für den Schmerz und die Funktion gegenüber physischen Trainingsprogrammen. Bis zum 12. Monat hat eine multidisziplinäre Rehabilitation mit mehr als 20 h/Woche oder insgesamt 80 h keine günstigere Wirkung als ein weniger intensives, aber umfängliches aktives Programm.
- **Chronischer Nackenschmerz:** Es konnte keine der verschiedenen Belastungsarten eine Verbesserung der Funktion bzw. eine Reduktion der Schmerzen hervorrufen. Eine kombinierte physische Beanspruchung (Kraft, Koordination, Ausdauer, aktive Mobilität) kann kurz- und langfristig gegen die Schmerzen und für die Funktion wirksam sein. Psychologische Therapien bleiben ohne Effekt auf Schmerz und Funktion.
- **Gonarthrose:** Das Training generiert einen geringen Vorteil für die Funktion. Die Effektstärke ist moderat bis zum 6. Monat und danach gering. Der Schmerz wird bis zu einem Jahr mit moderater Effektstärke geringer. Länger überdauert die Wirkung nicht. Die psychologische Therapie hat gegenüber der „üblichen" Therapie keine Vorteile. Auch ein Vergleich zwischen physischer und psychologischer Therapie erbrachte keinen Unterschied.
- **Coxarthrose:** Für die Funktion ist die Nachweisstärke der Wirksamkeit des

14.5 · Schmerz, Kraft, Koordination und Ausdauer

Trainings im kurzen und intermediären Zeitraum gering und später nicht mehr vorhanden. Der Schmerz wird kaum beeinflusst.

> Physische Belastungsprogramme haben eine Wirksamkeit, aber erfordern aufgrund des jahrelangen Entwicklungswegs der Erkrankungen, vorhandener peripherer und zentraler Sensibilisierungen und des erforderlichen Trainingsaufbaus für eine gute Struktur- und Funktionswirksamkeit lange Therapiezeiträume.

Ein Cochrane-Analyse von 21 Reviews, die 381 Studien mit 37.143 Personen einschlossen, zur Wirksamkeit physischer Therapieprogramme (Geneen et al. 2017) bei phänotypisch und ursächlich sehr verschiedenen Erkrankungen mit chronischen Schmerzen stellte fest, dass die Nachweisqualitäten durch geringe Gruppengrößen, Interventions- und Nachkontrollzeiträumen von nur 3–6 Monaten gering waren. Die Interventionen Ausdauer, Kraft, Beweglichkeit, Bewegungsumfang, Balance- und Körperstammtraining, Yoga, Pilates und Tai Chi wurden eingesetzt. Die Auswirkungen auf die Schmerzen waren in der absoluten Mehrzahl der Studien vorteilhaft. Jedoch waren die Ergebnisse über die Interventionen und Follow-up-Zeiträume inkonsistent. Die Belastungen bewirken keine einheitlichen klaren Veränderungen der Schmerzempfindungen. Die körperlichen Funktionen wurden durch die Interventionen in 14 Reviews signifikant verbessert, obwohl selbst diese statistisch signifikanten Ergebnisse nur geringe bis moderate Effektgrößen aufwiesen. Die Ergebnisse des Trainings, die die psychologische Situation und die Lebensqualität betreffen, waren gleichfalls nicht einheitlich positiv oder ließen sogar keine Vorteile erkennen. Unter den positiven Ergebnissen sind die Effektgrößen zwischen klein bis groß zu finden.

Eine Cochrane-Analyse von sehr wenigen Studien (Regnaux et al. 2015) zu Dosis-Wirkungs-Beziehungen musste einen hohen bzw. unklaren Bias feststellen. Die Wirksamkeit auf die Schmerzen (WOMAC Pain Scale) und die physischen Funktionen (WOMAC Disability Subscale) nach 8–24 Wochen Intervention sind ohne klinische Relevanz und haben keine Nachhaltigkeit.

> Die Dosis-Wirkungs-Beziehungen des Trainings in der Rehabilitation sind nicht nennenswert untersucht. Aussagen zu trainingsmethodischen Parametern wie notwendiger und wirksamer Trainingszeit, dem erforderlichen Anstrengungsgrad bzw. der Intensität können z. Z. nicht gegeben werden. Auch wenn in der Literatur über keine schwerwiegenden Nebenwirkungen berichtet wird, sind die Informationen dazu ungenügend. Die Auswirkungen auf die Lebensqualität sind zu vernachlässigen. Es kann kein Vorteil einer Belastungsart für die Ziele Schmerzlinderung und Verbesserung der Funktionen benannt werden.

14.5 Schmerz, Kraft, Koordination und Ausdauer

> In welchem Ausmaß aktive Programme in einem in aller Regel ausgeprägt kurzen angeleiteten und kontrollierten Therapiezeitraum von wenigen Wochen positive Effekte auslösen, muss immer in Bezug zur bisherigen Dauer der Krankheitsentwicklung und der damit verbundenen Entwicklung von Defiziten der SMS-Funktionen und schmerzbedingen Sensibilisierungen betrachtet werden.

Die Therapieprogramme sind grundsätzlich für zu kurze Interventionszeiträume angelegt, nachdem sich sehr langfristig bereits große Defizite der sensomotorischen Koordination, der konditionellen Fähigkeit Kraft, der kardiopulmonalen und aeroben Funktionen (Ausdauer) und in der Folge der Mobilität ausgebildet haben. Hinzu kommen die mit dem Alterungsprozess verbundenen strukturellen und funktionellen Veränderungen, die auch die anabolen Systeme betreffen und dadurch die Belastbarkeit und die Trainierbarkeit integrieren. Auf diesen Grundlagen steht bei gleichzeitig noch hohen Drop-out-Raten eine ungenügende Wirksamkeit des Therapietrainings. Dies muss trotz des Ausgangswertgesetzes von Wilder (1931) festgestellt werden. Es liefert die Aussage, dass die Erfolge indirekt proportional zum Ausgangszustand zu erwarten sind. Eine wesentliche Komponente der ungenügenden Ergebnisse ist aber ein zu geringer Trainingsumfang, wie z. B. beim Reha-Training nach Hüft-TEP mit einer 45-Minuten-Einheit pro Woche mit den Zielstellungen Ausdauer, Kraft, Koordination, Dehnung und Anleitungen für die ADL-Aktivitäten (vgl. Beck et al. 2019). Dieser Therapieumfang muss wirkungslos bleiben. Entsprechend lassen sich nach einem Jahr auch keine Verbesserungen der Kraft der Hüftmuskulatur, der posturalen Stabilität, der Ausdauer (Watt bei 3,0 mmol/l), der physischen Aktivitäten (UCLA Activity Scale) und eine nur kurzzeitige positive Entwicklung der gesundheitsbezogenen Lebensqualität (EuroQol, EQ-5D) und der Schmerzminderung mit geringer Effektgröße (WOMAC Pain Score) nachweisen. Hinzu kommt, dass es nach einer Hüft-TEP (Alter: 61 ± 8,2 Jahre) zunächst sehr schnell zu einem weiteren Verlust der Kraft der Hüftmuskulatur um 15–26 % und der Kniegelenkmuskulatur um 14 % kommt. Gleichlaufend verschlechtern sich postoperativ auch Funktionen wie das Treppensteigen, der Timed-up-and-go-Test (TUG), die Balance und der 6MWT zusätzlich. Nach zwölf Monaten besteht ein Defizit gegenüber gleichaltrigen klinisch Gesunden bei der Extension und Flexion im Kniegelenk von 17 % bzw. 23 %, und das Treppensteigen, das Aufstehen, der TUG, die Distanz nach 6 min und der SF-36 Physical Component Score bleiben signifikant reduziert (Judd et al. 2014).

Oldervoll et al. (2001) haben nach einem 15-wöchigen Ausdauer- oder Krafttraining (2×/Wo., je 60 min) bei medizinischem Personal mit bisher langandauernden muskuloskelettalen Schmerzen im Vergleich zur Kontrollgruppe nur durch das Ausdauertraining eine Verbesserung der aeroben Kapazität gemessen. Somit muss das Krafttraining zu wenig intensiv und umfänglich gewesen sein. Eine signifikante Schmerzreduktion mit anhaltendem Effekt bis zum 7. Follow-up-Monat resultierte aus beiden Trainingsmodi.

> **Ausdauer- und Krafttraining sind jeweils schmerzrelevant wirksam.**

Der chronische „unspezifische" Nackenschmerz inklusive Schmerzen des M. trapezius pars descendens gehört zu den häufigsten muskuloskelettalen Schmerzsyndromen. Die 6-Monatsprävalenz liegt in der Bevölkerung bei mindestens 50 %, wobei die Frauen häufiger als die Männer betroffen sind. Die Wirksamkeit aktiver ausdauer- und kraftorientierter Programme ist nicht häufig untersucht.

Für ein systematisches Review zur Wirksamkeit verschiedener aktiver Therapieprogramme für die Funktion der tiefen zervikalen Flexoren bei Patienten mit chronischen Nackenschmerzen (Amiri Arimi et al. 2017) fanden sich nur neun Arbeiten. Acht davon unterstützen eine hohe Effektivität eines spezifischen gering-intensiven und auf die Koordination ausgerichteten Trainings der kraniozervikalen Muskulatur. Nur eine Studie fand keine Unterschiede zwischen dieser und Kraft- oder Ausdauerinterventionen.

Die positiven Auswirkungen eines zwölfmonatigen intensiven isometrischen Krafttrainings auf die gesundheitsrelevante Lebensqualität (Generic 15D Questionnaire) bei chronischem Nackenschmerz zeigen sich anhand der signifikanten Verbesserung des Gesamtscores (Effektstärke: 0,39), gegeben durch Steigerungen in 5 der 15 Dimensionen. Damit erwies sich das Kraft- dem Ausdauertraining überlegen. Dessen sicher gestiegener Gesamtscore wird aber nur durch signifikante Ergebnisse in zwei Dimensionen hervorrufen (Salo et al. 2010).

Je 60 Patienten mit chronischen Nackenschmerzen trainierten selektiv die Kraft (Isometrie HIIT, Stabilisation) bzw. die Ausdauer

(Heben des Kopfes auf Bauch- und Rückenlage) der Schulter-Nacken-Muskulatur über zwölf Monate. Zum Programm beider Gruppen gehörten gleichfalls dynamisches Training dieser Muskulatur mit Hanteln und aerobe Belastungen. Dehnungen wurden auch von der Kontrollgruppe ausgeführt. Das Krafttraining hatte größere Vorteile für die Beweglichkeit des Kopfes. Kraft und Ausdauer reduzierten die Schmerzen und die Disability, und dieser Effekt war zur Kontrollgruppe auch noch zwölf Monate später vorhanden. Aerobe Belastungen plus Dehnungen allein erwiesen sich allerdings als weniger effektiv als das Krafttraining (Ylinen et al. 2003). Erstmals wurde mit diesem Langzeittrainingsexperiment auch eine Wirksamkeit auf den psychophysischen Zustand aufgezeigt (Ylinen et al. 2005). Das Trainieren beider Modi verursacht neben den subjektiv reduzierten Nackenschmerzen laut VAS auch erhöhte Druckschmerzschwellen über sechs Muskeln des Schultergürtels sowie am Sternum, was auch noch nach weiteren zwölf Monaten der Fall war. Das Krafttraining provozierte aber hierbei die signifikant größeren Veränderungen über allen Messpunkten. Nach dem Ausdauertraining ergab sich dieser Befund nur an vier der sechs Muskeln in Relation zur Kontrollgruppe.

Die Langzeiteffekte von mehr als zwölf Monaten sind kaum untersucht. Cheng et al. (2015) fand nur sechs Studien im Zeitraum 2000–2012 mit hohem Evidenzniveau, mittlerer bis zu hoher Qualität und repräsentativen Nachweisen. Nicht einbezogen waren Studien mit Yoga, Qigong oder ähnlichen Interventionen, die kurzzeitig gleichfalls als wirksam auf den Nackenschmerz, die Befindlichkeit und die Lebensqualität beschrieben werden (Rendant et al. 2011). Kurzzeitinterventionen von 10–12 Wochen erzeugen direkt klinische Verbesserungen. Die unmittelbare Wirksamkeit von intensiven Kraftbelastungen der Schulter- und Nackenmuskulatur (3 Sets mit 10–12 Wdh. mit MVC, 15 Wdh. mit 80 % MVC) und von Ausdauerbelastungen (Handkurbel, Sets mit geringer Last und vielen Wdh.) unterschied sich nur geringfügig voneinander. Die Effekte hielten auch nur kurz an. Nur nach einer Intervention von einem Jahr mit zwei Einheiten pro Woche wurde der Effekt bis zum 3. Jahr geprüft (Ylinen et al. 2007). Im Gegensatz zu den kurzen Therapien über wenige Wochen erwies sich dieses Langzeitprogramm auch bis zum dritten Jahr als nachhaltig. Die Schmerzen, die Einschränkungen und die Druckschmerzschwellen zeigten sich durch beide Trainingsmodi nach zwölf Monaten gegenüber der Kontrollgruppe gleichartig positiv beeinflusst bzw. erhöht mit Persistenz bis zum dritten Jahr.

> Ausdauer- und Kraftprogramme müssen lange Therapiezeiträume von einem Jahr und länger haben, um nachhaltig zu wirken. Kurzfristig scheint das Krafttraining – wahrscheinlich über die intensitätsbedingte Aktivierung der zentralen Schmerzhemmmechanismen – schneller Wirkungen auszulösen. Bei langen Interventionen ergänzen sich die Wirkungen beider Trainingsmodi gegen die stoffwechselbedingten peripheren Schmerzursachen und für die positive Entwicklung der spinalen und zentralen Schmerzhemmung.

Literatur

Amiri Arimi S, Mohseni Bandpei MA, Javanshir K, Rezasoltani A, Biglarian A (2017) The effect of different exercise programs on size and function of deep cervical flexor muscles in patients with chronic nonspecific neck pain: a systematic review of randomized controlled trials. Am J Phys Med Rehabil 96(8):582–588. ▶ https://doi.org/10.1097/phm.0000000000000721

Andersen LL, Kjaer M, Sogaard K, Hansen L, Kryger AI, Sjogaard G (2008) Effect of two contrasting types of physical exercise on chronic neck muscle pain. Arthritis Rheum 59(1):84–91. ▶ https://doi.org/10.1002/art.23256

Andersen LL, Saervoll CA, Mortensen OS, Poulsen OM, Hannerz H, Zebis MK (2011) Effectiveness of small daily amounts of progressive resistance training for frequent neck/shoulder pain: randomised controlled trial. PAIN® 152(2):440–446

Andersen LL, Zebis MK (2014) Process evaluation of workplace interventions with physical exercise to reduce musculoskeletal disorders. Int J Rheumatol 2014:761363. ▶ https://doi.org/10.1155/2014/761363 (Epub 10 Dec 2014)

Babatunde OO, Jordan JL, Van der Windt DA, Hill JC, Foster NE, Protheroe J (2017) Effective treatment options for musculoskeletal pain in primary care: a systematic overview of current evidence. PLoS One 12(6):e0178621. ▶ https://doi.org/10.1371/journal.pone.017862 (eCollection 2017)

Beck H, Beyer F, Gering F, Günther KP, Lützner C, Walther A, Stiehler M (2019) Sports therapy interventions following total hip replacement. Dtsch Arztebl Int 116(1–2):1–8. ▶ https://doi.org/10.3238/arztebl.2019.0001

Bennell KL, Hinman RS (2011) A review of the clinical evidence for exercise in osteoarthritis of the hip and knee. J Sci Med Sport 14(1):4–9

Brady B, Veljanova I, Chipchase L (2016) Are multidisciplinary interventions multicultural? A topical review of the pain literature as it relates to culturally diverse patient groups. Pain 157(2):321–328. ▶ https://doi.org/10.1097/j.pain.0000000000000412

Brooks M, Revell JW (1998) Blood supply of bone. Scientific aspects. Springer, London

Brückle W, Suckfüll M, Fleckenstein W, Weiss C, Müller W (1990) Gewebe-pO_2-Messung in der verspannten Rückenmuskulatur (M. erector spinae). Z Rheumatol 49:208–216

Cheng CH, Su HT, Yen LW, Liu WY, Cheng HY (2015) Long-term effects of therapeutic exercise on nonspecific chronic neck pain: a literature review. J Phys Ther Sci 27(4):1271–1276. ▶ https://doi.org/10.1589/jpts.27.1271 (Epub 30 Apr 2015)

Chou R, Deyo R, Friedly J, Skelly A, Hashimoto R, Weimer M, Fu R, Dana T, Kraegel P, Griffin J, Grusing S, Brodt E (2016) Noninvasive treatments for low back pain [Internet]. Agency for Healthcare Research and Quality (US), Rockville (Report No.: 16-EHC004-EF)

Clays E, Lidegaard M, De Bacquer D, Van Herck K, De Backer G, Kittel F, de Smet P, Holtermann A (2014) The combined relationship of occupational and leisure-time physical activity with all-cause mortality among men, accounting for physical fitness. Am J Epidemiol 179(5):559–566. ▶ https://doi.org/10.1093/aje/kwt294 (Epub 3 Dec 2013)

de Rooij A, van der Leeden M, Roorda LD, Steultjens MP, Dekker J (2013) Predictors of outcome of multidisciplinary treatment in chronic widespread pain: an observational study. BMC Musculoskelet Disord 11(14):133. ▶ https://doi.org/10.1186/1471-2474-14-133

Engel GL (1977) The need for a new medical model: a challenge for biomedicine. Science 196:129–136

Frank F (2003) Das metabolische Syndrom, Arteriosklerose und degenerative Erkrankungen des Stütz- und Bewegungsapparates. Arbeitsmed Sozialmed Umweltmed 38:31–37

Gatchel RJ, McGeary DD, McGeary CA, Lippe B (2014) Interdisciplinary chronic pain management: past, present, and future. Am Psychol 69:119–130

Geneen LJ, Moore RA, Clarke C, Martin D, Colvin LA, Smith BH (2017) Physical activity and exercise for chronic pain in adults: an overview of Cochrane Reviews. Cochrane Database Syst Rev 4:CD011279. ▶ https://doi.org/10.1002/14651858.CD011279.pub3

Guzman J, Esmail R, Karjalainen K, Malmivaara A, Irvin E, Bombardier C (2001) Multidisciplinary rehabilitation for chronic low back pain: systematic review. BMJ 322:1511–1516

Hoosain M, de Klerk S, Burger M (2018) Workplace-based rehabilitation of upper limb conditions: a systematic review. J Occup Rehabil. ▶ https://doi.org/10.1007/s10926-018-9777-7

Hurley M, Dickson K, Hallett R, Grant R, Hauari H, Walsh N, Stansfield C, Oliver S (2018) Exercise interventions and patient beliefs for people with hip, knee or hip and knee osteoarthritis: a mixed methods review. Cochrane Database Syst Rev 4:CD010842. ▶ https://doi.org/10.1002/14651858.cd010842.pub2

Jay K, Frisch D, Hansen K, Zebis MK, Andersen CH, Mortensen OS, Andersen LL (2011) Kettlebell training for musculoskeletal and cardiovascular health: a randomized controlled trial. Scand J Work Environ Health 37(3):196–203. ▶ https://doi.org/10.5271/sjweh.3136 (Epub 2010 Nov 25)

Jay K, Brandt M, Hansen K, Sundstrup E, Jakobsen MD, Schraefel MC, Sjogaard G, Andersen LL (2015) Effect of individually tailored biopsychosocial workplace interventions on chronic musculoskeletal pain and stress among laboratory technicians: randomized controlled trial. Pain Physician 18(5):459–71

Judd DL, Dennis DA, Thomas AC, Wolfe P, Dayton MR, Stevens-Lapsley JE (2014) Muscle strength and functional recovery during the first year after THA. Clin Orthop Relat Res 472(2):654–64. ▶ https://doi.org/10.1007/s11999-013-3136-y

Kamper SJ, Apeldoorn AT, Chiarotto A, Smeets RJ, Ostelo RW, Guzman J, van Tulder MW (2014) Multidisciplinary biopsychosocial rehabilitation for chronic low back pain. Cochrane Database Syst Rev 9:CD000963. ▶ https://doi.org/10.1002/14651858.cd000963.pub3

Koele R, Volker G, van Vree F, van Gestel M, Köke A, Vliet Vlieland T (2014) Multidisciplinary rehabilitation for chronic widespread musculoskeletal pain: results from daily practice. Musculoskelet Care 12(4):210–220. ▶ https://doi.org/10.1002/msc.1076 (Epub 11 Jun 2014)

Laube W (2011) Trainingslehre. In: Hütter-Becker A, Dölken M (Hrsg) Biomechanik, Bewegungslehre, Leistungsphysiologie, Trainingslehre. Thieme, Stuttgart, S 309–332

Literatur

Lidegaard M, Jensen RB, Andersen CH, Zebis MK, Colado JC, Wang Y, Heilskov-Hansen T, Andersen LL (2013) Effect of brief daily resistance training on occupational neck/shoulder muscle activity in offce workers with chronic pain: randomized controlled trial. Biomed Res Int 2013:262386. ▶ https://doi.org/10.1155/2013/262386

O'Brien J, Hamilton K, Williams A, Fell J, Mulford J, Cheney M, Wu S, Bird ML (2018) Improving physical activity, pain and function in patients waiting for hip and knee arthroplasty by combining targeted exercise training with behaviour change counselling: study protocol for a randomised controlled trial. Trials 19(1):425. ▶ https://doi.org/10.1186/s13063-018-2808-z

Oldervoll LM, Rø M, Zwart JA, Svebak S (2001) Comparison of two physical exercise programs for the early intervention of pain in the neck, shoulders and lower back in female hospital staff. J Rehabil Med 33(4):156–161

Ramseier E (1962) Untersuchungen über arteriosklerotische Veränderungen der Knochenarterien. Virchows Arch Pathol Anat 336:77–86

Regnaux JP, Lefevre-Colau MM, Trinquart L, Nguyen C, Boutron I, Brosseau L, Ravaud P (2015) High-intensity versus low-intensity physical activity or exercise in people with hip or knee osteoarthritis. Cochrane Database Syst Rev 10:CD010203. ▶ https://doi.org/10.1002/14651858.cd010203.pub2

Rendant D, Pach D, Lüdtke R, Reisshauer A, Mietzner A, Willich SN, Witt CM (2011) Qigong versus exercise versus no therapy for patients with chronic neck pain: a randomized controlled trial. Spine (Phila Pa 1976) 36(6):419–427. ▶ https://doi.org/10.1097/brs.0b013e3181d51fca

Salathé CR, Melloh M, Crawford R, Scherrer S, Boos N, Elfering A (2018) Treatment efficacy, clinical utility, and cost-effectiveness of multidisciplinary biopsychosocial rehabilitation treatments for persistent low back pain: a systematic review. Glob Spine J 8(8):872–886. ▶ https://doi.org/10.1177/2192568218765483 (Epub 19 Apr 2018)

Salo PK, Häkkinen AH, Kautiainen H, Ylinen JJ (2010) Effect of neck strength training on health-related quality of life in females with chronic neck pain: a randomized controlled 1-year follow-up study. Health Qual Life Outcomes 14(8):48. ▶ https://doi.org/10.1186/1477-7525-8-48

Schwarzer R (2008) Modeling health behavior change: how to predict and modify the adoption and maintenance of health behaviors. Appl Psychol 57(1):1–29

Shah JP, Gilliams EA (2008) Uncovering the biochemical milieu of myofascial trigger points using in vivo microdialysis: an application of muscle pain concepts to myofascial pain syndrome. J Bodyw Mov Ther 12(4):371–384. ▶ https://doi.org/10.1016/j.jbmt.2008.06.006 (Epub 13 Aug 2008)

Shah JP, Phillips TM, Danoff JV, Gerber LH (2005) An in vivo microanalytical technique for measuring the local biochemical milieu of human skeletal muscle. J Appl Physiol 99(5):1977–1984 (Epub 21 Jul 2005)

Sikdar S, Ortiz R, Gebreab T, Gerber LH, Shah JP (2010) Understanding the vascular environment of myofascial trigger points using ultrasonic imaging and computational modeling. Conf Proc IEEE Eng Med Biol Soc 2010:5302–5305. ▶ https://doi.org/10.1109/iembs.2010.5626326

Skelly AC, Chou R, Dettori JR, Turner JA, Friedly JL, Rundell SD, Fu R, Brodt ED, Wasson N, Winter C, Ferguson AJR (2018) Noninvasive nonpharmacological treatment for chronic pain: a systematic review [Internet]. Agency for Healthcare Research and Quality (US), Rockville (Report No.: 18-EHC013-EF)

Wilder J (1931) „Ausgangswert-Gesetz" – Ein unbeachtetes Gesetz, seine Bedeutung für Forschung und Praxis. Klin Wschr 10:1189–1194

Ylinen J, Takala EP, Nykänen M, Häkkinen A, Mälkiä E, Pohjolainen T, Karppi SL, Kautiainen H, Airaksinen O (2003) Active neck muscle training in the treatment of chronic neck pain in women: a randomized controlled trial. JAMA 289(19):2509–2516

Ylinen J, Takala EP, Kautiainen H, Nykänen M, Häkkinen A, Pohjolainen T, Karppi SL, Airaksinen O (2005) Effect of long-term neck muscle training on pressure pain threshold: a randomized controlled trial. Eur J Pain 9(6):673–81

Ylinen J, Häkkinen A, Nykänen M, Kautiainen H, Takala EP (2007) Neck muscle training in the treatment of chronic neck pain: a three-year follow-up study. Eura Medicophys 43(2):161–169 (Epub 28 May 2007)

Schmerz, Zyklus Belastung – Adaptation und Gesundheitstraining

15.1 Der Zyklus Belastung – Adaptation/Deadaptation bestimmt das Leben – 320
15.1.1 Ein „positiver" Zyklus – in allen Lebensabschnitten notwendig – 320
15.1.2 Belastungsarmer Lebensstil: Disposition für Erkrankungen – 321

15.2 Der „positive" Zyklus Belastung – Adaptation – 322
15.2.1 Belastung: Aktivitätsvorgabe und Charakter der Umweltbedingungen – 323
15.2.2 Beanspruchung: Biologische Funktion zur Bewältigung der Belastung – 323
15.2.3 Ermüdung: Biologisches Ergebnis der Beanspruchung – 325
15.2.4 Erholung: Phase der Restitution, Reparation und Adaptation – 325

15.3 Belastung ist essenziell für die Gesundheit – 328

15.4 Präventives Gesundheitstraining – 328
15.4.1 Unterschied 1 zum Leistungssport – 330
15.4.2 Unterschied 2 zum Leistungssport – 331
15.4.3 Gesundheitstraining: Zusammenfassung – 332

15.5 Therapeutisches Gesundheitstraining – 333

Literatur – 335

Der Zyklus Belastung – Beanspruchung – Ermüdung – Erholung – Adaptation ist eine biologische Wirkungskette. Aktivität generiert die anabole und Inaktivität die katabole Richtung. Bewegung und Schmerz interagieren entsprechend. Belastung ist die psychophysische Anforderung. Beanspruchung ist das biologische Äquivalent. Die Beanspruchung bis zur Ermüdung stimuliert die anabolen Systeme als Schlüssel aller Adaptationen in der Erholung.

Das Gesundheitstraining soll die Funktionen und Leistungsfähigkeiten der ADL-Anforderungen inklusive Reserven sichern. Es ist ein vielseitiges, nicht wettkampforientiertes Training aller Körperregionen mit allen Beanspruchungsformen. Der Energieverbrauch sollte optimal bei 2000–2500 kcal/Wo. liegen.

Das Gesundheitstraining ist auch das Therapietraining mit allen Komponenten und Zielstellungen. Die erreichbaren „Strukturstabilisationen" und Funktionsverbesserungen sind die Äquivalente des verbesserten Gesundheitszustandes und der gelinderten oder sogar beseitigten Schmerzsituation.

15.1 Der Zyklus Belastung – Adaptation/Deadaptation bestimmt das Leben

In der aktuellen Zeit prägt der „negative" Zyklus „ungenügende körperliche Belastung – Deadaptation bis Dekonditionierung als Disposition für chronisch degenerative Erkrankungen und für Schmerzsyndrome" bereits zu häufig beginnend im Kindes- und Jugendalter die Lebensabschnitte. Dies steht im Widerspruch dazu, dass nur ein „positiver" Zyklus (Laube 2009b) aus systematischer körperlicher Belastung – Adaptation die Grundvoraussetzung für die physische, psychische und kognitive Leistungsfähigkeit ist und für einen guten Gesundheitszustand und die Schmerzfreiheit bzw. -armut essenziell ist.

15.1.1 Ein „positiver" Zyklus – in allen Lebensabschnitten notwendig

Im Kindes- und Jugendalter ist der „positive" Zyklus Belastung – Adaptation essenziell, um die genetischen Potenzen der physiologischen körperlichen, psychischen und kognitiven Funktions- und Leistungsmöglichkeiten nutzbar zu machen. Ungenügende altersadäquate Belastungen mindern nicht nur die Ausprägung der Gehirnfunktionen, sondern legen damit zugleich früh die Grundlagen für chronische Krankheitsentwicklungen. Im frühen und mittleren Erwachsenenalter sollte die physische Belastung die Funktions- und Leistungsfähigkeit erhalten und einen vorzeitigen Abbau verhindern. Der involutive Alterungsprozess beginnt im dritten Lebensjahrzehnt. So ist in allen Lebensabschnitten der positive Zyklus ein Hauptelement der Entwicklung, der Gesundheit und gegen die Alterungsprozesse gerichtet. Die Aktivität erhält Strukturen, und Inaktivität baut Strukturen ab und beschleunigt den Alterungsprozess.

Des Weiteren ist die physische Belastung und damit der Zyklus Belastung – Adaptation ein wichtiges Instrument, um chronische Schmerzsyndrome zu verhindern oder zu lindern. Untersuchungen der zerebralen Durchblutung (Peyron et al. 1999) zeigen eine sehr enge Verknüpfung der Hirnstrukturen der Sensomotorik mit denen für die Verarbeitung von Schmerzinformationen. Viele Hirnstrukturen verantworten sogar zugleich Sensomotorik und Schmerz.

> Es besteht eine intensive positive, aber eben auch negative Interaktion zwischen Bewegung und Schmerz. Systematische Bewegung fördert die Organisation und Kapazität der Schmerzhemmung.

15.1.2 Belastungsarmer Lebensstil: Disposition für Erkrankungen

In der sogenannten modernen Welt fordert das tägliche Leben immer weniger physische Aktivitäten (Belastungen). Die chronischen physischen Unterforderungen bedeuten ungenügende Strukturreize für den gesamten Organismus. Die sensomotorische Lernfähigkeit und das Bewegungskönnen vermindern sich, Kraft und Ausdauer sind absolut und relativ gegenüber physischen beruflichen Belastungen defizitär. Letztere bestimmen aber die Erholungs-, Regenerations-, Kompensations- und Adaptationsfähigkeit. Die lebenswichtige Sauerstoff- und Substratversorgung werden in der trainierten Körperregion quantitativ und qualitativ gesichert, und damit wird peripher ein antinozizeptiver Zustand aufrechterhalten. Das Inaktivitätsergebnis ist ein chronischer Dekonditionierungszustand mit verminderter Leistungsfähigkeit, Belastbarkeit und Belastungsverträglichkeit. Mit der Zeit erreichen selbst die Alltagsaktivitäten die Belastbarkeitsgrenzen oder überschreiten sie sogar. So wird wegen der Kraft- und Ausdauerdefizite eine leichte zur schweren Arbeit (REFA-Klassifizierung; vgl. DRV Bund 2011) und in der Folge zur chronischen Überlastung.

Die physische Inaktivität verantwortet die Stoffwechselerkrankungen Adipositas, metabolisches Syndrom und Diabetes mellitus Typ II und ebenso die Erkrankungen des Herz-Kreislauf-Systems Hypertonie und Arteriosklerose, neurodegenerative und einige onkologische Erkrankungen („diseasome of physical inactivity"; Pedersen 2009). Auf derselben Grundlage bilden sich die degenerativen Wirbelsäulen- und Gelenkerkrankungen (Frank 2003; vgl. ▶ Kap. 5 und 6).

All diesen Erkrankungen liegt die Insuffizienz der Muskulatur als endokrines Organ zugrunde. Die Muskelinaktivität verschiebt die Bilanz zugunsten der Signalstoffe des viszeralen Fetts. Es entsteht die persistierende chronische systemische geringgradige und nicht schmerzende Entzündung als das kennzeichnende Merkmal der Pathogenese chronisch degenerativer Erkrankungen. Die Gewebe reagieren darauf jeweils mit spezifischen Funktionsstörungen, und es entstehen daraus über sehr viele Jahre bis Jahrzehnte die pathomorphologischen und pathophysiologischen Veränderungen der Krankheiten der Gruppe „diseasome of physical inactivity".

Chronische Schmerzen sind oder können jeweils ein Merkmal sein, oder es entsteht daraus zusätzlich eine eigenständige sekundäre Schmerzkrankheit des Gehirns. Zugleich verändern die deadaptiven und degenerativen Strukturveränderungen in der Muskulatur und den Bindegewebsstrukturen diesen Sensorstandort und somit deutlich nachteilig dessen informatorische Funktion für das ZNS. Im Gesamtergebnis entsteht mit hohem Zeitfaktor die atrophisch-degenerative-entzündliche-nozizeptive-involutive („pro-aging") Körperstruktur und -funktion (vgl. ▶ Kap. 5). Nozizeptiv bedeutet, dass die dekonditionierungsbedingt defizitäre Mikrozirkulation zu chronischen relativen Ischämien in den myofaszialen Strukturen führt. Deren negative Auswirkungen auf die Morphologie und den Schmerz werden durch die persistierende Low-grade-Entzündung unterstützt. Das Ergebnis ist ein biochemisches Milieu, welches Schmerzafferenzen begünstigt und durch Sensibilisierung intensiviert. Zugleich zeigen sich die Mechanismen der Schmerzhemmung, vertreten durch die zerebrale Schmerzmatrix, weniger effektiv und gestört bzw. infolge Sensibilisierung pathophysiologisch verändert. Zwischen der Peripherie und der Zentrale besteht eine intensive Wechselbeziehung. Das sich ergebende nozizeptive Afferenzmuster ist chronischer Stress für die Neuronennetzwerke. Daraufhin unterliegen diese Netzwerke neurodegenerativen Veränderungen. Das Ergebnis aller Prozesse ist eine „nozizeptive" ZNS-Struktur. Das ZNS generiert einerseits zunächst auf Afferenzen der Nozizeptoren eine intensivere Schmerzempfindung (Hyperalgesie), oder ehemals nicht schmerzauslösende mechanische Afferenzen werden fortschreitend nun auch als

Schmerz empfunden (Allodynie). Eine „eigenständige" Schmerzkrankheit ist bei einem Teil der chronisch degenerativ Kranken entstanden.

> Ungenügende Bewegungsaktivität ist eine Disposition für Degeneration und Schmerzen, denn sie generiert Störungen und Dysbalancen in und zwischen den zugrundeliegenden zerebralen antinozizeptiven Mechanismen.

15.2 Der „positive" Zyklus Belastung – Adaptation

Der Zyklus Belastung – Beanspruchung – Ermüdung – Erholung – Adaptation (◘ Abb. 15.1; Laube 2009b) steht also für eine belastungsabhängige und belastungsspezifische biologische Wirkungskette.

Diese Wirkungskette funktioniert bei systematischer physischer Aktivität in Richtung des Strukturaufbaus (positive anabole Richtung; vgl. ◘ Abb. 4.2, 4.3, 4.4, 4.5 und 5.1), bei chronischer Inaktivität in Richtung des Strukturabbaus (negative katabole Richtung; ◘ Abb. 5.2, 5.4, 6.1 und 6.2). Im Rahmen dieses Zyklus reagieren alle Strukturen des sensomotorischen Systems und die von der SMS-Aktivität abhängigen Strukturen (vgl. ► Kap. 4) des Bindegewebes, des Skeletts, der Logistiksysteme, des Immunsystems und der globalen und lokalen anabolen Regulationssysteme spezifisch und mit differentem Zeitbedarf und Ausmaß auf die systematisch abverlangte Funktion mit Adaptationen.

> Adaptationen stellen die biologische Antwort der Gewebe zur Aufrechterhaltung der Homöostase unter

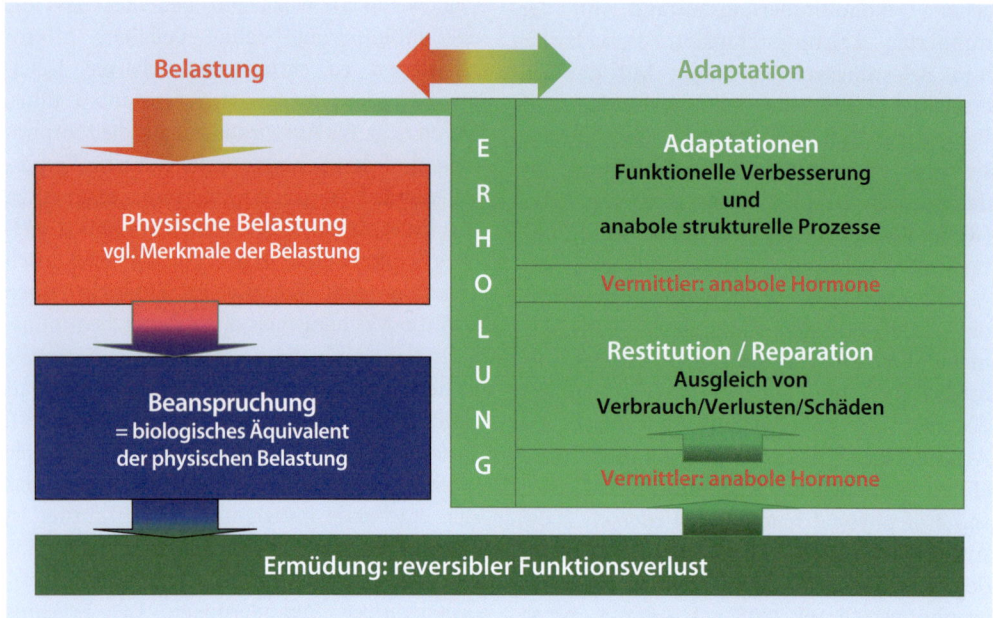

◘ Abb. 15.1 Zyklus Belastung – Adaptation. Die Belastung als Aktivitätsvorgabe verursacht die Beanspruchung, das psychophysische Korrelat der Belastung. Es resultiert die Ermüdung, ein Zustand, der klinisch für die Stimulation der anabolen Systeme steht. Die Signalsubstanzen vermitteln die Vorgänge der Erholung, der Restitution, der Reparation und die der Adaptationen

15.2 · Der „positive" Zyklus Belastung – Adaptation

den gegebenen Beanspruchungen dar. Sie passen die Strukturen an die Beanspruchung an und sichern deren physiologische Existenz.

Das Bewegungskönnen generiert eine bewegungsspezifische Struktur und Funktion des peripheren und zentralen Nervensystems, die Ausdauer sorgt für eine gute Funktion der aeroben Energieproduktion, und die Kraft sichert die Fähigkeit zur intensiven Muskelaktivierung und garantiert eine ausreichende kraftgenerierende Kapazität der Muskulatur. Darüber hinaus verantworten Ausdauer und Kraft gemeinsam jeweils spezifisch die erforderlichen Kapazitäten und Aktivitäten der lokalen und globalen anabolen Hormonregulationen. Die anabolen Hormone sind essenziell für die Umsetzung der körperlichen Anstrengung in den Strukturaufbau und damit in den trainingsbedingten Funktionsvorteil (vgl. ◘ Abb. 4.2 und 10.1).

15.2.1 Belastung: Aktivitätsvorgabe und Charakter der Umweltbedingungen

Die Belastung kennzeichnet alle physischen und psychischen Anforderungen an den Organismus, zu deren Bewältigung er eine biologische Antwort finden muss. Sie schließt die Lebens- und Umweltbedingungen wie z. B. das Klima, die psychischen Anforderungen wie z. B. Zeitdruck beim Lernen oder beim Realisieren von Aufgaben sowie alle physisch konditionellen Anforderungen für den Aktivitätsprozess in Art (welche Bewegungen), Intensität (Anstrengungsgrad) und Umfang (Dauer oder Wiederholungsanzahl) der Bewegungen ein.

15.2.2 Beanspruchung: Biologische Funktion zur Bewältigung der Belastung

Die Beanspruchung ist das biologische Äquivalent bzw. der biologische oder psychophysische Funktionsaufwand, mit dem der Organismus die Belastung realisiert. Sie kennzeichnet die Aktivitätsmodi des Lernens, der Ausdauer und der Kraft und den jeweiligen Anstrengungsgrad. Der Anstrengungsgrad der Beanspruchung ergibt sich aus dem Funktionsaufwand der Organsysteme in Relation zur jeweils maximal möglichen Funktionsamplitude. Somit kann er anhand der subjektiven Anstrengungsempfindung (Borg-Skala) und objektiver Beanspruchungs- bzw. Funktionsparameter erkannt werden. Die gebräuchlichsten Parameter sind die Hf, die Laktatkonzentration, das Elektromyogramm, die aufzubringende Kraft und weitere Funktionsmerkmale (vgl. Laube 2009a).

> Die Beanspruchung ist von den aktuellen strukturellen und damit funktionellen Eigenschaften des Organismus, also vom Trainings- oder Dekonditionierungszustand, abhängig. Dieser ergibt sich aus den physiologisch-konditionellen, kognitiven und psychischen Eigenschaften, welche den Gesundheits-, Entwicklungs-, Adaptations- und Alterungszustand prägen.

Der überproportionale Bewegungsdrang des Kindes sorgt für die biologisch erforderliche Beanspruchung zur physischen und psychisch-mentalen Entwicklung. Gegeben durch die generierte ZNS-Aktivität erfolgt dessen Entwicklung und Reifung, vermittelt und unterstützt durch Adaptationen. Bewegung ist immer auch Kognition, so dass es eine sehr intensive Wechselbeziehung zwischen beiden Leistungsfähigkeiten gibt. Bis zur Pubertät und sehr wenig Zeit darüber hinaus steht das sensomotorische Lernen im Vordergrund, das heißt, die sensomotorisch-kognitive-mentale Entwicklung des Gehirns. Die „übergroße" ZNS-Plastizität in diesem Lebensabschnitt fördert die positive Wechselwirkung zwischen biologischer Entwicklung, Lernen und mentaler und physischer Leistungsverbesserung.

So essenziell die Beanspruchung für die Entwicklung in der frühen Lebensspanne ist, so essenziell ist sie im mittleren Lebensabschnitt für die Erhaltung von Können und Kondition, synonym für eine physiologische Funktions- und Leistungsfähigkeit. Im letzten Drittel, besser ab dem 3. Lebensjahrzehnt mit dem der hormonelle Status die alterstypischen Veränderungen startet (Leifke et al. 2000, Weiss et al. 2012), ist die Beanspruchung erforderlich, um die physiologischen Folgen des Alterungsprozesses so zu beeinflussen, dass die Gebrechlichkeit möglichst weit an die Lebensgrenze herangeschoben wird. Über den gesamten Lebenszyklus steht die Beanspruchung für den Schutz vor chronisch degenerativen Erkrankungen („diseasome of physical inactivity", vgl. ▶ Kap. 5 und 6).

> Die mit der Beanspruchung verbundenen Aktivitäten der anabolen Systeme üben eine nicht ersetzbare Schlüsselfunktion aus. Sie vermitteln die strukturellen Anpassungen in allen Gewebetypen. Sie regeln im ZNS die funktionsspezifische Vernetzung und Nervenzellneubildung, die Reparaturen und die Hypertrophie der Muskulatur, die mechanische Festigkeit von Binde- und Knochengewebe, die „Produktionskapazität" des Energiestoffwechsels und sind auch am Schmerzgeschehen beteiligt.

Des Weiteren kommunizieren die Gewebe und Organe über die Signalsubstanzen miteinander und stimmen die Gewebereaktionen aufeinander ab. Dies erfolgt z. B. mittels Interaktionen zwischen Muskel und Knochen, Muskel und viszeralem Fett, Muskel und dem „eigenen" Stoffwechsel, Muskel und Gehirn, Knochen und Testes und Knochen und Kohlenhydratstoffwechsel und über weitere Wechselbeziehungen.

Herausragend ist die Funktion der Achse Hypothalamus – Hypophyse – periphere Hormondrüsen bzw. Leber als nachgeschaltete anabole Hormonproduzenten (IGF-1). Der Hypothalamus ist informatorisch engstens mit dem Thalamus verbunden und erhält deshalb die Afferenzen der epikritischen und protopathischen Sensibilität. Diese setzt er in angepasste neurovegetative und neurohumerale Folgereaktionen um. Über seine Verbindungen zum limbischen System werden die Afferenzen zugleich für die Motivation, die Emotionen und das Verhalten relevant. Diese Strukturen gehören auch zur „pain matrix".

Kraft- und Ausdauerbelastungen führen zum intensitätsabhängigen Anstieg der Ausschüttung von Wachstumshormon (GH), worauf die Leber die anabol wirksame Substanz insulinähnlicher Wachstumsfaktor (IGF-1) produziert. Ebenso wird die Testosteronproduktion der peripheren Hormondrüsen stimuliert. Des Weiteren produzieren leider nur die tätigen Muskelfasern (Myokine), aber auch die Zellen des faszialen und tendinösen Bindegewebes und des Knochens „eigene" anabol wirksame Signalsubstanzen. Diese aktivieren dann Signalwege zur Aktivierung oder Hemmung von Genen mit konkreter Strukturverantwortung. So helfen die Myokine dem Knochen und die Osteokine den Muskeln bei der Adaptation. Die Muskel-, Bindegewebe- und Knochenbeanspruchung wird mittels Mechanotransduktion ermittelt und provoziert die Produktion von MGF, FGF, TGF und auch z. B. von Osteocalcin durch die Osteoblasten. Das Osteocalcin wiederum ist ein Marker der Insulinsekretion, der Insulinsensitivität und damit des Glukosestoffwechsels und stimuliert die Testosteronproduktion der Testes (Karsenty 2012; Oury et al. 2011, 2013; Kanazawa 2015). Die Belastungsmerkmale Art, Intensität und Umfang bestimmen das Beanspruchungsmuster der Hormonantworten und somit das Muster der strukturellen und funktionellen Antworten (Hameed et al. 2003).

Die IGF-1-Konzentration steht mit dem Alter, der Adipositas und dem Trainingszustand der aeroben Kapazität in enger Wechselbeziehung. In diesem Sinn ist Training eben auch gleich Training der Trainierbarkeit. Das Alter und die Adipositas haben einen suppressiven Effekt, wobei die Adipositas diese Wirkung auch allein hervorruft. Im Altersgang ist die abfallende IGF-1-Konzentration eng mit der aeroben Kapazität verknüpft (Poehlman und Copeland 1990). Die aerobe Kapazität ist das Ergebnis des klassischen Ausdauertrainings nach der Dauer- oder auch Intervallmethode. Aber auch hoch intensives Intervalltraining (HIIT) steigert die aerobe Kapazität. Vor allem ältere Menschen können mit Krafttraining auch die aerobe Funktion verbessern. Die Ausdauer steht für die entsprechende Leistungsfähigkeit, aber aus gesundheitlicher Sicht steht sie viel wichtiger für die Potenzen und Kapazitäten der restitutiven, reparativen und adaptiven Prozesse. Ausdauer ist Erholungs- und Kompensationsfähigkeit. Aus der Sicht des Energiestoffwechsels bestimmt die Ausdauer die Kapazität zur Antiapoptose und ist damit eine effektive Anti-aging-Komponente.

> Die Beanspruchung bestimmt die Adaptationen, die Maladaptationen und die Alterungsprozesse.

15.2.3 Ermüdung: Biologisches Ergebnis der Beanspruchung

Die Ermüdung ist das Ergebnis der Beanspruchung. Sie ist am Leistungs- und/oder Qualitätsverlust der Bewegungshandlungen zu erkennen. Sie ist ein reversibler Funktionsverlust der peripheren und zentralen Strukturen des sensomotorischen Systems, der Logistik- und der Regulationssysteme.

> Ermüdung ist die zwingende Voraussetzung für die Auslösung der strukturellen und funktionellen Adaptationen, weshalb die Trainingsmethodik den Grundsatz der Mindestbelastung kennt. Mindestbeanspruchung steht für die ausreichend hohe beanspruchungsspezifische Aktivierung der essenziell für alle Adaptationen verantwortlichen anabolen hormonellen Systeme.

15.2.4 Erholung: Phase der Restitution, Reparation und Adaptation

> Die Erholung ist jener Zeitraum, in dem alle biologischen Prozesse ablaufen, die der Wirksamkeit oder Zielstellung der Belastung entsprechen.
> Die Beanspruchung, ausgeführt bis zur Entstehung des spezifischen Ermüdungsmusters, war die erforderliche biologische Provokation zur Aktivierung der entsprechenden Regulationen zur Anpassung der Struktur an die abverlangte Funktion.

Zunächst gleichen die regenerativen und reparativen Prozesse den reversiblen Funktionsverlust aus. Die energetischen Ressourcen werden aufgefüllt, und mittels zelleigener physiologischer Reparaturmechanismen werden die „physiologischen strukturellen Schädigungen" repariert (u. a. Muskelkater). Diese Vorgänge gehen fließend und überlappend in die anabolen Strukturverbesserungen über. Dadurch werden die biologischen Voraussetzungen geschaffen, dass eine gleichartige Belastung unter gleichen Bedingungen zu einer verminderten Beanspruchung führt. Deshalb kennt die Trainingsmethodik auch den Grundsatz des Bedarfs steigender Belastungen mit fortschreitend verbessertem Trainingszustand. Auch wenn die phänotypischen Nachweise der strukturellen und funktionellen Anpassungen wie z. B. der Verbesserung der Bewegungsqualität, der Erhöhung der

Sauerstoffaufnahme oder auch der Kraft einen unterschiedlich langen Zeitraum erfordern, erfolgen die Prozesse der Transkription der notwendigen Informationen aus dem Zellkern und damit der Beginn der biologischen Aktivierung der adaptiven Prozesse sehr schnell. Adaptive Vorgänge, die auch als Prozesse der Reparatur beginnen, sind z. B. bereits nach einer einzigen Krafttrainingseinheit nachweisbar.

Bei diesen Prozessen sind die Mitglieder der IGF-Familie und das Myostatin die wichtigsten Regulatoren mit Schlüsselfunktionen für die Muskelhomöostase und deren Strukturanpassung (Goldspink 2003; Matsakas und Diel 2005). Das Myostatin (Mitglied der Transforming-growth-factor-β [TGF-β]-Familie) ist ein funktioneller IGF-Antagonist. Kraftbeanspruchungen erhöhen die IGF-1-Spiegel und reduzieren den Myostatinspiegel. So beteiligt sich letzterer Faktor mittels Konzentrationsabfall an der belastungsbedingten Muskelhypertrophie, wobei ekzentrische Muskelkontraktionen eine höhere Auswirkung auf die Senkung des Spiegels haben als konzentrische und isometrische Kontraktionen (Heinemeier et al. 2007). Beim Menschen konnte eine Reduktion des Wirkspiegels sowohl auf lange wie kurze Krafttrainingsphasen, aber auch bereits auf akute Kraftbelastungen gefunden werden (Haddad und Adams 2002, 2006; Jones et al. 2004; Raue et al. 2006). Im Tierexperiment sorgt selbst Ausdauerbelastung für einen Abfall der Myostatinkonzentration (Matsakas et al. 2005).

Die IGF-Familie als Positivregulator ist essenziell für das Muskelwachstum (Goldspink 2003) und hat einen sehr komplexen und großen anabolen und myogenen Wirkungskreis, indem sie jeweils
— die Proliferation und Differenzierung der Satellitenzellen als obligaten Mechanismus der Hypertrophieentwicklung (Adams 1998; Adams und McCue 1998) und
— die Gentranskription und die Proteintranslation (Baldwin und Haddad 2002) aktiviert.

Die IGF-1-Familie ist essenziell für das Muskelwachstum (Goldspink 2003) mitverantwortlich. Dessen Aktivierung ist im Muskel bereits nach einer Belastungseinheit nachweisbar und hoch sensitiv gegenüber Dehnung bzw. ekzentrischen Kontraktionen (Bickel et al. 2003). Der MGF ist verantwortlich für die frühzeitige Aktivierung der Satellitenzellen (Hill und Goldspink 2003). Letztere versorgen die postmitotischen Skelettmuskelfasern anhaltend mit Zellkernen und damit mit genetischem Material.

Des Weiteren induzieren die Mitglieder der IGF-Familie IGF-1Ea und MGF die belastungsbedingte Kollagensynthese in den Bindegewebestrukturen und bestimmen wesentlich deren Adaptation (Heinemeier et al. 2007) für eine adäquate mechanische Belastbarkeit.

Die IGF-Familie ist aber nicht nur im Bereich der Muskulatur aktiv. IGF-1 überwindet problemlos die Blut-Liquor-Hirn-Schranke. Im Gehirn besitzen sehr viele Zellen IGF-1-Rezeptoren (Bondy und Lee 1993), und das Hormon wird auch als neuronaler Überlebensfaktor (Torres-Aleman 2001) angesehen. Als Neuroprotektor ist IGF-I essenziell beteiligt an
— der belastungsbedingten Neurogenese im Hippocampus (Trejo et al. 2001) und im Gyrus dentatus (van Praag et al. 1999a, b) und darüber u. a. ein Faktor der Gedächtnisleistung (Radaka et al. 2001),
— der belastungsbedingten Neovaskularisation (Sonntag et al. 1997; Lopez-Lopez et al. 2004) im Gehirn bzw. der Angiogenese auch in anderen Geweben (Dunn 2000),
— der Beeinflussung des O_2-Managements in den Neuronen,
— der Sicherung des lebenswichtigen Glukosemetabolismus der Neuronen (Ide und Secher 2000),
— der Modulation einer breiten Palette homöostatischer Mechanismen von den grundlegenden metabolischen Erfordernissen bis zur Aufrechterhaltung der Plastizität (Torres-Aleman 2001),

15.2 · Der „positive" Zyklus Belastung – Adaptation

— der Modulation der apoptose- und der neuritogeneseabhängigen Proteine (Fernandez et al. 1999),
— der Modulation der Ca-Homöostase,
— der Modulation der Membranerregbarkeit durch die Beeinflussung der Ionenkanäle, der Synapsengröße und der Glutamatrezeptoren (Torres-Aleman 2001) und
— der Regulation der Amyloidablagerungen im Gehirn durch Vergrößerung der Clearance (Carro et al. 2000, 2005) und damit gegen die Demenz gerichtet.

> **Aus dieser Wirkungspalette hervorzuheben sind die hoch wichtige Gefäßneubildung im Gehirn wie in der Muskulatur sowie das O_2-Management der Neuronen und ihres lebenswichtigen Glukosemetabolismus. Die Adaptationen des Gehirns werden auch durch den muskulären und neurogenen BDNF unterstützt.**

Der Wachstumsfaktor IGF-1 hat mit dieser Wirksamkeitspalette auch einen Einfluss auf das Schlaganfallgeschehen sowohl im Sinne der Prävention als auch der Therapie. Die belastungsinduzierten Anstiege des IGF-1 erhöhen die Überlebensrate und die Plastizität im Gehirn. Systematische aerobe Belastungen steigern die Aufnahme von IGF-1 in ischämische Hirngebiete (Motorcortex, Striatum), das Infarktvolumen wird reduziert und die sensomotorische Funktion signifikant verbessert (Chang et al. 2011).

> **Die wiederholte belastungsbedingte Aktivierung der IGF-1-Familie durch Ausdauer- und Krafttraining prägt den Gesundheitszustand.**

Im ZNS sind weitere beanspruchungsabhängige Mechanismen aktiv, die die neuronalen Netzwerke funktionsfördernd und protektiv beeinflussen. Intensive synaptische Übertragungsprozesse triggern einen für die Neuronen protektiven Signalweg. Sie aktivieren einen Transkriptionsfaktor (ATF-3). Dieser schützt zumindest im Laborversuch Neuronen des Hippocampus vor der Apoptose und dem (NMDA-Rezeptor-) induzierten Zelltod. Dieser wird u. a. durch einen Abfall der Glukose- und Sauerstoffversorgung hervorgerufen. Bei Tieren vermag die Aktivierung des Transkriptionsfaktors auch den Schädigungsgrad eines zerebralen ischämischen Insults zu reduzieren (Zhang et al. 2011).

> **Wiederholte zerebrale und somit synaptische neuronale Aktivität ist nicht nur als Voraussetzung für die zelluläre Funktionsfähigkeit und die Entwicklung einer erleichterten Erregungsübertragung (Langzeitpotenzierung) im für das Gedächtnis verantwortlichen Hippocampus wichtig, sondern unterstützt auch das Überleben der Neuronen. Auf alle Fälle scheint die elektrische Aktivität auch zur Aktivierung von Genen zu führen, die neuroprotektive neuronale Reaktionen zur Folge haben (Bengtson et al. 2008).**

Ein weiterer für das Wachstum und die Differenzierung der Neuronen verantwortlicher Wachstumsfaktor ist das Protein „brain-derived neurotrophic factor" als Produkt des BDNF-Gens (Binder und Scharfmann 2004). Es ist Mitglied der Familie der Neurotrophine (auch „glial-derived neutrophic factor", GDNF; „nerve growth factor", NGF), welche im zentralen und peripheren ZNS aktiv sind. Beispielsweise haben rüstige im Vergleich zu gebrechlichen alten Menschen die höheren Plasmaspiegel des BDNF. Beide Gruppen reagieren auf ein Physiotherapieprogramm mit einer Erhöhung der Konzentration, so dass physische Beanspruchung auch im Alter entsprechend neuroprotektiv wirksam ist. Diesem Wachstumsfaktor muss demnach auch eine inaktivitätsbedingte Rolle bei der Entwicklung der Gebrechlichkeit zugeschrieben werden (Coelho et al. 2012).

> **Zur Protektion des Gehirns durch den Alterungsprozess sind physische Belastungen essenziell erforderlich.**

Im Tiermodell lässt sich zeigen, dass aerobe Trainingsbelastungen über längere Zeiträume gegenüber kürzeren (1 gegenüber 6 Monate) einen höheren Grad an Neuroprotektion auslösen. Die Synapsenfunktionen, die Zeichen des oxidativen Stresses, die sensomotorische sowie die kognitive Funktion werden positiv beeinflusst (Garcia-Mesa et al. 2011). Neben der Dauer der Trainingszeiträume ist auch die Intensität ein wichtiger Parameter für die Auslösung protektiver Wirkungen. Intensivere aerobe Belastungen veranlassen eine signifikant stärkere Ausprägung des hypoxieinduzierbaren Faktors („hypoxic inducible factor" [HIF]-1α), intensivieren die Glykolyse in den Neuronen, erhöhen die Expression von Glukosetransportern, der Phosphofruktokinase, der Laktatdehydrogenase und der AMP-aktivierten Proteinkinase. Das letztgenannte Protein schützt vor ATP-Mangel. Dessen Funktion ist somit überlebenswichtig. Mit diesen Adaptationen ist die Neuroprotektion gegenüber ischämischen Ereignissen gesteigert (Kinni et al. 2011).

> Das Gehirn aktiviert die Muskulatur zur Entwicklung der aeroben Kapazität, und die aktive und adaptierende Muskulatur hilft dem Gehirn bei der Neuroprotektion und Adaptation.

15.3 Belastung ist essenziell für die Gesundheit

> Da ausschließlich Beanspruchung mit angepassten Erholungsphasen die Körperstrukturen und Funktionen entwickeln, sichern oder verbessern kann, sollte sie für den Gesundheitszustand ein prägendes Merkmal des gesamten Lebensprozesses sein. Ein „Rentenalter" gibt es hier nicht!

Werden die Beanspruchungen durch systematische physische Belastungen jeweils dem aktuellen Adaptationszustand und der damit direkt zusammenhängenden Belastbarkeit angepasst (keine chronischen Überbelastungen), sorgen die resultierenden peripheren und zentralen Anpassungen für eine somatische-eutrophe/hypertrophe-antientzündliche-antinoziteptive-antiinvolutive (anti-aging) Körperstruktur. Die aerob und kontraktil gut ausgestattete Muskulatur nimmt in diesem Prozess eine Schlüsselstellung ein.

> Eine gesunde Körperstruktur kann ausschließlich durch sensomotorisch-kognitives Training erworben werden.

Nur eine systematische Muskelaktivität als Ergebnis der sensomotorischen Funktionen Bewegungskönnen, Ausdauer und Kraft vermag eine chronisch inaktivitätsbedingte atrophische-degenerative-entzündliche-nozizeptive-involutive Körperstruktur wieder in die gesunde Richtung zu beeinflussen (◘ Abb. 15.2).

> Die Muskelaktivität ist als Regulator des gesundheitlichen Status des Organismus der einzige Schlüssel zur Gesundheit und Schmerzfreiheit. So kann Schmerzfreiheit oder -armut auch beim Vorliegen von selbst ausgeprägten Arthrosen der Fall sein, wenn die Muskulatur einen guten aeroben und kontraktilen Zustand hat. Dieser muss allerdings bereits präventiv oder in Wechselbeziehung mit der Arthroseentwicklung, die fast alle Menschen betrifft, aufgebaut und erhalten werden. Als Therapeutikum sind die Kraft und die Ausdauer schmerzlindernd, und gute Fähigkeiten können häufig eine OP zumindest deutlich verzögern.

15.4 Präventives Gesundheitstraining

Es gibt eine gesetzmäßige positive Wechselbeziehung zwischen Belastung, Beanspruchung, Adaptation, Leistung und Gesundheitsstatus. Diese steht für ein präventives Gesundheitstraining. Die sensomotorische Leistungsfähigkeit steht zugleich für eine gute psychophysische Belastbarkeit für die trainierten Bewegungsfertigkeiten in Art, Umfang und Intensität, weil jede Adaptation funktionsspezifisch ist. Ein guter konditioneller Zustand steht aber auch für eine hohe psychisch-kognitive und mentale Belastbarkeit und Belastungsverträglichkeit u. a. durch die positiven Wirkungen im Gehirn (◘ Abb. 15.2).

Für die Belastbarkeit gibt es aber keinen Messwert. Sie wird dadurch gekennzeichnet, dass physische und psychische Belastungen ohne Störungen der Gesundheit oder Trainierbarkeit verarbeitet werden und sich Zustandsgrößen von Geweben und Systemen des Organismus nach den Belastungen wiederherstellen können (Fröhner 2008). Eine gute trainingsbedingte Belastbarkeit integriert die biologischen Voraussetzungen für weitere effektive adaptive Veränderungen.

> **Training ist Training für eine Leistung, aber zugleich auch Training der Trainierbarkeit und Training der physischen und psychischen Belastbarkeit.**

Eine hohe Belastbarkeit ist im Leistungssport eine wichtige Voraussetzung und Ergebnis und Ziel des Trainingsaufbaus zugleich, denn nur damit kann der Trainingsprozess für die weitere Leistungsverbesserung störungsfrei weitergeführt werden. Eine ausreichend hohe Belastbarkeit ist aber absolut nicht nur bei leistungssportlichen Zielstellungen erforderlich. Sie ist auch für alle Lebensaktivitäten in der Aus- und Weiterbildung, in Beruf und Freizeit notwendig, um den Gesundheitszustand zu entwickeln, zu erhalten

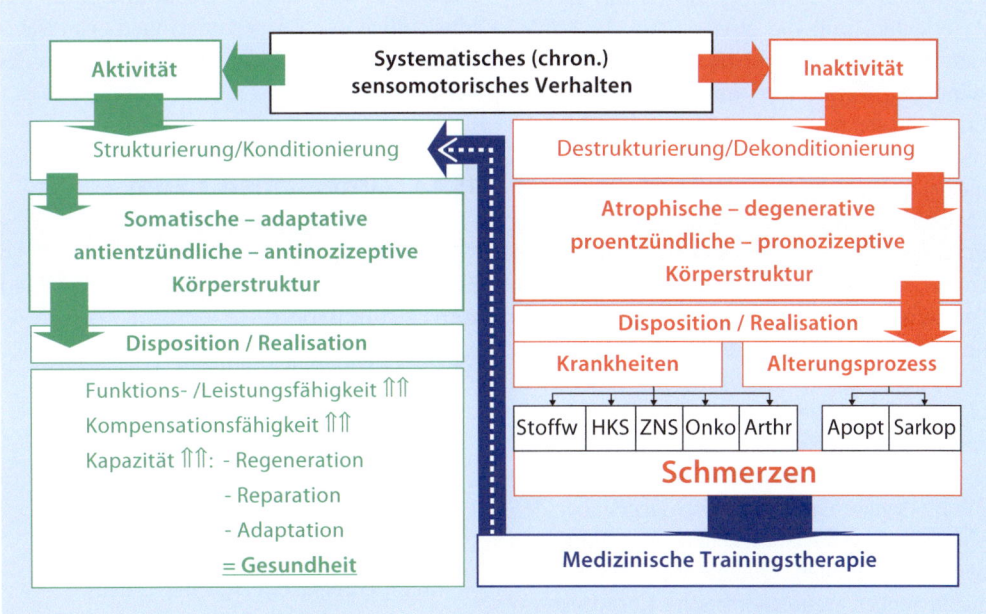

◘ **Abb. 15.2** Ein systematisch aktives sensomotorisches Verhalten generiert eine gesunde (links) und Inaktivität eine dekonditionierte und zeitabhängig krankhafte Körperstruktur (rechts). Die krankhafte Körperstruktur wird anhand der chronisch degenerativen Erkrankungen des Stoffwechsels, des HKS, des ZNS, der Gelenke und von mindestens vier onkologischen Entitäten klinisch relevant. Die meisten der Erkrankungen integrieren Schmerzen, oder es entwickelt sich daraus zusätzlich eine Schmerzkrankheit. Eine ursächliche Therapie in Richtung einer gesunden Struktur und Funktion ist die Medizinische Trainingstherapie (präventives und therapeutisches Gesundheitstraining)

oder wieder zu verbessern. Somit kann man angelehnt an die Beschreibung von Fröhner aussagen: Die Belastbarkeit für die Lebenstätigkeiten in allen Lebensabschnitten und insbesondere auch im Beruf prägt
1. die Möglichkeit, die Bewegungsaktivitäten, aber auch die kognitiven Anforderungen realisieren zu können, ohne wiederholt oder sogar systematisch in die Nähe der Belastbarkeitsgrenzen der Gewebe und Funktionen zu kommen oder sie ständig erreichen oder überschreiten zu müssen, und
2. die biologischen Voraussetzungen für eine angepasst gute Erholungs-, Regenerations-, Reparatur- und Kompensationsfähigkeit.

Die eine Seite sichert die direkte Verträglichkeit physischer, aber auch kognitiver Arbeitsbelastungen, ohne gravierende Mikrotraumatisierungen oder eine „Überlastung der Informationsverarbeitung" durch das Gehirn zu erleiden, und die zweite Seite die Fähigkeit, den nächsten Arbeitstag erneut mit vollständiger Restitution und Reparatur, also Erholung starten zu können. Ein Ermüdungsrückstand mindert die Belastbarkeit am nächsten Tag, denn er steht für eine noch vorhandene reversible Funktionsminderung in allen Beanspruchungsformen und für einen „zusätzlichen" Erholungsbedarf für den darauffolgenden Tag. Die Ermüdung stockt unbemerkt auf und somit auch die Minderung der Belastungsverträglichkeit gegenüber den täglichen Arbeitsanforderungen. Dieser Prozess ist sehr schleichend.

Die „direkte" Belastbarkeit insbesondere der bindegewebigen Strukturen gegenüber den physischen Arbeitstätigkeiten resultiert aus den Komponenten Qualität der Bewegungsausführungen (sensomotorische Koordination) und Kraftfähigkeiten der bevorzugt ausführenden myofaszialen Ketten, aber auch deren Ausdauerfähigkeit. Letztere bestimmt die Ermüdungsresistenz und damit den Leistungsabbau über den Tag. Der Leistungsabbau kann in etwa mit dem der Belastbarkeit verglichen werden.

Die „indirekte" Belastbarkeit, gegeben durch die Erholungsfähigkeit, wird durch den Funktionszustand der Logistiksysteme, die aerobe Kapazität und die anabolen Systeme verantwortet. Die Komponenten hierfür sind die Ausdauer infolge klassischen Trainings oder auch hoch intensiven Intervalltrainings. Beide Trainingsmodi sorgen auch für eine erhöhte Kapazität der anabolen Systeme, die auch ohne Leistungssport aus „rein" gesundheitlicher Sicht neben der Adaptationsfähigkeit besonders für die Effektivität der Erholung wichtig ist. So steht die Ruhekonzentration von IGF-1 im Serum in direkter proportionaler Beziehung zur relativen Sauerstoffaufnahme (Poehlman und Copeland 1990).

> Eine für alle Lebensaktivitäten ausreichende und optimierte Belastbarkeit kann auch nur durch Training aufgebaut und erhalten werden.

Dieses Training hat als **Gesundheitstraining** hinsichtlich der Körperfunktionen grundsätzlich vergleichbare Ziele wie das Training eines Leistungssportlers.

15.4.1 Unterschied 1 zum Leistungssport

Es besteht ein erster sehr großer Unterschied zum Leistungssport!

> Das Gesundheitstraining ist nicht auf die Maximierung der körperlichen Funktionen für die Bewegungsstrukturen einer Sportart mit deren speziellen konditionellen Voraussetzungen ausgerichtet, sondern auf die Optimierung der Funktionen und Leistungsfähigkeiten für die Anforderungen des täglichen Lebens.

Die Ausdauer sollte hoch sein, aber sie muss diejenige von Ausdauersportlern bei Weitem nicht erreichen. So ist abhängig von Alter und Geschlecht eine aerobe Kapazität von 50–45 (Kinder, Jugendliche), 45–40–35 (mittlere Spanne) bzw. 35–30–25 (dritter Lebensabschnitt) ml/kg/min anzustreben und nicht die wesentlich höheren Werte von Sportlern mit 60–70 ml/kg/min und höher. Für die Kraft „aller" (!) Körperregionen gilt grundsätzlich das Gleiche. Das Training beider Fähigkeiten, Kraft und Ausdauer, bedeutet, die gesundheitlich höchst relevante Myokinproduktion für den Gesundheitszustand und die Unterdrückung der persistierenden „low grade inflammation" zu provozieren und damit gravierend das Risiko für chronisch degenerative Erkrankungen zu mindern.

> Die Optimierung des Trainingszustandes für die Gesundheit, den physischen Bedarf des Berufes, die Erholungsfähigkeit und die Belastbarkeit erfordert gegenüber dem Leistungssport einen wesentlich geringeren Trainingsumfang für alle Belastungsformen. Erforderlich bleibt dennoch ein systematisches sportliches Training als einzige Methode, um die benannten Komponenten miteinander gezielt und gesundheitlich vorteilhaft zu verknüpfen. Hervorzuheben ist: Auch die Berufsausbildung benötigt umfängliches Lernen, also Anstrengung, um die Anforderungen erfüllen zu können. Bei der Gesundheit ist es ebenso!

Der biologische Trainingsbedarf liegt aber dennoch nicht im niedrigen Bereich. Die Empfehlung der **WHO** (2010) **für 5- bis 17-Jährige** lautet täglich 60 min mittlere bis sehr intensive Belastungen, wobei solche über 60 min Dauer gesundheitlich als noch vorteilhafter angegeben werden. Die intensiven Belastungsintensitäten wenigstens dreimal pro Woche sollen der Entwicklung des Gehirns, der Muskulatur und des Skeletts dienen. Für **18- bis 64-Jährige** werden wenigstens 150 min pro Woche und optimal 300 min pro Woche moderate aerobe (3,0–5,9 MET) oder wenigstens 75 min pro Woche und optimal 150 min pro Woche intensive aerobe Belastungen (> 6 MET) empfohlen. Dieses Training soll durch Krafttraining mit großen Muskelgruppen an zwei oder auch mehr Tagen pro Woche ergänzt werden. Für **über 65-Jährige** wird dasselbe Pensum empfohlen und zusätzlich Koordinationstraining zur Erhaltung und Verbesserung der Balance.

> Gesundheitstraining benötigt einen doch erheblichen Zeitumfang mit mindestens mittleren aber auch hohen Intensitäten! Die Anforderungen liegen somit deutlich über den in aller Regel täglich benötigten Leistungen, aber nur so können die Struktur- und Funktionsreserven für die ADL-Belastbarkeit aufgebaut werden.

Sehr umfangreiche Untersuchungen über den Zusammenhang von physischer Fitness mit dem Risiko für Herz-Kreislauf-Erkrankungen (Arraiz et al. 1992: Canada Health Survey Mortality Follow-up Study; Paffenbarger et al. 1986; Lee et al. 1995; Lee und Paffenbarger 2000: Harvard Alumni Health Study; Slattery und Jacobs 1988, 1989: US Railroad Study; Blair et al 1995; Paffenbarger und Lee 1997; Sattelmair et al. 2011) leiten einen wöchentlichen „motorischen" Energieverbrauch durch die physischen Belastungen von 1000 kcal bis zu 3500 kcal ab. Die 1000 kcal (4200 kJ) stellen offensichtlich ein absolutes Minimum dar. Erst mit dessen Überschreitung fällt die Gesamtmortalität sehr deutlich ab. Der Energieverbrauch von 2000 kcal (8400 kJ) bis 3000 kcal (12.400 kJ) ist protektiv optimal wirksam (Lee und Paffenbarger 2000).

> Ein protektiv wirksames und beim „Anfänger" langfristig systematisch aufzubauendes, gut wirksames Gesundheitstraining sollte mindestens einen Energieverbrauch von 1500 kcal und optimal von 2000–2500 kcal erfordern.

15.4.2 Unterschied 2 zum Leistungssport

Es besteht ein zweiter sehr großer Unterschied zum Leistungssport!

> Das Gesundheitstraining stellt die Vielfältigkeit der Bewegungs- und Belastungsanforderungen absolut

in den Vordergrund und nicht eine „Spezialisierung" auf eine Belastungsart. Das Gehirn qualifiziert sich nur durch vielfältige Anforderungen und alle Körperregionen benötigen für eine gesunde Struktur und Funktion ausreichende konditionelle Fähigkeiten und eine gute Belastbarkeit.

So gilt es das **Ausdauertraining** nicht durch das ausschließliche Laufen oder Fahrradfahren auf die unteren Extremitäten zu begrenzen. Es müssen auch die oberen Extremitäten und die Schultergürtelregion von dieser Trainingsform profitieren. Insbesondere benötigen Personen mit PC-Arbeitsplätzen das Training dieser Regionen, um dem Schulter-Nackensyndrom und intensiv schmerzenden Triggerpunkten in der Schultergürtelmuskulatur entgegenzuwirken oder sie auch damit zu behandeln. Es empfiehlt sich bei jeder Trainingseinheit eine andere Bewegungsform zu nutzen und ohne Rangfolge die Muskulatur der unteren Extremitäten mit Laufen und Fahrrad fahren, die der oberen Extremität und des Körperstamms mit der Handkurbel und die unteren wie oberen Extremitäten mit dem Crosstrainer und dem Rudern zu trainieren. Geht man von 3 Trainingseinheiten/Wo. aus, wird in kurzer Zeit die aerobe Kapazität der Muskulatur aller Körperregionen angesprochen. Im Ergebnis werden und bleiben alle Körperregionen ermüdungsresistent, kompensations- und erholungsfähig und belastbar. Ältere verbessern auch mit Krafttraining ihre aerobe Kapazität, sodass sich das Ausdauer- und Krafttraining ergänzen und als ein Anti-Apoptosetraining anzusehen sind.

Für das **Krafttraining** steht ebenfalls die Vielfalt von Bewegungsausführungen im Vordergrund, wobei diejenigen mit großen Muskelgruppen und langen myofaszialen Ketten die Favoriten sind. Die unteren und oberen Extremitäten und der Körperstamm sollen abwechselnd konditionell mit Belastungen im Kraftausdauer- und Maximalkraftbereich gefordert werden. Somit ergibt sich auch aus den Bewegungsausführungen und den Intensitätsbereichen mit ihren Dosierungen eine relativ große Variabilität des Trainings. Das hoch intensive Krafttraining (HIIT) steigert gleichfalls die aerobe Kapazität der Muskulatur und ergänzt das klassische Ausdauertraining. Ältere realisieren mit dem Krafttraining zugleich ein Anti-Sarkopenietraining, indem dem Muskelab- und -umbau entgegengewirkt wird.

Das **Koordinationstraining** darf nicht vergessen werden. Es spielt nicht nur insbesondere bei älteren Personen eine wichtige Rolle. Der sogenannte neue Trend „Neuroathletik", sehr wichtig aber weiter nichts als sehr vielfältiges und komplexes Koordinationstraining, ist auch für das Gehirn des Nichtleistungssportlers wichtig. Die WHO-Empfehlungen begrenzen die Empfehlungen für ein Koordinationstraining auf Menschen über 65 Jahre. Ein Gleichgewichtstraining zur Sturzprophylaxe soll insbesondere bei jenen mit bereits geminderter Mobilität an 3 Tagen/Wo. ein fester Bestandteil des Gesundheitstrainings sein. Um aber eine Mobilitätseinschränkung aus Sicht der sensomotorischen Koordination gar nicht erst entstehen zu lassen, sind präventiv das Ausführen vielseitiger verschiedener Bewegungsformen und ein Gleichgewichtstraining mit offenen und geschlossen Augen sehr sinnvoll. Das Ausdauer- und Krafttraining unterstützt gravierend die Erhaltung des Gehirns für die Organisation und Ausführung eines vielfältigen Bewegungskönnens und somit die Sturzprophylaxe und alle 3 Trainingsformen generieren Signalstoffe, die für die Neuroprotektion sehr wichtig sind (vgl. vorn).

15.4.3 Gesundheitstraining: Zusammenfassung

In der **Zusammenfassung** gilt für das **Gesundheitstraining**:
1. Sollen Bewegungen erlernt und dauerhaft gut, sicher, stabil und präzise bis ins hohe Alter ausgeführt werden können, dann müssen sie auch immer wieder geübt werden. Akzentuiert wird das Gehirn mit seiner Funktion gefordert und erhalten.

Das bedeutet: sensomotorisches Koordinationstraining

2. Soll die Ermüdung nicht zu schnell einsetzen und eine gute Erholungs-, Kompensations- und Regenerationsfähigkeit zur Verfügung stehen, dann müssen die Logistiksysteme mit dem „Produkt" aerobe Kapazität angesprochen und für alle Lebensfunktionen, -aktivitäten und Körperregionen gefordert und funktionsfähig gehalten werden.
Das bedeutet: Ausdauertraining

3. Soll der Körper zügig bewegt und Lasten gehoben und getragen werden können, dann muss die Muskulatur mit ihrer kontraktilen Kapazität intensiv gefordert werden.
Das bedeutet: Krafttraining

4. Sollen die Faszien, die Sehnen und das Skelett mechanisch belastbar sein und nicht degenerativen Veränderungen unterliegen, dann müssen sie auch wiederholt einer hohen mechanischen Beanspruchung ausgesetzt werden.
Das bedeutet: Krafttraining auf guter aerober Basis

5. Sollen die Faszien ihrer Funktion als Verschiebeschichten zwischen Muskelanteilen, verschiedenen Muskeln wie zwischen der Muskulatur und der Haut gerecht werden und keine Verklebungen und Verhärtungen ausbilden, dann müssen vielfältige Bewegungsausführungen durchgeführt werden.
Das bedeutet: vielfältiges sensomotorisches Koordinationstraining

6. Soll die Beweglichkeit der großen Gelenke wie auch der kleinen Gelenke der Wirbelsäule erhalten bleiben, dann müssen wiederholt Bewegungen im gesamten Bewegungsbereich ausgeführt werden.
Das bedeutet: viele Bewegungen im vollen Bewegungsumfang der Gelenke oder Körperregionen

7. Sollen die Gelenkknorpel ihre Dämpfungseigenschaften und die Belastbarkeit erhalten, dann müssen viele Bewegungen als „Auftraggeber" zur Produktion der ernährenden Gelenkflüssigkeit und zur aktiven statischen und dynamischen Gelenksicherung mit ausreichender Kraft und geringer Ermüdungsentwicklung stattfinden.
Das bedeutet: häufig Bewegen, Ausdauer- und Krafttraining

8. Sollen Schmerzen verhindert werden, dann müssen stets die Durchblutung in den Geweben aller Körperregionen ausreichend abgesichert (Ausdauer), die Gelenke korrekt bewegt (Koordination) und die muskuläre Leistung (Kraft) genügend groß sein. Ein solcher Trainingszustand garantiert eine physiologische Funktion des Gehirns für die Bewegungsorganisation mit integrierter Schmerzhemmung und die ausbalancierte Aktivität der antinozizeptiven Systeme.
Das bedeutet: Training aller sensomotorischen Beanspruchungsformen

> Gesundheitstraining ist immer ein vielseitiges, nicht wettkampforientiertes Training aller Körperregionen mit allen Beanspruchungsformen. Es bleiben nur diejenigen myofaszialen und Gelenkstrukturen gesund, denen Leistungen abverlangt werden, und jede Beanspruchungsform hat ihre „eigenen", sehr spezifischen und damit begrenzten, aber jeweils sich ergänzenden Wirkungen.

15.5 Therapeutisches Gesundheitstraining

> Bei den Patienten der verschiedenen medizinischen Fachgebiete ist das Gesundheitstraining als Therapietraining mit allen Komponenten und Zielstellungen die ursächliche

Therapieform der Wahl, denn nur die Strukturverbesserung in Richtung der gesunden Morphologie wird die Funktion und darin einbegriffen Schmerzen ursächlich behandeln (◘ Abb. 15.2). Die Rückkehr zur gesunden Morphologie ist aber in Abhängigkeit von der Dauer des Krankheitsverlaufes und den damit bereits eingetretenen pathomorphologischen Ergebnissen weitestgehend verwehrt (Arteriosklerose, Arthrosen, …). Die erreichbaren „Strukturstabilisationen" und Funktionsverbesserungen sind die Äquivalente des verbesserten Gesundheitszustandes und der gelinderten oder beseitigten Schmerzsituation.

Beispiel Arthrosen: Die Strukturzerstörungen der Osteoarthritis sind nicht mehr rückgängig zu machen. Das SMS ist stark dekonditioniert, aber noch ausreichend trainierbar, um mit einem mittel- bis langfristigen Ergebnis die Gelenke durch Kraft- und Ausdauertraining besser aktiv sichern und bewegen zu können. Mit Ausnahme des absoluten Endstadiums werden damit auch die Schmerzen reduziert und die Mobilität als Voraussetzung zur Erhaltung der Besserung gesteigert. Es kommt darauf an, die Mobilität zu erarbeiten und für den weiteren Therapieerfolg auch zu nutzen.

Beispiel koronare Herzkrankheit: Im Stadium der gestörten vaskulären Endothelfunktion werden viele Wochen, im Stadium des reduzierten Mikrozirkulationsbettes viele Monate und im Stadium mit dem Bedarf, Kollateralen auszubilden, Jahre benötigt, um mittels Ausdauertraining die Gefäßfunktionen bzw. das Gefäßnetz nachhaltig zu verbessern (Gielen et al. 2001).

Beispiel metabolisches Syndrom/Diabetes mellitus Typ II: Der Abbau des Übergewichts ist eine sehr hohe, insbesondere mentale Anstrengung, aber machbar. Aber auch ohne Gewichtsreduktion haben physische Aktivitäten positive Wirkungen. Mit dem Stoffwechseltraining mittels klassischem Ausdauer-, aber auch Krafttraining können bei ausreichend frühzeitigem Beginn bzw. bei noch vorliegender Belastbarkeit und vor allem bei dauerhafter Beibehaltung die Stoffwechselstörung und die daraus resultierenden Krankheitsfolgen (vgl. ▶ Kap. 7) positiv beeinflusst und vor dem Endstadium der Erkrankung bewahrt werden.

Das therapeutische Gesundheitstraining erfordert bei gleichem grundsätzlichem Inhalt Akzentuierungen für die Patienten der verschiedenen Fachgebiete. Die Dosierungen müssen der Ätiologie, der Pathogenese, dem bisherigen Verlauf und dem derzeitigen Zustand angepasst werden. Die Kriterien der Sportwissenschaft (Harre 1986; Weineck 2007; Schnabel et al. 2008; Laube 2009c, 2011) sind gültig:

1. Mindestbeanspruchung,
2. Belastbarkeit als Grundlage von Auswahl und Dosierung der Interventionen,
3. Kontinuität des Trainings,
4. Belastungssteigerung bei Funktionsbesserung über den Umfang,
5. richtige Belastungsfolge in den Therapieeinheiten (Koordination vor Ausdauer und/oder Kraft),
6. wechselnde und variierende Belastungen,
7. Modifizierung des Zyklus Belastung und Erholung entsprechend der Ausprägung der reversiblen Funktionsminderung (Ermüdung) und den differenten Erholungszeiten der Gewebe und
8. Vielseitigkeit des Trainings mit dennoch konkreten Zielstellungen.

Die Kriterien sind je nach psychophysischer Belastbarkeit modifiziert anzuwenden. Bei Patienten stehen besonders die pädagogischen und psychologischen Aspekte des Trainings mit im Vordergrund, um die notwendige Compliance bzw. aktueller die Adhärenz aufzubauen und möglichst lange aufrechtzuerhalten. Die Adhärenz als absolute Basis einer erfolgreichen und nachhaltig wirksamen therapeutischen Intervention liegt in den sogenannten entwickelten Industrieländern nur bei ca. 50 % (Sabaté 2003). Die Nichtbefolgung der therapeutisch erforderlichen aktiven Konsequenzen und Erfordernisse begrenzt die angestrebten, aber auch möglichen Therapieerfolge ausgeprägt und nachhaltig.

Die "**Trainingsmethodik für Patienten**", d. h. die Verknüpfung von Sportwissenschaft und Medizin, ist z. Z. ungenügend bearbeitet. Es gibt viele gute Beschreibungen von Übungsprogrammen, aber kaum bis keine Informationen zu den Wechselbeziehungen zwischen dem Krankheitszustand, der Belastbarkeit und der Auswahl und Dosierung der Belastungen. Hinzu kommt, dass bei vielen Patienten in aller Regel zunächst eine sportwissenschaftlich optimal wirksame Dosierung aus Gründen der Strukturschädigungen und Schmerzen nicht erfolgen kann. Es müssen zunächst die Belastbarkeit und die Adhärenz aufgebaut werden, was bei Schmerzpatienten eine besonders diffizile Aufgabe ist.

Es gilt bei Patienten der Grundsatz, aus einem Netz von Informationen zur Person, dem Umfeld, der Erkrankung, klinischen und wenn möglich objektiven diagnostischen Ergebnissen die im Vordergrund stehenden aktiven Programmanteile zu begründen und die Belastbarkeit abzuschätzen.

Da in der Regel ein Dekonditionierungszustand vorliegt, der alle Körperregionen und Gewebe betrifft, wären initial, wenn möglich, Belastungen mit großen Muskelgruppen für die aerobe Kapazität in allen Körperregionen sehr sinnvoll. Stoffwechsel- und "Durchblutungstraining" sind für alle chronisch degenerativen Erkrankungen essenziell und beeinflussen die peripheren nozisensorisch relevanten Gewebe- und Funktionsverhältnisse und die zentrale Schmerzempfindung u. a. durch die wiederholte Auslösung der "exercise-induced hypoalgesia".

Das Therapietraining startet somit sinnvollerweise zweigleisig, und zwar mit:
1. Interventionen zur allgemeinen Konditionierung auch oder über die gesunden Körperregionen als Ganz- oder Teilkörpertraining, je nach Möglichkeit, und
2. spezifischen Interventionen in Abhängigkeit von der Pathogenese für die betroffenen oder bevorzugt betroffenen Körperregionen.

Die **erste Komponente** hat die Aufgabe, die Schmerzempfindung zu lindern (EIH) und für die Patienten körperliche Funktions- und Leistungsmöglichkeiten sichtbar zu machen und aufzubauen.

Die **zweite Komponente** beinhaltet bei internistischen Patienten akzentuiert die aerobe Kapazität aller Körperregionen und bei den orthopädischen, traumatologischen und neurologischen Patienten akzentuiert das sensomotorische Lernen. Die letztgenannten Patientengruppen benötigen als Basis der Gewebeversorgung und als Basis der für jede Leistung und Erholung zwingend erforderlichen adäquaten „biologischen Energieproduktion (ATP)" umfänglich das Training der aeroben Kapazität. Bei den chronischen Schmerzpatienten gilt es zu ermitteln, ob noch eine physiologische CPM und EIH auslösbar sind. Das aktive Programm kann diese Reaktionen ausnutzen, wobei die Dosierung der Belastungen ausprobiert werden muss.

Literatur

Adams GR (1998) The role of IGF-I in the regulation of skeletal muscle adaptation. In: Holloszy JR (Hrsg) Exercise and sport science reviews, Bd 26. Williams & Wilkins, Baltimore, S 31–60

Adams GR, McCue SA (1998) Localized infusion of IGF-I results in skeletal muscle hypertrophy in rats. J Appl Physiol 84:1716–1722

Arraiz GA, Wigle DT, Mao Y (1992) Risk assessment of physical activity and physical fitness in the Canada Health Survey mortality follow-up study. J Clin Epidemiol 45(4):419–428

Baldwin KM, Haddad F (2002) Skeletal muscle plasticity: cellular and molecular responses tp altered physical activity paradigms. Am J Phys Med Rehabil 81:S40–S51

Bengtson CP, Dick O, Bading H (2008) A quantitative method to assess extrasynaptic NMDA receptor function in the protective effect of synaptic activity against neurotoxicity. BMC Neurosci 24:9–11

Bickel CS, Slade JM, Haddad F, Adams GR, Dudley GA (2003) Acute molecular responses of skeletal muscle to resistance exercise in able-bodied and spinal cord-injured subjects. J Appl Physiol 94:2255–2262

Binder DK, Scharfman HE (2004) Brain-derived neurotrophic factor. Growth Factors 22:123–131

Blair SN, Kohl HW 3rd, Barlow CE, Paffenbarger RS Jr, Gibbons LW, Macera CA (1995) Changes in physical fitness and all-cause mortality. A prospective study of healthy and unhealthy men. JAMA 273(14):1093–1098

Bondy CA, Lee WH (1993) Patterns of insulin-like growth factor and IGF receptor gene expression in the brain. Functional implications. Ann NY Acad Sci 692:33–43

Carro E, Spuch C, Trejo JL, Antequera D, Torres-Aleman I (2005) Choroid plexus megalin is involved in neuroprotection by serum insulin-like growth factor I. J Neurosci 25:10884–10893

Carro E, Trejo JL, Gomez-Isla T, LeRoith D, Torres-Aleman I (2000) Serum insulin-like growth factor I regulates brain amyloid-beta levels. Nat Med 8:1390–1397

Chang HC, Yang YR, Wang PS, Kuo CH, Wang RY (2011) Insulin-like growth factor I signaling for brain recovery and exercise ability in brain ischemic rats. Med Sci Sports Exerc 43(12):2274–2280. ▸ https://doi.org/10.1249/mss.0b013e318223b5d9

Coelho FM, Pereira DS, Lustosa LP, Silva JP, Dias JM, Dias RC, Queiroz BZ, Teixeira AL, Teixeira MM, Pereira LS (2012) Physical therapy intervention (PTI) increases plasma brain-derived neurotrophic factor (BDNF) levels in non-frail and pre-frail elderly women. Arch Gerontol Geriatr 54(3):415–420. ▸ https://doi.org/10.1016/j.archger.2011.05.014 (Epub 17 Jun 2011)

Deutsche Rentenversicherung Bund (Hrsg) (2011) Sozialmedizinische Begutachtung für die gesetzliche Rentenversicherung. Springer, Berlin. ▸ https://doi.org/10.1007/978-3-642-10251-6

Dunn SE (2000) Insulin-like growth factor I stimulates angiogenesis and production of vascular endothelial growth factor. Growth Horm IGF Res 10(Suppl A):S4–S42

Fernandez AM, Gonzales de la Vega AG, Planas B, Torres-Aleman I (1999) Neuroprotective actions of peripherally administered insulin-like growth factor I in the injured olivo-cerebellar pathway. Eur J Neurosci 11:2019–2030

Frank F (2003) Das metabolische Syndrom, Arteriosklerose und degenerative Erkrankung des Stütz- und Bewegungsapparates. Arbeitsmed Sozialmed Umweltmed 38:31–37

Fröhner G (2008) Belastbarkeit. In: Schnabel G, Harre D, Krug J (Hrsg) Trainingslehre –Trainingswissenschaft. Leistung – Training – Wettkampf. Meyer & Meyer, Aachen, S 243–269

García-Mesa Y, López-Ramos JC, Giménez-Llort L, Revilla S, Guerra R, Gruart A, Laferla FM, Cristòfol R, Delgado-García JM, Sanfeliu C (2011) Physical exercise protects against Alzheimer's disease in 3xTg-AD mice. J Alzheimers Dis 24:421–454

Gielen S, Schuler G, Hambrecht R (2001) Exercise training in coronary artery disease and coronary vasomotion. Circulation 103(1):E1–E6

Goldspink G (2003) Gene expression in muscle in response to exercise. J Muscle Res Cell Motil 24:121–126

Haddad F, Adams GR (2002) Selected contribution: acute cellular and molecular responses to resistance exercise. J Appl Physiol 93:394–403

Haddad F, Adams GR (2006) Aging-sensitive cellular and molecular mechanisms associated with skeletal muscle hypertrophy. J Appl Physiol 100:1188–1203

Hameed M, Orrell RW, Cobbold M, Goldspink G, Harridge SD (2003) Expression of IGF-I splice variants in young and old human skeletal muscle after high resistance exercise. J Physiol 547:247–254

Harre D (1986) Trainingslehre – Einführung in die Theorie und Methodik des sportlichen Trainings. Sportverlag, Berlin

Heinemeier KM, Olesen JL, Schjerling P, Haddad F, Langberg H, Baldwin KM, Kjaer M (2007) Short-term strength training and the expression of myostatin and IGF-I isoforms in rat muscle and tendon: differential effects of specific contraction types. J Appl Physiol 102:573–581

Hill M, Goldspink G (2003) Expression and splicing of the insulin-like growth factor gene in rodent muscle is associated with muscle satellite (stem) cell activation following local tissue damage. J Physiol 549:409–418

Ide K, Secher NH (2000) Cerebral blood flow and metabolism during exercise. Prog Neurobiol 61:397–414

Jones SW, Hill RJ, Krasney PA, O'conner B, Peirce N, Greenhaff PL (2004) Disuse atrophy and exercise rehabilitation in humans profoundly affects the expression of genes associated with the regulation of skeletal muscle mass. FASEB J 18:1025–1027

Kanazawa I (2015) Osteocalcin as a hormone regulating glucose metabolism. World J Diabetes 6(18):1345–1354. ▸ https://doi.org/10.4239/wjd.v6.i18.1345

Karsenty G (2012) The mutual dependence between bone and gonads. J Endocrinol 213(2):107–114. ▸ https://doi.org/10.1530/joe-11-0452 (Epub 9 Mar 2012)

Kinni H, Guo M, Ding JY, Konakondla S, Dornbos D 3rd, Tran R, Guthikonda M, Ding Y (2011) Cerebral metabolism after forced or voluntary physical exercise. Brain Res 4(1388):48–55 (Epub 31 Mar 2011)

Laube W (2009a) Diagnostik der Leistungen des Sensomotorischen Systems: Koordination – Ausdauer – Kraft. In: Laube W (Hrsg) Sensomotorisches System. Thieme, Stuttgart, S 228–274

Laube W (2009b) Physiologie des Zyklus Belastung – Beanspruchung – Ermüdung – Erholung

Literatur

- Adapatation. In: Laube W (Hrsg) Sensomotorisches System. Thieme, Stuttgart, S 499–555
Laube W (2009c) Training der Sensomotorischen Hauptbeanspruchungsformen Koordination, Ausdauer und Kraft. In: Laube W (Hrsg) Sensomotorisches System. Thieme, Stuttgart, S 556–600 und 617–637
Laube W (2011) Trainingslehre. In: Hütter-Becker A, Dölken M (Hrsg) Biomechanik, Bewegungslehre, Leistungsphysiologie, Trainingslehre. Thieme, Stuttgart, S 309–332
Lee IM, Hsieh CC, Paffenbarger RS Jr (1995) Exercise intensity and longevity in men. The Harvard Alumni Health Study. JAMA 273(15):1179–1184
Lee IM, Paffenbarger RS Jr (2000) Associations of light, moderate, and vigorous intensity physical activity with longevity. The Harvard Alumni Health Study. Am J Epidemiol 151(3):293–299
Leifke E, Gorenoi V, Wichers C, Von Zur Mühlen A, Von Büren E, Brabant G (2000) Age-related changes of serum sex hormones, insulin-like growth factor-1 and sex-hormone binding globulin levels in men: cross-sectional data from a healthy male cohort. Clin Endocrinol (Oxf) 53(6):689–695
Lopez-Lopez C, LeRoith D, Torres-Aleman I (2004) Insulin-like growth factor I is required for vessel remodeling in the adult brain. Proc Natl Acad Sci USA 101:9833–9838
Matsakas A, Friedel A, Hertrampf T, Diel P (2005) Short-term endurance training results in a muscle-specific decrease of myostatin mRNA content in the rat. Acta Physiol Scand 183:299–307
Matsakas A, Diel P (2005) The growth factor myostatin, a key regulator in skeletal muscle growth and homeostasis. Int J Sports Med 26:83–89
Oury F, Sumara G, Sumara O, Ferron M, Chang H, Smith CE, Hermo L, Suarez S, Roth BL, Ducy P, Karsenty G (2011) Endocrine regulation of male fertility by the skeleton. Cell 144(5):796–809. ▶ https://doi.org/10.1016/j.cell.2011.02.004 (Epub 17 Feb 2011)
Oury F, Ferron M, Huizhen W, Confavreux C, Xu L, Lacombe J, Srinivas P, Chamouni A, Lugani F, Lejeune H, Kumar TR, Plotton I, Karsenty G (2013) Osteocalcin regulates murine and human fertility through a pancreas-bone-testis axis. J Clin Investig 123(6):2421–2433
Paffenbarger RS Jr, Hyde RT, Wing AL, Hsieh CC (1986) Physical activity, all-cause mortality, and longevity of college alumni. N Engl J Med 314(10):605–613
Paffenbarger RS Jr, Lee IM (1997) Intensity of physical activity related to incidence of hypertension and all-cause mortality: an epidemiological view. Blood Press Monit 2(3):115–123
Pedersen BK (2009) The Diseasome of Physical Inactivity and the role of myokines in muscle-fat cross talk. J Physiol 587:5559–5568
Peyron R, Garcìa-Larrea L, Grègoire M-C, Costes N, Convers P, Lavenne F, Mauguière F, Michel D, Laurent B (1999) Haemodynamic brain responses to acute pain in humans. Brain 122:1765–1779
Poehlman ET, Copeland KC (1990) Influence of physical activity on insulin-like growth factor-1 in healthy younger and older men. J Clin Endocrinol Metab 71:1468–1473
Radaka Z, Kanekob T, Taharab S, Nakamotoc H, Pucsokd J, Sasvarie M, Nyakase C, Gotoc S (2001) Regular exercise improves cognitive function and decreases oxidative damage in rat brain. Neurochem Int 38:17–23
Raue U, Slivka D, Jemiolo B, Hollon C, Trappe SW (2006) Myogenic gene expression at rest and following a bout of resistance exercise in young (18–30 Yr) and old (80–89 Yr) women. J Appl Physiol 101:53–59
Sabaté E (2003) Adherence to long term therapies project. Global Adherence Interdisciplinary Network & World Health Organization. Dept. of Management of Noncommunicable Diseases. Adherence to long-term therapies: evidence for action. World Health Organization, Geneva
Sattelmair J, Pertman J, Ding EL, Kohl HW 3rd, Haskell W, Lee IM (2011) Dose response between physical activity and risk of coronary heart disease: a meta-analysis. Circulation 124(7):789–795. ▶ https://doi.org/10.1161/circulationaha.110.010710 (Epub 1 Aug 2011)
Schnabel G, Harre H-D, Krug J (Hrsg) (2008) Trainingslehre – Trainingswissenschaft. Leistung – Training – Wettkampf. Meyer & Meyer, Aachen
Slattery ML, Jacobs DR Jr (1988) Physical fitness and cardiovascular disease mortality. The US Railroad Study. Am J Epidemiol 127(3):571–580
Slattery ML, Jacobs DR Jr, Nichaman MZ (1989) Leisure time physical activity and coronary heart disease death. The US Railroad Study. Circulation 79(2):304–311
Sonntag WE, Lynch CD, Cooney PT, Hutchins PM (1997) Decreases in cerebral microvasculature with age are associated with the decline in growth hormone and insulin-like growth factor-I. Endocrinology 138:3515–3520
Torres-Aleman I (2001) Serum neurotrophic factors and neuroprotective surveillance: focus on IGF-I. Mol Neurobiol 21:153–160
Trejo JL, Carro E, Torres-Aleman I (2001) Circulating insulin like growth factor I mediates exercise-induced increases in the number of new neurons in the adult hippocampus. J Neurosci 21:1628–1634
van Praag H, Kempermann G, Gage FH (1999a) Running increases cell proliferation and neurogenesis in the adult mouse dentate gyrus. Nat Neurosci 2:266–270

van Praag H, Christie BR, Sejnowski TJ, Gage FH (1999b) Running enhances neurogenesis, learning, and long-term potentiation in mice. Proc Natl Acad Sci USA 96:13427–13431

Weineck J (2007) Optimales Training – Leistungsphysiologische Trainingslehre unter besonderer Berücksichtigung des Kinder- und Jugendtrainings. Spitta-Verlag, Balingen

Weiss EP, Villareal DT, Ehsani AA, Fontana L, Holloszy JO (2012) Dehydroepiandrosterone replacement therapy in older adults improves indices of arterial stiffness. Aging Cell 11(5):876–84. ▶ https://doi.org/10.1111/j.1474-9726.2012.00852.x (Epub 1 Aug 2012)

World Health Organization (2011) Global recommendations on physical activity for health. 1.Exercise. 2. Life style. 3. Health promotion. 4. Chronic disease – prevention and control. 5. National health programs. I. WHO World Health Organization. WHO Press. Genf, Schweiz

Zhang SJ, Buchthal B, Lau D, Hayer S, Dick O, Schwaninger M, Veltkamp R, Zou M, Weiss U, Bading H (2011) A signaling cascade of nuclear calcium-CREB-ATF3 activated by synaptic NMDA receptors defines a gene repression module that protects against extrasynaptic NMDA receptor-induced neuronal cell death and ischemic brain damage. J Neurosci 31:4978–4990

Schlusswort

- **Bewegungsmangel verursacht, Bewegungsaktivität behandelt Schmerzen**

Der Körper braucht in jedem Alter Anstrengungen für die Gesundheit, Schmerzfreiheit, Leistungs- und Erholungsfähigkeit sowie für die Belastungsverträglichkeit. In der modernen PC-Welt ist dies nicht mehr gegeben, obwohl die Menschen darauf angewiesen sind. Anstrengung ist erforderlich, um im Kindes- und Jugendalter die Potenzen der Entwicklung und Reifung voll zur Geltung zu bringen und einen gesunden, schmerzfreien, physisch und kognitiv leistungs- und widerstandsfähigen Körper aufzubauen, um im Weiteren diese Eigenschaften zu erhalten, um spätestens ab der dritten Dekade den schleichenden Alterungsprozessen zu begegnen und ein langes selbstverantwortetes und mobiles schmerzfreies Leben führen zu können.

- **Was passiert im Körper, wenn er ständig genügend Anstrengung hat?**

Es ist eine eineindeutige Tatsache: Wir können nur das, was wir täglich von unserem Körper verlangen. Wollen wir Bewegungen des Sports, des Berufes und des Alltags bis ins hohe Alter gut, sicher und schmerzfrei beherrschen können, müssen wir das Gehirn durch häufiges Ausführen dafür funktionsfähig machen und erhalten (Lernen). Wollen wir die Anforderungen jedes Lebensbereiches mit gutem Durchhaltevermögen realisieren können, müssen wir die Funktionskapazität des Logistiksystems Atmung – Herz-Kreislauf – Produktion von „biologischem Geld (ATP)" trainieren (Ausdauer). Wollen wir den Körper bewegen, Lasten heben und tragen oder einen Anstieg bewältigen können, müssen wir die Muskulatur dafür befähigen (Kraft). Wollen wir schmerzfrei bleiben, benötigen wir ein für das Bewegungskönnen, die Kraftanstrengung und das Durchhaltevermögen trainiertes Gehirn. Ein solches Gehirn und der damit verbundene Funktionszustand der Muskulatur werden den schmerzfreien Gesundheitsstatus begründen.

- **Bewegung und Schmerz: Leistungen des Gehirns – Aktivität prägt einen somatisch/hypertrophen, antientzündlichen, antinozizeptiven und antiinvolutiven („anti-aging") Körper**

Bewegung und Schmerz sind eng vernetzte Gehirnleistungen. Alle Gehirnstrukturen für das Planen und Realisieren von Bewegungen sind auch an der Schmerzempfindung bzw. -toleranz beteiligt, oder sie sind intensiv mit denen der Verarbeitung von Schmerzinformationen und der endogenen Schmerzhemmung verknüpft. Regelmäßige Anstrengung prägt das sensomotorische System und darin integriert die Schmerzhemmung.

- **Anstrengungsarmut ist Disposition für Erkrankungen und Schmerzsyndrome – Inaktivität prägt einen atrophischen, proentzündlichen, pronozizeptiven, proinvolutiven („pro-aging") Körper**

Inaktivität verursacht eine Leistungsschwäche des Gehirns. Die Bewegungsqualitäten sinken. Die Gelenkbelastungen münden nach Jahren in Schäden mit Schmerzen. Die Schwäche des Gehirns bedeutet zugleich eine defizitäre Koordination von Bewegung und Schmerzhemmung.

Alle Gewebe haben Versorgungsdefizite. Die Muskulatur verliert die Kapazität, „biologisches Geld (ATP)" zu produzieren. Aber für alle Lebensprozesse gilt: Das ATP muss erst da sein, und dann können die Gewebe leisten! Die aerobe Kapazität steht nicht nur für Leistung, sondern auch für die Belastungs-, Erholungs-, Regenerations-, Kompensations-, und Anpassungsfähigkeit. Sie ist essenziell für die Leistung und die Gesundheit. Die Muskeln bauen die Kraftkapazität ab. Die Fähigkeit, Körperhaltungen, Bewegungen und den aktiven Gelenkschutz zu sichern, fällt, und die Muskeln sind kein antinozizeptiver Signalstoffproduzent mehr.

Der Leistungsschwäche (Dekonditionierung) folgen Funktionsstörungen, die in Strukturstörungen münden. Damit ist im Prinzip die Pathogenese chronisch degenerativer Erkrankungen beschrieben. In den myofaszialen und Gelenkstrukturen etablieren sich nozizeptive Bedingungen. Sie sorgen permanent für Schmerzinformationen. Das Gehirn wird sensibilisiert, und ein chronischer Schmerzpatient wird geboren.

- **Wenn Bewegung und Schmerzhemmung zusammengehören, ist Training die Prävention und Therapie der ersten Wahl gegen Schmerzen**

Bewegung verändert im Gehirn die Schmerzschwellen und die -toleranz, und Bewegung schafft eine gesu(ü)nde(re) und schmerzfreie(re) Körperstruktur. Die logische Folge ist: Bewegung ist ein ursächliches Therapeutikum.

Das Gehirn wird antinozizeptiv geprägt, die myofaszialen Strukturen bekommen ein „antinozizeptives Milieu", und die Muskeln sind antientzündlicher und darüber antinozizeptiver Hormonproduzent. Der Status von Gehirn und Muskulatur bestimmt das Schmerzgeschehen.

- **Biopsychosoziales Gesundheits- bzw. Krankheitskonzept**

Für alle drei Konzeptbereiche sind übergreifend Beanspruchungen erforderlich. Ob sie Gesundheit oder Krankheit generieren, ist abhängig von der Bilanz zwischen physischer und/oder psychischer Aktivität und Inaktivität, zwischen der Belastung und Erholung und den sozialen Bedingungen bzw. Anforderungen und der Bewältigungsstrategie und -kompetenz. Die Gesundheitskompetenz integriert alle diese Faktoren und beinhaltet somit das Erkennen und Gestalten,

– dass gesundheitssportliche Aktivitäten für einen gesunden und schmerzfreien oder schmerzarmen Körper erforderlich sind und systematisch ausgeführt werden müssen (das „bio-" im bio-psycho-sozialen Konzept)
– dass eine aktive bewusste Organisation und Realisation der sportlichen Aktivitäten zum eigenen Vorteil erforderlich ist (das „psycho-" im bio-psycho-sozialen Konzept) und
– dass alle Möglichkeiten zur vorteilhaften Lebensgestaltung und -bewältigung im sozialen Umfeld (das „soziale" im bio-psycho-sozialen Konzept) gesucht und genutzt werden sollten.

Serviceteil

Stichwortverzeichnis – 345

© Springer-Verlag GmbH Deutschland, ein Teil von Springer Nature 2020
W. Laube, *Sensomotorik und Schmerz*, https://doi.org/10.1007/978-3-662-60512-7

Stichwortverzeichnis

A

ACL-Verletzung, Biomechanik 228
Adaptation
– biologische Antwort auf Beanspruchungen 322
– Leistung 96
– Schmerz 96
– ursächliche Therapie 246
Adhärenz, Trainingswirkung 282
Afferenzen, plantare beim Gehen 85
Afferenzmuster 45, 57
Aktivität
– körperliche, Hirnleistung 151
– physische
  – Kognition 150
  – ohne Kontraindikation 246
– sportliche, Schmerzempfindlichkeit 289
Allodynie 199
Alter
– Gehen 186
– Kognition 188
– Schmerzen 189
Alterungsprozess 60
– Leitungsbahnen
  – afferente 60
  – efferente 61
– Mechanosensoren 60
– Muskulatur 61
– Sarkopenie 152
– Schmerzmodulation 61
– Sensorik 41
Analgesie, endogene 172
Anpassungsvorgang, Zeitbedarf 247
Anstrengungsempfinden, Gehirnaktivität 272
Anstrengungswahrnehmung 288
Anti-Apoptosetraining 332
Anti-Sarkopenietraining 332
Antizipation 60
Arbeitsbelastung, beanspruchende (Defizite der aeroben Leistungsfähigkeit) 310
Arbeitsplatz (Leistungsanforderung, Dekonditionierung) 281
Arthritis, rheumatoide, Training 232
Arthrose
– Degenerationsprozess 226
– Kraft- und Leistungsdefizite 275
– Prävalenz 6
– primäre, Arteriosklerose im Stütz- und Bewegungsapparat 136
Arthroseentwicklung, Faktoren 227
Aufmerksamkeit 57
Ausdauertraining
– Gehirn 127
– Gesundheitssport 332
Ausdauer- und Kraftprogramm, lange Therapiezeiträume 315

B

Bandscheibe, Sensorik 32
Basalganglien, Funktionsschleifen 50
BDNF, Adaptationen 327
Beanspruchung
– Definition 323
– im Alterungsprozess 324
– mittlerer Lebensabschnitt 324
– physische, psychisch-mentale Entwicklung 323
– Prägung Gesundheitszustand 328
– Signalsubstanzen 324
– Wirksamkeiten 324
– ZNS
  – Neuronenschutz 327
  – Neurotropine 327
Behandlung, multidisziplinäre (Wirkungsfaktoren) 306
Behandlungsoption, Wirksamkeitsnachweise 307
Belastbarkeit
– Alltagsleben 330
– direkte 330
– Ermüdungsrückstand 330
– Gesundheitszustand 329
– indirekte 330
– Leistungssport 329
– ohne Messwert 329
– Übergewicht 147
Belastbarkeitsgrenze, Dekonditionierung 147
Belastung
– Definition 323
– physische
  – gesunde Körperstruktur 100
  – Lebensstil 244
Belastungsintensität, Therapiepraxis 291
Belastungsprogramm, physisches (Wirkungsnachweise) 312
Belastungsverträglichkeit 259
– chronisch degenerative Erkrankungen 249
Beruf, physische Anforderungen 128
Bewegung, Kognition 323

Bewegungsaktivität, ungenügende, Disposition für Degeneration und Schmerzen 322
Bewegungskönnen 256
– Koordinationstraining 256
– wesentliche Therapiekomponente 248
Bewegungslernen 127
Bewegungsprogramm 60
Bewegungsqualität
– gute (Prävention von Schmerzen) 257
– schlechte (Fehl-Überbelastungen) 257
– vielseitiges Lernen 257
Bewegungssinn 20
Bewegungsvorstellung (Bewegungsqualität) 248
Bildungsniveau, Therapiewirksamkeit 306
Bindegewebe, passiv-mechanische Eigenschaften 78
Biotensegrität 77

C

C-Faser, nozizeptive
– multifunktionelle 184
– neurogene Entzündung 184
– Vasodilatation 184
Central governor model, Belastungsintensität 288
Chondrozyten, mechanosensitive 226
common drive 54
Conditioned pain modulation (counterirritation) 212
– exercise-induced hypoalgesia 216
– Grundmechanismus Schmerz hemmt Schmerz 212
– Kapazität 202
  – endogene Schmerzhemmung 212
– körperliche Aktivität 202
– lokal isometrische Ausdauerleistung 290
Cortex
– primär motorischer 50
– supplementär-motorischer 50
Counterirritation s. Conditioned pain modulation
Coxarthrose, Gehen 236

D

Default mode network 168, 203
Degeneration, chronische,
  Sensorik 41
Degenerationsprozess, Arthrose 226
Dekonditionierung
– Arbeitsleben 146
– Erholungsfähigkeit 147
– Sarkopenie 152
– schleichende Atrophie 148
Dekonditionierungszustand 134, 321
Depression, Prävalenz 10
Diabetes mellitus Typ II
– aerobe Kapazität 183
– efferenes System 159
– Entwicklung 156
– Gehirnleistungen 158
– Hirnatrophie 186
– Kognition 186
– Nervenfasern 157
– Neuropathie 181
– Polyneuropathie
  – periphere 185
  – zentrale 185
– Prävalenz 9
– Prototyp Dekonditionierung 156
– sensomotorisches System 157
– Verlust der Nozizeptoren 184
Diseasome of physical inactivity 136
Dynamic pain connectome 173
Dyslipidämie, Prävalenz 8

E

Efferenzkopie 60
Efferenzmuster 51, 58
Eigenverantwortlichkeit 246
Einheit, motorische 53
– langsam/schnell 53
Energiestoffwechsel, aerober, MET 93
Enthesopathie, Schmerzen und
  Kraft 279
Entladungsrate 55
– Schmerzen 56
Entzündung, neurogene 199
Entzündungszustand, Fitness 152
Erholung
– Adaptation 325
– Definition 325
– Regeneration 325
– Reparation 325
Erholungsfähigkeit,
  Dekonditionierung 147

Erkrankungen, chronisch
  degenerative
– Merkmale 128
– Pathogenese 321
Ermüdung
– Definition 325
– Kennzeichen der Mindestbeanspruchung 325
– sensomotorische Folgen 258
Exercise induced hypoalgesia 125
– Alter 216
– Schmerz
  – chronischer 217
  – intermittierender 217
– Therapieschritt 245
Extremität, untere, Sensorik 36

F

Facettengelenk, Sensor 34
Fahrradfahren
– erschöpfende Belastungen 292
– nicht erschöpfendes 292
Fallrisiko, Funktions- und Leistungskomponenten 278
Faszien
– gelenkähnliche Räume 75
– Hauptaufgaben 74
– Informationsnetzwerk 81
– Sensomotorik 81, 111
– Sensorik 27
– Sensorstandort 77
– Spannungs(Kraft)überträger 74
– Verschiebeschichten 75
Fasziensystem 74
Fibromyalgie
– Dysfunktion anti-nozizeptiver
  Mechanismen 292
– gering intensive Ausdauer 292
– GH-IGF-1-Achse 294
– Prävalenz 5
– Sexualhormon 98
– Training, Entzündungszeichen 292
Fitness, aerobe (Gehirn) 149
Frontallappen 49
Fuß, Sensorik 35

G

Galenos von Pergamon 17
Gehen, Afferenzen 85
Gehirn
– Alter 187
– Ausdauer 104

– Dekonditionierung 149
– Krafttraining 105
– Lerntraining 101
– maladaptive chronische Schmerzerkrankung 304
– Prägung
  – physiologische 304
  – soziale 305
– psychophysiologische Anforderungen 188
Gelenkkapsel, Sensorik 25
Genetik, Bewegungsbedarf 127
Gesundheit
– Aktivität
  – körperliche 16
  – physische 17
– körperliche Inaktivität 16
– WHO-Definition 17
Gesundheitskompetenz 252, 305
Gesundheitsstatus 127
Gesundheitstraining 244, 330
– Arhrosen 334
– Diabetes mellitus Typ II 334
– Energieverbrauch 331
– koronare Herzkrankheit 334
– Kriterien der Sportwissenschaft 334
– metabolisches Syndrom 334
– präventives 329
– therapeutisches 333
– Unterschied zum Leistungssport
  – erster 330
  – zweiter 331
– Zusammenfassung 332
Golgi-Mazzoni-Körperchen, Sensor 24
Golgi-Sehnen-Organ, Sensor 24
Gonarthrose
– Biomechanik beim Gehen 234
– Sensibilisierung 233
Grau, periaquäduktales (PAG) 172
– pain matrix 172
– Vernetzung 204
Gyrus postcentralis 48

H

Hand-Fuß-Vergleich, Sensorik 40
Handgelenk, Sensorik 26
Handlungsprogramm 60
Handlungsstrategie 60
HAPA-Ansatz 310
Haut, plantare, Sensorik 39
Hemisphäre, dominante 49
HIIT-Training, periphere und zentrale
  Ermüdung 292

Stichwortverzeichnis

Hinterstrangsystem 48
Hippocampus 49
Hippokrates 17
Hüftgelenk, Sensorik 36
Hüfttotalendoprothese
– ADL 236
– Biomechnik beim Gehen 236
Hyperalgesie 199
Hypertonie, arterielle (Prävalenz) 8

I

IGF-Familie
– Adaptation Muskulatur 326
– Gesundheitszustand 327
– Neuroprotektor 326
Iliosakralgelenk, Sensorik 36
Inaktivität
– alte Menschen 148
– chronische bei atrophisch-degenerativer, nozizeptiver Körperstruktur 136
– Insulinresistenz 128
– pathophysiologische Körperstruktur 134
– physische 321
  – degenerative Körperstruktur 100
– relative 148
– totale 148
Index, allostatischer 188
Innervationsverhältnis 53
Insulinresistenz, Prävalenz 9
Interventionszeit 250
IPET-Training 282
Ischämieschmerz 291
Isometrie, Schmerztherapie 279

K

Kapazität, aerobe (Inzidenzen) 154
Kauen, Bewegungssystem 80
Kette, myofasziale 74
– anatomy trains 78
– Kauen 79
Kind
– Ermüdungsresistenz 149
– muskuläre Ermüdung 149
Kinematik 228
Kinetik 228
Klassifikation, Sensor 22
Kleinhirnseitenstrangsystem 46
Knieschmerz, Koordinationsstörung 258
Knochenfestigkeit, Muskelmasse 112
Knochenmasse, Muskelmasse 112

Knorpeldefekt, Krafttraining 274
Kognition
– Gehen 102
– Kapazitäten der Informationsverarbeitung 102
Kompensationsfähigkeit, postural (Schnelligkeit und Schnellkraft) 278
Konditionierungszustand, determinante Schmerzhemmung 202
Kontakt, informatorischer, Sensorik 82
Kontraktionszeit 53
Konvergenz 201
Koordination, sensomotorische
– Biomechanik 226, 256
– CRPS 267
– impingemente Schulter 266
– Merkmale 256
– Osteoarthrosen 265
– wirksame Intervention 259
Koordinationstraining
– Gesundheitstraining 332
– sensomotorisches (Verletzungsprophylaxe) 227
Körperschema 87
Kraft, spezifische, Inaktivität 153
Kraftdefizit
– Arthroseprozess 231
  – Disposition 273
– Muskelkater 272
– nicht verletzungsbedingtes, Risikomerkmal für Schmerzen 273
Kraftfähigkeit, Krankheitsrisiko 152
Kraftsinn 20
Krafttraining
– Gehirn 127
– Gesundheitssport 332
– klinisch relevantes 309
– Muskelgewebe im Alter 153
– Paraplegie 283
– schnelligkeitsorientiertes bei Knieschmerzen 278
– Wirksamkeit bei Schmerzen 277
– Wirkung für das Gehen 278
Kraftwerte bei Frauen 278
Kreuzband
– Operationsindikation 231
– vorderes, Sensorik 37
Kreuzbandruptur, sensomotorische Koordinationsstörungen 228

L

Lage- oder Positionssinn 20
Langzeiteffekt 315
LBP s. Low back pain

Leistungsfähigkeit
– aerobe, Gehirnentwicklung 150
– muskuläre, kardiovaskuläre Gesundheit 152
– physische, Prognosewert 154
– von 18-Jährigen (Inzidenzen) 154
Lernen
– Adaptation des Gehirns 20
– Informationsauswahl 21
– sensomotorisches 19
– spezifische Kondition 19
Low back pain (LBP)
– Ausdauer Rückenmuskeln 295
– chronischer
  – defizitäre Propriozeption 260
  – paravertebrale Muskelstruktur 261
– defizitäre Koordination 260
– Druckschmerzschwellen 261
– Intensität 295
– multidisziplinäres biopsychosoziales Rehabilitationsmodell 305
– Prävalenz 5
– Prognosefaktoren 295
– Studienaussagen zur Wirkung 307

M

Mechanosensor, Standorte 21
Merkmale chronisch degenerativer Erkrankungen 128
Mikrozirkulation 76
– neuropathischer Schmerz 152
Mindestbeanspruchung 247
Modell, psychobiologisches (Regulation der Belastungsintensität) 288
Mortalität
– Berufsbelastung und Freizeit 309
– inaktive, Beruf und Freizeit 309
Motivation, Selbstverantwortung 246
Motoneuron 53
Muskelaktivität
– Biomechanik 124
– Milieu 125
– reaktive oxidative Substanzen 132
Muskelfaser
– Myokine 95
– Testosteron 95
Muskelfunktion, kontraktile (Arthroseprozess) 273
Muskelkater, Modell der sensomotorischen Dyskoordination 272
Muskelschlinge 73
Muskelschwäche, kontraktile, Knorpelschädigung 273

Muskelspindel
- Aktivität/Inaktivität 86
- dominante Afferenzquelle 86
- Sensor 23

Muskulatur
- Belastungswirkungen 151
- duale Funktion 58
- endokrines Organ 125
- Hormonproduzent 19
- Körpermasse 124
- Leistungsabgabe 19
- Mehrfachfunktionen 151
- Schlüsselorgan für den Gesundheitszustand 328

Myokin
- brain-derived neurotrophic factor 132
- IL-15 131
- IL-6 129
  - Entzündungszytokine 130
  - Wikrungsspektrum 130
- IL-8 131
  - Angiogenese 132

Myostatin, Adaptation in der Muskulatur 326

N

Nackenschmerz
- Kraftdefizit 259
- Prävalenz 6
- Wirksamkeiten 314

Nervenendigung, freie, Sensor 24
Neuroathletik 227
Neuromatrix 170
Neuromuscular Exercise 266
Neuron, nozizeptives, duale Funktion 201
Neurosignatur 170

Nozisensor
- Aδ 200
- C-Fasern 200

Nozizeptor, Standorte 22

O

Oberflächensensibilität 20
Okzipitallappen 49
Osteoarthrose
- ADL 234
- Dispositionen 275
- Übergewicht, ADL 234

Osteocalcin 97

P

Pain matrix 171
- Coxarthrose 174
- CRPS 176
- Erkrankungen 174
- Fibromyalgie 175
- Gonarthrose 174
- Kopfschmerz 177
- metabolisches Syndrom 180
- Neurodegenerationen 180
- Phantomschmerzen 179
- Schädel-Hirn-Traumen 178
- temporomandibuläre Störungen 175
- viszerale Erkrankungen 177

Paraplegie, Krafttraining 283
Parietallappen 49
Patient, langer Therapieweg 246
Prävalenz
- arterielle Hypertonie 8
- Arthrose 6
- chronischer Schmerz 4
- Depression 10
- Diabetes mellitus Typ II 9
- Dyslipiedämie 8
- Fibromyalgie 5
- Insulinresistenz 9
- low back pain 5
- metabolisches Syndrom 7
- Nackenschmerz 6
- Wirbelsäulenschmerz 5

Prevalence ratio 4
- physische Aktivität 4

Programm, physisches, myofasziale pedo-craniale Ketten 307
Pyramidenbahn 51

Q

Quadrizepskraft, Gehgeschwindigkeit 273

R

Reafferenzmuster 59
Referred pain 201
Regulation, posturale 82
- Antizipation 84
- Balance Gehen 85
- Grundelemente Stützsensomotorik 82
- Halte- oder Stehreflexe 83
- posturale Synergien 84
- Stellreflexe 83

Rehabilitation
- arbeitsplatzbasierte 307
- multidisziplinäre (Wirkungsnachweise) 312

Rekrutierung 54
- Kraftschwellen 56
- Schmerzen 56

Rekrutierungsordnung 54
Resilience
- physische 203
- psychologische 203

Risikofaktor, physische Inaktivität 244
Rückenschmerz, chronischer, Koordinationsstörungen 260

S

Sarkopenie 61, 152
- Prävalenz 154

Schmerz
- Aktivitätmatrix 173
- chronischer
  - Erkrankung des Gehirns 170
  - Funktions- und Strukturstörung 169
  - Krankheit des Gehirns 174
  - periphere Veränderungen 137
  - präfrontaler Kortex 173
  - Prävalenz 4
- chronischer muskuloskelettaler 4
  - Berufe 281
- Definition 168
- diabetischer neuropathischer 184
- erster 200
- GH-IGF-1-Achse 99
- Hirnleistung 198
- Kinematik 260
- Koexistenz von Depression 209
- Komponenten 169
- muskuloskelettaler
  - primärer motorischer Kortex 207
  - primärer somatosensorischer Kortex 206
  - Repräsentationen 306
- myofaszialer 76
- myofaszialer nicht chronischer
  - Störung der Rekrutierungsordnung 272
- patellofemoraler, Krafttraining 280
- pathophysiologisch nozizeptiver 199

Stichwortverzeichnis

- zweiter 200
Schmerzempfindung
- Ausdauerleistung 288
- multidimensionale Erfahrung 170
- physische Belastung 198
- zerebraler Erregungsstatus 201
Schmerzhemmung
- Ausgangsstrukturen 204
- Belastungsintensität 290
- dopaminerges dienzephalospinales System 207
- exercise induced hypoalgesia 214
- Inaktivität 290
- Kortex
  - präfrontaler 204
  - primärer motorischer 205
- myofasziale Schmerzen 206
- Opioidsystem 210
- sensomotorisches Programm 245, 289
- spinale Ebene 210
- Sportler 204
- Testosteron 211
Schmerzinformation, Verhaltensmuster 167
Schmerzintensität, ADL 234
Schmerzkomponente
- affektive 171
- kognitive 170
- sensorisch-diskriminative 171
Schmerzlinderung, physische Leistungsmerkmale 307
Schmerzmatrix, Lerntraining 102
Schmerzmodulation
- endogene 203
- motorisches Programm 204
- segmentale 204
Schmerzpatient, chronischer, Belastbarkeit 245
Schmerzsyndrom
- chronisches (Pathogenese) 321
- muskuloskelettales, multidisziplinäres Programm 306
- patellofemorales, Koordinationsstörung 264
Schmerzsystem 167
Schmerztoleranz 96, 288
- Belastungsintensität 250
- intensives Training 290
Schmerztoleranzentwicklung, Belastungsintensität 250
Schnellkrafttraining 109
Schultergelenk, Sensorik 25

Schulterschmerz, Ausdauer der Schultermuskulatur 297
Sehrinde, sekundäre 49
Sensibilisierung
- periphere 199
- zentrale 199
Sensomotorik
- Alter 186
- Faszien 111
- Gehirn 101
- Knochengewebe 112
- Knorpel 111
- Logistiksysteme 106
- muskuläre Adaptation 108
- Schmerzhemmung 125
Sensor
- Facettengelenke 34
- fast adapting
  - Typ I 22
  - Typ II 23
- freie Nervenendigungen 24
- Golgi-Mazzoni-Körperchen 24
- Golgi-Sehnen-Organe 24
- Informationsaufnahme 18
- Klassifikation 22
- Muskelspindeln 23
- slow adapting
  - Typ I 22
  - Typ II 22
Sensorik
- Alterungsprozess 41
- Bandscheiben 32
- chronische Degeneration 41
- Fascia thoracolumbalis 29
- Faszien 27
- Fuß 35
- Gelenkkapseln 25
- Handgelenk 26
- Hüftgelenke 36
- Iliosakralgelenk 36
- Nozizeption 41
- optisches System 42
- plantare Haut 39
- Schultergelenk 25
- untere Extremität 36
- Vergleich Hand-Fuß 40
- vestibuläres System 43
- vorderes Kreuzband 37
- Wirbelkörper 35
Sexualhormon
- Fibromyalgie 98
- muskuloskelettale Schmerzen 99
Skelettmuskel, endokrines Organ 129

Skelettmuskelaktivität, Wirkungen 123
SMS-Abhängigkeit
- anabole Signalsubstanzen 94
- Bindegewebe 93
- Logistiksysteme 93
- Schmerzhemmung 95
- Sexualhormone 96
Stress, oxidativer 107
Stressachse, Schmerzen 99
Substanz, reaktive oxidative (Muskeladaptation) 133
Sympathikusaktivität
- ischämischer Muskelschmerz 100
- Muskelspindelaktivität 100
- Schmerzen 100
Syndrom, metabolisches (Prävalenz) 7
System
- extrapyramidales 51
- limbisches 50
- opioides, exogene Opioide 211
- Opioid-sensitives, Placebo 211
- optisches, Sensorik 42
- sensomotorisches (SMS) 18
  - Informationsbedarf 21
  - ursächliche Prävention-Therapie 246
- vestibuläres, Sensorik 43

T

Task groups 51, 55
Tastsinn 20
- haptischer 20
- taktiler 20
Temporallappen 49
Testosteron
- antidiabetische Wirkung 97
- Krafttraining 108
- Muskelhypertrophie 97
- Schmerzhemmung 97
Therapieeffekt
- nachhaltiger 245
- nicht nachhaltiger 245
Therapieprogramm
- alle Beanspruchungformen 246
- ungenügende Wirksamkeit 313
Therapiewirkung, nachhaltige 246
Tiefensensibilität 20
TNF-α 130
Training
- aerobes, Neuroprotektion 328

- Arbeitsplatz, Schmerzen 281
- arbeitsplatzbegleitendes, effektive Schmerzintervention 309
- Definition 311
- Schmerzaspekt 198

Trainingsmethodik für Patienten (Verknüpfung Sportwissenschaft und Medizin) 335

Trainingsprinzip, Mindestbeanspruchung 95

Trainingswirkung, experimentelle Untersuchungen 252

V

Vestibularapparat 43
Vorderseitenstrangsystem 46

W

Wirbelkörper, Sensorik 35
Wirbelsäulenschmerz, Prävalenz 5
Wirkung, Therapiezeiträume 250

Z

ZNS-Struktur, nozizeptive 321
Zyklus Belastung – Adaptation
- biologische Wirkungskette 322
- negativer 320
- positiver 320
  - chronische Schmerzsyndrome 320
  - Hauptelement der Gesundheit 320
  - Kindes- und Jugendalter 320

 MIX
Papier aus verantwortungsvollen Quellen
Paper from responsible sources
FSC® C105338

If you have any concerns about our products,
you can contact us on
ProductSafety@springernature.com

In case Publisher is established outside the EU,
the EU authorized representative is:
**Springer Nature Customer Service Center GmbH
Europaplatz 3, 69115 Heidelberg, Germany**

Printed by Libri Plureos GmbH
in Hamburg, Germany